包括的呼吸リハビリテーション
Ⅰ．基礎編

編著

秋田大学医学部保健学科教授　塩谷　隆信

Comprehensive Pulmonary Rehabilitation ; I. Basic Part
― All EBMs from Foundation to Home-Based Care ―

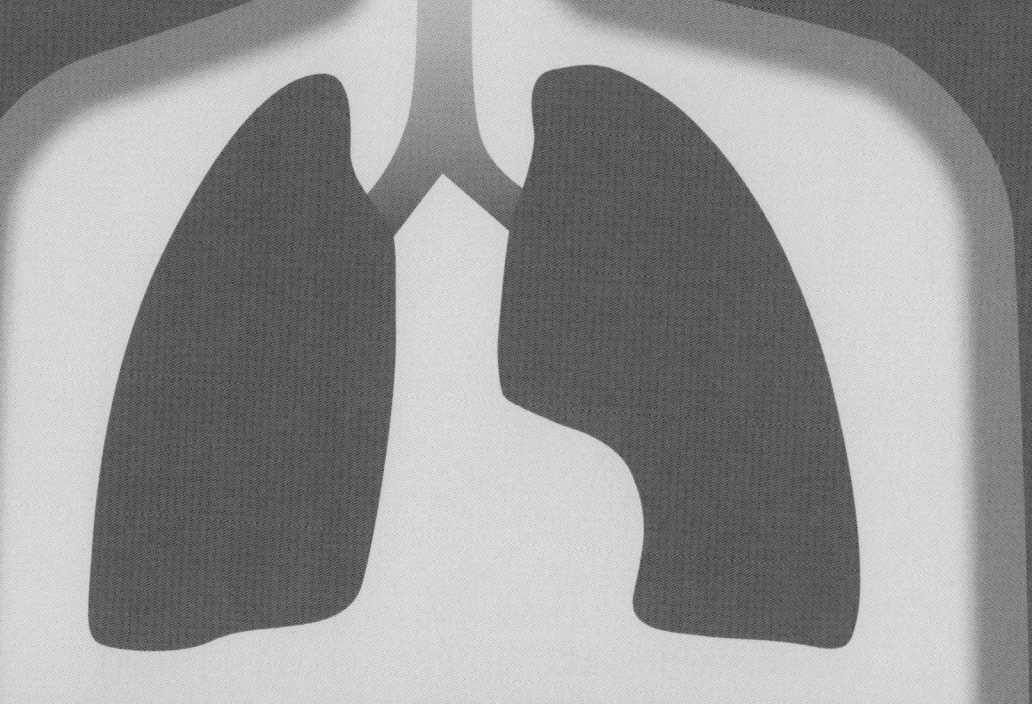

株式会社 新興医学出版社

Comprehensive Pulmonary Rehabilitation ; I. Basic Part
— All EBMs from Foundation to Home-Based Care —

EDITOR
Takanobu Shioya, M.D., Ph.D.

© 2007 published by
SHINKOH IGAKU SHUPPAN CO., LTD TOKYO.
Printed & bound in Japan

編　者

塩谷隆信

執筆者一覧（執筆順）

塩谷隆信	茂木　孝	木田厚瑞	小林弘祐
辺土名隆	高田信和	相澤久道	宮川哲夫
高橋仁美	田中　紘	長瀬隆英	久保惠嗣
伊藤洋子	西村正治	宮本顕二	阿野正樹
鈴川正之	仲村秀俊	石坂彰敏	本間生夫
吉川雅則	木村　弘	三嶋理晃	小川浩正
東條尚子	上嶋千史	南方良章	一ノ瀬正和
横場正典	阿部　直	清川憲孝	一和多俊男
羽白　高	加賀谷斉	松田直之	佐竹將宏
菅原慶勇	佐々木誠	佐野裕子	川俣幹雄
森川順子	北川知佳	玉置　淳	桂　秀樹
陳　和夫	野村浩一郎	鵜沼真理子	滝澤真季子
植木　純			

序　文

　2006年，米国胸部学会（ATS）と欧州呼吸器学会（ERS）は合同で呼吸リハビリテーションに関するステートメントを公表した。ERSは1997年，ATSは1999年以来の発表である。この中で，呼吸リハビリテーションは，「症状を有し日常生活活動がしばしば低下している慢性呼吸器疾患患者に対する，エビデンスに基づいた多職種による包括的な介入である」と定義された。今回の両学会の定義の中で「エビデンスに基づく」という言葉で強調された背景には，近年の慢性呼吸器疾患に関する病態生理の解明で展望が開かれたことにより，呼吸リハビリテーションが急激に普及してきている現況と，医療費の高騰化による医療費の節減のためにその費用対効果の視点から適正化を計ろうとする現実があると考えられる。

　一方，わが国では，2006年4月1日に，患者のQOL重視，医療機能の分化・連携の推進，重点・効率化を基本的理念として，診療報酬改定が行われた。その結果，特掲診療科としてのリハビリテーション科が設定され，呼吸器リハビリテーションが，従来からの運動器リハビリテーション，脳血管疾患リハビリテーションおよび心大血管疾患リハビリテーションと対等に評価されることになった。今回のこの診療報酬改定を機会に，わが国においても今後いっそう呼吸リハビリテーションが普及することが期待される。しかしながら，わが国の呼吸リハビリテーションが期待に応え，質の高い医療を提供するためにはさらなる努力が必要な現状にあると考えられる。

　今回，新興医学出版社から包括的呼吸リハビリテーションのテキストに関する依頼があった。従来，わが国では呼吸リハビリテーションに関するすぐれた成書は多く上梓されている。しかしながら，この数年の呼吸リハビリテーションや在宅呼吸ケアの進歩はいちじるしく，そのエビデンスに関する報告も非常に多くなってきている。こうした状況を踏まえ，「エビデンスに基づいた」をキーワードにして本書を企画した。呼吸リハビリテーションの領域は，呼吸生理学などの基礎医学から患者さんを中心とした臨床医学や在宅医療まで幅広い。したがって関係する職種も非常に多いことから，分担執筆を各専門領域の先生がたにそれぞれ御願いした結果，全体で90名を越える執筆陣となった。このために本書は558ページの書籍となった結果，分冊という形式をとることになった。呼吸リハビリテーションに関して，1巻は基礎的な内容，2巻は実践的な内容となっているため，教育現場で教科書としても使えるようになっている。企画から出版まで約1年という極めて短い期間にも関わらず，執筆してくれた先生がたの熱意と情熱で，極めてレベルの高い内容になったと自負している。

　本書の企画・立案は，市立秋田総合病院リハビリテーション科技師長である高橋仁美先生によるところが大である。また，新興医学出版社の林峰子，服部秀夫氏にも多大なご協力を賜った。心から感謝を申し上げたい。

　今後，益々の発展と普及が期待されるわが国における呼吸リハビリテーションに，本書が少しでも資するところがあれば編者の望外の幸せである。

2007年5月

秋田大学　塩谷隆信

目　次

第1章　呼吸リハビリテーションとEBM

1. 包括的呼吸リハビリテーションの概要 …………………………………………………… 3
   - A. 障害とリハビリテーション ……………………………………………………………… 3
   - B. リハビリテーションの意義 ……………………………………………………………… 4
   - C. 呼吸リハビリテーションの目的 ………………………………………………………… 5
   - D. 呼吸リハビリテーションのエビデンス ………………………………………………… 5
   - E. 呼吸リハビリテーションのプログラム構成 …………………………………………… 7
   - F. 継続・維持とフォローアップ …………………………………………………………… 10
   - G. 患者教育とセルフマネージメント ……………………………………………………… 11
   - H. まとめ …………………………………………………………………………………… 12

2. 呼吸リハビリテーションと医療費 ………………………………………………………… 14
   - A. EBMと医療費 …………………………………………………………………………… 14
   - B. 医療経済的な手法による解析 …………………………………………………………… 15
   - C. 日本の医療費増加の原因と対策 ………………………………………………………… 16
   - D. COPDの医療費 ………………………………………………………………………… 18
   - E. 急性増悪と医療費 ………………………………………………………………………… 20
   - F. 呼吸リハビリと医療費 …………………………………………………………………… 22
   - G. 今後の課題 ……………………………………………………………………………… 24

3. 呼吸リハビリテーションと診療報酬 ……………………………………………………… 26
   - A. 呼吸リハの診療報酬が保険収載されるまでの経緯 …………………………………… 27
   - B. 呼吸器リハの疾患対象について ………………………………………………………… 27
   - C. 呼吸器リハ料について …………………………………………………………………… 29
   - D. 呼吸器リハ施設基準について …………………………………………………………… 31
   - E. 介護保険の動向 …………………………………………………………………………… 31
   - F. 医療機関にとって呼吸器リハは採算性があるのか？ ………………………………… 35
   - G. 呼吸器リハ診療報酬の今後 ……………………………………………………………… 36

4. 呼吸リハビリテーションと介護保険・身障等級 ………………………………………… 37
   - A. 利用できる社会保障と実態 ……………………………………………………………… 37
   - B. 現行の社会保障の問題点 ………………………………………………………………… 41

5. 呼吸理学療法と呼吸リハビリテーションのEBM ……………………………………… 44
   - A. 気道クリアランスの諸法に関するエビデンス ………………………………………… 44
   - B. 気道クリアランス法のメタ分析 ………………………………………………………… 50

C．呼吸リハのエビデンス……………………………………………………………………… 51
　　D．まとめ ……………………………………………………………………………………… 54
6．呼吸リハビリテーションのメタ解析 ………………………………………………………… 59
　　A．呼吸リハの本邦と欧米の違い …………………………………………………………… 59
　　B．本邦における呼吸リハのメタ解析 ……………………………………………………… 59
　　C．欧米のメタ解析との比較 ………………………………………………………………… 62
　　D．今後の課題 ………………………………………………………………………………… 64
　　E．まとめ ……………………………………………………………………………………… 64

第2章　呼吸不全の病態と呼吸管理の基礎

1．呼吸の仕組み …………………………………………………………………………………… 69
　　A．呼吸器の構造 ……………………………………………………………………………… 69
　　B．呼吸運動の仕組み ………………………………………………………………………… 71
　　C．呼吸機能 …………………………………………………………………………………… 73
2．呼吸不全の成因と病態および治療指針 ……………………………………………………… 75
　　A．呼吸不全と呼吸困難 ……………………………………………………………………… 75
　　B．呼吸不全の成因 …………………………………………………………………………… 75
　　C．呼吸不全の定義および経過による分類 ………………………………………………… 75
　　D．呼吸不全の病態を理解するのに必要な生理学的事項 ………………………………… 75
　　E．低酸素血症の病態 ………………………………………………………………………… 77
　　F．パルスオキシメータによる酸素飽和度（SpO_2）測定の長所・短所 ……………… 78
　　G．呼吸困難，呼吸不全の診断 ……………………………………………………………… 78
　　H．気管支喘息発作の病態生理 ……………………………………………………………… 79
　　I．呼吸不全の治療の原則 …………………………………………………………………… 79
　　J．II型呼吸不全の治療 ……………………………………………………………………… 79
3．呼吸不全を呈する代表的な疾患 ……………………………………………………………… 81
　　A．概要 ………………………………………………………………………………………… 81
　　B．代表的な疾患 ……………………………………………………………………………… 81
4．酸素療法（含　在宅酸素療法）……………………………………………………………… 89
　　A．酸素療法とは ……………………………………………………………………………… 89
　　B．酸素吸入方法 ……………………………………………………………………………… 89
　　C．在宅酸素療法 ……………………………………………………………………………… 93
5．呼吸管理の基礎知識 …………………………………………………………………………… 96
　　A．自発呼吸（陰圧呼吸）と人工呼吸（陽圧呼吸）……………………………………… 96

  B．人工呼吸器関連肺障害と肺保護戦略 …………………………………………………………… 97
  C．人工呼吸モードの種類 …………………………………………………………………………… 97
  D．人工呼吸器関連肺炎 ……………………………………………………………………………… 99

第3章　呼吸リハビリテーションに必要なアセスメント

1．身体診察 ……………………………………………………………………………………………… 105
  A．体格 ………………………………………………………………………………………………… 105
  B．バイタルサイン …………………………………………………………………………………… 105
  C．頭頸部の診察 ……………………………………………………………………………………… 107
  D．胸部の診察 ………………………………………………………………………………………… 107
  E．腹部の診察 ………………………………………………………………………………………… 108
  F．四肢の診察 ………………………………………………………………………………………… 108
2．呼吸困難 ……………………………………………………………………………………………… 110
  A．呼吸困難感とは …………………………………………………………………………………… 110
  B．呼吸困難感と受容器 ……………………………………………………………………………… 111
  C．呼吸性努力感覚 …………………………………………………………………………………… 114
  D．呼吸困難感と脳 …………………………………………………………………………………… 115
  E．呼吸困難感対策 …………………………………………………………………………………… 117
3．栄養 …………………………………………………………………………………………………… 119
  A．栄養アセスメント ………………………………………………………………………………… 119
  B．慢性呼吸器疾患の栄養障害 ……………………………………………………………………… 123
  C．COPD患者における栄養状態と病態・予後との関連 ………………………………………… 124
  D．COPDの栄養障害の原因 ………………………………………………………………………… 125
  E．COPDのsystemic effectとしての栄養障害 …………………………………………………… 127
4．胸部画像所見 ………………………………………………………………………………………… 129
  A．特発性肺線維症 …………………………………………………………………………………… 129
  B．肺結核後遺症 ……………………………………………………………………………………… 130
  C．亀背側弯症（ポリオ罹患後）…………………………………………………………………… 131
  D．慢性閉塞性肺疾患（COPD）…………………………………………………………………… 131
  E．COPDの急性増悪時における画像診断 ………………………………………………………… 133
  F．まとめ ……………………………………………………………………………………………… 134
5．血液ガス分析 ………………………………………………………………………………………… 135
  A．血液ガス分析の目的 ……………………………………………………………………………… 135
  B．血液ガス分析の適応 ……………………………………………………………………………… 136

C．血液ガス分析の基準値（正常範囲） ………………………………………… 136
　　D．PaO$_2$ を理解するための生理学的因子 ……………………………………… 136
　　E．PaCO$_2$ を理解するための生理学的因子 ……………………………………… 140
　　F．pH と酸塩基平衡 ……………………………………………………………… 142
　　G．測定の実際 ……………………………………………………………………… 144
　　H．まとめ …………………………………………………………………………… 146
6．パルスオキシメータ ……………………………………………………………………… 147
　　A．パルスオキシメータによる酸素飽和度の測定原理 ………………………… 147
　　B．パルスオキシメータの種類と使用目的 ……………………………………… 148
　　C．測定法 …………………………………………………………………………… 149
　　D．機器のメンテナンス …………………………………………………………… 150
　　E．結果の解釈 ……………………………………………………………………… 151
　　F．まとめ …………………………………………………………………………… 152
7．換気機能 …………………………………………………………………………………… 153
　　A．COPD の換気障害の病態 ……………………………………………………… 153
　　B．呼吸リハビリテーションの適応 ……………………………………………… 153
　　C．スパイロメトリー ……………………………………………………………… 154
　　D．各指標の意義 …………………………………………………………………… 156
　　E．測定手技 ………………………………………………………………………… 156
　　F．まとめ …………………………………………………………………………… 158
8．呼吸筋力 …………………………………………………………………………………… 159
　　A．呼吸筋の分類と解剖 …………………………………………………………… 159
　　B．呼吸筋の生理 …………………………………………………………………… 161
　　C．呼吸筋力の評価方法 …………………………………………………………… 162
　　D．Konno‒Mead diagram ………………………………………………………… 164
9．四肢筋力 …………………………………………………………………………………… 166
　　A．呼吸不全患者の四肢筋力の特徴 ……………………………………………… 166
　　B．上肢筋力の評価 ………………………………………………………………… 166
　　C．握力測定の実際 ………………………………………………………………… 166
　　D．下肢筋力の評価 ………………………………………………………………… 167
　　E．その他の評価 …………………………………………………………………… 169
10．運動負荷試験 ……………………………………………………………………………… 171
　　A．試験の目的，種類と禁忌 ……………………………………………………… 171
　　B．試験方法とプロトコール ……………………………………………………… 172
　　C．運動の生理学的基礎と測定項目 ……………………………………………… 173

D. 正常値とデータの解釈および各疾患の診断のためのフローチャート ……………… 176
　　E. 漸増運動負荷試験の実際 ……………………………………………………………… 177
11. ADL ……………………………………………………………………………………………… 179
　　A. ADLの分類 ……………………………………………………………………………… 179
　　B. 面接による評価 ………………………………………………………………………… 180
　　C. 基本的ADL（basic ADL；BADL）の評価表 …………………………………… 180
　　D. 手段的ADL（instrumental ADL；IADL）の評価法 …………………………… 182
　　E. 疾患特異的ADL評価法 ……………………………………………………………… 184
12. 健康関連QOL ………………………………………………………………………………… 189
　　A. 「QOL」と「健康関連QOL」 ………………………………………………………… 189
　　B. 健康関連QOLの評価方法 …………………………………………………………… 189
　　C. 呼吸リハビリテーションの健康関連QOLへの効果 ……………………………… 192
　　D. 今後の課題 ……………………………………………………………………………… 193
13. 抑うつ・不安 …………………………………………………………………………………… 195
　　A. 抑うつ …………………………………………………………………………………… 195
　　B. 不安 ……………………………………………………………………………………… 196
　　C. 抑うつ・不安の評価法 ………………………………………………………………… 196
　　D. 呼吸リハの抑うつ・不安に対する効果 ……………………………………………… 198
14. 人工呼吸中のモニタリング …………………………………………………………………… 201
　　A. 基礎病態の理解の重要性 ……………………………………………………………… 201
　　B. 意識の観察と評価 ……………………………………………………………………… 202
　　C. 呼吸の観察と喀痰吸引 ………………………………………………………………… 204
　　D. 人工呼吸器の呼吸機能モニタリング ………………………………………………… 205
　　E. 循環の観察と評価 ……………………………………………………………………… 208
　　F. 体温の観察と評価 ……………………………………………………………………… 209
　　G. 栄養と感染の評価 ……………………………………………………………………… 210
　　H. まとめ …………………………………………………………………………………… 210

第4章　包括的呼吸リハビリテーション・プログラムの基礎

1. 運動療法 ………………………………………………………………………………………… 215
　　A. 運動療法の目的 ………………………………………………………………………… 215
　　B. 運動療法の適応と禁忌 ………………………………………………………………… 215
　　C. 運動療法の内容 ………………………………………………………………………… 215
　　D. 運動療法の強度 ………………………………………………………………………… 219

E. 運動療法の実際の処方 …………………………………………………… 221
　　　F. 運動療法のエビデンス …………………………………………………… 224
　2. 呼吸筋トレーニング ……………………………………………………………… 229
　　　A. 目的と内容 ………………………………………………………………… 229
　　　B. 強度と実際の処方 ………………………………………………………… 229
　　　C. エビデンス ………………………………………………………………… 234
　3. リラクセーション ………………………………………………………………… 235
　　　A. 目的と内容 ………………………………………………………………… 235
　　　B. 実際の処方 ………………………………………………………………… 235
　　　C. エビデンス ………………………………………………………………… 237
　4. 胸郭可動域運動 …………………………………………………………………… 241
　　　A. 目的と内容 ………………………………………………………………… 241
　　　B. 実際の処方 ………………………………………………………………… 241
　　　C. エビデンス ………………………………………………………………… 243
　5. 呼吸練習 …………………………………………………………………………… 244
　　　A. 目的と内容 ………………………………………………………………… 244
　　　B. 実際の処方 ………………………………………………………………… 244
　　　C. エビデンス ………………………………………………………………… 246
　6. 排痰法 ……………………………………………………………………………… 249
　　　A. 目的と内容 ………………………………………………………………… 249
　　　B. 実際の処方 ………………………………………………………………… 249
　　　C. エビデンス ………………………………………………………………… 253
　7. ADLトレーニング ………………………………………………………………… 256
　　　A. 目的と内容 ………………………………………………………………… 256
　　　B. 実際の処法 ………………………………………………………………… 256
　8. 薬物療法 …………………………………………………………………………… 260
　　　A. 目的 ………………………………………………………………………… 260
　　　B. 気管支拡張薬 ……………………………………………………………… 260
　　　C. 鎮咳および去痰薬 ………………………………………………………… 262
　　　D. ステロイド ………………………………………………………………… 263
　9. 在宅酸素療法 ……………………………………………………………………… 266
　　　A. 在宅酸素療法の目的 ……………………………………………………… 266
　　　B. 実際の処方 ………………………………………………………………… 267
　　　C. 在宅酸素療法のエビデンス ……………………………………………… 271
　10. 在宅人工呼吸療法 ………………………………………………………………… 275

  A. 在宅人工呼吸の現状 ･･･ 275
  B. 在宅人工呼吸の保険適用 ･･･････････････････････････････････ 275
  C. 実際の処方 ･･ 277
  D. エビデンス ･･ 278

第5章　患者教育の基礎

1. 栄養療法 ･･･ 283
  A. 栄養療法の目的と内容 ････････････････････････････････････ 283
  B. 実際の処方（介入のプロセス）･･･････････････････････････････ 285
  C. 栄養療法のエビデンス ････････････････････････････････････ 286
2. 服薬指導 ･･･ 289
  A. 服薬指導の目的と内容 ････････････････････････････････････ 289
  B. 吸入指導の実際 ･･ 289
3. 心理社会的支援 ･･･ 299
  A. 心理社会的支援に必要なアセスメント ･･･････････････････････ 299
  B. 心理社会的支援 ･･ 300
  C. まとめ ･･･ 303

第 1 章

呼吸リハビリテーションとEBM

1. 包括的呼吸リハビリテーションの概要
2. 呼吸リハビリテーションと医療費
3. 呼吸リハビリテーションと診療報酬
4. 呼吸リハビリテーション介護保険・身障等級
5. 呼吸理学療法と呼吸リハビリテーションの EBM
6. 呼吸リハビリテーションのメタ解析

1. 包括的呼吸リハビリテーションの概要

塩谷隆信（秋田大学医学部保健学科理学療法学専攻）

A. 障害とリハビリテーション

疾病の分類としては，1893年，「死因分類」として国際疾病分類が採択されて以来，ほぼ10年おきに版を重ね，現在は国際疾病分類第10回修正版（ICD-10）が広く各国で使用されている。しかし，寿命が延長しまた慢性疾患が増加した20世紀の後半に入るとともに，疾患の分類だけでは不十分であることが認識され，障害という立場から疾患を捉えようとする考えが広まるようになった[1]。

こうした機運を受けて，1972年から世界保健機構（WHO）では，障害の分類について機能障害と社会的不利に関する分類が提案され，最終的には1980年「機能障害・能力障害・社会的不利の国際分類（ICIDH）」が刊行され，リハビリテーション医学に大きな影響を与えた（図1）[1]。ICIDH分類は，障害を，機能障害・能力障害・社会的不利の3つのレベルに分けて階層的かつ総合的にとらえるという点で画期的な意義をもつものであり，20年にわたりリハビリテーション医学の進歩に大きく貢献した。

しかしその後，ICIDHは，疾患から不可逆的にすべての問題が生じるかのように捉える点，社会的不利が固定的であるとういう認識，障害をネガティブに捉える点などに対して各国から多くの批判がおこってきた。こうした社会情勢のもとに，2001年5月，第54回世界保健機構会議（WHO総会）において国際障害分類改訂版（ICF）が旧版であるICIDHにかわり正式に採択された[2,3]。このモデルでは，

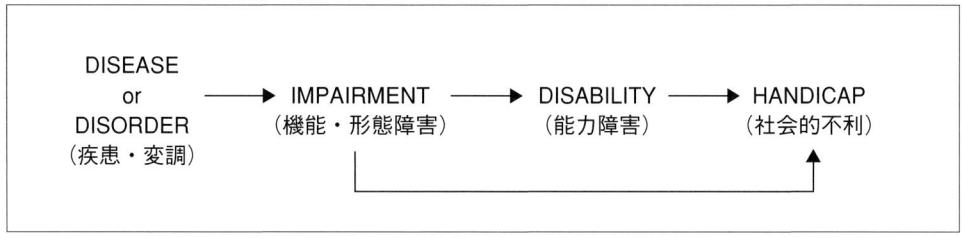

図1 WHO国際障害分類初版（ICIDH）の障害モデル（1980）
　　上田　敏：WHO国際障害分類改訂の経過と今後の課題—ICIDHからICFへ—
　　PTジャーナル36（1）：5-11, 2002. より改変．

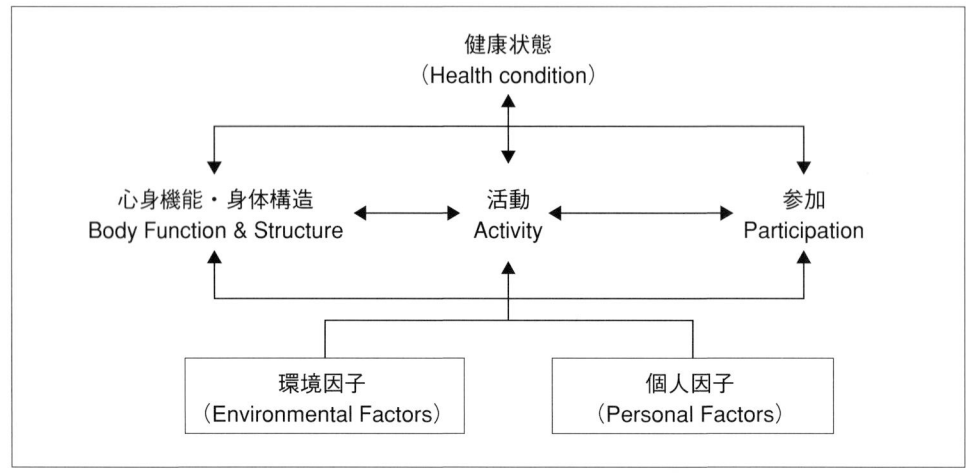

図2 国際障害分類改訂版（ICF）の生活機能・障害構造モデル（2001）
上田　敏：WHO国際障害分類改訂の経過と今後の課題―ICIDHからICFへ―
PTジャーナル36（1）：5-11, 2002. より改変.

用語において，「疾患」が「健康状態」，「機能・形態障害」が「心身機能・身体構造」，「能力障害」が「活動」，「社会的不利」が「参加」というように，いずれも中立あるいはよりポジティブなものに置き換えられ，さらにこれの関係はすべて両方向の矢印でつないだ双方向的なモデルとなった（図2）[2,3]。このモデルの中で，「環境因子」と「個人因子」を障害の発生と経過に影響する背景因子として取り挙げたことが重要な変化として特筆される。今後，リハビリテーション医学はこの新しい国際障害分類（ICF）の視点に立って行われることになり，これは呼吸リハビリテーションにおいても例外ではないと考えられる。

B. リハビリテーションの意義

従来，リハビリテーション（リハビリ）は脳血管障害あるいは整形外科疾患により身体に不自由にある人自身の身体機能を回復するために機能訓練室で行う「長く，つらい訓練」と考えられてきた。しかし，本来，リハビリという言葉には，機能回復訓練という意味はまったくなく，人間の生活や人生に深く関わる権利の回復（復権）という意味であった[4,5]。こうしたリハビリの原点に立ち返り，現在のリハビリは，さまざまな原因により日常生活が不自由になった生活機能低下者をすべて対象とするようになった。病気や怪我などがなくても高齢化社会の中で体を使わないことによって生じる廃用症候群に対処することもリハビリの課題である[5,6]。

近年，医療や介護は大きく変わりつつある。リハビリの分野でも身体に不自由がある人自身と家族が医師や看護師，理学療法士などの専門職から十分に説明を受け，正しい知識をもって話し合いながら進めていくことが求められている。すなわち，リハビリの主人公は常に体に不自由のある人自身であり，医師，看護師，理学療法士など多くの専門職はその方たちの支援者なのである[6,7]。

リハビリにおいては個々の目標が非常に大切である。それぞれの目標に向かって，専門職がチームを形成し共通認識のもとに強力な支援者とならなければならない。

C. 呼吸リハビリテーションの目的

呼吸リハビリテーション（呼吸リハビリ）の目的は，慢性呼吸不全患者における呼吸困難の軽減，運動耐容能の改善，健康関連QOL，ADLの改善である[8,9]。こうした効果はすでに薬物療法により症状が軽減している患者においても，さらに上乗せの改善効果を得ることができる（図3）[10]。

日本呼吸管理学会，日本呼吸器学会は共同で，2001年，「呼吸リハビリテーションに関するステートメント」を発表した[11]。この中で，「呼吸リハビリテーションとは，呼吸器の病気によって生じた障害をもつ患者に対して，可能な限り機能を回復，あるいは維持させて，これにより，患者自身が自立できるように継続的に支援していくための医療である」と定義した。この定義は，まさに，呼吸器疾患患者の日常生活における全人間的復権を意味している[6,9]。

呼吸リハビリは，患者評価にはじまり，患者・家族教育，薬物療法，酸素療法，呼吸理学療法，運動療法，社交活動などをすべて含んだ包括的な医療プログラムによって行われる[11,12]。包括的呼吸リハビリは，患者およびその家族に対して，多次元的医療サービスを多くの職域にわたる専門家チームの協力すなわちチーム医療によって提供される。医療チームの構成は，医師，看護師，理学療法士，作業療法士，呼吸療法士，栄養士，薬剤師，酸素機器業者，ソーシャルワーカー，介護士などであり，必要に応じて患者を支援する家族やボランティアも参加する。チームコンセプトの統一やプログラムの方向付けにかかわるディレクタ（医師），スタッフ間の連携，情報の共有，プログラムの調整を行うコーディネータ（看護師，理学療法士）の役割が非常に重要である。両者は常に患者と関わり，プログラムの進行状況，収得状況を把握し，メンバーや患者に情報をフィードバックし常に共有する必要がある（図4）[9,11]。

D. 呼吸リハビリテーションのエビデンス

包括的呼吸リハビリは多数の比較対照臨床試験において慎重に評価され，その効果がGOLDガイドライン[13]にまとめられている（表1）。GOLDガイドラインで特筆されるべきは，ACCP/AACVPRガイドライン[14]ではB評価であった健康関連QOL（HRQOL；health-related QOL）の向上がエビデンスA,

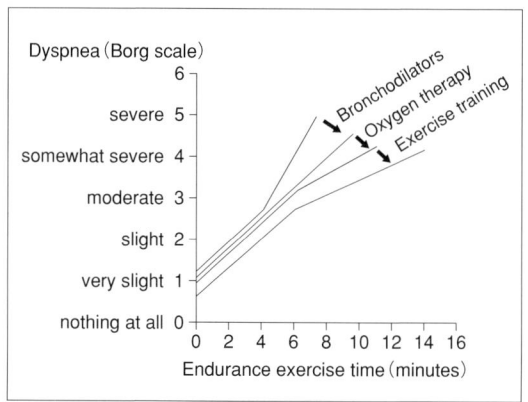

図3　運動療法の呼吸困難の改善に及ぼす効果[10]

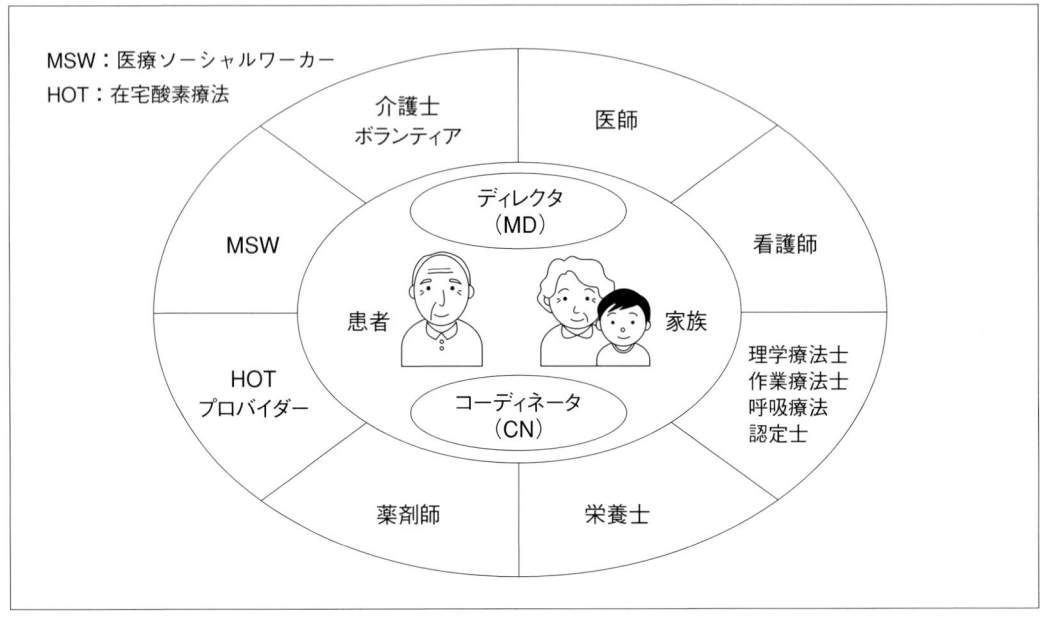

図4 包括的呼吸リハビリテーションにおける専門職医療チーム
塩谷隆信,佐竹將宏,高橋仁美:COPDと包括的呼吸リハビリテーション. Mebio, 23 (5):90-102, 2006. より改変引用.

表1 COPDにおける呼吸リハビリテーションのエビデンス(GOLD 2006)

効果	エビデンス
運動耐容能の改善	A
呼吸困難の軽減	A
健康関連QOLの向上	A
入院回数と日数の減少	A
COPDによる不安・抑うつの軽減	A
上肢の筋力と持久力トレーニングによる上肢機能の改善	B
効果はトレーニング終了後も良好に持続	B
生存率の改善	B
呼吸筋トレーニングは特に全身運動トレーニングと併用すると効果的	C
心理・社会的介入療法は有用	C

エビデンスカテゴリー	エビデンスの根拠
A	無作為化コントロール試験(RCTs)。多量のデータ。
B	無作為化コントロール試験(RCTs)。限定された量のデータ。
C	非無作為化試験。観察に基づく研究報告。
D	GOLDパネルのコンセンサスによる判断。

NHLBI/WHO global initiative for chronic obstructive lung disease (GOLD) workshop summary. Global strategy for the diagnosis, management and prevention of chronic obstructive pulmonary disease. Am J Respir Care Med 163: 1256-1276, 2001, updated, 2006.

C評価であった生存率改善がエビデンスBと,より上位にランクされた点である。このようにエビデンスが高く評価された理由として,初期の研究では対照群がないため,エビデンスが非常に低く扱われたという評価法の違いが挙げられる。さらに,古い評価法では,面

接あるいは単純な質問票が用いられその技法および内容は粗雑なものであった。最近のHRQOL評価法では，信頼性，妥当性，感度，再現性が実証されたものが使用されるため，研究精度が高くなったこともエビデンスが高く評価された理由のひとつであると考えられている[9,12]。

E. 呼吸リハビリテーションのプログラム構成

包括的呼吸リハビリの種目は，呼吸介助，呼吸訓練，ストレッチ，呼吸筋トレーニング，上下肢トレーニング，歩行訓練，ADL指導，患者教育（呼吸教室）など多岐にわたる（図5）[7,9,15]。プログラムの作成にあたっては，EBMにより有用性が確認された種目の中から，その施設のスタッフと稼働する機器によって実施可能なものを中心に採用することが現実的な選択である。プログラムの中では呼吸理学療法と運動療法が中心となる[16,17]。

1. 呼吸理学療法

呼吸理学療法はリラクセーション，呼吸訓練，呼吸介助（胸郭可動域訓練），運動療法，排痰法などにより構成されるが，安定期の慢性閉塞性肺疾患（chronic obstructive pulmonary disease；COPD）を対象とする場合には後述の運動療法が中心となる[17]。COPDの重症例では，呼吸運動パターンの異常，筋・関節の柔軟性の低下，筋力低下，姿勢の異常が認められるため，これらの改善を目的としてリラクセーション，呼吸訓練，ストレッチ体操，呼吸介助が行われる（図5）。これらの種目は，効率のよい運動療法を行うためのコンディショニングとして位置づけられている[16]。COPDに対するおもな呼吸訓練には，口すぼめ呼吸と横隔膜呼吸（腹式呼吸）がある。呼吸法を習得したら，歩行，階段昇降，入浴，洗髪などのADLに応用する。

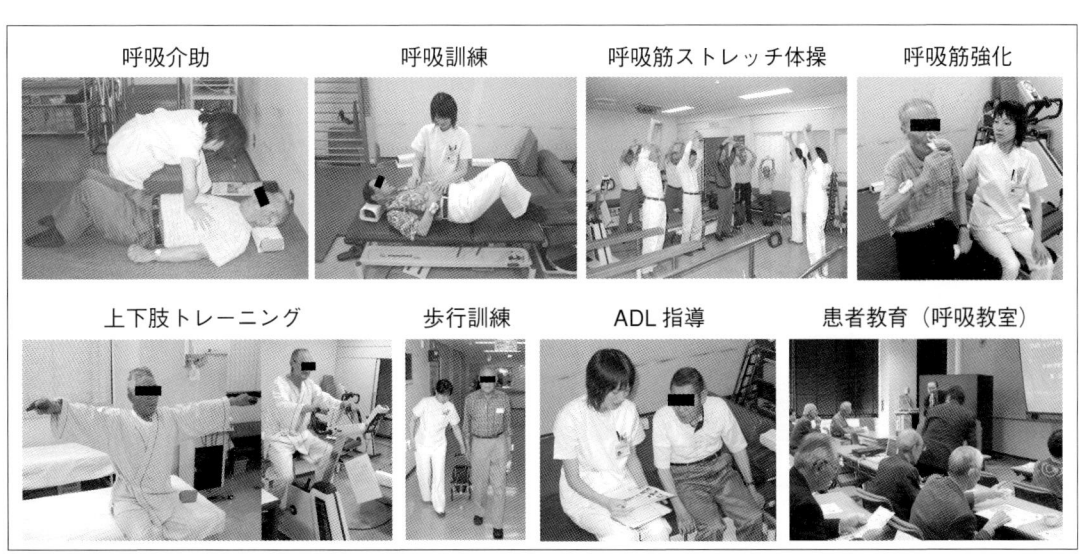

図5 包括的呼吸リハビリテーションの実際（市立秋田総合病院における実践）

2. 運動療法

運動療法は呼吸リハビリの中核となる構成要素である。日本呼吸器学会，日本呼吸管理学会，日本呼吸療法士協会は共同で，2003年，「呼吸リハビリテーションマニュアル—運動療法—」を発表した[16]。

運動療法の開始にあたっては，まず患者に対する評価が重要である。運動療法のプログラム構成は患者の重症度により異なる。運動処方においては，軽症では高負荷のトレーニング，重症では，コンディショニングとADLトレーニング，低負荷のトレーニングが中心となり，重症例ではトレーニングに長期間を要する（図6）[8,16]。運動処方に際しては，Frequency（頻度），Intensity（強度），Time（持続時間），Type（種類）；FITTを明らかにする必要がある[6,13]。

在宅で実際に運動を行う場合には，現在，その簡便さ，リスクの低さなどから，歩行が推奨される[9,16]。歩行の処方は，トレッドミル，エルゴメータによる運動負荷試験や，フィールド歩行テストによる最大酸素摂取量の測定あるいは推測を行って，運動強度を決める[9,16]。歩行スピードは，シャトル歩行から最大酸素摂取量を予想し適切なスピードを体得させ運動時間を設定し，自宅周辺の地図を参照し決定する。しかし，このような運動強度の設定は，日常診療が多忙すぎる医療現場では実施が不可能なことが多い[7,8]。

Mahlerらは，こうした歩行スピードの体得は難しいので，呼吸困難を指標に運動強度を決定する運動療法（TDR；Target Dyspnea Rating）を推奨している[18]。本法は，運動時の$\dot{V}O_2$と呼吸困難（Borg Scale）が比例相関すること[19]を応用し，運動強度をボルグスコア3～5で行うというものである。最近，高橋ら[20]はより低いTDRで行う低強度運動療法である，「椅子に座って行う体操」の有用性を報告している。TDRは簡単でより実用的な運動プログラムと考えられるが，今後，さらに多数例における検証が必要と考えられる。

3. 高強度運動療法と低強度運動療法

運動強度は，運動負荷試験で直接得られた最高酸素摂取量（$\dot{V}O_2$peak）により，高強度負荷（high-intensity）と低強度負荷（low-intensity）に大別される（表2）[16]。包括的呼吸リハビリ・プログラムの中では，トレッドミルやエルゴメータを用いたhigh-intensityの運動療法が推奨されている[21,22]。しかし，最近の運動療法にプロトコールについて比較対照試験を体系的にメタ解析したPuhanらの報告[23]によると，筋力増強運動は持久力運動に比較して健康関連QOLの改善が大きく，COPD患者にhigh-intensityで運動療法を行うことを推奨する十分な根拠はみられないとしている。実際，high-intensityプログラムで

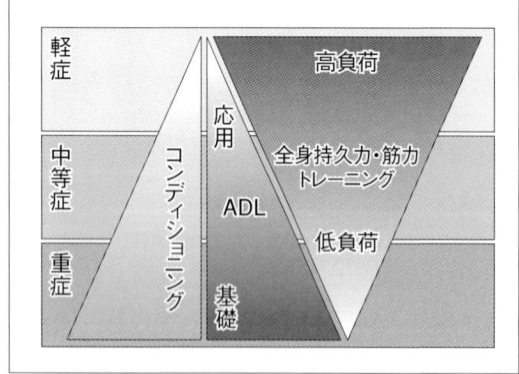

図6 運動療法開始時のプログラム
日本呼吸管理学会／日本呼吸器学会／日本理学療法士協会：呼吸リハビリテーションマニュアル—運動療法—. 照林社，2003. より改変引用.

表2 高強度負荷と低強度負荷の特徴

負荷の強さ	高強度負荷（high intensity）	低強度負荷（low intensity）
定 義	・患者個々の $\dot{V}O_2$ peak に対して 60〜80％の負荷	・患者個々の $\dot{V}O_2$ peak に対して 40〜60％の負荷
利 点	・同一運動刺激に対して高い運動能力の改善がみられ，生理学的効果は高い	・在宅で継続しやすい ・抑うつや不安感の改善効果は大きい ・リスクが少ない ・コンプライアンスが継続されやすい
欠 点	・すべての患者に施行は困難（特に重症例） ・リスクが高いため，付き添い，監視が必要 ・患者のコンプライアンス低下	・運動能力の改善が少ない ・運動効果の発現に長期間を要す
適 応	・モチベーションが高い症例 ・肺性心，重症不整脈，器質的心疾患などがないこと ・運動時に SpO_2 が90％以上であること	・高度な呼吸困難症例 ・肺性心合併例 ・後期高齢者（85歳以上）

日本呼吸管理学会／日本呼吸器学会／日本理学療法士協会：呼吸リハビリテーションマニュアル―運動療法―，照林社，2003．

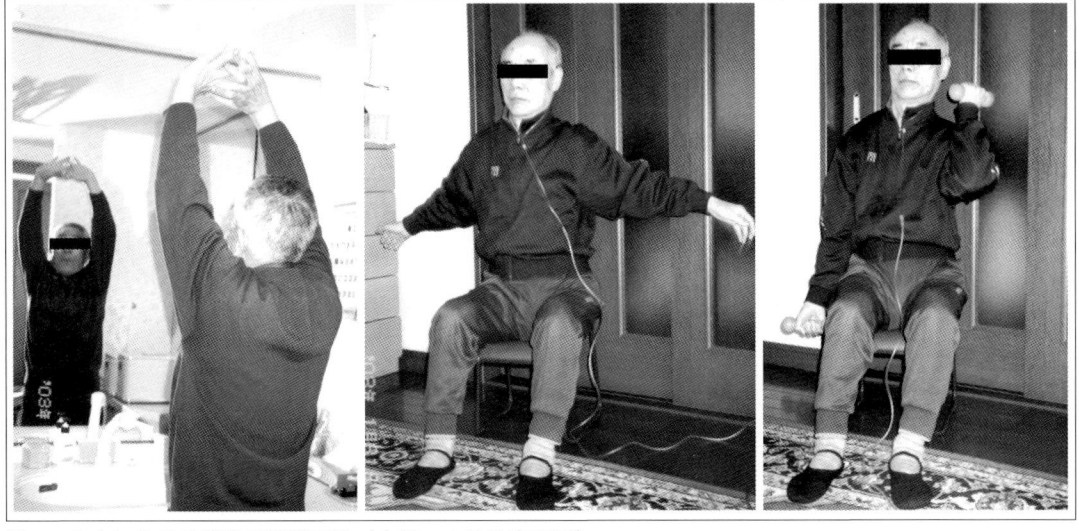

図7 在宅における低強度運動療法（文献7より改変引用）
　　塩谷隆信，佐竹將宏，高橋仁美：COPDにおける包括的呼吸リハビリテーション．PROGRESS IN MEDICINE 25（4）：1073-1078，2005．より改変引用．

は実施回数が少ないlow-frequencyとならざるを得ず，結果として効果が小さくなるという現状もある[8,9]．さらに，在宅における運動療法プログラムの実施率は，実際はさらに低くなることを考慮すると，継続性を重視した運動強度を低く実施頻度を多くした低頻度高強度（low-intensity high-frequency）運動療法プログラムが理想的であり，実際，このようなプログラムの有用性が報告されている（図7）[7]．

Normandinらは，COPD患者に美容体操を中心とした低強度の運動プログラムを行い，

呼吸困難，HRQOL，機能的活動度の改善を報告している[24]。さらに，三塚らは教育に重点をおいた低強度の外来呼吸リハビリで，運動耐容能，ADL，HRQOLの有意な改善を報告している[25]。また，菅原らは，COPD患者において在宅中心の低強度呼吸リハビリ・プログラムで，運動耐容能，呼吸困難，HRQOLの有意な改善を報告している[26]。しかしながら，低強度高頻度（low-intensity high-frequency）運動療法プログラムの有用性に関する報告はまだまだ少ないことから，今後，多施設における比較対照試験による検討を急がなければならない。

F. 継続・維持とフォローアップ

呼吸リハビリの継続・維持にとって，フォローアップは欠くことができない必須の要素である[27, 28]。呼吸リハビリはライフスタイルを改善する持続的なプロセスであり，それは，患者がプログラムに参加した時点から始まり，フォローアップを通じて継続されていく。フォローアップは，呼吸リハビリを修了した患者がその後もQOL，ADL，身体的・機能的活動を改善し続けるのに不可欠な要素である。

呼吸リハビリにより達成した成果を長期にわたって維持するためには，数ヵ月から数年にわたる長期フォローアップが必要になる。

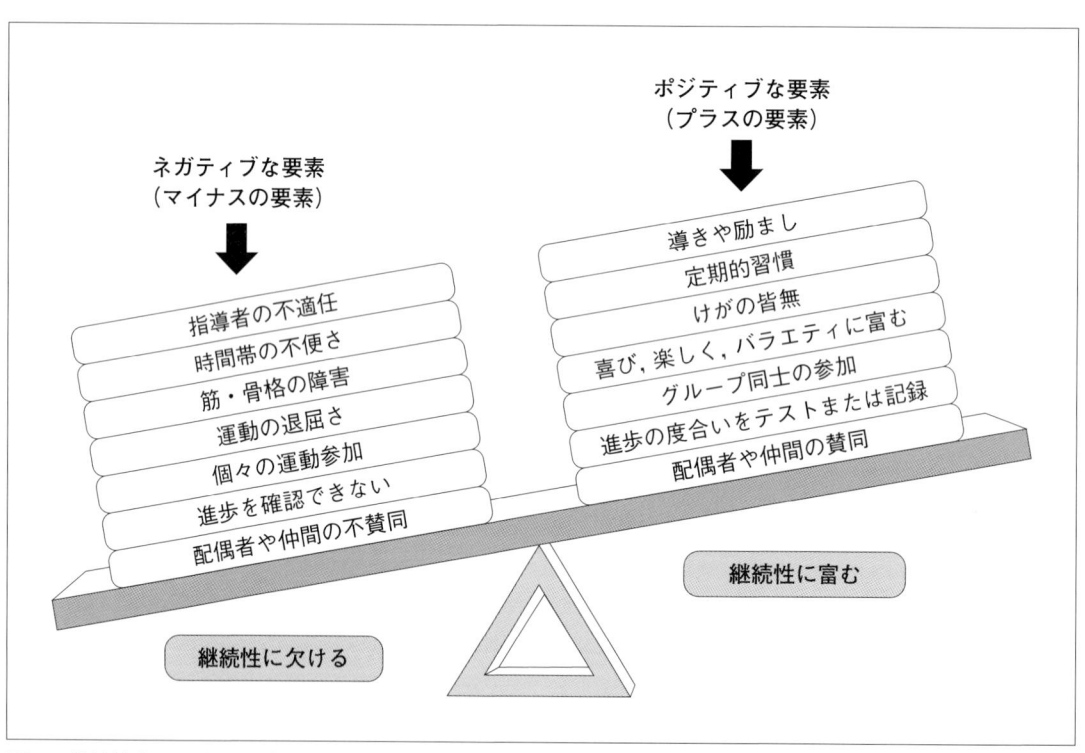

図8 継続性向上のために必要な要素
ACSM's Guidelines for Exercise Testing and Prescription. 6th edition. American College of Sports Medicine. Lippincott & Wilkins, 2000.

スタッフは参加者に運動およびライフスタイルの改善を続けさせるために，面白くかつ創造的な方法を提供して呼吸リハビリ・プロセスを続けさせる。運動を中止してしまっては，この目標は達成できない。プログラムに色々と変化をつけることは参加者に運動を続けることに興味を抱かせ，意欲を持たせることに有用である（図8）[9,29]。

G. 患者教育とセルフマネージメント

COPDの予防・管理では，すべてのプロセスにおいて患者教育が非常に重要な位置を占める[12]。COPDの患者教育の構成は，①疾患に関する指導，②禁煙指導，③薬物療法の指導，④感染予防の指導，⑤生活動作の指導，⑥栄養指導，⑦在宅酸素療法の指導，⑧疾患の自己管理，⑨心理サポート，⑩社会福祉サービスの利用など多岐にわたる（表3）[12]。多くの危険因子を回避するためには，禁煙，インフルエンザや肺炎球菌ワクチン接種などの教育を必ず行う必要がある。治療により症状を緩和させる場合にも，処方された気管支拡張薬，吸入ステロイドの正しい吸入方法や定期的な吸入の励行も必須である。こうした薬物療法，インフルエンザワクチンへのアドヒアランス（納得して自分の意志で行う）の向上により急性増悪の回数が減少する可能性が示唆されている[17,27]。

患者教育のなかで，栄養指導も大切な事項である[9,16]。COPDにおける栄養障害は予後と密接に関係することから，医師，管理栄養士，看護師，薬剤師によるNST（栄養サポートチーム）によるチーム医療が望ましい[30,31]。

患者が教育を受けることにより，正しい知識を得ることができれば，自己管理能力が向上し，急性増悪の予防や，病院の早期受診などに結びつく[8,13]。こうしたセルフマネージメントの向上により，COPDの増悪による入院患者の減少や，入院期間の短縮となり，結果として医療費削減にもつながる[13,32]。呼吸教室の開催は，患者教育の一環として包括的にアプローチできる有効な手段であり，チーム医療として多職種が介入できる[33]。そして，呼吸教室には家族の参加も必須である。また，どの患者

表3　COPDにおける患者教育プログラム

1. 疾患に関する指導
   ・肺の構造や機能
   ・その患者に固有の呼吸器疾患について解説，説明
2. 禁煙指導および環境因子の改善
   ・喫煙の健康障害についての理解（受動喫煙含む）
   ・職業的粉塵曝露の回避，予防策
3. 薬物療法の指導
   ・その患者に処方された薬剤の作用と副作用
   ・服用・吸入の方法や回数，時間に関する知識
4. 感染予防の指導
   ・呼吸器感染予防の意義について
   ・ワクチン接種
5. その患者の生活に合わせた動作の工夫
   （エネルギー節約，日常動作の単純化）
   ・歩行，洗面，排泄，入浴その他生活動作
6. 栄養指導
   ・栄養の必要性，注意点
   ・食事方法や時期についての工夫
7. 在宅酸素療法や在宅人工呼吸療法の指導（必要な場合）
8. 疾患の自己管理
9. 心理面の援助
   ・不安やパニックへの対処法
   ・ストレス管理の仕方
   ・旅行，娯楽
10. 社会福祉サービスの利用

塩谷隆信，佐竹將宏，高橋仁美：COPDと包括的呼吸リハビリテーション．Mebio, 23（5）：90-102, 2006.

も知っておくべき知識については，多人数を対象に指導するほうが効率的である．患者間の情報交換の場，動機付けにも都合がよく，仲間意識が高まると患者会や小旅行などの活動にも結びつく．呼吸教室の効果については，単独効果より，他の治療手段との相乗効果として期待できるといえる[9,33]．

H. まとめ

呼吸リハビリは慢性呼吸不全患者の日常生活における全人間的復権を支援する医療システムである．この中で，包括的呼吸リハビリは，専門職の医療チームにより呼吸理学療法および運動療法を中心にして展開される．運動療法に際しては，その頻度，強度，持続時間，種目が重要であり，運動療法の継続・維持のためにフォローアップは欠くことのできない要素である．包括的呼吸リハビリ・プログラムでは，患者教育，栄養療法，吸入療法の指導に重点を置くべきである．

文　献

1) 上田　敏：WHO 国際障害分類改訂の経過と今後の課題―ICIDH から ICF へ―．PT ジャーナル 36 (1)：5-11, 2002.
2) World Health Organization：ICIDH-2：International Classification of Functioning, Disability and Health. Final Draft. Full Version. WHO, Geneva, 2001.
3) WHO 国際生活機能分類―国際障害分類改訂版―（日本語版），平成 14 年 8 月 5 日，厚生労働省ホームページ（www.mhwl.go.jp/）．
4) 砂原茂一：リハビリテーション．岩波新書，1980.
5) 上田　敏：リハビリテーション―新しい生き方を創る医学―．講談社，1996.
6) 大川弥生：新しいリハビリテーション―人間「復権」への挑戦―．講談社現代新書，2004.
7) 塩谷隆信，佐竹將宏，高橋仁美：COPD における包括的呼吸リハビリテーション．PROGRESS IN MEDICINE 25 (4)：1073-1078, 2005.
8) 塩谷隆信，佐竹將宏，高橋仁美：COPD と包括的呼吸リハビリテーション．Mebio, 23 (5)：90-102, 2006.
9) 塩谷隆信：包括的呼吸リハビリテーションとは．（高橋仁美，宮川哲夫，塩谷隆信 編）．動画でわかる呼吸リハビリテーション．中山書店，pp2-8, 2006.
10) American Thoracic Society. Dyspnea：mechanism, assessment, and management. A consensus statement. Am J Respir Crit Care Med 159：321-340, 1999.
11) 日本呼吸管理学会/日本呼吸器学会：呼吸リハビリテーションに関するステートメント，日本呼吸管理学会雑誌. 11：321-330, 2001.
12) 日本呼吸器学会：COPD（慢性閉塞性肺疾患）診断と治療のためのガイドライン第 2 版．メディカルレビュー社，2004.
13) NHLBI/WHO global initiative for chronic obstructive lung disease (GOLD) workshop summary. Global strategy for the diagnosis, management and prevention for chronic obstructive pulmonary disease. Am J Respir Crit Care Med 163：1256-1276, 2001. updated, 2006.
14) Pulmonary Rehabilitation Joint ACCP/AACVPR Evidence-Based Guidelines, ACCP/AACVPR Pulmonary Rehabilitation Guidelines Panel. Chest, 112 (5)：1363-96, 1997.
15) 塩谷隆信，佐竹將宏，高橋仁美，他：COPD 診療における GOLD の位置づけ．COPD の非薬物療法 42 (2)：日本呼吸器学会雑誌 42 (2)：717-723, 2004.
16) 日本呼吸管理学会/日本呼吸器学会/日本理学療法士協会：呼吸リハビリテーションマニュアル―運動療法―．照林社，2003.
17) 塩谷隆信，佐竹將宏，高橋仁美：分子病態からみ

た包括的呼吸リハビリテーション．分子呼吸器病 7（3）：34-42, 2003.
18) Mahler DA, 福地義之助：COPD 患者に対する運動療法の実際―呼吸困難感を指標とした運動療法―. COPD FRONTIER 3（3）：51-62, 2004.
19) Horowitz MB, Littenberg B, Mahler DA：Dyspnea ratings for prescribing exercise intensity in patients with COPD. CHEST 109：1169-1175, 1996.
20) 高橋仁美, 塩谷隆信：座ってできる COPD 体操. Home Oxygen Therapy 31：2-5, 2005.
21) Casaburi R, Wasserman K：Exercise training in pulmonary rehabilitation. N Engl J Med 314：1509-1511, 1986.
22) Wasserman K, Whipp BJ, Koyal SN, et al.：Anaerobic threshold and respiratory gas exchange during exercise. J Appl Physiol 35：236-243, 1973.
23) Puhan MA, Schunemann HJ, Frey M, et al.：How should COPD patients exercise modalities and intensities to treat skeletal muscle dysfunction? Thorax 60：367-375, 2005.
24) Normandin EA, MuCuster C, Conners M, et al.：An evaluation of two approach to exercise conditioning in patients with COPD. CHEST. 121：1085-1091, 2002
25) 三塚由佳, 高橋識至, 田中一徳, 他：教育に重点を置き低頻度で実施した包括的呼吸リハビリテーションの効果．日本呼吸管理学会雑誌 12（3）：334-338, 2003.
26) 菅原慶勇, 高橋仁美, 清川憲孝, 他：COPD 患者における外来呼吸リハビリテーションの長期効果-年代別の効果の検討．日本呼吸管理学会雑誌.13（2）：356-264, 2003.
27) Ries AL, Kaplan RM, Myers R, et al.：Maintenace after pulmonary rehabilitation in chronic lung disease. A randomized Trial. Am J Crit Care Med 167：880-888, 2003.
28) Wijikstra PJ, van der Mark TW, Kraan J, et al.：Long-term effect of home rehabilitation on physical performance in chronic obstructive pulmonary disease. Am J Crit Care Med 153：1234-1241, 1996.
29) ACSM's Guidelines for Exercise Testing and Prescription. 6th edition. American College of Sports Medicine. Lippincott & Wilkins, 2000.
30) Broekhuizen R, Wouters EFM, Creutzberg EC：Weling-Scheepers, CAPM, Schols, AMWJ. Polyunsaturated fatty acids improve exercise capacity in chronic obstructive pulmonary disease. Thorax. 60：376-382, 2005.
31) 渡邊 暢, 高橋仁美, 菅原慶勇, 他：呼吸リハビリテーション施行者への栄養補助食品摂取による効果の検討．日本呼吸管理学会雑誌 15（4）：617-622, 2006.
32) 高橋仁美, 伊藤武史, 本間光信, 他：費用対効果からみ COPD における呼吸リハビリテーション．日本呼吸管理学会雑誌 14（3）：343-347, 2005.
33) 土橋真由美：呼吸教室の運営．リハ実践テクニック：呼吸ケア（塩谷隆信, 高橋仁美 編）メジカルビュー社, 106-109, 2004.

2. 呼吸リハビリテーションと医療費

茂木 孝, 木田厚瑞（日本医科大学呼吸器内科, 日本医科大学呼吸ケアクリニック）

2005年, ATS（米国呼吸器学会）からCOPD（慢性閉塞性肺疾患）に対する呼吸リハビリテーション（以下, 呼吸リハ）のState of Artが発表された[1]。この中で呼吸リハはすでに多くの科学的評価・エビデンスが集積され, これにより保険給付を行うのに十分なエビデンスが確立されたと述べられている。しかし, その米国では呼吸リハビリテーションに対する医療保険の給付は十分に行われていない。他方, わが国では2006年4月からリハビリテーションの診療報酬が改定され, 呼吸リハビリに対して新たな保険診療が開始された。しかし実際は邦人を対象としたエビデンスはほとんどないに等しい現状である。

具体的な診療報酬の内訳や問題については別稿に譲り, 本稿ではEBMと医療費の関係, わが国の医療費の現状と問題点, COPDにおける医療費を順に概説しながら, 呼吸リハに関連する医療費の問題点を論じる。

A. EBMと医療費

本書のタイトルにあるEvidence-Based Medicine（EBM）は科学的な証拠（エビデンス）に基づいた医療のことであり近年, 成語として用いられるようになった。EBMの解釈では客観的で信頼性・妥当性が高い研究成果をもとに質の高い医療を目指すことが求められる。そのためには批判的論評, 医療技術評価, 疾病管理, 臨床ガイドラインが必要と言われる。EBMはdisease managementを促進し医療費の削減と結びつけて考えてしまいがちである。あくまでEBMに沿った医療を実践すれば医療費が軽減される可能性があるだけであり, 質の高い医療であれば逆に高額化することもあり得る。したがってEBMの目的は医療費削減ではないことをまず知るべきである[2]。

では, 医療費をEBMの手法で考えることにはどのような意味があるのだろうか？ 金銭の話は医療という業の性質上あまり積極的に語られることがなく, 筆者自身も医学教育の場においては医療費を深く学んだ記憶がない。しかし実際は臨床において医療費を考えることはその医療行為の安全性や効果を考えるのと同じくらい大切である。なぜならば多くの選択肢がある医療行為の中から, 限られた医療資源を最大限利用して患者に最適なものを選ぶdecision-makingにおいて重要な根拠となるからである。その費用についても単

純に絶対値を比較するのではなく，統計的に分析され評価したものが必要となる．

B. 医療経済学的な手法による解析

そこで次に医療サービスの効率性を分析する経済学的手法について触れておく．以下の4つの代表的な評価方法が知られている[3]．

1）費用最小化分析
　　（Cost-minimization analysis）

同じ効果を得るための医療の中でもっとも費用の安いものを比較する手法．

2）費用便益分析
　　（Cost-benefit analysis）

医療においては自発的支払額（消費者がその行為に自発的に支払ってもよい最高額）を計算しこれと費用を比較する手法．ただし医療分野では便益，損失を貨幣換算することが難しく，正確さに欠けるといわれる．とくにその費用が波及するまでの時間が解析には大きく影響するといわれている．

3）費用効果分析
　　（Cost-effectiveness analysis）

費用をかけて行った医療行為により生じる平均余命の伸びなどを効果として測る方法．

4）費用効用分析
　　（Cost-utility analysis）

基本的には費用効果分析の一種ともいえるが，質を考慮した平均余命の伸びを効果として評価する方法．

4つの手法とも医療経済の解析に使われているが，近年よく用いられるのは 3）費用効果分析と 4）費用効用分析の2つである．費用効果分析ではさらに，治療による実際の費用の増加分とその結果得られた効果の増加分の比でみた"incremental cost-effectiveness ratio"（ICER）という評価法もある．これは，たとえば未治療なら1週間しか生きられない状態で2つの治療法が選択可能な場合を想定する．1つは1万円の費用で1年生きられる方法．もう1つは10倍の10万円かかるが5年生きられる方法があるとする．費用最小化分析なら最初の方法を選ぶことになるが，ICERを計算すると費用増加分÷効果の増加分＝(100,000 − 10,000)÷(5 − 1) = 22,500となり，1年延命するのに22,500円の出費で済むと考えられる．ICERが低いほど費用に対する効果が高く，場合によってはICERが0を切り負の場合もある．この場合は効果がありかつ，費用は下がっている場合であり，費用もかからず効果的という理想的な治療といえる．したがって絶対的な金額の比較だけでは意味が無く，相対的にみた費用とその効果を考えなければならない．

また費用効用分析ではQALYs（Quality-adjusted life years）が頻用される．これは同じ生存年数であっても健康状態により質が異なることを表現したもので，現在は各方面で一般的に用いられている．具体的にはQALYsは1年間の生活の質を完全に健康な状態を1，死亡を0と表しており，たとえば呼吸障害によりこれが0.4の状態で10年間生きればQALYsは0.4×10より4と表される．これは患者の年齢や疾患によらず，たとえば20歳で4QALY増えることと，70歳で4QALY増える

ことは同じと解釈される。

　新しい医療技術を導入するかどうかを決める際に医療費の支払い側としては妥当な金額かどうかを判断しなければならない。1QALYあたりにいくらの費用までを支払い上限と考えるかは国によって異なり，1QALYあたりオランダでは20,000ユーロ，カナダは25,000～75,000ドル，米国は50,000ドルと言われている。これらの金額の根拠については明確ではないこともあり，英国では上限金額を設定することを嫌ったが，その代わりに英国ではこのような金額はS字曲線の関係をとると考え（図1）5,000～15,000ポンド以下なら許容できるが，25,000～35,000ポンド以上なら受け入れられないと推定している[4]。実際に新薬の保険適用に際し，オーストラリアやカナダでは費用対効用分析が導入されている。日本ではまだこのような動きはないが，財務省財務総合政策研究所では日本人の調査にて1QALYあたり平均600万円，中央値100万円との調査結果を報告しているが，まだ調査方法の問題などから今後の再検討が必要とし決定的な回答は得られていない[5]。

C. 日本の医療費増加の原因と対策

　日本の医療費は2001年にはGDP（国内総生産）の7.6％を占めていたが，この割合はOECD加盟国の平均値8.3％よりは低い方であり，米国はほぼ2倍の13.9％に達していた。この点では他国に比べ優秀な医療システムと言えるのかもしれない。しかしながら確実に医療費は増加の一途をたどっている（図2）。

　わが国の急激な医療費の増大には以下の要因があるといわれる。①高齢化の進展，②医療技術の進歩による高価な機械・設備の使用，新薬の投与などに伴う医療サービス原価の上昇，③業務の特殊性と専門性に見合う医療従事者の増加と給与改善の必要性，④保健と医療の必要性に関する国民意識の向上。なかでも今後の国民医療費に大きな影響を与えるのは老人医療費の動向といわれる。国民医療費統計によると平成16年度の1人当たり医科医療費は年間平均で190,800円だが，65歳以上では519,800円と2.7倍である。

　社会保障審議会医療保険部会では医療費の適正化対策についての取り組みを行っており，具体的な対策として①生活習慣病予防を中心とする保健事業の推進，②急性期医療の質の向上と効率化，③地域における高齢者の生活機能の重視（介護サービスと連携した在宅医療の充実）の3点を挙げている。これをCOPDの対策に置き換えてみるとプライマリ・ケアでの診断率の向上，急性増悪の効率的かつ経済的治療，そして地域医療連携によ

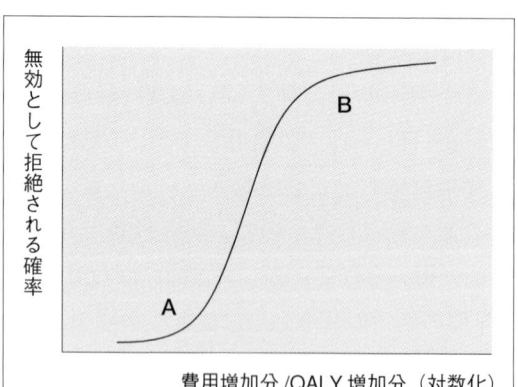

英国ではA点は5,000～15,000ポンド，B点が25,000～35,000ポンドと推定されている

図1　新しい医療技術について費用対効用の増加分と無効と判断される確率の関係[4]

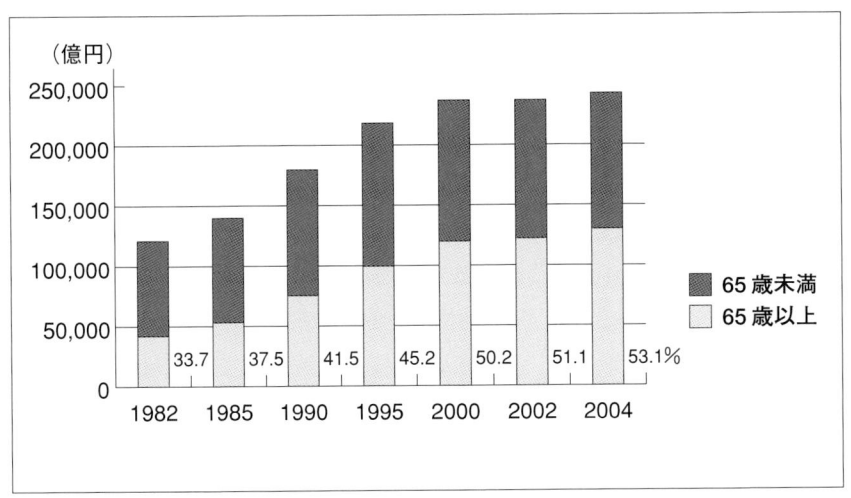

図2 国民医療費の推移と高齢者の占める割合
平成16年度 国民医療費より作成

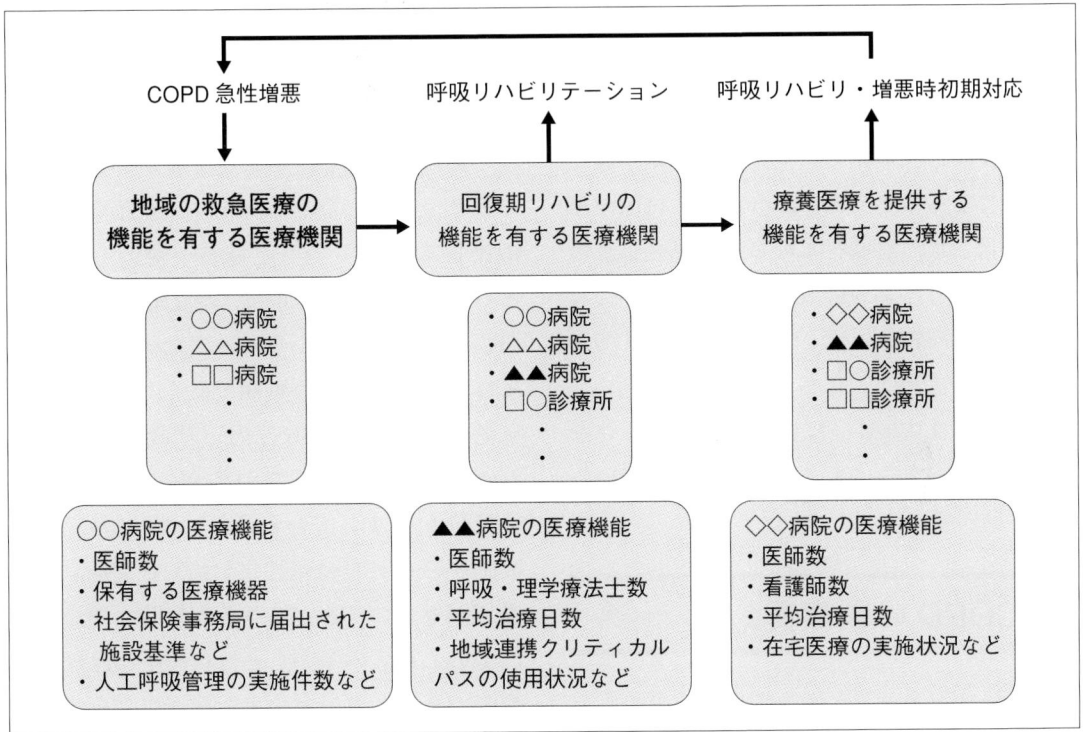

図3 COPDの医療連携体制のイメージ（医療機関リスト方式）
厚生省原案では特定区域ごとではなく，医療機関を機能的に3つに分類し「救急医療」「回復期リハビリ」「療養医療」それぞれに属する施設を決めておき，その施設の医療機能，所在地が明らかになるように計画することを求めている。COPDの医療連携に関わる医療機関をかかりつけ医等が選ぶと当該医療機関の状況が明示される．医療連携による地域完結型医療をめざしたモデルといえる。

(厚生労働省資料：「新しい医療計画の作成に向けた都道府県と国との懇談会」
http://www.mhlw.go.jp/shingi/2005/10/s1024-8.html における資料をもとにCOPD向けに著者改変)

るリハビリを含めた継続治療ということが求められている。

2008年度には各自治体を中心とした医療費適正化計画が実施され，その中には「生活習慣病の予防」と「在院日数の短縮」という大きなテーマが掲げられ，地域ごとに患者本位の医療提供体制の確立をめざすとなっている。入院から在宅医療まで切れ目のない形での地域医療機能の分化・連携を促進することが求められており，具体的には地域内の各医療機関が患者に対し治療開始から終了までの全体的な治療計画（地域連携クリティカルパス）を共有しつつ患者の尊厳を重視する在宅医療を推進することとある（厚労省）（図3）。この改革案そのものに対しては地域間の医療格差を助長する意見として批判もあるが，実際に急性期と回復期の医療連携体制が十分ではないことも事実である。今後さらに医療機能が分化され，連携を求められた場合に呼吸リハビリはどのように取り組むべきか。これらに対する回答を模索しているのが現状である。さらに言えば，リハビリの継続を求めていながら呼吸リハビリは90日で打ち切りとなる今回の保険条件は大きな矛盾を抱えていることも問題である。

D. COPDの医療費

海外の状況をみると欧州では全疾患の直接医療費のうち6％を呼吸器疾患が占め，そのうち56％をCOPDが占めており，386億ユーロ＝約5兆8,900億円と算定されている。また米国では2002年にはCOPDの直接医療費が2兆800億円，間接医療費が1兆6,300億円と報告している[6]。一方，わが国における COPDの総医療費は厚生労働省の国民医療費推計によると2004年には1,742億円であり，入院605億円，入院外1,137億円と入院外費用が多い。ここ数年の同報告では入院費は総額の30数％と変化はなく，入院外費用が多い状況が続いている。また年齢別には65歳以上で，223億円と全体の70％を占めている。呼吸器系疾患の全体の医療費は1兆9,800億円と推定されており，COPDは呼吸器系疾患の8.7％の医療費を占めていたことになる。図4に1982年を基準として以降の呼吸器疾患全体，COPD，および喘息の総医療費の変化率をまとめる。一見すると1995年以降COPDの医療費が急増したかのように見える。しかし国民医療費の統計上の大きな問題は，現在使われている傷病分類では「気管支炎および慢性閉塞性肺疾患」となっておりCOPDだけを取り上げているとはいえず，正確な患者数の把握もされているとは言い難いことである。加えて1995年以前は「慢性閉塞性肺疾患」の病名も使われていなかったため，この前後では単純な比較も不可能である。これに比べ気管支喘息は4,036億円（呼吸器系全体の20％）と報告されているが，この中にはCOPDが含まれている可能性が非常に高い。高齢者のCOPDは慢性化した気管支喘息との鑑別が難しいことがあり，一般医で喘息とされている患者の多いことは専門医には周知の事実である。厚労省の患者調査による気管支喘息とCOPDの年齢別の患者数を図5にまとめた。若年者で圧倒的に喘息が多く，高齢になるほどCOPDが増加することがわかる。60歳以降の高齢者をみるとCOPDが増加していくが，同様に喘息も増加しておりこの中にCOPDが含まれている可能性が高い。

	1982 年	1990 年	1995 年	2004 年
総医療費（億円）	121056	179764	218683	243627
呼吸器全体	11056	14650	18179	19801
COPD	456	596	1711	1742
気管支喘息	1882	2999	4129	4036

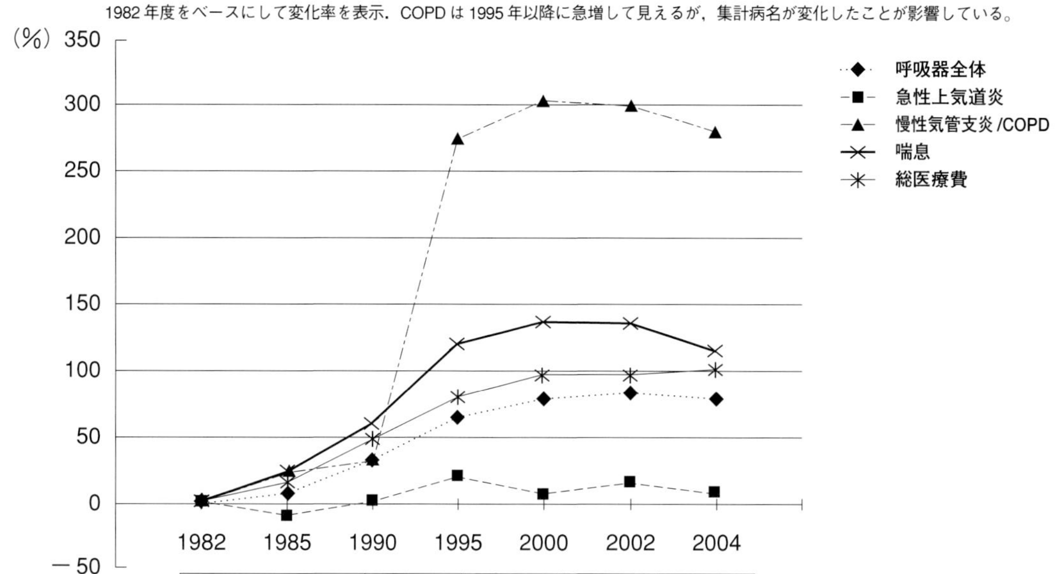

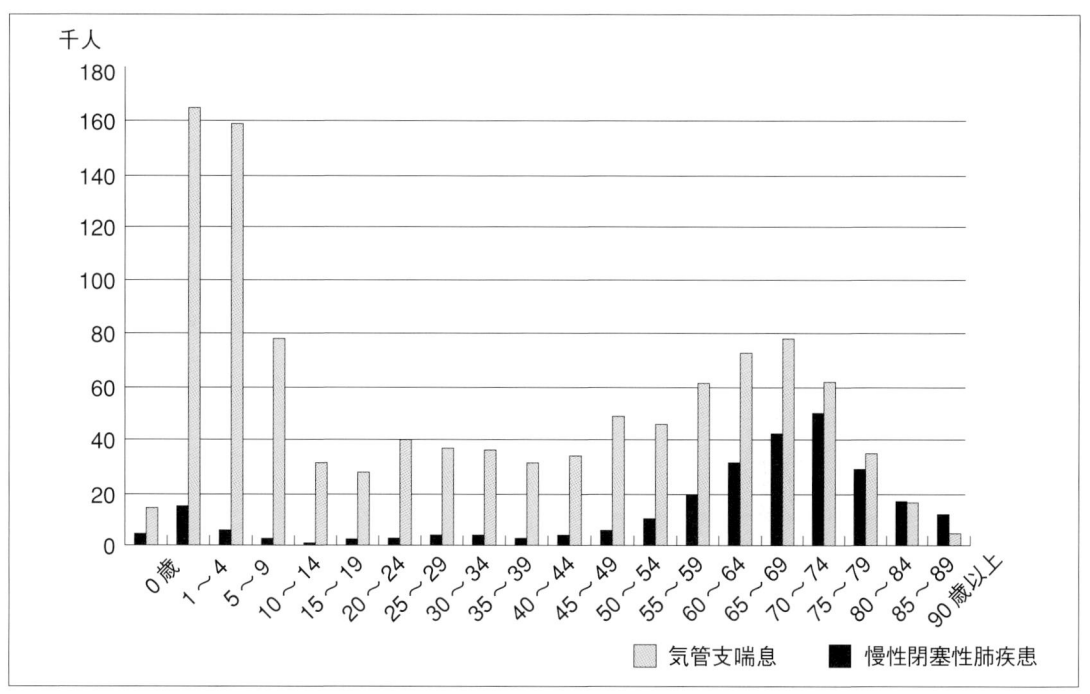

図 4　総医療費と呼吸器疾患の医療費の年次推移と変化率
平成 16 年度　国民医療費より作成

図 5　平成 14 年の COPD と気管支喘息か年齢別患者数（患者調査をもとに作成）

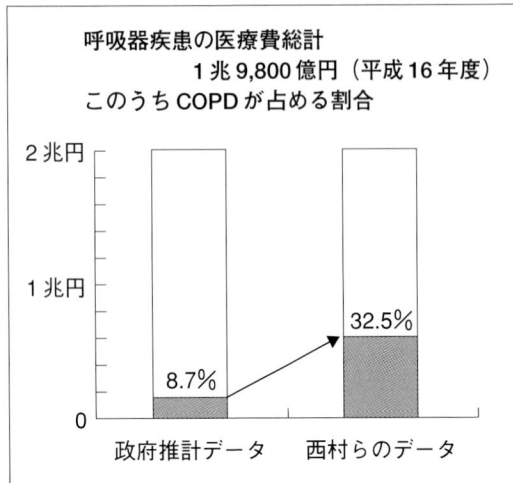

図6 COPDが占める割合の政府推計データと疫学調査による推計データの格差
政府データは国民医療費推計より，西村らのデータは文献[7]をもとに作成

わが国のCOPD医療費についての大規模調査はこれまでのところ西村らの報告が唯一である[7]。これは福地らのNICE study[8]の患者数に基づき計算されており，直接医療費6,451億円，間接医療費1,604億円，総医療費は年間で8,055億円と推定している。すなわち直接医療費だけをみても，これまでの政府報告のCOPD医療費の3倍以上，呼吸器系疾患の中で占める医療費の割合も30％以上にも跳ね上がるのである（図6）。この差異の原因はやはり患者数の把握に大きな違いがあることによると考えられる。患者数の正確な疫学調査が必要であり，これにはプライマリ・ケアで広くCOPDを認識してもらうことが肝要である。

E. 急性増悪と医療費

呼吸リハビリの対象となる疾患でもっとも対象数が多く，かつエビデンスが集積されているのはCOPDであるが，そのCOPDでもっとも医療費がかさむのは「急性増悪」の時である。COPDの患者は日常的に呼吸困難，息切れなどの自覚症状があるが，これらの症状が急激に悪化し日常の域を越え，普段の治療内容を変更するような状態になった場合を臨床的には「急性増悪」と呼んでいる。当然，通常より薬剤の使用や緊急検査などが増え，患者の状態によっては救急受診や入院加療が必要となる。各国で急性増悪時の高額な医療費が問題となっているが，我々の検討では[9]高齢COPD患者が急性増悪で入院すると，出来高払いで平均69万円の費用がかかっていた。さらに入院医療費が高額化する要因としては高齢化，入院時の低酸素血症，高炭酸ガス血症，入院後の全身ステロイド投与，入院時のADL低下が関与していた（表1）。さらに入院費用が中央値以上に高額化する場合についてロジスティック解析を行ったところ，低酸素血症，ステロイド投与，入院時のADL低下の3つが関係していた（表2）。臨床上は低酸素血症を予防するには在宅酸素療法を導入したとしても増悪時には不可避であり，ステロイド投与も投与日数に決まりがあるわけではないが，ある程度使用しなければ回復が遅くなることはよく経験される。これらを踏まえると入院時のADLが保たれていることが医療費削減のために介入可能な要因と考えられる。よって恐らくは入院前からADL低下を防止することが入院医療費の抑制につながると推察され，その観点から日頃のリハビリテーションの重要性が示唆されると結論した。この他，日常の身体活動能力が維持されているほど，入院や死亡の危険性が低下することも示されており[10]，日頃の身体能力をい

表1 COPD急性増悪入院（131件）を各要因別にみた入院医療費の比較[9]

要因	群別	入院医療費（円）	p値
年齢	78歳以上	755,310 (414,497)	0.0187
	78歳未満	601,451 (281,692)	
性別	男性	672,468 (328,686)	0.26
	女性	764,396 (510,458)	
病期分類	Stage I	568,142 (242,452)	
（ATS旧分類）	Stage II	675,283 (306,598)	0.187
	Stage III	703,315 (358,812)	
急性増悪入院回数	3回以上	713,585 (391,148)	0.702
	3回未満	683,919 (366,996)	
Body Mass Index	19未満	735,987 (379,799)	0.086
	19以上	627,877 (324,965)	
低酸素血症 PaO_2/FiO_2	< 268	813,603 (389,332)	< 0.0001
	≧ 268	551,252 (247,098)	
高炭酸ガス血症 $PaCO_2$	> 43.7	758,281 (399,237)	0.0281
	≦ 43.7	614,666 (284,342)	
全身ステロイド投与	あり	774,124 (423,321)	0.0027
	なし	575,846 (239,015)	
基本的ADLスコア	低下（< 16）	812,686 (394,151)	0.0001
	維持（≧ 16）	552,446 (253,952)	

＊低酸素，高炭酸ガス，ADLスコアは中央値にて分類，他は平均値で分類。金額は平均（標準偏差）で表記。

表2 入院費用が中央値以上になる場合のロジスティック回帰分析[9]

要因＊	オッズ比（95%CI）	p値
高齢化	1.94 (0.71, 5.35)	0.1991
高炭酸ガス血症	1.06 (0.38, 2.92)	0.9143
低酸素血症	4.13 (1.54, 11.0)	0.0047
ADL低下	2.76 (1.04, 7.30)	0.0409
全身ステロイド剤投与	3.14 (1.07, 9.26)	0.0379

＊それぞれの要因毎に年齢＞78歳，低酸素血症はPO_2/FiO_2＜268，高炭酸ガス血症はPCO_2＞44，ADLはBADL＜16，ステロイド剤投与の有無で分類した場合。

かに維持するかが重要な課題である。

さらにCOPD急性増悪の入院費用を内訳でみると（図7）約70％はベッドや人件費などの管理費が占めており，次に検査費，薬剤費という順番であった。試しに脳卒中の入院医療費と比較してみると，総額は異なるが内訳はほぼ同様の比率であった（脳卒中ではリハビリテーションが6.98％を占めているが，COPDについてはまだ不明である）。極論すれば現在の日本の医療システムにおいては，急性増悪で入院するだけでほとんどの医療費が自動的に発生すると解釈され，入院そのものを回避することが重要であるといえる。すなわち外来における的確な対応，退院後のスムーズな在宅医療への移行，リハビリの継続などが全体としての医療費の抑制に繋がるのか医療経済の観点からも検証が必要である。

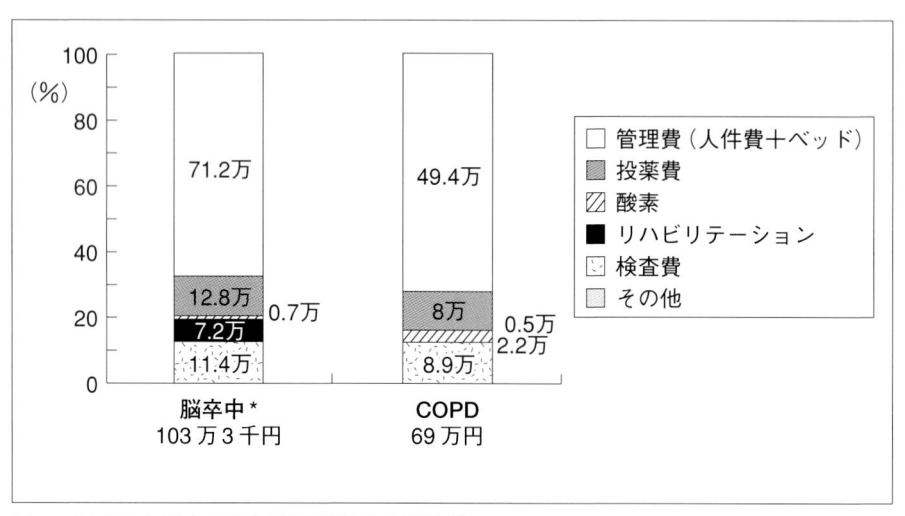

図7 COPDと脳卒中の入院医療費の内訳比較
＊ 脳卒中は文献16) より改変，COPDは文献9) より作成。

F. 呼吸リハビリと医療費

呼吸リハビリの実際の費用については診療報酬に表されるが，平成18年4月に保険診療が導入されたばかりであるため呼吸器疾患の医療費の中で呼吸リハビリがどの程度の割合を占めているかについてはまだ不明である。現在，中医協の診療報酬改定結果検証部会では保険診療導入後の検証調査を行っておりその結果を待たねばならない。そこでここでは呼吸リハビリが医療費に対してどのように影響するかを考えてみる。一般にリハビリの最終目的は患者の自立機能を取り戻すことにある。患者がある身体機能に障害を受けると，それに伴う損失は患者自身のみならず，間接的に社会的資源の利用増となる。したがってこれらを含めた総医療費は増加すると考えられる。リハビリの目的が達成されれば当然，間接的な医療費も減少すると考えられる。ところが実際にリハビリによる医療費の削減効果を検討した報告はまだ数えるほどしかな

い。初期の報告では米国のHaggertyら[11]が17人のCOPD患者についての包括的な在宅リハビリ・プログラムを施行した結果，施行前に比べて入院回数・日数，救急受診回数が有意に減少し，費用面では入院費・救急受診・在宅医療費などを合わせて105,032ドルの削減，患者一人あたりでは月に328ドルの削減になったと報告している。カナダではGolmohammadiらがCOPD患者210名（平均予測1秒量 55.1％）について6～8週間の外来呼吸リハビリ前後のアウトカムを比較したところ，SGRQによるQOLスコアの有意な改善と共に，一人あたり年間344カナダドルの直接医療費の削減効果を認めたと報告している[12]。またわが国では高橋らが呼吸リハビリによる医療費の節減効果を報告している[13]。外来呼吸リハビリを施行した群40例と非施行群41例を比較したもので，リハビリ施行群は非施行群に比べ有意な急性増悪の入院回数，入院日数の減少，総入院医療費の削減効果（図8）を認めたと報告している。以上の報告

はリハビリ介入によるアウトカムの1つとして単純に医療費の差を比較したものである。冒頭の経済学的評価手段で説明したように単純な費用の比較はある一面しかみていないことが多く，たとえば入院費用が削減された反面，間接的に在宅医療費，外来費用が増えるなど別の変化も考えられ，まだ十分な費用対効果の研究とはいえない。

費用効用分析を行った研究では，英国のGriffithsら[14]が週3回6週間の外来呼吸リハビリ施行群とコントロール群にてアウトカムを比較しており，一人あたり152ポンド削減するとともに（有意差はなし），有意なQALYsの改善を認めたと報告している。前出の医療経済学的手法の項で説明したように，英国では支払いに見合った効果が得られると判断できる上限金額を1QALYあたり5,000〜15,000ポンドと推定している。Griffithsらの呼吸リハビリは1QALYあたり2,000〜6,000ポンドかかると見積もられており，この許容範囲の金額内にあることから十分に有益であると結論している。一方で肺容積減量術（LVRS）では適応症例を絞った場合でも1QALYあたり約50,000ポンドと見積もられることから，その有益性には否定的と解釈されている[3]。この報告にみるように，より客観

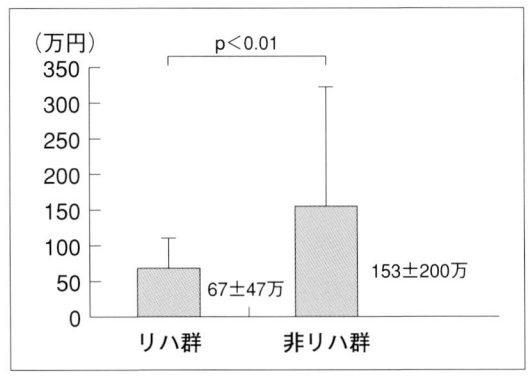

図8　リハビリの有無による入院医療費の比較
高橋仁美, 他：費用対効果からみたCOPDにおける呼吸リハビリテーション. 日本呼吸管理学会誌. 2005. 14 (3)：p. 343-7, 2005.

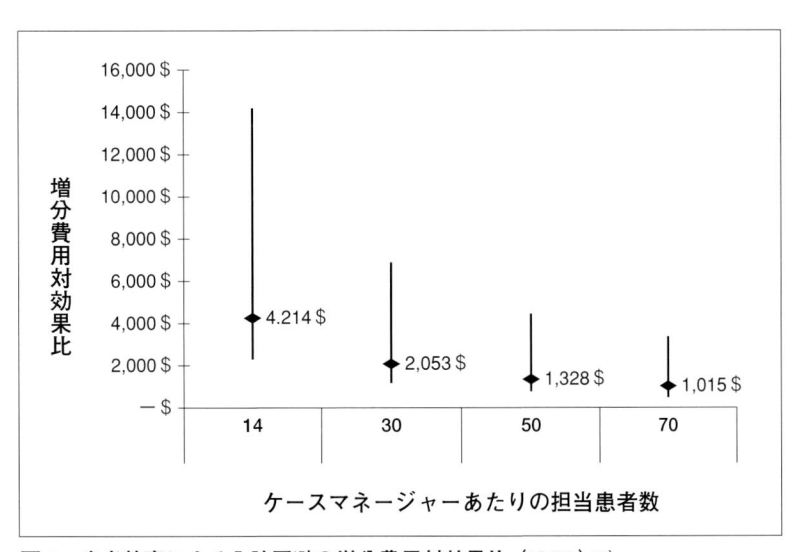

図9　患者教育による入院回避の増分費用対効果比（ICER）[15]
この図の意味は一人のケースマネージャーあたり50人以上を担当し患者教育がなされた場合は1,016〜1,326カナダドルの増加分で入院を回避できるということを意味する。一人あたり14人の担当では人件費が割高になることが影響し，4,214カナダドルと増加している。

的な経済学的評価法を組み入れることが医療費分析におけるEBM的なアプローチと言えるだろう。

最近，カナダからCOPDの患者教育により入院回数，入院費用の削減効果があることを実証した報告もなされた[15]。1人のケースマネージャーあたり年50～70人の患者を担当し教育すれば，患者一人あたり2,000カナダドル以上の削減効果を認めるとしている。またここではICERを用いて経済学的な評価を行っている（図9）。このように包括的呼吸リハビリのそれぞれのコンポーネントごとにも新たなエビデンスが集積されてきており，わが国での同様な研究によるエビデンス確率が一刻も早く期待される。

G. 今後の課題

残念ながら呼吸リハビリの医療経済的な効果についてはまだ十分な研究がされているとはいえない。とくにわが国の呼吸リハビリの医療費データはまだほとんどなく，経済学的な手法による解析もまだない状況である。最後に今後の課題を挙げてこの章のまとめとする。

①呼吸リハビリに保険適応がなされた点は大きな進歩ではあるが，理学療法に対して適応がされただけであり，包括呼吸リハビリすべてに保険が適応となったわけではない。たとえば重要なリハビリ要素の一つである患者教育は算定されず，他にも6分間歩行負荷試験なども含まれていない。将来的には包括的リハビリとして必要なコンポーネントすべてが含まれることが望ましい。

②呼吸リハビリの新たな診療報酬制度に基づくアウトカム調査。

新たな保険診療制度の下で十分なリハビリ効果を維持しているのかどうかの検証が必要である。さらにその中には，単純に医療費の多寡をみるのではなく，現在のわが国の医療制度において費用効用分析のような経済学的な手法を用いEBMの考えに沿った解析が求められる。

③医療費全体の問題として，「効率」と「平等」のバランスをとりながら適切な医療を提供できるのかどうかが厳しく評価されなければならない。医療経済の考えを導入することで，効率を目指しても弱者切り捨てに傾いた社会では健全とはいえない。これまでの日本の医療制度は対外的にみても引けを取らない面も多い。とくに国民皆保険下で誰でも平等な医療が受けられるという環境は誇れる制度である。この仕組みは極めて日本人的なバランスを重視した発想から生まれたものとも解釈できる。しかしながら，多様化しつつある実社会ではその制度も崩壊寸前である。誰もが安心し納得できる医療制度が是非創り上げられるべきであろう。

文　献

1) Troosters T, Casaburi R, Gosselink R, et al.: Pulmonary rehabilitation in chronic obstructive pulmonary disease. Am J Respir Crit Care Med, 172 (1): p. 19-38, 2005.
2) 中川　仁：EBMについての誤解. http://homepage2.nifty.com/ebm-main/ebmebm.htm.
3) Halpin DM: Health economics of chronic obstructive pulmonary disease. Proc Am Thorac Soc, 3 (3): p. 227-33, 2006.

4) Rawlins MD, AJ Culyer：National Institute for Clinical Excellence and its value judgments. Bmj, 329（7459）：p. 224-7, 2004.

5) 大日康史, 菅原民枝：医療公衆衛生政策における費用対効果分析とその応用. 財務省財務総合政策研究所 http://www.mof.go.jp/f-review/r77/r77_164_196.pdf.

6) Buist AS, Anzueto A, Calverley P, et al.：GOLD 2006. http://www.goldcopd.com/.

7) Nishimura S and C Zaher：Cost impact of COPD in Japan： opportunities and challenges? Respirology, 9（4）：p. 466-73, 2004.

8) Fukuchi Y, Nishimura M, Ichinose M, et al.：COPD in Japan：the Nippon COPD Epidemiology Study. Respirology, 9（4）：p. 458-65, 2004.

9) Motegi T：Cost analysis for inpatient therapy in patients with acute exacerbations of chronic obstructive pulmonary disease. Nihon Kokyuki Gakkai Zasshi, 44（11）：p. 787-94, 2006.

10) Garcia-Aymerich J, Lange P, Benet M, et al.：Regular physical activity reduces hospital admission and mortality in chronic obstructive pulmonary disease：a population based cohort study. Thorax, 61（9）：p. 772-8, 2006.

11) Haggerty MC, R Stockdale-Woolley and S Nair：Respi-Care. An innovative home care program for the patient with chronic obstructive pulmonary disease. CHEST, 100（3）：p. 607-12, 1991.

12) Golmohammadi K, P Jacobs and DD Sin：Economic evaluation of a community-based pulmonary rehabilitation program for chronic obstructive pulmonary disease. Lung, 182（3）：p. 187-96, 2004.

13) 高橋仁美, 伊藤武史, 本間光信, 他：費用対効果からみたCOPDにおける呼吸リハビリテーション. 日本呼吸管理学会誌. 2005. 14（3）：p. 343-7, 2005.

14) Griffiths TL, Phillips CJ, Daries S, et al.：Cost effectiveness of an outpatient multidisciplinary pulmonary rehabilitation programme. Thorax, 56（10）：p. 779-84, 2001.

15) Bourbeau J, Collet JP, Schwartzman K, et al.：Economic benefits of self-management education in COPD. CHEST, 130（6）：p. 1704-11, 2006.

16) Yoneda Y, Uehara T, Yamasaki H, et al.：Hospital-based study of the care and cost of acute ischemic stroke in Japan. Stroke, 34（3）：p. 718-24, 2003.

3. 呼吸リハビリテーションと診療報酬

小林弘祐（北里大学大学院医療系研究科）
辺土名　隆（北里大学病院リハビリテーションセンター部）
高田信和（北里大学医療衛生学部）

平成18年度の診療報酬改定で，理学療法，作業療法および言語聴覚療法を再編し，呼吸器リハビリテーション（以下，呼吸器リハ）の理学療法を新たに含む4つの疾患別リハ料が新設された[1]。各疾患の特性に応じた標準的な治療期間を踏まえ，疾患群ごとに算定日数に上限が設定され，算定日数上限の期間内に必要なリハを提供できるよう，1ヵ月に一定単位数以上行った場合の点数の逓減が廃止された。一方，早期リハ加算・外来移行加算も廃止された。

呼吸器リハが，心大血管疾患リハビリテーション・脳血管疾患等リハビリテーション・運動器リハビリテーションとともに，初めて，リハビリテーションの独立したカテゴリーとして認められたことは，呼吸器リハを行ってきた医療関係者にとっては朗報と思われる。しかし，このスタート時点では，心大血管疾患リハビリテーション・脳血管疾患等リハビリテーションに比べて，診療報酬点数が低く評価されており，運動器リハビリテーションに比べても算定可能期間が短く評価されており，満足できる診療報酬の内容とはなっていない（表1）。

また，すべてのリハビリテーションに共通して，算定日数の上限が設けられたために慢

表1　施設基準ごとのリハビリテーション料[1]

施設基準*	（Ⅰ）	（Ⅱ）	
心大血管疾患リハ	250点	100点	治療開始から150日以内
脳血管疾患等リハ	250点	100点	発症，手術，急性増悪から180日以内
運動器リハ	180点	80点	発症，手術，急性増悪から150日以内
呼吸器リハ	180点	80点	治療開始から90日以内

点数は1単位（20分）あたり。疾患別リハビリテーションは，患者1人につき1日合計6単位（別に厚生労働大臣が定める患者については1日合計9単位**）に限り算定できる。

*施設基準については後述（表5参照）
**1日合計9単位算定可能な疾患とは①回復期リハ病棟入院料を算定する患者，②脳血管疾患等の患者で発症後60日以内の患者，③ADL加算（表4参照）を算定する患者

性疾患患者のリハビリテーションの継続や再指導ができなくなった，という問題がある。

算定日数上限に対しては，リハビリ診療報酬改定を考える会（代表 多田富雄）が活発に活動し，平成18年6月30日には444,022人の署名・署名趣意書・請願書とともに，厚生労働省に声明文を提出し，算定日数上限撤廃の要望を行い，新聞やテレビ報道でも大々的に取り上げられた[2]。このリハビリ診療報酬改定を考える会では，さらに，リハビリ打ち切り制度被害実例登録を開始した。中医協でも平成18年度診療報酬改定結果の検証が行われることが決まった[3]。その中に「リハビリテーションに係る評価」もあり，算定医療機関にアンケート調査を実施することになっている。

一方で，厚生労働省は，今回の診療報酬改定と介護保険制度の同時改定により，医療保険は「機能回復」に限定し，「機能維持」は介護保険で行う慢性疾患のリハビリテーション体系を目指している[4]。しかし，まだ，このリハ体系が機能しているとは言い難い。

呼吸器リハを含めてリハビリテーションの保険診療の枠組みは，いまだ流動的であり，まだ教科書に記載する段階ではないかもしれないが，このことを読者にお断りした上で，現時点での呼吸器リハの保険制度について解説する。

A. 呼吸器リハの診療報酬が保険収載されるまでの経緯

排痰がうまくできない患者に対しての理学療法士による体位ドレナージやCOPD患者への呼吸器リハの指導は，すでに何十年も前から行われ，たとえば廃用性筋萎縮として保険請求されていたのが実情である。呼吸器リハは平成16年度の診療報酬改定[5]では，実情にあわせ，肺機能訓練として，理学療法の所定点数により算定できるようになった。その後平成18年度の保険改定に向けて，「リハビリテーション・消炎鎮痛等処置に係る調査」という名称でレセプトデータによるリハビリのコスト把握を含む各臓器別リハビリテーションの実態調査が施行され，調査終了後，呼吸器を含む臓器別リハビリテーションの保険収載に向けての作案が行われた。

B. 呼吸器リハの対象疾患について

呼吸器リハの対象疾患は大きく分けて，ア）肺炎などの急性疾患，イ）術後，ウ）慢性呼吸器疾患の3つに分けられる［表2の(2)］。ここで，90日という呼吸器リハ日数に算定上限があるために，加齢とともに呼吸機能が低下する慢性呼吸器疾患では，再指導ができないという問題がある。

算定日数の上限除外規定がある［表2の(6)］が，この中には慢性呼吸器疾患が記載されていない。厚労省は，「治療を継続することにより状態の改善が期待できると医学的に判断される場合」については，基本的に呼吸器リハでも医師の判断により継続することができるとしている[6]が，レセプト審査機関がどこまで認めるかは不明である。

一度，安定期に呼吸器リハを行った慢性呼吸器疾患患者の急性増悪の際には，肺炎や無気肺等，ということで，新たに呼吸器リハを受けられる［表2の(2)］。また，厚労省は「等」として，気管支炎や呼吸器感染症とい

表2 呼吸器リハビリテーション料[1)]

| 1 | 呼吸器リハビリテーション料（Ⅰ）（1単位） | 180点 |
| 2 | 呼吸器リハビリテーション料（Ⅱ）（1単位） | 80点 |

注 別に厚生労働大臣が定める施設基準に適合しているものとして地方社会保険事務局長に届け出た保険医療機関において，別に厚生労働大臣が定める患者に対して個別療法であるリハビリテーションを行った場合に，当該基準に係わる区分に従って，治療開始日から90日以内に限り所定点数を算定する．ただし，別に厚生労働大臣が定める患者であって，治療を継続することにより状態の改善が期待できると医学的に判断される場合には，90日を超えて所定点数を算定することができる．

（呼吸器リハビリテーション料について）

(1) 呼吸器リハビリテーション料は，別に厚生労働大臣が定める施設基準に適合しているものとして地方社会保険事務局長に届出を行った保険医療機関において算定するものであり，呼吸訓練や種々の運動療法等を組み合わせて個々の症例に応じて行った場合に算定する．

(2) 呼吸器リハビリテーション料の対象となる患者は，特掲診療科の施設基準等別表第九の七に掲げる患者であって，以下のいずれかに該当するものをいい，医師が個別に呼吸器リハビリテーションが必要であると認めるものである．
　ア　急性発症した呼吸器疾患の患者とは，肺炎，無気肺等のものをいう．
　イ　呼吸器疾患又はその手術後の患者とは，胸部外傷，肺梗塞，肺移植手術，慢性閉塞性肺疾患（COPD）に対するLVRS（lung volume reduction surgery），肺癌，食道癌，胃癌，肝臓癌，咽・喉頭癌の手術後等のものをいう．
　ウ　慢性の呼吸器疾患により，一定程度以上の重症の呼吸困難や日常生活能力の低下をきたしている患者とは，慢性閉塞性肺疾患（COPD），気管支喘息，気管支拡張症，間質性肺炎，塵肺，びまん性汎細気管支炎（DPB），神経筋疾患で呼吸不全を伴う患者，気管切開下の患者，人工呼吸管理下の患者，肺結核後遺症等のものであって，次の（イ）～（ハ）のいずれかに該当する状態であるものをいう．
　　（イ）息切れスケール（Medical Research Council Scale）で2以上の呼吸困難を有する状態
　　（ロ）慢性閉塞性肺疾患（COPD）で日本呼吸器学会の重症度分類のⅡ以上の状態
　　（ハ）呼吸障害による歩行機能低下や日常生活活動度の低下により日常生活に支障をきたす状態

(3) 呼吸器リハビリテーション料の所定点数には，呼吸機能検査，経費的動脈血酸素飽和度測定およびその他のリハビリテーションに付随する諸検査が含まれる．また，呼吸機能訓練と同時に行った酸素吸入の費用も所定点数に含まれる．

(4) 呼吸器リハビリテーション料は，医師の指導監督の下で行われるものであり，理学療法士の監視下に行われたものについて算定する．また，専任の医師が，直接訓練を実施した場合にあっても，理学療法士が実施した場合と同様に算定できる．

(5) 呼吸器リハビリテーション料は，1人の従事者が1人の患者に対して重点的に個別的訓練を行う必要があると認められる場合であって，理学療法士と患者が1対1で行った場合に算定し，実施単位数は従業者1人につき1日18単位を標準とし，週108単位に限り算定する．ただし，1日18単位を標準とするが，1日24単位を上限とする．

(6) 治療を継続することにより状態の改善が期待できると医学的に判断される場合であって，別に厚生労働大臣が定める疾患とは，
　ア　失語症，失認および失行症
　イ　高次脳機能障害
　ウ　重度の頸髄損傷
　エ　頭部外傷または多部位外傷
　オ　回復期リハビリテーション病棟入院料を算定する患者
　カ　難病患者リハビリテーション料に規定する患者
　キ　障害児（者）リハビリテーション料に規定する患者
　である．

医科点数表の解釈．平成18年4月版，社会保険研究所，平成18年6月16日．

う枠組みで，新たに呼吸器リハを行うことも可能であるとしている[6]が，これもどこまでレセプト審査機関が認めるかは不明である。

C. 呼吸器リハ料について

施設基準（Ⅰ）と（Ⅱ）とで1単位（10分）あたりの保険点数が異なり，（Ⅰ）は180点，（Ⅱ）は80点である（**表2**）。

施行頻度と時間は，患者の側からみると開始後90日の間は1日合計6単位に限り算定できるが，別に厚生労働大臣の定める患者（回復期リハ病棟入院料を算定する患者，脳血管疾患等の患者で発症後60日以内の患者，ADL加算を算定する患者）については1日合計9単位を算定できる（**表1**）。一方，理学療法士の側からみると，1日24単位を上限（注：上限が緩和された）として，週108単位に限り算定できることになっている[**表2**の(5)]。医療機関にとっては，実際には理学療法士の施行単位の上限が制限因子になり，（Ⅱ）の80点では理学療法士の人件費が出ないため，

表3　リハビリテーション総合計画評価料[1]

H003-2　リハビリテーション総合計画評価料　480点
注　心大血管疾患リハビリテーション料（Ⅰ），脳血管疾患等リハビリテーション料（Ⅰ），運動器リハビリテーション料（Ⅰ）または呼吸器リハビリテーション料（Ⅰ）に係わる別に厚生労働大臣が定める施設基準に適合しているものとして地方社会保険事務局長に届出を行った保険医療機関において，医師，看護師，理学療法士，作業療法士，言語聴覚士等の多職種が共同してリハビリテーション計画を策定し，当該計画に基づき心大血管疾患リハビリテーション料，脳血管疾患等リハビリテーション料，運動器リハビリテーション料または呼吸器リハビリテーション料を算定すべきリハビリテーションを行った場合に，入院中の患者については入院初月並びに当該月から起算して2月，3月及び6月の各月に限り，入院中の患者以外の患者については当該リハビリテーションを最初に実施した月並びに当該月から起算して2月，3月および6月の各月に限り，患者1人につき，それぞれ1月に1回を限度として算定する。

（リハビリテーション総合計画評価料について）
(1) リハビリテーション総合計画評価料は，定期的な医師の診察及び運動機能検査又は作業能力検査等の結果に基づき医師，看護師，理学療法士，作業療法士，言語聴覚士，社会福祉士等の多職種が共同してリハビリテーション総合実施計画を作成し，これに基づいて行ったリハビリテーションの効果，実施方法等について共同で評価を行った場合に算定する。
(2) リハビリテーション総合計画評価料の最初の算定が入院中に行われた患者が退院した場合については引き続き入院中の患者のものであるとみなして，また，最初の算定が入院中以外に行われた患者が入院した場合については引き続き入院中以外の患者であるものとみなして算定する。ただし，当該リハビリテーション総合計画評価料の最初の算定が入院中以外に行われた患者が入院した場合であって，再度患者の病態等の変化を考慮の上，医師の診察及び運動機能検査又は作業能力検査等をもとに(1)に掲げる要件を満たすリハビリテーション総合実施計画の作成及び評価を行った場合は入院中の患者であるものとして算定する。
(3) 医師およびその他の従事者は，共同してリハビリテーション総合実施計画書（「別紙様式17の1」，「別紙様式17の2」または「別紙様式17の3」）を作成し，その内容を患者に説明の上交付するとともに，その写しを診療録に添付する。

（リハビリテーション総合計画評価料に関する事務連絡）
問　運動器リハビリテーション料（Ⅰ）を届け出た医療機関において，脳血管疾患等リハビリテーション料（Ⅱ）を算定する患者に対してリハビリテーション総合計画評価料を算定できるか。
答　算定できない。

医科点数表の解釈．平成18年4月版，社会保険研究所，平成18年6月16日．

実際には（I）で呼吸器リハを施行することになる。

したがって，外来では，患者各人に2週間ないし4週間毎の外来受診時にあわせて1～2時間程度（3～6単位程度）の呼吸器リハを行い，開始時から90日の間は，毎月，リハビリテーション総合計画評価料480点を加算し（表3），1人当たり月に180点×（3～6）×2＋480＝1,020～1,560点あるいは180点×（3～6）×2＋480＝1,560～2,640点の保険収入になる。これに月1回の再診料57点や再診の際に生じる保険点数が加わる。

入院を併用すると，2週間程度の呼吸器リハ導入入院のクリティカルパスを設定し，また，DPC対象病院では，通常の診断群別DPC点数にあわせて呼吸器リハを出来高で加点することができる[7]。

DPC対象病院でのCOPD患者のモデルケースで試算すると，COPDの手術なし処置なしのMDC分類040120xx99x0xxでは，入院期間Iが8日（入院日から7日目まで），入院期間IIが16日（8日目から15日まで）であり，それぞれ2,996点と2,263点であるので，2週間の呼吸器リハ指導入院では，2,996×7＋2,263×8＝39,076点となる。

医療機関別係数のうち，ほとんどのDPC対象病院では機能評価係数が満点の0.1469と考えられ，調整係数を1としても，39,076×1.1469＝44,816点となる。これに呼吸器リハが上乗せされ，1日午前1時間，午後1時間の呼吸器リハを2週で10日間施行し，180×6×10＝10,800点となる。したがって，<u>合計すると，55,616点の収入</u>となる。入院基本料に加えて患者によってはADL加算（1単位につき30点）をすることも可能で（表4），ADL加算のある患者では1日あたり合計9単

表4　ADL加算について[1]

通則5　入院中の患者に対し，病棟等において早期歩行，ADLの自立等を目的とした心大血管疾患リハビリテーション料，脳血管疾患等リハビリテーション料，運動器リハビリテーション料又は呼吸器リハビリテーション料を算定すべきリハビリテーションを行った場合は，ADL加算として1単位につき30点を所定点数に加算するものとする。
◇「通則5」に掲げる加算は，心大血管疾患リハビリテーション料（I），脳血管疾患等リハビリテーション料（I），運動器リハビリテーション料（I）又は呼吸器リハビリテーション料（I）を算定する患者について算定するものとし，下記のとおり取り扱うこととする。 　ア　当該加算は，訓練室以外の病棟等（屋外を含む。）において，早期歩行自立および実用的な日常生活における諸活動の自立を目的として，実用歩行訓練・日常生活活動訓練が行われた場合に限り算定できるものであり，訓練により向上させた能力については常に看護師等により日常生活活動に生かされるよう働きかけが行われることが必要である。ただし，平行棒内歩行，基本的動作訓練としての歩行訓練，座位保持訓練等は当該加算の対象としない。 　イ　当該加算を算定するに当たっては，リハビリテーション開始時及びその後は1月に1回以上，医師，理学療法士等が共同してリハビリテーション実施計画書（「別紙様式16の1」，「別紙様式16の2」又はこれらに準ずるもの）を作成し，患者または家族に説明の上交付するとともにその写しを診療録に添付すること。なお，リハビリテーション総合評価料算定患者および回復期リハビリテーション病棟入院料算定患者については，リハビリテーション総合実施計画書の作成により，リハビリテーション実施計画書の作成に代えることができる。 　ウ　当該加算については，当該保健医療機関以外で当該療法が行われたときには算定できない。

医科点数表の解釈．平成18年4月版，社会保険研究所，平成18年6月16日．

位（3時間）のリハビリが算定可能であるため（**表1**），上限までリハビリを施行すると，(180＋30)×9×10＝18,900点となるこの場合は，合計すると，63,716点の収入となる。これに特定入院料（差額ベット代）を加算することも可能である。

さて，前述したが，呼吸器リハ開始後90日を経過すると，診療報酬の算定は打ち切られる（**表1**）。たとえば，4月1日に呼吸器リハを行っていた患者は6月29日で保険による算定はすでに打ち切られた。その後の受け皿として介護保険による通所あるいは訪問リハビリテーションに移行することになる（後述）。ほかには自費診療か，医療機関が持ち出しで（無料で）リハビリテーションを行うしか道はない。自費診療の場合は，混合診療が認められていないので，診察日とは別の日に患者に来てもらい，リハビリを行う必要がある。

D. 呼吸器リハ施設基準について

呼吸器リハの施設基準では，病院については100平方メートル以上，診療所については45平方メートル以上が必要であるが（**表5**），病院については脳血管疾患リハビリテーション（Ⅰ）に必要な160平方メートルですべての疾患のリハビリテーションに兼用可能であり，各疾患のリハビリテーション別に場所を用意する必要はない。リハビリ専用の施設も，心大血管疾患も含めてすべての疾患のリハビリテーションで兼用が可能である。心大血管疾患リハビリテーションを行う時間帯には，他のリハビリテーションを同時に行うことはできないが，心大血管疾患以外の疾患は，同時に並行して行うことも可能である。

総合リハビリテーションで240平方メートル以上が必要であった従来の基準に比べると緩和となるが，脳血管疾患リハビリテーション（Ⅱ）は100平方メートル以上となり，改定前では45平方メートル以上あれば，最低限の施設基準にすべて対応できたことから考えると，最低限の施設基準について，平成18年度の診療報酬改定は厳しくなったといえる。

専任の医師は，心大血管疾患以外は兼任が可能である。医師については，心大血管疾患リハビリテーションが「循環器科または心臓血管外科を担当する常勤医師1名以上」と診療科が限定されるが，他疾患のリハビリテーションでは「専任の常勤医師」となっている。この専任は兼任が可能である。それぞれの施設基準（Ⅰ）では各疾患のリハビリテーションの経験が条件となっているが，その経験さえ満たせば，一人の医師で脳血管疾患，運動器，呼吸器の3つに対応できることになる。現状では，施設認定申請時に各疾患のリハビリテーションの経験を明示する必要はないため，経験の条件は有名無実化している。

結局，施設基準（Ⅰ）を満足させるためには「循環器科または心臓血管外科を担当する常勤医師1名以上」が専従で必要であり，それ以外の疾患のリハビリテーションの担当医師は，この循環器科または心臓血管外科を担当する常勤医師が兼任できることになる。

E. 介護保険の動向

介護保険における保険者は市町村で，被保険者は年齢によって第1号被保険者（市町村

表5　特掲診療科の施設基準等[1]

第44　呼吸器リハビリテーション料（Ⅰ）

1　呼吸器リハビリテーション料（Ⅰ）に関する施設基準
  (1) 呼吸器リハビリテーションの経験を有する専任の常勤医師が1名以上勤務していること。
  (2) 呼吸器リハビリテーションの経験を有する専従の常勤理学療法士1名を含む常勤の理学療法士が2名以上勤務していること。ただし，専従の常勤理学療法士1名については，回復期リハビリテーション病棟における常勤理学療法士との兼任はできないが，脳血管疾患等リハビリテーション料（Ⅰ）または（Ⅱ），運動器リハビリテーション料（Ⅰ）または（Ⅱ）および障害児（者）リハビリテーション料における常勤理学療法士との兼任は可能であること。
  (3) 治療・訓練を十分実施し得る専用の施設（少なくとも，病院については100平方メートル以上，診療所については45平方メートル以上とする。）を有していること。
  (4) 治療・訓練を行うための以下の各種計測用器具等を具備していること。呼吸機能検査機器・血液ガス検査機器等
  (5) リハビリテーションに関する記録（医師の指示，実施時間，訓練内容，担当者等）は患者ごとに一元的に保管され，常に医療従事者により閲覧が可能であること。
  (6) 定期的の相当の多職種が参加するカンファレンスが開催されていること。

2　届出に関する事項
  (1) 呼吸器リハビリテーション料（Ⅰ）の施設基準に係わる届出は，別添2の様式38を用いること。
  (2) 当該治療に従事する医師，理学療法士の氏名，勤務の態様（常勤・非常勤。専従・非専従の別）及び勤務時間を別添2の様式4を用いて提出すること。
  (3) 当該治療が行われる専用の施設の配置図及び平面図を添付すること。

第45　呼吸器リハビリテーション料（Ⅱ）

1　呼吸器リハビリテーション料（Ⅱ）に関する施設基準
  (1) 呼吸器リハビリテーションの経験を有する専任の常勤医師が1名以上勤務していること。
  (2) 専任の常勤医師が1名以上勤務していること。
  (3) 専従の常勤理学療法士が1名以上勤務していること。ただし，専従の常勤理学療法士1名については，回復期リハビリテーション病棟における常勤理学療法士との兼任はできないが，脳血管疾患等リハビリテーション料（Ⅰ）または（Ⅱ），運動器リハビリテーション料（Ⅰ）または（Ⅱ）および障害児（者）リハビリテーション料における常勤理学療法士との兼任は可能であること。
  (4) 治療・訓練を十分実施し得る専用の施設（少なくとも，45平方メートル以上とする。）を有していること。
  (5) 治療・訓練を行うための以下の各種計測用器具等を具備していること。呼吸機能検査機器・血液ガス検査機器等
  (6) リハビリテーションに関する記録（医師の指示，実施時間，訓練内容，担当者等）は患者ごとに一元的に保管され，常に医療従事者により閲覧が可能であること。
  (7) 定期的の相当の多職種が参加するカンファレンスが開催されていること。

2　届出に関する事項
  (1) 呼吸器リハビリテーション料の施設基準に係わる届出は，別添2の様式38を用いること。
  (2) 当該治療に従事する医師，理学療法士の氏名，勤務の態様（常勤・非常勤。専従・非専従の別）および勤務時間を別添2の様式4を用いて提出すること。
  (3) 当該治療が行われる専用の施設の配置図及び平面図を添付すること。

医科点数表の解釈．平成18年4月版，社会保険研究所，平成18年6月16日．

内に住所をもつ65歳以上の者）と第2号被保険者（市町村内に住所をもつ40歳以上65歳未満の医療保険加入者）に分けられる（**表6**）。

40歳以上65歳未満のCOPD患者の呼吸器リハでは，上限の90日を超える前に，あらかじめ患者を第2号被保険者に申請しておく必要がある。要支援あるいは要介護認定となる場合には第2号被保険者として認められ，上限日数を超えた後，要支援および要介護では通所リハビリ，要介護では訪問リハビリを受けられることになる。この際，介護保険によるサービスの患者の自己負担は原則として1割であり，医療保険（69歳までは3割，70歳以上は1割で一定収入以上は2割が自己負担）による場合よりも少ない。

しかし，COPD以外の呼吸器疾患の場合には65歳まで待たなければ介護保険によるサービスを受けられないという問題がある。

介護申請をすると，市区町村の職員や市区町村が委託した認定調査員が，家庭など患者本人の所へ訪問し，心身の状況などについて，国の定めた79項目と個別の状況について本人や家族などから聞き取り調査を行い，調査結果および主治医意見書の一部をコンピュータに入力し，どの程度介護の手間が必要かを全国一律の基準で判定する。これが一次判定である。申請書に記入された主治医は，市区町村から主治医意見書（傷病に関する意見等）の提出を依頼される。ここに呼吸器リハ継続の必要性を明確に記入する必要がある。一次判定結果と調査員が聞き取ってきた特記事項

表6　介護保険

第1号被保険者：市町村内に住所をもつ65歳以上の者 第2号被保険者：市町村内に住所をもつ40歳以上65歳未満の医療保険加入者
第2号被保険者が介護サービスを利用できるのは，介護が必要となった原因が，老化との間に医学的関係が認められる「特定疾病」による場合だけである。特定疾病は次の16種類が定められている。 1）筋萎縮性側索硬化症 2）後縦靱帯骨化症 3）骨折を伴う骨粗鬆症 4）シャイ・ドレーガー症候群 5）初老期における痴呆 6）脊髄小脳変性症 7）脊柱管狭窄症 8）早老症 9）糖尿病性神経障害，糖尿病性腎症，糖尿病性網膜症 10）脳血管疾患 11）パーキンソン病 12）閉塞性動脈硬化症 13）関節リウマチ 14）慢性閉塞性肺疾患 15）両側の膝関節または股関節にいちじるしい変形を伴う変形性関節症 16）がん末期

澤田信子・島津淳・戸栗栄次，他：よくわかる介護保険制度イラストレイテッド（第3版），医歯薬出版，2006改変．

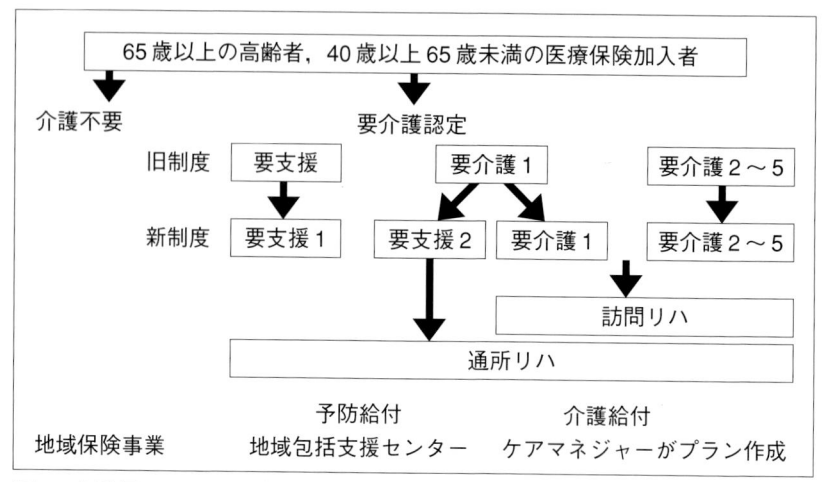

図1 介護保険でのリハビリテーション

および主治医の意見書をもとに介護認定審査会で審査して，二次判定を行う。この介護認定審査会は，保健・医療・福祉などの専門家で構成されている。この結果，要介護認定と認定された場合には要支援1あるいは2・要介護1〜6の等級分けが行われる（**図1**）。

要支援および要介護認定該当者は通所リハビリを行い，要介護認定該当者は訪問リハビリを行うことになる。通所リハビリテーション・介護予防通所リハビリテーションはデイケアともいわれ，利用者は，介護老人保健施設や病院，診療所などに通所し，理学療法士や作業療法士などによるリハビリテーションを受けるサービスである。訪問リハビリテーション・介護予防訪問リハビリテーションは理学療法士や作業療法士が利用者の自宅を訪問し，医師の指示にもとづいて，理学療法や作業療法などのリハビリテーションをおこなうサービスである。

平成18年4月の介護保険制度見直しで，要介護1が要支援2と要介護1に2分され，全国約130万人の以前の要介護1対象者の7割程度が新設された要支援2に変わるとみられている[8]。

要介護者が介護サービスを利用しようとするとき，介護保険では，市町村に作成者を届け出てからケアプランを作成し，それにそってサービスを利用しなければ給付を受けられない。ケアプランは，通常は，ケアマネージャー（居宅介護支援事業者）に依頼する。ケアマネージャーは，依頼者のニーズに合わせて，支援あるいは介護レベル毎に定められた支給限度基準額をこえないよう調整しながらケアプランを提案し，本人や家族と相談しながらケアプランを作成する。要支援者のケアプランは，地域包括支援センターが作成するが，地域包括支援センターから委託を受けた居宅介護支援事業者のケアマネージャーが作成することもある。

現在，ケアプラン作成にケアマネージャーが医師でない限り医師は関与できないため，ケアマネージャーおよび地域包括支援センターの担当者が呼吸器リハについて相当理解が深いことが必要であるが，まだ，実情は不十分であり，①要介護認定基準に呼吸困難による障害を加味する，②介護サービス研修カリ

キュラムに呼吸器疾患患者への対応をいれる，③呼吸器疾患患者のケアプランを作成するケアマネージャーや地域包括支援センターの担当者には呼吸器学会の研修会参加や呼吸療法認定士の資格を取得すること，などを制度化することが望まれる。

また，介護保険と医療保険に関連する問題として，介護保険施設入所患者に対しては在宅療養指導管理料を算定できないことがあげられており，①指導管理料が入らないため，介護保険施設入所患者の診察を医療機関が事実上拒否するケースがある，②保険医療機関が介護保険施設に指導管理料相当の請求書を立てるケースがある，などが指摘されている。

F. 医療機関にとって呼吸器リハは採算性があるのか？

経営の観点から呼吸器リハを検討する。

理学療法士は週108単位が上限であることから4週で432単位となる。あとはリハビリテーション総合計画評価料480点の加算が月に人数分可能である。

もし，ある1人の理学療法士が呼吸器リハを専門に担当し，患者数が十分にいて，その患者に2週に1度3単位の呼吸器リハを行うと4週で6単位になるため432/6で患者数は72人となり，180（点/単位）×432単位＋リハビリテーション総合計画評価料480（点/人）×72人＝112,320点となり，諸経費を勘案して1点8円と見積もって，4週で約90万円の収入になる。しかし，上限日数90日を超えた後は新規患者に限られてしまうため，72人の患者が常時いるためには，72/90×7＝5.6，つまり週に5～6人の新規患者の呼吸器リハが必要になる。

一方，理学療法士の人件費の見積もりは約650万円/年（間接費約15万円を含む），つまり4週で約50万円である。患者1人が4週で180（点/単位）×6（単位）＋480点＝1,560点で1点実質8円として12,480円/人であることから，500,000円/（12,380円/人）＝40.4，つまり約40人の患者が採算ラインであり，90日で割ると1日0.4人の新規患者，1週間で約3名の新規患者を呼吸器リハに導入できない場合には，1ヵ月当たりのリハビリ単位を増やさないと，外来患者だけでは採算割れになる。

したがって，「廃用性（筋）萎縮」として，始めから運動器リハビリテーションとして，150日の日数制限にし，1週間で約2名の新規患者に採算ラインを緩和している医療施設も多い。

一方，DPC対象病院では呼吸器リハの導入部分を入院での呼吸器リハにすることにより，前述の概算では4週に2人の患者の呼吸器リハを入院で導入すると，ADL加算をして1日9単位の呼吸器リハを10日間施行した場合で63,716点であり，1点実質8円として約51万円の収入になり，ADL加算をしないで，1日6単位の呼吸器リハを10日間施行した場合でも55,616点，つまり，約44万円であり，これに外来の呼吸器リハを加えることにより，理学療法士の人件費の約50万円/4週をまかなうことは可能である。しかし，この見積もりには人件費を除く固定費・間接費が含まれておらず，収益は病院ごとに異なる。

G. 呼吸器リハ　診療報酬の今後

　今回の算定期間上限を設けた厚生労働省のねらいは，漫然とリハビリテーションを行うことに制限をかけ，短期間に成果を上げることにより，医療費の増大に歯止めをかけることにあったと思われる．しかし，算定上限日数を設定したことから，十分な数の新規患者が呼吸器リハに導入できないと，理学療法士の人件費コストのために呼吸器リハは採算割れしてしまい，医療保険制度で採算性のある呼吸器リハができる施設は，数多くの新規患者を集められる規模の大きい医療機関に限られてしまう．その結果，患者が居住地の近くで機能回復のリハビリを受けられる機会が少なくなる可能性が高い．

　また，現在の枠組みでは，継続したリハビリテーションが必要な慢性疾患患者が日数上限に達した場合に，受け皿となる介護保険が，まだ，十分に機能しているとは言い難い．現状では介護保険施設で働く理学療法士で呼吸器リハをできる人は，まだ，ほとんどいない．さらに要介護1以上の患者に対する訪問リハも先行きが不透明で，平成18年3月の厚労省の訪問看護ステーションへの通達では，「理学療法士らの訪問回数が看護師の訪問回数を超えてはならない」，とされており，限られた費用の中で，呼吸器リハの指導は限定されてしまう．

　今後，医療保険で「機能回復」，介護保険で「機能維持」という連携制度を機能させるためには，このシステムを早急に整備し，またこの制度に医療機関も慣れていく必要がある．

文　　献

1) 医科点数表の解釈．平成18年4月版，社会保険研究所，平成18年6月16日．
2) http：//www.craseed.net/
3) 中医協総-5，平成18年7月26日．
4) リハビリ制限　現場混乱．朝日新聞，9月24日朝刊．
5) 医科点数表の解釈．平成16年4月版，社会保険研究所，平成16年6月2日．
6) 日本呼吸器疾患患者団体連合会患者幹事会顧問　大泉廣（全国低肺機能者団体協議会）．全低肺陳情面談における呼吸リハビリおよび長期高額療養費制度関連内容，平成18年8月8日．
7) DPC改正点の解説．平成18年4月版，社会保険研究所，平成18年3月発行．
8) 寺光太郎・清井聡：分裂にっぽん5，揺らぐ「約束」医療・介護　削減ありき．朝日新聞，9月19日朝刊．
9) 澤田信子・島津　淳・戸栗栄次，他：よくわかる介護保険制度イラストレイテッド（第3版），医歯薬出版，2006改変．

4. 呼吸リハビリテーションと介護保険・身障等級

相澤久道（久留米大学医学部呼吸器・神経・膠原病内科）

呼吸リハビリテーションとは,「呼吸器の病気によって生じた障害を持つ患者に対して,可能な限り機能を回復,あるいは維持させ,これにより,患者自身が自立できるように継続的に支援していくための医療である」と定義される。したがって,呼吸リハビリテーションの目的は呼吸困難の軽減,運動耐容能の改善,健康関連QOL,ADLの改善であり,これらの効果は薬物療法への上乗せの効果を得ることもできる。長期的な目標としては,効果の維持に加え,入院回数・日数の減少や生存期間の延長である。しかしながら,リハビリテーションによる改善は中断すると失われてしまうことも明らかであり,呼吸リハビリテーションを継続するための指導が重要である。また,多職種が関わる包括的なプログラムにすることで,より大きな改善効果が得られることも明らかにされている。したがって,包括的呼吸リハビリテーションの効果をより高め,それを持続するためにはチーム医療および患者を支える社会的なシステムが重要となってくる[1]。ここでは,そのために呼吸器疾患患者が利用できる社会保障制度について述べたい。

A. 利用できる社会保障と実態

1. 身体障害者福祉法

1）概要

身体障害者福祉法（身障法）は,傷痍軍人の援助施策として昭和24年に制定され,昭和25年4月から施行された。最初はその制定目的から外部障害（肢体不自由など）のみを対象としていたが,昭和29年に内部臓器の障害として呼吸器の機能障害が加えられた。当時の呼吸器の機能障害とは,重症肺結核と肺結核外科療法後の障害がおもなものであった。その後,肺気腫,気管支喘息などの非結核性肺疾患が取り上げられたのは昭和42年になってからである。このように,昭和20年代の結核,昭和40年代の公害問題など,その時代を反映して身障法は変わってきた。昭和59年には認定のための検査体系が改訂され,呼吸機能検査に動脈血ガス分析が検査項目に取り入れられた[2]。

呼吸器機能障害の程度を表す基本概念は**表1**に示したようなものである。それぞれの程度に相当する実際の活動能力の制限を**表2**に示しているが,その中でアは身障法に該当せ

表1 呼吸器機能障害による身体障害の程度を表す基本的概念

1級：呼吸器の機能の障害により自己の身辺の日常生活活動が極度に制限されているもの

3級：呼吸器の機能の障害により家庭内での日常生活活動がいちじるしく制限されているもの

4級：呼吸器の機能の障害により社会での日常生活活動がいちじるしく制限されているもの

表2 呼吸器機能障害者における活動能力の程度

ア 階段を人並みの速さでのぼれないが、ゆっくりならのぼれる

イ 階段をゆっくりでものぼれないが、途中休みながらならのぼれる

ウ 人並みの速さで歩くと息苦しくなるが、ゆっくりなら歩ける

エ ゆっくりでも少し歩くと息切れがする

オ 息苦しくて身のまわりのこともできない

表3 身体障害者福祉法における呼吸機能障害判定基準

1) 1級に該当する障害は、呼吸困難が強いため歩行がほとんどできないもの、呼吸障害のため指数の測定ができないもの、または指数が20%以下のもの、もしくは動脈血O2分圧が50Torr以下のものをいう

2) 3級に該当する障害は、指数が20%を超え30%以下のもの、もしくは動脈血O2分圧が50Torrを超え60Torr以下のもの、またはこれに準ずるものをいう

3) 4級に該当する障害は、指数が30%を超え40%以下のもの、もしくは動脈血O2分圧が60Torrを超え70Torr以下のもの、またはこれに準ずるものをいう

ず、イ・ウは4級相当、エは3級相当、オは1級相当とされている。この基本的概念に相当する呼吸機能検査の指標が、実測FEV_1/予測VC（指数）と動脈血ガスであり、認定にあたってはこれが客観的評価として非常に重要視されている。表3にその検査値の異常とそれに相当する等級を示している。

その運用は都道府県が中心になって行い、指定された医師のみが診断書の作成ができる。認定されると身体障害者福祉手帳（身障者手帳）が給付される。身障法で受けることのできる福祉サービスの内容は自治体によって異なるが、表4に示したようなものがある。内部障害1級は保険医療の自己負担額が全額免除される（ただし一部所得制限あり）。内部障害3級のサービスは、都道府県によって異なっている。その他、ネブライザーなどの給付（貸与）、障害基礎年金、障害厚生年金、障害手当などの給付、税金の免税・減税、NHK放送受信料の減免、交通費の割引、市町村障害者生活支援事業、身体障害者ホームヘルプサービス事業等を受けることや、公営住宅の優先入居などがある。

2) 実情

厚生労働省の発表によると、身障者手帳を給付されている数は、平成13年の全国調査では3,245,000人と推計されている（18歳以上の在宅者）。障害の種類別にみると、視覚障害が301,000人、聴覚・言語障害が346,000人、肢体不自由が1,749,000人であり、内部障害（心臓、腎臓、呼吸器、膀胱または直腸、小腸の機能障害の5種類）は、849,000人である。内部障害のうちもっとも多いのは心臓の機能

表4 身体障害者福祉法で受けることのできるサービス

1) 医療費助成：保険医療の自己負担額（都道府県の事業）
   内部障害1級　全都道府県　ただし一部所得制限あり
   内部障害3級　都道府県によって異なる
2) 日常生活用具の給付（貸与）
   ネブライザーなど（呼吸器障害の場合）
3) 年金・手当
   障害基礎年金
   障害厚生年金
   障害手当
4) 税金の免税・減税
   自動車税・自動車取得税
   住民税
   所得税・相続税・贈与税・事業税
   関税
5) NHK放送受信料の減免
6) 交通費の軽減
   JR，航空券，バス等各社割引あり
   タクシー：手帳提示で1割引，自治体によってはタクシー券支給
   駐車ステッカーの交付
   有料道路通行料金の割引
7) 家庭生活の援護（自治体によって異なる）
   市町村障害者生活支援事業，身体障害者ホームヘルプサービス事業等
   公営住宅の優先入居

障害者で，次いで腎臓，膀胱・直腸，次いで呼吸器機能の障害者である。呼吸器機能障害者は89,000人と内部障害者の約10％を占めている。また，平成8年の調査と比較すると，視覚障害，聴覚・言語障害はほぼ横ばいであり，肢体不自由は5.6％増，内部障害は36.7％増となっている。呼吸器機能障害者は，前回調査では78,000人であり，6.4％の増加がみられる[3]。

一方，呼吸器疾患を有する患者側の調査が日本呼吸器学会によって行われ，「在宅呼吸ケア白書」として発表されている[4]。これによると，呼吸機能障害者のうち身障者手帳の所有者は83％（1,778/2,145人）であり，そのうち1級が26％（416/1,594人），2級が11％（175/1,594人）（外部障害との合併申請による），3級が44％（715/1,594人）である。さらに，在宅酸素療法（HOT）あるいは在宅人工呼吸療法（HMV）実施群をみてみると，1級が36％（356/1,001人），3級が52％（517/1,001人）であると報告されている（図1）。一方，このような認定状況に対して，患者自体の感想としては認定結果に対して不満のある人は30％（504/1,699人）に上っている。

身障法により受けているサービスとしては，「医療費の自己負担助成」51％（835/1,631人），「税金の減免」45％（737/1,631人），「交通費の減免」43％（697/1,631人）が上位3項目であった。「酸素濃縮器などの電気代の

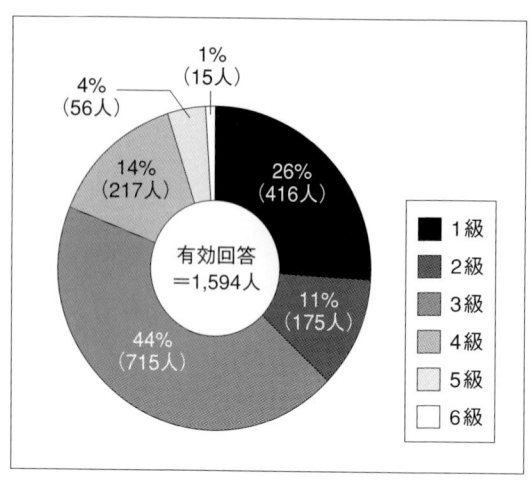

図1 認定された身体障害者等級

図1, 2の出典:日本呼吸器学会在宅呼吸ケア白書作成委員会編:在宅呼吸ケア白書.日本呼吸器学会,東京,文光堂,2005.

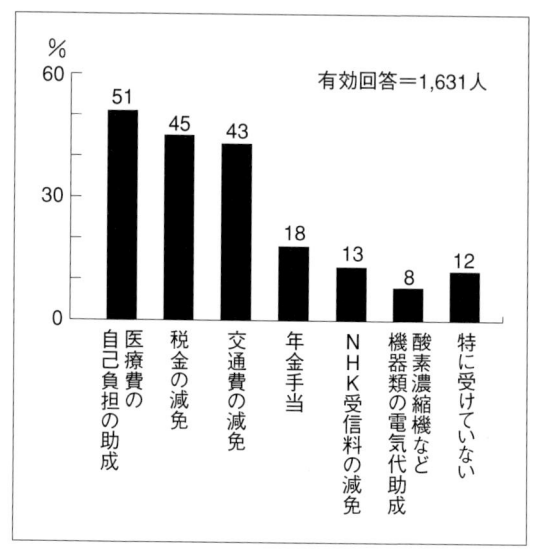

図2 身障法により受けているサービス

助成」を受けている人は8%（124/1,631人）であった。また、手帳を取得したが「とくに受けていない」人は12%（199/1,631人）である。その他に、「支援費制度」7%（107人）、「ネブライザー給付」3%（45人）があげられた（図2）。

2. 介護保険

1）概要

介護保険は、介護に関する国民の不安に対応するため、介護を社会全体で支えることを目的としている。このため、福祉と医療に分かれている高齢者の介護に関する制度を再編成し、利用しやすく、効率的な社会的支援システムを構築しようとしたものである。その特徴としては、①利用者が、自由にサービスを選択して利用できる、②介護に関する福祉と医療のサービスを総合的・一体的に提供する、③画一的でなく、多様で効率的なサービスを提供する、④社会的入院の是正などにより、医療費のムダを解消する、などである。

要支援状態として、表5の15の疾患を特定疾患として指定している。介護度に応じて、指定介護老人福祉施設、介護老人保健施設、指定介護療養型医療施設への入所や、在宅として、訪問介護、訪問看護、訪問リハビリ、通所リハビリ、通所介護、短期入所療養介護、短期入所生活介護、福祉用具給付・貸与などのサービスを受けることができ、その費用の援助を受けることができる。

2）実情

在宅呼吸ケア白書では、介護保険を申請した人は32%であり、その内訳は要介護支援度は要介護1以下が66%であった。認定結果に対して満足している人は46%、不満のある人は31%であった。また、介護保険を利用しているにもかかわらず、介護状況が「変わらない」、「悪化した」と答えた人が48%あり、その理由として「息苦しさをわかってくれない」がもっとも多く56%であった。介護保険施設へは1,518人中71人が入所を希望したことが

表5 要介護状態および要支援状態の特定疾患

① 筋萎縮性側索硬化症
② 後縦靭帯骨化症
③ 骨折を伴う骨粗鬆症
④ シャイ・ドレーガー症候群
⑤ 初老期における痴呆
⑥ 脊髄小脳変性症
⑦ 脊柱管狭窄症
⑧ 早老症
⑨ 糖尿病性神経障害，糖尿病性腎症および糖尿病性網膜症
⑩ 脳血管疾患
⑪ パーキンソン病
⑫ 閉塞性動脈硬化症
⑬ 慢性関節リウマチ
⑭ 慢性閉塞性肺疾患
⑮ 両側の膝関節または股関節にいちじるしい変形を伴う変形性関節症

あり，入所できたのは20人と報告している[4]。

B. 現行の社会保障の問題点

このように，呼吸器疾患患者も制度上はさまざまな社会保障を受けることができるようになっている。しかし，その実際の運用にあたってはさまざまな問題があり，これらを解決していく必要がある。

第一の問題として，現在行われている呼吸器機能障害認定の評価法が妥当かどうかという問題が挙げられる。実際に呼吸ケア白書においても，約1/3の患者が認定された等級に不満を持っている。このもっとも大きな要因は，現在の認定が呼吸機能と血液ガスのみによって決定されていることである。その結果，呼吸器機能障害者では障害が高度にならなければ，認定されにくいという状況が起こっている。たとえば，心臓機能障害ではペースメーカー装着患者は1級，腎臓は，透析が必要なら1級が認定されるのに対し，呼吸器機能障害では，かなり高度な呼吸困難を訴えていても，指数20，動脈血酸素分圧50Torrという値には達していないことがよくみられる。身障法では，緻密な問診を含めた医師の臨床所見と検査所見とを勘案し，一医師が総合判断する姿勢が重要であるとしながらも，現実的には医師の総合的判断，患者の自覚症状，活動能力がほとんど反映されていない。

何故このように呼吸機能が患者の状態を正確に反映しないのかということについては，少なくとも二つの要因が考えられる。一つは，指数はFEV_1（実測値）/VC（予測値）で表されるが，ここで用いられる予測式はBaldwinのものである[5]。Baldwinの予測式は臥位で得られたものであるので，これを立位または坐位で測定されたものと比較するとVCは小さくなる。実際に，日本人の正常値と比較しても小さくなっている[6]。したがって，指数は大きくなり，障害は過小評価されることになる。

次に，呼吸機能だけが，患者の自覚症状，運動耐容能，QOL，ADLなどを規定しているのではない可能性が挙げられる。図3は，FEV_1とSGRQ，運動耐容能，精神状態などとの相関をみたものであるが，統計学的には有意ではあるものの，これらとFEV_1との相関は弱いことが報告されている[7]。最近，Celliらは，BODE indexとして栄養（B；BMI），呼吸機能（O；Obstruction），自覚症状（D；Dyspnea），運動耐容能（E；Exercise）の4項目で評価すると，COPD患者の予後とよく相関し，呼吸機能のみが患者の状態を規

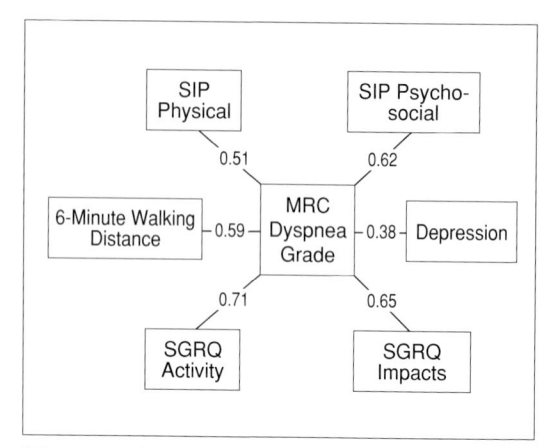

図3 FEV₁とSGRQ，運動耐容能，精神状態などとの相関

Jones PW, et al. : Relationships between general health measured with the Sickness Impact Profile and respiratory symptoms, physiological measures and mood in patients with chronic airflow limitation. Am Rev Respir Dis 140 : 15538-1543, 1989.

定しているのではないことを報告している[8]。

さらに，HOT施行中患者を対象とした日常生活活動の程度と，身障者手帳取得状況および介護保険認定状況についての調査では，認定されている障害等級は全体の65%が3級であったが，ADLと障害等級には相関関係が認められなかった。障害等級判定では活動能力の程度も目安にされているが，実際はこのように呼吸機能障害の程度のみが重要視されていることが裏付けられた。また，障害等級と介護度の相関関係は認められず，患者や家族の負担を減らすためには，障害等級と介護度との間には整合性も必要となる[9]。

そこで，運動機能の障害要因としての呼吸困難という視点を入れた評価が必要になってくる。しかしながら，患者の自覚症状にのみ頼ることは客観性を失わせる可能性があり，如何にして呼吸困難や活動制限などを客観的に評価するかが問題となる。したがって，SGRQや運動耐容能などの妥当性の検討を行い，エビデンスに基づく新基準の提案を行う必要がある。

第二の問題として，内部障害には2級がないということが挙げられる。1級は認定されるのが難しいが，3級では認定されても基本的に医療費免除にはならない。実際には各自治体での対応は異なっており，免除されている自治体もあるが，昨今の経済事情や今後の高齢化社会を考えると，今後も保証されているわけではない。2級がないのは以下の理由による。元々身障法は傷痍軍人救済目的で作られており，最初は外部障害だけに適用されていたが，後に内部障害も加えられた。障害等級調整問題研究会での検討結果，内部障害では1級（自己の身辺の日常生活活動が極度に制限されている）と2級（1級に比べてやや障害が軽度のもの）の区別が現実には難しいので，まとめて1級と表現することとなった。その結果，実際の機能障害の程度は連続的に分布しているにも関わらず，1級と3級の間では受けられる福祉サービスに大きな差が生じることになっている。2級を創設することにより，障害の程度に応じたより適切なサービスを受けられるようにすることも重要なことである。

第三の問題として，このような社会福祉があることや，どのように申請すればよいのかということについての案内が不十分であることや，複数のサービスの組み合わせによるメリットやデメリットについての情報が乏しいことも挙げられる。

現在，日本呼吸器疾患患者団体連合会と日本呼吸器学会は協力して，①身障者等級認定方法を見直し適正化する，②内部障害2級の

創設する，という2点を要求している[10]。このような行政への働きかけは，患者のQOLを向上させ，社会復帰を支援するために重要なことであり，今後は他学会や患者団体とも共同して行っていく必要があると思われる。

文　献

1 ）日本呼吸器学会COPDガイドライン第2版作成委員会：COPD（慢性閉塞性肺疾患）診断と治療のためのガイドライン．メディカルレビュー社，2004．
2 ）梅田博道，川城丈夫：Pulmonary disabilityと行政．肺機能セミナー編「臨床呼吸機能検査」．ライフメディコム，pp299-307, 2004．
3 ）厚生労働省ホームページ（http://www.mhlw.go.jp/）
4 ）日本呼吸器学会在宅呼吸ケア白書作成委員会編：在宅呼吸ケア白書．日本呼吸器学会，東京，文光堂，2005．
5 ）Baldwin EF：Medicine；27：243, 1948．
6 ）日本呼吸器学会肺生理専門委員会報告：日本人のスパイログラムと動脈血液ガス分圧基準値．日呼会誌　39：巻末pp14, 2001．
7 ）Jones PW, et al.：Relationships between general health measured with the Sickness Impact Profile and respiratory symptoms, physiological measures and mood in patients with chronic airflow limitation. Am Rev Respir Dis 140：15538-1543, 1989．
8 ）Celli BR, Cote CG, Marin JM, et al.：The body-mass index, airflow obstruction, dyspnea, and exercise capacity index in chronic obstructive pulmonary disease. N Engl J Med.；350：1005-12, 2004．
9 ）鎌田直子，阿部留美子，高橋仁美，他：在宅酸素療法患者の日常生活活動状況―介護認定度と身体障害等級との関連―．日呼管誌　15：260-263, 2005．
10）日本呼吸器学会肺生理専門委員会（黒澤　一，他）：呼吸器機能障害認定の妥当性についての検討―「身体障害者福祉法」への提言―．日呼学会誌．(in press), 2006．

5. 呼吸理学療法と呼吸リハビリテーションのEBM

宮川哲夫（昭和大学保健医療学部理学療法学科）

呼吸理学療法と呼吸リハビリテーションについて，メタ分析，システマティックレビュー，ランダム化比較試験（RCT），ガイドラインなどによるエビデンスについて概説する。

呼吸理学療法に関しては，①体位排痰法，②ICUにおける呼吸理学療法，③外科術後の呼吸理学療法，④小児の体位排痰法，⑤心臓外科術後の予防的呼吸理学療法，⑥人工呼吸関連肺炎の呼吸理学療法，⑦COPDの呼吸理学療法，⑧喘息に対する呼吸理学療法，⑨バッグによる加圧換気，⑩気道クリアランス法のメタ分析，について報告し，呼吸リハについては呼吸筋トレーニング，運動療法に関するエビデンスについて報告する。

しかし，エビデンスがないとするものは，必ずしも無効を意味するものではなく，分析に必要な論文がないことも意味している。最も重要なことは，臨床ガイドラインやエビデンスを，実際の医療にどのように活用していくかが重要な論点である。

A. 気道クリアランスの諸法に関するエビデンス

気道クリアランスの方法には以下のものが挙げられる。①体位排痰法（排痰体位，排痰手技，咳），②換気補助：Positive Expiratory Pressure（呼気陽圧），CPAP，IPPB，NPPV，③振動呼気陽圧：Flutter弁™，Acapella™，RC-cornet™，④自原性排痰法（autogenic drainage），⑤自動周期呼吸法（active cycle of breathing techniques），⑥bagによる加圧換気（hyperinflation），⑦呼吸練習，incentive spirometry（IS），⑧気管支鏡による気道内分泌物の吸引，⑨kinetic bed療法，⑩（Intra-pulmonary percussive ventilation）IPV-1™（肺内軽打換気法），⑪High frequency chest wall compression（HFCC高頻度胸壁圧迫法），⑫In-exsufflator™（Cough assist咳の介助器具），⑬運動，早期離床，早期抜管，⑭加湿療法，吸入療法，薬物療法などである。

1. 体位排痰法

体位排痰法に関するCochrane Reviewは6つ報告されている，①COPDと気管支拡張症に対する体位排痰法[1]は，肺の痰やエアロゾルを清浄化する効果（51例）はあるようであるが，呼吸機能は改善させない。（120例）。質の高い研究論文はなく，サンプルサイズも小さく，死亡率，罹病率に関連した臨床的な

アウトカムを出すには大規模なRCTを計画すべきである。②のう胞性肺線維症に対する体位排痰法[2]は，質の高いRCTの論文はなく，123論文のなかで6つの短期間のクロスオーバー試験の報告がある。短期間の効果としては気道クリアランスには有効であると思われるが，長期間の効果の報告はない。十分なエビデンスを結論付ける論文がない。③のう胞性肺線維症に対する呼気陽圧（PEP）[3]は，33の論文中20論文の429例を対象にした分析では，その他の排痰法に比較してより有効であるかどうかは結論付けられない。④人工呼吸管理中の新生児の抜管後の体位排痰法の効果[4]では，体位排痰法は抜管後無気肺の予防や改善には有効でないが，1～2時間毎の体位排痰法は再挿管の頻度を有意に低下させる。⑤のう胞性肺線維症に対する伝統的体位排痰法（無理な排痰体位とパーカッションとバイブレーション）の15論文475例を対象とした分析では[5]，伝統的体位排痰法とその他の気道クリアランス法の比較を，呼吸機能からみると差はない。長期効果では急性増悪を減少させる。10論文は自己喀痰法を採用している。⑥1966年から2000年までの184論文を対象にした気道クリアランスのシステマティックレビューでは[6]，体位排痰法では痰の喀出量は増加する（12論文中6論文は有効）。排痰体位にpercussionを併用しても喀痰量には差がない（10論文中1論文は有効）。体位排痰法は1秒量を改善させない（8論文中2論文は有効）。体位排痰法は，放射線エアゾルによる気道クリアランスを改善させる（7論文中5論文が改善）。

2. ICUにおける呼吸理学療法

ICUにおける呼吸理学療法の効果では[7]強い根拠のあるものには，①体位排痰法は急性大葉性無気肺に有効である。②腹臥位は急性呼吸不全やARDSに有効である。③患側上の側臥位は一側肺障害の酸素化を改善させる。④血行動態のモニタリングが必須である。⑤PT施行前の鎮静は血行動態や代謝の悪化を予防することができる。⑥吸引に伴う低酸素血症の予防には実施前の酸素化，鎮静，安全が必要である。⑦持続的回転療法は肺合併症の発生を予防する。

中等度の根拠のあるものは，①包括的なPTは呼吸機能を短時間改善させる。②バッグによる加圧換気は呼吸機能を短時間改善させるが，血行動態，気道内圧，1回換気量をモニターすべきである。③PTによる合併症を避けるため，ICP，CPPをモニターすべきである。

弱い根拠か不明のものとして，①看護ケアとルーチンなPTの併用は肺合併症を予防させるか否かわからない。②PTはICUでみられる肺病変（肺炎，呼吸器感染症，慢性呼吸不全の急性増悪，ARDSなど）の治療に有効か不明である。③PTはウィーニング，ICU在室期間，入院期間，死亡率，罹病率を改善させるか不明である。④positioning（体位変換），percussion，vibration，早期離床，吸引はICU患者に有効なPTの構成要素であるかどうかわからない。⑤四肢の運動はICU患者の関節可動域や軟部組織の制限を予防し筋力や筋機能を改善させるかどうかわからない。

しかし，この論文はEBMではなくNBMであり，強い根拠と中等度の根拠のあるものに関してはよいが，弱い根拠か不明のものとして述べているものはわれわれの報告とは異な

表1 squeezingとpercussionの比較

	squeezing	percussion		
外科系ICU	n=32	n=9		95%CI
無気肺	6	14	OR0.25	(0.08〜0.78)
罹病日数	2.4±3.4	3.6±3.0	ES−0.37	(−0.63〜−0.12)
肺炎	11	20	OR0.24	(0.08〜0.69)
罹病日数	3.1±2.5	4.4±2.9	ES−0.50	(−1.94〜−1.63)
ICU在室日数	3.3±2.5	4.6±2.4	ES−0.12	(−0.38〜0.13)
救命救急センター	n=80	n=81		
無気肺	41	51	OR0.62	(0.33〜1.16)
罹病日数	7.4±3.1	13.4±3.6	ES−1.78	(−2.14〜−1.41)
肺炎	39	58	OR0.38	(0.20〜0.72)
罹病日数	9.0±2.7	15.4±3.2	ES−2.12	(−2.28〜−1.97)
ICU在室日数	9.7±2.2	16.5±3.4	ES−2.36	(−2.53〜−2.22)
全体	n=112	n=110		
無気肺			OR0.50	(0.29〜0.85)
罹病日数			ES−1.30	(−1.59〜−0.99)
肺炎			OR0.33	(0.19〜0.58)
罹病日数			ES−1.53	(−1.84〜−1.22)
ICU在室日数			ES−1.49	(−1.80〜−1.17)

OR：オッズ比， ES：効果量， 95%CI：95%信頼区間

り，看護ケアとルーチンなPTの併用で肺合併症は改善し，ICUでみられる肺病変では肺炎，慢性呼吸不全の急性増悪に関しても呼吸理学療法は有効で，ウィーニング，ICU在室期間，入院期間は有意に改善する（表1）[8,9]。

3. 外科術後の呼吸理学療法

外科術後の呼吸理学療法に関するシステマティックレビューでは[10]，①下腹部術後肺合併症の予防には呼吸理学療法は推奨しない。②上腹部術後，呼吸理学療法は酸素化と肺容量を改善させ，肺合併症の予防に呼吸理学療法を推奨する。③小児心臓外科術後の呼吸練習・咳・吸引に排痰体位・percussion・vibrationを追加することは，無気肺を引き起こす危険性があるため推奨しない。④呼吸器疾患のない症例の上腹部手術では，術前・術後の呼吸理学療法を施行するかどうかは臨床判断が必要である。⑤上腹部手術や心臓外科手術の肺合併症の予防に，ISか呼吸理学療法のどちらかを選択するかについて臨床判断が必要である。⑥上腹部術後に呼吸練習を行うことを推奨する。⑦上腹部外科，心臓外科，肺外科，食道外科術後の肺合併症の予防に，ISと腹式呼吸，ISと呼吸理学療法の併用は推奨しない。⑧上腹部外科，心臓外科術後に用いるISの種類を選択するには，臨床判断が必要である。⑨上腹部外科術後の肺合併症の予防にIPPBを使用することを推奨する。⑩上腹部外科術後の肺合併症の予防に，呼吸理学療法にIPPBを付加することは推奨しない。⑪上腹部外科および心臓外科術後の肺合併症の予防に

IS あるいは IPPB を推奨する。⑫上腹部外科，心臓外科，肺外科術後は肺合併症の予防に，呼吸理学療法に PEP や吸気抵抗を付加する意味はない。⑬心臓外科手術前 2〜4 週間は吸気筋トレーニングを行うことを推奨する。⑭経皮的電気刺激は上腹部外科術後の痛みの緩和には有効であるが，心臓外科術後は副作用があり推奨しない。

上腹部外科術の IS の有用性に関する報告では[11]，そのアウトカムを改善させたとする報告が多い。批判的吟味を行った 35 論文のうち，心臓外科および腹部外科の 10 論文は有効性を支持していないが，18 の論文には何らかの有効性が認められ，7 論文は IS を支持している[11]。1994 年の IS に関するメタ分析の結果では[12]，上腹部術後を対象にした IS，深呼吸，体位排痰法，IPPB，CPAP の効果はいずれも同じで，何もしない群に比較して肺合併症の発生率は有意に低くなる。上腹部外科術後の IS では術後肺機能の回復が早く，肺合併症の発生率は低く，入院日数は有意に減少する。しかし，リスクの高い症例や肥満，低肺機能患者においては IS 使用の有無による術後肺合併症の発生率は変わらない。肺外科および食道外科の 67 例に対する呼吸理学療法（呼吸練習，huffing，咳）に IS を追加しても肺合併症を減少させない[13]。ルーチンに IS を使用する有用性は認められないが，ハイリスク症例に対する有用性は不明である。術後肺炎の予防（ハイリスクな症例）には早期離床と IS を推奨するが，体位排痰法は推奨していない[14]。

また，腹部外科 368 例の RCT では，呼吸理学療法は肺合併症を有意に減少させている[15]。40 例の腹腔鏡に対する呼吸理学療法の RCT ではルーチンに予防的呼吸理学療法を行う必要はないとされ[16]，理学療法を行うかどうかの臨床判断が必要である。

4. 小児の体位排痰法

小児の人工呼吸中の体位排痰法の効果に関しては[17]，①6 歳以下の小児では Closing Capacity が FRC を超えているので，肺が虚脱しやすい。②胸郭コンプライアンス/肺コンプライアンスが大きいため，percussion や vibration により肺が虚脱しやすい。③体位排痰法の合併症として，無気肺，胃-食道逆流，頭蓋内圧の上昇，頭蓋内出血が挙げられ，有効であるとは言いがたい。

小児の体位排痰法に関しては[18]，①無気肺に関しては，吸引だけよりも排痰体位と排痰手技の併用が有効である。②心臓外科術後のPT はルーチンに行うべきでなく，適応症例を選べば，酸素化と血行動態の改善を期待できる。③肺炎に関しては，RCT の結果では有効でない。排痰体位は換気・血流のマッチングには有効であるが，排痰手技は consolidation には有効でない。④細気管支炎に関しては，RCT の結果では有効でない。⑤急性喘息重篤発作においては呼吸機能の改善はない。⑥気管内異物は気管支鏡との併用が有効である。

5. 心臓外科術後の予防的呼吸理学療法

心臓外科術後の予防的呼吸理学療法のシステマティックレビュー[19]では，18 文献（1457 例）を対象に分析した結果，無気肺 15〜98％，肺炎 0~20％が発症し，IS（8 文献），CPAP（5 文献），IPPB（3 文献），呼吸理学療法（13 文献）での合併症，酸素化や呼吸機能の改善の差を認めなかった。呼吸理学療法の

合併症には酸素飽和度の低下（4％），頻脈（1％）を認めた。呼吸理学療法は心臓外科術後の肺合併症の予防に有効であるとの結論は見い出せない。成人心臓外科早期抜管の有効性に関する6論文の分析では[20]，早期離床と伝統的離床の比較では，相対リスク比からみると，ICU死亡率，30日死亡率，心筋虚血，24時間再挿管率において差を認めない。しかし，早期離床はICU在室時間を7.02時間（-7.42～-6.61），在院日数を1.08日（-1.35～-0.82）短縮させる。

開胸術230例を対象とした呼吸練習のRCTでは[21]，術後肺合併症，ICU在室時間，酸素飽和度，呼吸機能の改善について差はなく，早期離床を行えば呼吸練習を行う必要はない。人工呼吸管理中の心臓外科術後患者236例のRCTでは[22]，挿管気管，ICU在室日数，在院日数，肺機能の回復，術後肺合併症の差を認めない。術後挿管中の呼吸理学療法は術後アウトカムに影響しない。ルーチンに行う必要はない。このように呼吸練習やISを早期離床，咳，huffingに追加してもアウトカムには影響しない。ルーチンに呼吸理学療法を行う必要性および適応の再検討が必要である。

6. 人工呼吸器関連肺炎（VAP）の呼吸理学療法[23]

2003年までの成人のVAPの予防に関する55論文を対象に，副鼻腔炎，呼吸器回路交換，加湿，気管内吸引，声門下吸引，気管切開，抗生剤，褥瘡，体位排痰法，セミファーラー位，腹臥位，kinetic bedのシステマティックレビューを行った結果[24]，体位排痰法（3論文）はVAPの発症を低下させるかもしれないが，方法論の制限があり，普遍的な施行は推奨しない。45度のセミファーラー位（2論文）は，VAPの発症を低下させるので推奨する。腹臥位（2論文）は，VAPの発症を低下させるかもしれないが，方法論の制限があり，普遍的な施行は推奨しない。kinetic bed（5論文）は，VAPの発症を低下させ，その使用を推奨するが，費用を考慮すべきである。48時間以上の人工呼吸中の60例の呼吸理学療法のRCTではランダム化比較試験では[25]，呼吸理学療法群のVAPの発生率は8％，コントロール群の発生率は39％で，呼吸理学療法は有意にVAPの発生を低下させるが，人工呼吸器装着期間，ICU在室期間，死亡率には差を認めない。

7. COPDの呼吸理学療法

1966年～2000年までのシステマティックレビューでは[26]，急性増悪時のpercussionは1秒量を有意に低下させ，また，無理な排痰体位は困難である。システマティックレビューに基づくガイドラインでは[27]，急性増悪時の体位排痰法では換気―血流のミスマッチングを起こし，急性増悪時にはpercussionを含む体位排痰法は修正した方法を考えなければならない。急性増悪時の体位排痰法や痰溶解薬は推奨しない。491論文を対象としたエビデンスに基づくガイドラインのうち，排痰法に関する13論文では[28]，PEPは対象群に比較し，咳，痰の産生，急性増悪が減少し，抗菌薬や去痰薬の使用頻度も減少し，1秒量が改善するので，気道内分泌物が多量な症例に対するPEPを推奨する。急性増悪時のPEPに関して，2つのシステマティックレビューがあるが，サンプルサイズが小さく十分に結論付けられないが，NPPV施行中にPEPを用いると喀痰量が増加しウィーニング期間が短縮する。

呼吸練習に関しては，軽症症例に対する腹式呼吸は有効であるが，中等症から重症のCOPDにおいては，胸壁の動きや呼吸効率がかえって減少し，安静呼吸が有効である[29]。高炭酸ガス血症を伴うCOPDの急性増悪時には，腹式呼吸により血液ガスや分時換気量は改善するが，呼吸筋努力や息切れは増大し，呼吸筋の効率や横隔膜の機械的効率は改善しない。残気量が過度に増大している症例では，横隔膜は平低化し，腹式呼吸ではかえって呼吸効率が悪くなる。近年の報告では，重症例に関しては呼吸練習を行うより，運動療法を施行した方が有効であると報告されている[30]。

8. 喘息に対する呼吸理学療法

NIHの1997年の喘息ガイドラインでは[31]，喘息発作時に排痰目的で胸部を軽叩するpercussionにより気管支攣縮を増強してしまう。喘息発作時の呼吸理学療法（percussion, vibration, huffing, 咳）は気管支攣縮を引き起こし，呼吸困難を訴える患者には不必要なストレスを与えるので推奨できない。また，口すぼめ呼吸や呼吸練習は呼吸窮迫のコントロールには有効であるが，呼吸機能の改善は困難であり推奨できない。

しかし，胸郭外胸部圧迫法（External chest compression；ECC）により，呼吸停止23例中23例蘇生，心肺停止8例中6例蘇生した報告がなされた[32]。その後，船橋市救急隊ではこの方法を導入した。搬送した1028例の気管支喘息患者のうち，364例にECCを実施し，肋骨骨折などの二次的な損傷は認めなかった。重篤発作30例中，ECC施行群23例では，SpO_2は，現着時62％からドクターカー到着時89％，現発時97％，病着時98％に改善し，ECC非施行群7例ではそれぞれ，62％から，65％，97％，98％であった[33]。このように発作時の酸素療法，吸入療法及びECCの併用は有効であり，重篤発作では同様にNPPV下で施行すると，気管内挿管が減少する[34]。

喘息の呼吸練習に関する5論文のシステマティックレビューでは[35]，35の論文の中から5つの論文を選択したが，サンプルサイズが小さい。106例を対象とした1つの研究があり，PEFが増大し気管支拡張剤の使用頻度が低下した。呼吸練習の効果を結論付けるには十分でない。同様に，英国呼吸器学会のガイドラインでも呼吸練習は推奨していない[36]。

気管支喘息のマニュアルセラピーのRCTの5論文を対象にしたメタ分析では[37]，5つのRCT（290人）があるが，いずれも研究方法が貧弱であり，十分に結論付ける症例数がない。喘息に対するマニュアルセラピーは有効であるかわからない。

9. バッグによる加圧換気

急性肺障害に対し，気道内吸引，体位変換と吸引，体位変換・バッグによる加圧換気・吸引の比較では，SVO_2においては，再リクルートメントが最も重要な方法であった[38]。テスト肺を用いてバッグ加圧後急速に手を離す方法のRCTではバッグ加圧後，急に手を放す方法は呼気流量を増加させる。バッグの大きさは大きい方がより呼気流量は速くなる[39]。1968年から1995年までの11論文の内7論文を対象とした，baggingによる酸素化と静的肺コンプライアンスに与える影響を分析した結果，十分に結論付けることはできず，多施設によるRCTが必要である[40]。

一方，新生児を対象に，呼吸理学療法（排

痰体位, squeezing, bagging, 気管内吸引）施行群25例と非施行群21例のRCTでは, 呼吸理学療法施行群では無気肺の改善に1日（中央値）要したが, 非施行群では10〜15日間必要であり, また, 施行群においても頭蓋内出血, 肋骨骨折の合併症はなかった[41]。このように, squeezingとbaggingの併用は, critical opening pressureを発生させて無気肺治療に有効である。また, モニタリングなどのリスク管理を徹底すれば, 呼吸理学療法による血行動態の悪化することはないと思われる。人工呼吸中の無気肺に対する気管支鏡の効果に関する（357例）5論文と気管支鏡にinsufflation法（吹き込み法）を併用した（76例）7論文の報告では, 気管支鏡での無気肺の改善率19から81％, insufflation法では70から100％であった[42]。気管支鏡は区域, 葉, 一側肺の無気肺に有効で, 区域以下の無気肺やエアーブロンコグラムには有効でなく, BAL（気管支肺洗浄）はより末梢の粘液栓痰に有効である。insufflation法は10〜75cmH₂Oの圧を5秒〜2分加え, critical opening pressureで痰を突き破り, 末梢へのエアーエントリーを改善させる方法であり, 無気肺治療に有効である。

B. 気道クリアランス法のメタ分析

MEDLINE, CINAHLを用いて1966〜2002年5月までの呼吸理学療法に関する論文を探索し, 呼吸理学療法のメタ分析を行った[8,9,43]。得られた2000件以上の文献から, 術後呼吸不全及び急性呼吸不全に関する52件, 新生児に関する34件, 慢性呼吸不全に関する48件を選択して分析した。分析にはOdds比（OR）と効果量（effect size ES）を用いた。

1. 術後呼吸不全及び急性呼吸不全に関する呼吸理学療法

術後呼吸不全及び急性呼吸不全に関する呼吸理学療法の効果については,（1）体位排痰法（排痰体位とpercussion, vibrationの併用）は術後肺合併症に対して有効とは言えない（OR：0.80, 95％CI：0.57〜1.13）（6文献, 287/303例）。（2）呼吸理学療法の方法論の違いにおける効果では, ①体位排痰法とIS（Incentive Spirometry）, PEP（positive expiratory pressure）の差はない。②ISと腹式呼吸, ISとIPPBの差はない。③何もしないよりは腹式呼吸（OR：0.20, 95％CI：0.11〜0.36）（2文献, 110/128例）かIS（OR：0.41, 95％CI：0.25〜0.68）（5文献, 174/168例）が有効である。④PEPと体位排痰法, PEPとCPAP, PEPと吸気抵抗の併用の差はない。⑤体位排痰法よりもCPAPが有効である（OR：0.49, 95％CI：0.28〜0.87）（5文献, 108/95例）。⑥早期離床は何もしない群と比べて差はない（OR：0.88, 95％CI：0.44〜1.77）（2文献, 63/63例）。（3）急性呼吸不全に対する体位排痰法は酸素化を低下させる（ES：−0.25, 95％CI：−0.50〜−0.01）（7文献, 139例）。（4）体位排痰法, 早期離床は入院期間を短縮させないが, ISは短縮させる（ES：−0.32, 95％CI：−0.53〜−0.12）（2文献, 127/133例）。（5）包括的な呼吸理学療法は術後肺合併症を改善させる（OR：0.02, 95％CI：0.16〜0.30）（4文献, 828/1077例）。（6）包括的な呼吸理学療法は在院期間を短縮させる（ES：−0.63, 95％CI：−0.73〜−0.52）（4文献, 675例/915例）。（7）肺炎や無

気肺の改善には percussion よりも squeezing の方が有効で，人工呼吸器からの離脱や ICU 入室期間が短縮する（112/110 例，OR：0.48, 95％CI：0.28〜0.84）（表 1）。

2. 新生児に対する呼吸理学療法

新生児に対する呼吸理学療法のエビデンスは[44]，(1) 体位排痰法（排痰体位と percussion, vibration の併用）は抜管後の無気肺の予防には有効でない。(OR：0.90, 95％CI：0.57〜1.46)（3 文献，221 例/225 例）。(2) 体位排痰法は酸素化を改善させない。(ES：-0.07, 95％CI：-0.42〜0.28)（5 文献，94 例/94 例）。(3) 体位排痰法で脳障害の頻度は増加しない。(OR：0.68, 95％CI：0.37〜1.25)（3 文献，120 例/152 例）。(4) 体位排痰法は痰の喀出量を増加させる。(ES：0.82, 95％CI：0.47〜1.18)（3 文献，68 例/68 例）。(5) 排痰法に伴う低酸素血症は酸素供給で改善する。(ES：1.76, 95％CI：1.15〜2.37)（2 文献，29 例/29 例）。同様に Cochrane review[4] でも，体位排痰法は抜管後の無気肺の予防に有効であるとは報告していない。

3. 慢性呼吸不全に対する呼吸理学療法

慢性呼吸不全に対する呼吸理学療法は，(1) 体位排痰法（排痰体位と percussion, vibration の併用）では痰の喀出量が多くなる（ES：1.75, 95％CI：1.31〜2.19)（6 文献 60 例）。(2) 体位排痰法により気道クリアランスは改善するが（ES：1.92, 95％CI：1.41〜2.439)（5 文献，38 例），$FEV_{1.0}$ は改善しない。(3) 排痰体位に percussion および vibration を加えても排痰体位のみと変わらない（ES：0.02, 95％CI：-0.29〜0.33)（8 文献，91 例)。(4) 体位排痰法とその他の方法の比較では，①体位排痰法よりも，Flutter 弁（ES：-0.62, 95％CI：-0.89〜-0.37)（8 文献，168/119 例），体位排痰法と吸入の併用（ES：-1.46, 95％CI：-2.19〜-0.74)（2 文献 20/20 例），HFCC（ES：-0.58, 95％CI：-1.00〜-0.17)（3 文献，109/48 例）の方が有効である。②体位排痰法に比べ，PEP（ES：-0.06, 95％CI：-0.30〜0.18)（10 文献，262/262 例），Huffing および咳（ES：-0.20, 95％CI：-0.47〜0.07)（8 文献，118/117 例），運動療法（ES：0.10, 95％CI：-0.33〜0.53)，自原性排痰法（ES：-0.16, 95％CI：-0.77〜0.45)（3 文献，27/27 例），肺内軽打換気法（ES：-0.33, 95％CI：-0.88〜0.21)（3 文献，27/27 例），自動周期呼吸法の差はない。(5) 徒手による軽打法と機械による軽打法では差はない（ES：-0.06, 95％CI：-0.54〜0.42)（3 文献，34/32 例）。また，手技による比較では，squeezing の方が percussion に比べ痰喀出量も多く，気管支攣縮，低酸素血症の合併はなく，慢性呼吸不全においても侵襲が少なく有効な方法である[43]。

C. 呼吸リハのエビデンス

呼吸リハの新しい定義[45] では，①科学的根拠に基づくこと，②多職種による介入であること，③包括的な介入であることの 3 点が強調されている。呼吸リハは慢性呼吸不全を対象として，呼吸器症状と ADL を改善させ，個々の症例に合わせ総合的に処方し，医療費の減少と，全身性疾患の改善と安定を図り，その内容には，患者評価，運動トレーニング，教育，

栄養療法，心理社会的支持を含むとしている。

呼吸リハのエビデンスに関しては，1997年のACCP/AACVPR (American College of Chest Physician/American Associ-ation of Cardiovascular and Pulmonary Rehabili-tation)の報告からエビデンスが集積され変化してきている（表2）。特に，GOLD update 2003[46]では生存率がBレベルとなり，将来的には臨床試験の検証が集積されるとAレベルになると予想される。また，GOLD update 2004では，教育プログラム，在宅訪問プログラム，患者選択，喫煙者に対する効果，リハ期間，栄養カウンセリングなどに関する評価も盛り込まれている。新しいGOLD update 2006[47]では，呼吸リハの適応はすべてのステージにおいて，運動耐容能，呼吸困難，疲労を改善させ（A），在宅での継続プログラムにより健康状態を維持可能としている（B）。しかし，MRCの息切れの分類でⅡ度の症例（B）や在宅で座ったきりで動かない症例（A）には有効でないとしている。そして呼吸リハの評価には，現病歴・身体的検査，気管支拡張約吸入前後での呼吸機能検査はベースラインの評価となり，運動耐容能，健康状態・息切れ，呼吸筋力・四肢筋力の評価はアウトカム測定の評価になると報告している。また，教育に関しては，教育のみでは運動耐容能や呼吸機能は改善しない（B）が日常生活のスキルやコーピングは改善するとし，禁煙教育を含む教育ではじめてCOPDの経過に影響する（A）としている。また，喫煙者は非喫煙者に比べ呼吸リハの継続が悪い（B）。そして終末期の話し合いは，終末期医療の判断に有効であるとした（B）。

新しい呼吸リハのsystematic review[48]では，呼吸リハによる改善は，最大作業能18%（95% CI：13〜24%），最大酸素摂取量11%（95% CI：4〜18/%），最大運動能8.4

表2

	ACCP/AACVPR (1997)	BTS (2001)	GOLD (2003)	NICE (2004)	GOLD (2006)
下肢筋トレーニング	A	A	A		A
上肢筋トレーニング	B	B	B		B
呼吸筋トレーニング	B		C		C
教育・社会心理的アプローチ	C		C		C
呼吸困難	A	A	A		A
運動耐容能	A	A	A	A	A
HRQOL	B	A	A	A	A
うつ，不安の改善			A	A	A
医療経済効果	B	A	A	A	A
生命予後	C		B		B

ACCP/AACVPR：American College of Chest Physician / American Association of Cardiovascular and Pulmonary Rehabilitation
BTS：British Thoracic Society
GOLD：Global Initiative for COPD
NICE：National Institute of Clinical Excellence Guideline

ワット（3.4〜13.4）は少ないが，運動耐久時間87％であり，耐久性が改善することが多くのメタ分析で述べられている。プログラムの期間の違いによる6MWDでは，長期（6ヵ月以上）：70m（41〜93m），短期（6〜8週）：42m（10〜72m），また，4Wと7W，6Wと12W，3ヵ月と6ヵ月の比較では，いずれも長期の方がより改善しており，軽症例では4Wの短期のプログラムでも改善するが，重症例では6ヵ月以上も必要であり，GOLD update 2005でも2ヵ月間のプログラムを推奨している。監視下と非監視下の違いによる6MWDの違いでは，監視下：60m（34〜80m），非監視下：18m（15〜50m）といずれも監視下での運動療法が有効であり，特に，在宅リハでは監視下での運動療法が重要なポイントである。HRQOLの最小臨床重要差（MCID）では，CRQ：10点，0.5units（0.4〜0.7），SGRQ：4点（1.6〜6.4）となっている。呼吸リハによる生命予後の改善では，現在12〜18ヵ月後死亡率：0.69（0.38〜1.25）であり，呼吸リハ施行群7.8％，非施行群9.9％であり，今後，有意差を証明するには750〜1000人を対象に3年間のRCTが必要であるとされる。

そして，呼吸リハの適応は，予測値に対する1秒率40％以下，高炭酸ガス血症，高齢，重度呼吸機能障害，喫煙は除外因子ではない。自己管理教育プログラムではcopingスキルが有意に改善し，特に，低リスク群では教育の効果が低く，急性増悪による再入院の危険性のある重症例には有効である。体重2kg以上，BMI1クラスの改善では生命予後が改善する。全身炎症の強いもの，高齢者，栄養摂取の低いものでは，栄養療法の効果が低い。維持プログラムは1回/週，高頻度，PTの監視下で6〜8週間は必要である。

1. 呼吸筋トレーニング

近年の報告では，運動療法と呼吸筋トレーニングの併用の奏上効果は認めないとされる。呼吸筋トレーニングはACCP/AACVPR（1997）の報告ではエビデンスBが，GOLD（2003）の報告ではエビデンスCと報告されている（表2）。これに関しては異論のある所である。1993年の呼吸筋トレーニングのメタ分析では有効との結論には至らなかったが，新たに1966年〜2000年までの15論文を対象としたメタ分析[49]では，PImax，吸気筋耐久力，息切れは有意に改善しているが，運動耐容能は改善していない。また，運動療法との併用の効果では有意差は認めないが，改善傾向にあり，呼吸筋力の低下（PImax 60cmH$_2$O以下）のある症例には有効であると思われ，適切に対象を選択し，至適負荷強度が必要であり，30％PImaxから開始し，60〜80％まで段階的に増強させる。このような方法による呼吸筋トレーニングのメタ分析（274論文のうち13論文を対象）では，呼吸筋力，呼吸筋耐久力，運動耐容能，呼吸困難，HRQOLは，有意に改善している[50]。中等度から重度のCOPDを対象とした高強度の呼吸筋トレーニングのRCTではトレーニング群で有意に呼吸筋機能，息切れ，疲労が改善している[51] また，維持期のプログラムに，吸気筋トレーニングを3ヵ月施行後15ヵ月継続した群では，中止群に比べ，吸気筋力，6MWD，FEV$_{1.0}$％，息切れが有意に改善しており，耐久力トレーニングなどの維持プログラムは必要なかったとの報告もみられる[52]。

また，重度COPDの在宅での呼吸筋トレーニング（15分，2回/日，5週間）のみで，呼吸筋力，運動耐容能，HRQOLは維持可能であったと報告され[53]，現在，呼吸筋トレーニングのエビデンスは十分に証明されてきている。

2. 運動療法

運動療法の方法論に関しては既に確立されているが，重症症例を対象とした新しい運動療法のストラテジーには以下の方法が考えられている[54,55]。NPPVによる換気補助と運動療法の併用[56]，夜間NPPVによる休息と日中の呼吸リハの併用，耐久力トレーニングと筋力トレーニングの併用，電気刺激による四肢筋の強化，インターバルトレーニングと運動強度，酸素吸入下での運動療法，栄養療法と運動療法の併用，薬物療法（ステロイド，成長ホルモン，長時間作用型抗コリン薬），バイオフィードバック，Helioxガスの吸入などである。

耐久力トレーニングと筋力トレーニングの併用は，より運動耐容能やHRQOLを改善させることが報告されている[57,58]。そして，重症例においては，耐久力トレーニングよりも筋力トレーニングの方が，HRQOLに及ぼす効果はより大きいES－0.27（－0.52～－0.02）[58]。耐久力・筋力トレーニングの併用と筋力トレーニングの比較では，歩行距離－7（－24～9），最大運動能0.7（－3.6～5.0），息切れ0.25（－0.02～0.53）において差を認めず，筋力トレーニングの重要性が注目されている。

酸素吸入下での運動は運動耐容能を改善させるが，その理由には，低酸素血症の改善だけでなく，肺過膨張の改善もあげられている[59]。

長時間作用型抗コリン薬の吸入では肺過膨張が改善することが報告されているが，tiotropium投与および呼吸リハ併用群とtiotropium投与のみの比較では，運動耐容能が併用群で32％，投与群では16％の改善であり，今後期待される方法である[60,61]。

COPDの運動耐容能の制限因子には，1）高い換気に伴うガス交換障害，2）呼吸仕事量の増加と呼吸筋疲労，3）肺循環障害，4）骨格筋機能障害が上げられるが，そのなかで重要な因子としてCOPDの運動中の肺過膨張が注目されている。運動により呼気終末肺容量は増大し，肺過膨張となり，ICは減少しVTの増加が制限される。運動中は，吸気終末肺容量がTLCの下500mℓに達すると呼吸困難で運動中止となることが報告され，肺過膨張を減少させるストラテジーが今後有効になるものと思われる[62]。

D. まとめ

呼吸理学療法や呼吸リハに関するメタ分析，システマティックレビュー，ガイドラインを中心に述べたが，呼吸理学療法の問題点として以下のものが挙げられる[6,8,9,43,63]。①論文は研究デザインが貧弱であり，二重盲検法デザインは少ない。②RCTのほとんどは2つの方法論の比較によるクロスオーバーデザインである。③サンプルサイズが小さく，20症例以上のものは少ない。④アウトカムに関しては，痰の喀出量，呼吸機能，放射線アイソトープによる気道クリアランス等の生理学的エンドポイントで短期間のものである。⑤疾患の進行，罹病率，死亡率，HRQOL，患者の満足度，入院期間，医療費などの長期の臨床的アウトカムをみたものは少ない。⑥呼吸理

学療法手技が報告者により異なっており，施行者の手技や方法の差が結果にもあらわれる。⑦今後，対象疾患，呼吸理学療法のいろいろな方法を統一した大規模RCTが必須である。

また，エビデンスがないとするものは，必ずしも無効を意味するものではなく，分析に必要な論文がないことも意味している。たとえば，GOLDのエビデンスDは，審査委員による一致した判断を意味し，腹式呼吸や口すぼめ呼吸は必ず呼吸リハのプログラムに含まれるが，十分なエビデンスは証明されていない。しかし，これらのRCTを今更行う必要はない。GOLDのDには，呼吸パターンの修正と柔軟性トレーニングの有用性や運動中はSpO_2 90％を保つ酸素投与の必要性を述べている。このように診療ガイドラインではエビデンスレベルの低いものでも推奨レベルは高いものもあり，逆にエビデンスレベルの高いものでも医療費が高く危険性を伴うものに関しては，当然，推奨レベルは低くなる。このように臨床ガイドラインやエビデンスを，実際の医療にどのように活用していくかが重要なポイントである。

文　献

1) Jones AP, Rowe BH：Bronchopulmonary hygiene physical therapy in chronic obstructive pulmonary disease and bronchiectasis. The Cochrane library, Issue 3, Oxford：software, 1998.
2) van der Schans C, Prasad A, Main E：Chest physiotherapy compared to no chest physiotherapy for cystic fibrosis The Cochrane Library, Issue 3, Update software, 2004.
3) Elkins MR, Jones A, van der Schans C：Positive expiratory pressure physiotherapy for airway clearance in people with cystic fibrosis The Cochrane Library, Issue 3, Update software, 2004.
4) Flenady VJ, Gray PH：Chest physiotherapy for preventing morbidity in babies being extubated from machanical ventilation. Cochrane neonatal group：Abstracts of cochrane reviews, The cochrane Library, issue 2, Update software, 2000.
5) Main E, Prasad A, van der Schans C：Conventional chest physiotherapy compared to other airway clearance techniques for cystic fibrosis. The Cochrane Library, Issue 1, Update software, 2005.
6) Hess DR：The evidence for secretion clearance techniques. Respir Care 46：1276-1293, 2001.
7) K Stiller：Physiotherapy in Intensive Care：Towards an Evidence-Based Practice CHEST 118：1801-1813, 2000.
8) 宮川哲夫：呼吸理学療法の科学性．人工呼吸，15：91-104，1998.
9) 宮川哲夫：呼吸理学療法の効果．理学療法ジャーナル，36：961-964，2002.
10) Brooks D, Crowe J, Kelsey CJ, et al.：A clinical practice guideline on peri-operative cardiorespiratory physical therapy. Physiother Can 53：9-25, 2001.
11) Overrend TJ, Anderson CM, et al.：The effect of incentive spirometry on postoperative pulmonary complications：A systematic review. CHEST 120：971-978, 2001.
12) Thomas JA, McIntosh JM：Are incentive spirometry, intermittent positive pressure breathing, and deep breathing exercises effective in the prevention of postoperative pulmonary complications after upper abdominal surgery?：a systematic overview and meta-analysis Phys Ther 74, 3-10, 1994.
13) Gosselink Schever K, Cops P, et al.：Incentive spirometry does not enhance recovery after thoracic surgery. Crit Care Med 28, 679-683, 2000.
14) Tablan OC, Anderson LJ, Besser R, et al.：Guidelines for preventing health-care—associated pneumonia, 2003：recommendations of CDC and the Healthcare Infection Control Practices Advisory

Committee. MMWR Recomm Rep 53 RR-3：1-36, 2004.

15) Fagevik OM, Hahn I, Nordgren S, et al.：Randomized controlled trial of prophylactic chest physiotherapy in major abdominal surgery.Br. J Surg 84：1535, 1538, 1997.

16) Fagevik OM, Josefson K, Lönroth H：Chest physiotherapy does not improve the outcome in laparoscopic fundoplication and vertical-banded gastroplasty Surg Endosc 13, 260-263, 1999.

17) Krause Mk, et al.：Chest physiotherapy in mechanically ventilated children：A review, Crit Care Med 28：1648-1651, 2000.

18) Wallis C, et al.：Who needs chest physiotherapy? Moving from anecdote to evidence. Arch Dis Child 80：393-397, 1999.

19) Pasquina P, Tramer MR, Walder B：Prophylactic respiratory physiotherapy after cardiac surgery：systematic review. BMJ 327：1379, 2003.

20) Hawkes CA, Dhileepan S, Foxcroft D：Early extubation for adultcardiac surgical patients. The Cochrane Library, Issue 1, Update softwar, 2005.

21) Brasher PA, McClelland KH, Denehy L, et al.：Does removal of deep breathing exercise from a physiotherapy program including pre-operative education and early mobilisation after cardiac surgery alter patient outcomes. Aust J Phsiother 49：163-173, 2003.

22) Patman S, Sanderson D, Blackmore M：Physiotherapy following cardiac surgery：is it necessary during the intubation period? Aust J Physiother 47：7-16, 2001.

23) 宮川哲夫：VAPと呼吸ケア．人工呼吸，23：30-41, 2006.

24) Dodek P, Keenan S, Cook D, et al.：Evidence-based clinical practice guideline for the prevention of ventilator-associated pneumonia. Ann Internal Med141：305-313, 2004.

25) Ntoumenopoulos G, Presneill JJ, McElholum M, et al.：Chest physiotherapy for the prevention of ventilator-associated pneumonia. Intensive Care Med 28：850-856, 2002.

26) McCrory DC, Brown C, Gelfand SE, et al.：Management of acute exacerbations of COPD, A summary and appraisal of published evidence. CHEST：119, 1190-1209, 2001.

27) Snow V, Lascher S, Mottur-Pilson C, et al.：Evidence base for management of acute exacerbations of chronic obstructive pulmonary disease. Ann Int Med 134, 595-599, 2001.

28) NICE（National Institute of Clinical Excellence Guideline）：COPD：Thorax 54（Suppl 1）：1-232, 2004.

29) Gosselink RA, Wagenaar RC, Rijswijk H, et al.：Diaphragmatic breathing reduces efficiency of breathing in patients with chronic obstructive pulmonary disease. Am J Respir Crit Care Med 151：1136-1142, 1995.

30) Giliotti F, Romagnoli I, Scano G, et al.：Breathing retraining and exercise conditioning in patients with chronic obstructive pulmonary disease（COPD）：a physiological approach Respir Med 97：197-204, 2003.

31) National Institute of Health：Guidelines for the diagnosis and management of asthma. NIH, Bethesda, USA, Publication 99-4051, 1997.

32) Fisher MM, Bowey CJ, Ladd-Hudson K：External chest compression in acute asthma：a preliminary study. Crit Care Med 17：686-687, 1989.

33) 宮川哲夫：発作時の呼吸理学療法，牧野荘平編集，喘息治療のコツと落とし穴，中山書店，pp184-185, 2003.

34) 寺田泰蔵，稲川博司，岡田保誠，他：重症気管支喘息発作に対する胸郭外胸部圧迫法の適応について，日本呼吸管理学会誌12（1）：113, 2002.

35) Holloway E, Ram FSF：Breathing exercises for asthma. Cochrane Database Syst Rev.（1）：CD001277, 2004.

36) British Thoracic Society：British guideline on the management of asthma. Thorax 58 suppl1：1-83, 2003.

37) Hondras MA, Linde K, Jones AP：Manual therapy for asthma. Cochrane Database Syst Rev.（4）：CD001002, 2002.

38) Barker M, Adams S：An evaluation of shingle chest physiotherapy treatment on mechanically ventilated patients with acute lung injury. Physiothera Res Int 7：157-169, 2002.

39) Maxwell LJ, Ellis ER：The effect of circuit type, volume delivered and rapid release on flow rates during manual hyperinflation. Austra J Physiother 49：31-38, 2003.

40) Barker M, Eales CJ：The effect of manual hyperinflation using self-inflating manual resuscitation bags on arterial oxygenation tentions and lung compliance-a meta-analysis of the literature-. S Afr J Physiother 56：7-16, 2000.

41) 木原秀樹, 中村友彦：NICUにおける呼気圧迫法による呼吸理学療法の有効性. 第6回新生児呼吸療法・モニタリングフォーラム抄録集. 165. 2004.

42) Kreider ME, Lipson DA：Bronchoscopy for Atelectasis in the ICU：A Case Report and Review of the Literature. CHEST 124：344-350, 2003.

43) 宮川哲夫：動画でわかるスクイージング. 中山書店, pp1-160, 2005.

44) 宮川哲夫, 田村正徳：NICUにおける呼吸理学療法ガイドライン Neonatal Care 15：848-857, 2002.

45) ATS/ERS statement on pulmonary rehabilitation：Am J Reapir Crit Care Med 173：1390-1413, 2006.

46) GOLD update 2004：Global strategy for diagnosis, management and prevention of COPD；NHLBI/WHO Workshop report：NIH publication. pp1-112, 2004.（GOLD website www.goldcopd.com）

47) GOLD update 2006：Global strategy for diagnosis, management and prevention of COPD executive summary：NIH publication. pp1-40, 2006.（GOLD website www.goldcopd.com）

48) Troosters T, et al.：Pulmonary rehabilitation in chronic obstructive pulmonary disease. Am J Respir Crit Care Med 172：19-38, 2005 Cochrane Review（4）, CD003793, 2006.

49) Lötters F, van Tol B, Kwakkel G, et al.：Effect of controlled inspiratory muscle training in patients with COPD：a meta-analysis, Eur Respir J 20：570-576, 2002.

50) Geddes El, Reid WD, Crowe J, et al.：Inspiratory muscle training in adults with COPD：A systematic review, Respir Med 99：1440-1458, 2005.

51) Hill k, Jenkins SC, Philippe DL, et al.：High-intensity inspiratory training in COPD. Eur Respir J 1119-1128, 2006.

52) Weiner P, Magadle R, Beckerman B, et al.：Maintenance of inspiratory muscle training in COPD patients：one year follow-up Eur Respir J 23：61-65, 2004.

53) Koopers RJ, Vos PJ, BOOT CR, et al.：Exercise performance improves In patients with COPD due to respiratory muscle endurance training. CHEST 129：88-892, 2006.

54) Troosters T, Casaburi R, Gosselink R, et al.：Pulmonary rehabilitation in chronic obstructive pulmonary disease. Am J Respir Crit Care Med 172：19-38, 2005.

55) Ambrosino N, Strambi S：New strategies to improve exercise tolerance in chronic obstructive pulmonary disease. Eur Respir J 24：313-322, 2004.

56) 宮川哲夫：呼吸理学療法とNPPV, pp225-234, 大井元晴・鈴川正之（編）, NPPVマニュアル, 2005.

57) Pillips WT, enton MJ, Wagner CL, et al.：The effects of single set resistance training on strength and functional fitness in pulmonary rehabilitation patients. J Cardiopulm Rehabil 26：330-337, 2006.

58) Puhan MA, Shunemann HJ, Ferey M, et al.：How should COPD patients exercise during respiratory rehabilitation? Comparison of exercise modalities and intensities to treat skeletal muscle dysfunction. Thorax 60, 367-375, 2005.

59) Stevenson NJ, et al.：Effect of oxygen on recovery from maximal exercise in patients with COPD. Thorax 59：668-672, 2004.

60) Casaburi R, Porszasz J：Reduction of hyperinflation by pharmacologic and other interventions. Proc

Am Thorac Soc. 3 (2) : 185-9, 2006.
61) Casaburi R, Kukafka D, Cooper CB, et al. : Improvement in exercise tolerance with the combination of tiotropium and pulmonary rehabilitation in patients with COPD. CHEST. 127 (3) : 809-17, 2005.
62) Cooper CB : The connection between chronic obstructive pulmonary disease symptoms and hyperinflation and its impact on exercise and function. Am J Med : 119 (10 Suppl 1) : 21-31, 2006.
63) Crowe J, Brooks D, Kelsy CJ, et al. : Cardiorespiratory physical therapy for patients with acute medical conditions : Qualitative systematic review. Physiother Can 55 203-215, 2003.

6. 呼吸リハビリテーションのメタ解析

高橋仁美（市立秋田総合病院リハビリテーション科）

　Meta-analysis（メタ解析）とは，過去に発表された臨床研究から，同じテーマをまとめて，再度解析して結論を引き出す統計学の方法で，「臨床研究の統合と評価を行なう研究手法」といえる。メタ解析では，サンプルサイズを増やして統計学的検出力を高め，結果の異なる論文の不確実性を解決して信頼性を高めることができる。

　メタ解析では，統計学的有意性よりも effect size（効果量）に焦点が置かれる。効果量は平均値を標準偏差で割り算した値で，その値はその現象が母集団において存在する程度である。よって，メタ解析では，平均値に対してばらつきを小さくすることが可能となり，真の値に近づけることができる。

　本項では，筆者らがこれまで行なってきた呼吸リハビリテーション（呼吸リハ）のメタ解析の結果[1,2]をまとめ，本邦の呼吸リハを欧米と比較し，エビデンスの見地から探る。

A. 呼吸リハの本邦と欧米の違い

　本邦における呼吸リハは，その対象がCOPDのみならず肺結核後遺症などの拘束性肺疾患も含まれる点，また施行するプログラムも運動療法のみが主体でない点において，欧米と事情が異なっている。現在，わが国で行われている呼吸リハの内容には，①リラクセーション：呼吸補助筋のストレッチ，呼吸介助法など，②呼吸練習：腹式呼吸，口すぼめ呼吸，パニックコントロールなど，③呼吸筋トレーニング，④胸郭可動域運動：呼吸筋ストレッチ体操，棒体操，徒手胸郭伸張法，⑤運動療法：下肢筋トレーニング，上肢筋トレーニング，歩行，⑥排痰法，⑦日常生活指導などが挙げられる。とくにセラピストが関与するプログラムには，呼吸介助法，呼吸筋ストレッチ体操，徒手胸郭伸張法など胸郭に対する直接的なアプローチが含まれていることが多く，胸郭可動域の改善にも重点が置かれている。

B. 本邦における呼吸リハのメタ解析

1. メタ解析を行うにあたっての文献の検索と選択

　文献の収集では，インターネットサービスのJDREAMを利用し，14年分（1991～2004

年）から検索した．また，脱落文献を避ける目的で，呼吸管理学会誌，理学療法学など関連の研究が発表されると思われる雑誌については，実際に手作業で調査した．

キーワードと検索結果はそれぞれ，呼吸リハ660件，呼吸理学療法442件，肺理学療法279件，胸部理学療法32件，心肺理学療法1件，呼吸訓練379件，呼吸練習29件，および肺機能訓練3件で，合計1,825件であった．これらから重複している文献を除外し，今回の対象領域の論文としてあがったのは376件であった．

メタ分析では，無作為化比較対照試験（randomized control trial；RCT）が理想であるが，検索された文献にRCTの研究が残念ながらなかったので呼吸リハの介入前後の成績について検討した文献を対象とした．このうち，少なくとも呼吸練習，運動療法，および胸郭可動域運動が行われている15文献[3〜17]を本邦の呼吸リハの効果を検討するための研究として選択した．なお，文献を選択する際，同じ著者らによる第一報，第二報に準じたような報告が存在した場合は，対象の経過観察期間が重複していないかを調べ，結果に偏りをもたらすことのないよう最新の報告のみを採用するなど，各研究が独立するように配慮した．

2. メタ解析の方法

メタ解析の代表的な方法としてMentel-Haenszel法，Peto法，DerSimonian-Laird法などがある．今回はDerSimonian-Laird法に基づいて，選択された各文献の研究結果を統合し，呼吸リハ介入前後での効果量（effect size；ES）を算出した．ESは，0.2（または−0.2）以下では効果が小さく，0.5（または−0.5）では中等度，0.8（または−0.8）以上では効果が大きいと判断する．さらに，得られたESの有意差を検討するため，95％信頼区間（Confidence Interval；CI）を求めた．ESの場合の95％CIは評価スケールが比率の差なので，0を含まなければ有意であることになり，$p < 0.05$で有意差ありと同じ意味となる．

3. メタ解析の結果
　　（本邦における呼吸リハの効果）

選択された各研究の対象は，COPD患者がほとんどであるが，肺結核後遺症などの非COPDも混在している．メタ解析の分析は呼吸機能，呼吸筋力，胸郭拡張差，6分間歩行距離（6MD），およびHRQOLについて行った．抽出したデータは，％肺活量（％VC），1秒量（FEV_1），1秒率（FEV_1％），残気量（RV），吸気筋力（PImax），呼気筋力（PEmax），胸郭拡張差，6MD，およびchronic respiratory disease（CRQ）のDyspnea（呼吸困難），Emotional Function（情動），Fatigue（疲労），Mastery（克服）で，それぞれのESと95％CIを表1に示す．呼吸機能では，％VCのES：0.27（95％CI：0.12〜0.43）と効果は軽度であるが，有意な結果を得た．同様にRVは−0.35（−0.60〜−0.10）で負の効果，つまりRVが有意に減少している結果を得た（図1）．FEV_1は0.17（0.03〜0.32）とESは小さかったが，有意差を認めた．FEV_1％では−0.04（−0.20〜0.12）で，有意差を認めなかった．呼吸筋力ではPImaxが0.55（0.38〜0.72），PEmaxが0.60（0.42〜0.79），胸郭拡張差では0.76（0.47〜1.06），6MDは0.65

表1 本邦における呼吸理学療法の効果（メタ分析の結果）

	# of studies	# of patients	ES	95%CI
%VC	13	320	0.27	0.12 ～ 0.43
FEV1	18	402	0.17	0.03 ～ 0.32
FEV1%	11	292	-0.04	-0.20 ～ 0.12
RV	8	128	-0.35	-0.60 ～ -0.10
PImax	11	286	0.55	0.38 ～ 0.72
PEmax	10	241	0.60	0.42 ～ 0.79
Chest Expansion	5	95	0.76	0.47 ～ 1.06
6MD	18	428	0.65	0.50 ～ 0.79
Dyspnea	7	154	0.76	0.52 ～ 0.99
Emotional function	7	154	0.62	0.40 ～ 0.85
Fatigue	7	154	0.53	0.30 ～ 0.76
Mastery	7	154	0.54	0.31 ～ 0.77

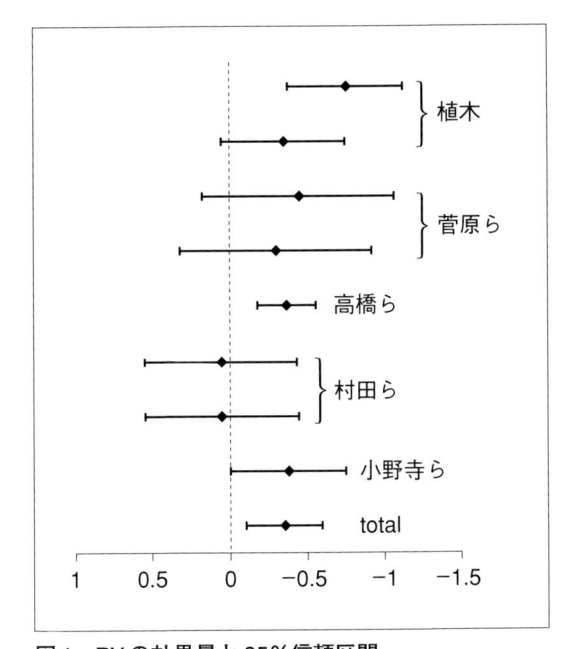

図1 RVの効果量と95%信頼区間

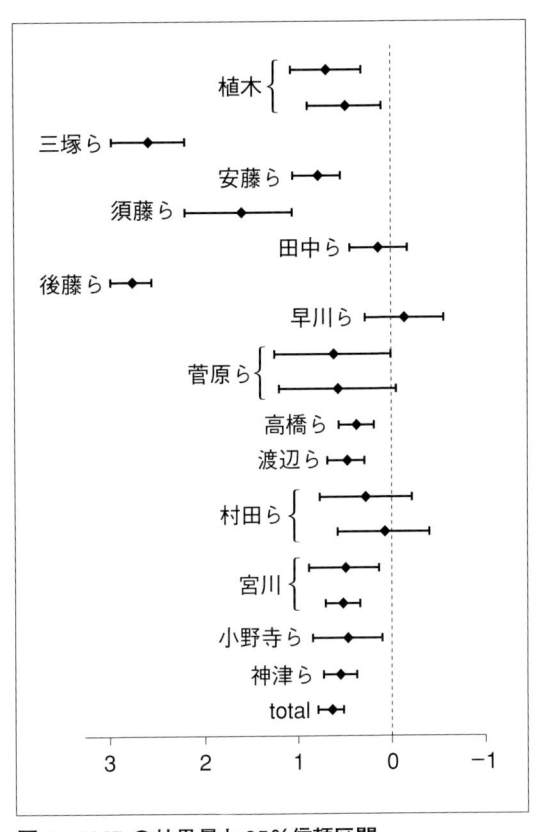

図2 6MDの効果量と95%信頼区間

（0.50 ～ 0.79）（図2），CRQでは呼吸困難が0.76（0.52 ～ 0.99）（図3），情動が0.62（0.40 ～ 0.85），疲労が0.53（0.30 ～ 0.76），克服が0.54（0.31 ～ 0.77）で，これらすべてが有意であった．以上が，少なくとも呼吸練習，運動療法，および胸郭可動域運動を含んだ本邦の呼吸リハのメタ解析の結果である．

ここで，胸郭可動域運動が行われていなかった文献でメタ解析を行ったES（95％CI）の結果についても述べておくが，この文献に

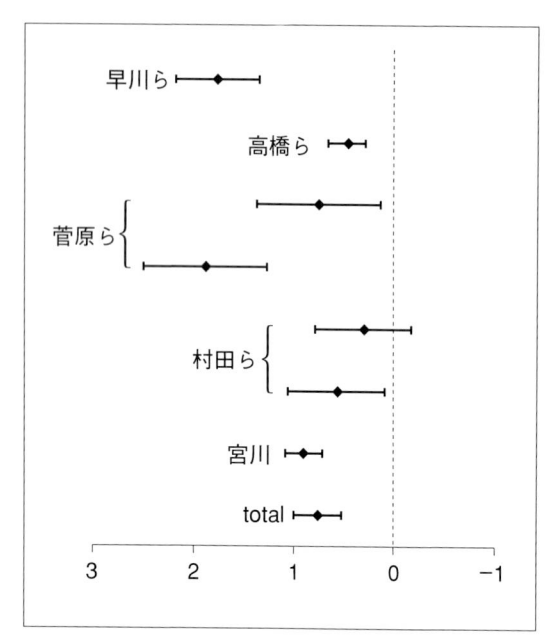

図3 Dyspneaの効果量と95％信頼区間

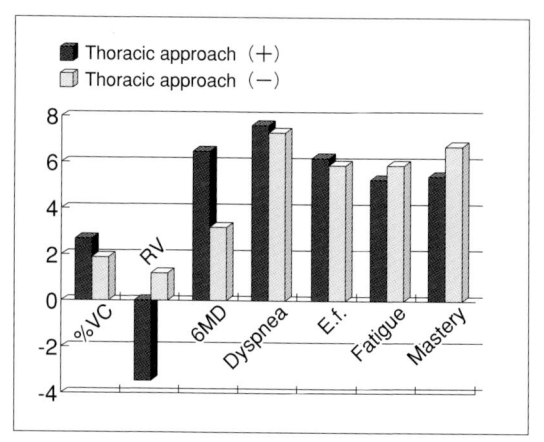

図4 胸郭へのアプローチの有無によるESの比較
E. f.: Emotional function

は教育がおもで積極的な運動療法が行われていなかったものも含む。呼吸機能では，%VCが0.19（−0.17〜0.56），RVが0.12（−0.17〜0.56）で，いずれも有意差はなかった。6MDは0.32（0.07〜0.56）で，有意な結果を得た。CRQは呼吸困難が0.73（0.30〜1.16），情動が0.59（0.16〜1.02）で，疲労が0.59（0.17〜1.02），克服は0.67（0.26〜1.12）で，いずれも有意差を認めた。ESを比較したものを図4に示した。

また，対象論文を肺結核後遺症などの拘束性換気障害の効果を検討した研究に絞って分析した結果は，%VCが0.45（0.03〜0.87）とほぼ中等度の効果で，有意差を認めた。FEV_1は0.18（−0.24〜0.59），FEV_1%が−0.09（−0.51〜0.33），RVが−0.19（−0.80〜.42）で，いずれも有意差はなかった。呼吸筋力ではPImaxが0.39（−0.04〜0.81），PEmaxが0.38（−0.04〜0.81）で，両者とも有意差はなかった。6MDは0.60（0.17〜1.03）で，有意な結果を得た。CRQは呼吸困難が0.92（0.28〜1.57），情動が0.72（0.10〜1.35）で，この両者は有意差を認めた。疲労と克服はそれぞれ，0.52（−0.10〜1.14），0.60（−0.02〜1.22）と中等度以上であったが，どちらも有意とはいえなかった。胸郭拡張差に関しては，このデータを含んだ文献が複数存在しないため，ESと95％CIは提示しない。COPDと非COPDのESを比較したものを図5に示す。

C. 欧米のメタ解析との比較

Lacasseら[18]の14研究での検討では最大運動能（Maximal exercise capacity）0.3（0.1〜0.6），6MD 0.6（0.3〜1.0），呼吸困難1.0（0.6〜1.5），疲労0.6（0.3〜0.8），克服0.8（0.5〜1.2），情動0.5（0.2〜0.8），Devineら[19]の65研究の分析では，最大運動能0.22（−0.12〜0.56），運動耐容能（Exercise endurance）0.64（0.45〜0.7），呼吸困難0.65（0.37〜1.04），呼吸機能（volume）0.18（0.02〜0.34），呼吸機能（dynamic）0.10（−0.03〜0.22），Cambachら[20]の18研究を抽出した結果からは，

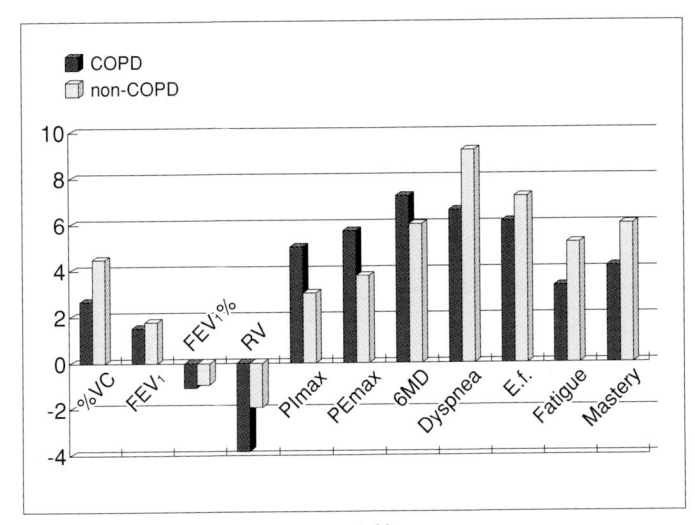

図5 COPDと非COPDのESの比較
E. f.: Emotional function

最大運動能0.4（0.2〜0.6），6MD 0.5（0.3〜0.7），呼吸困難0.7（0.4〜1.0），疲労0.6（0.3〜0.9），克服0.6（0.3〜0.9），情動0.5（0.2〜0.7），近年ではSalmanら[21]の20論文からは，歩行距離（Walking distance）0.71（0.4〜0.99），呼吸困難0.62（0.35〜0.89）と報告している。

これらを本邦のメタ解析の結果と比較すると，6MDなどの運動耐容能のESは，欧米ではLacasseらの0.6，Devineらの0.64，Cambachらの0.5，Salmanらの0.71に対して，本邦では0.65であり，欧米と同程度の効果があると考えられる。HRQOLについては，呼吸困難のESは本邦の0.76に対して欧米では0.62〜1.0とばらつきがみられるが，大きな違いはないと考える。そのほか，疲労は欧米ではLacasseらとCambachらはどちらもES 0.6に対して本邦では0.53，克服がLacasseら0.8，Cambachら0.6に対して本邦では0.54，情動がLacasseらとCambachらの0.5に対して本邦が0.62であったが，これらも大きな違いはない。以上より，本邦の呼吸リハの効果に関するメタ解析の結果を欧米と比較すると，ESに多少の違いはあるが，呼吸困難，運動耐容能，およびHRQOLの効果に関しては，欧米とほぼ一致しているといえる。

呼吸筋力に関しては，Smithら[22]やLottersら[23]が呼吸筋トレーニングの有効性に関したメタ解析の結果が報告されている。Smithらはメタ解析では有効性を認めていないが，LottersらはPImax＜60cmH$_2$Oの呼吸筋力低下のある例には呼吸筋トレーニングが有効と報告している。これらの結果は，本邦のPImaxの増加のESと単純に比較できない。

次に呼吸機能のメタ解析に関してだが，欧米ではDevineらがvolumeで0.18と有意な結果を報告しているのみで，一般的に呼吸機能に関しては，改善しないとするものがほとんどで否定的である。欧米では，呼吸機能のデータは，対象症例の重症度の指標とされることが多く，効果研究で検証されることが少ないようだ。本邦においては，FEV$_1$％に関してはまったく効果を認めないが，％VCのESが

0.27, RV の ES は -0.35 で有意に改善していた。つまり，気道閉塞の改善は認められないが，肺活量や残気量などにおいて，有効性を示唆されたことになる。この点は，欧米と大きな違いと考える。

D. 今後の課題

呼吸リハの呼吸機能に対する効果については，意見の分かれるところである。しかし，本邦のメタ解析の結果からは，呼吸機能の改善を否定するものではなく，胸郭可動域運動を含む呼吸リハの有用性を示唆しているものと考えられる。呼吸機能の改善が，呼吸リハの最終的な目標とはならないが，今後，胸郭の拡張性や呼吸筋力との関連，さらに呼吸困難，運動耐容能などの臨床症状やHRQOLへの影響などを詳細に検討していく必要性がある。

肺結核後遺症などの拘束性換気障害に対する本邦の呼吸リハの効果については，文献が少なく今回のメタ解析の結果だけで結論を示すには不十分であると考える。しかし，呼吸困難のESが0.92と効果が大きく，また6MDも0.60と中等度以上の効果で，どちらも有意な結果が得られたことから，拘束性換気障害に対する本邦の呼吸リハはCOPDとほぼ同様の効果があると推察される。注目される点は，呼吸機能の％VCのESが0.45とほぼ中等度の効果で有意差が認められたことである。胸郭のコンプライアンスが低下している拘束性換気障害には，胸郭可動域運動を含んだ呼吸リハはより有効である可能性を示唆している結果と考えられる。なお，CRQに関しては，COPD以外の疾患での使用は十分に可能であると考えるが，その妥当性はまだ十分に証明されておらず，この点についての検討も今後必要と考える。

E. まとめ

本邦で行われている呼吸リハの効果を検討するため，1991〜2004年の15年間に報告された論文の中から15論文を選択し，メタ分析を行った。

本邦の特徴である胸郭へのアプローチを含む呼吸リハは，呼吸困難，運動耐容能，HRQOL，呼吸筋力，胸郭拡張差のほか，呼吸機能にも効果を認めた。

今回のメタ解析の結果は，本邦において実践されている呼吸リハの効果や今後の研究の方向性について，ある程度明らかにしたものと考えられる。

しかし，エビデンスにも質があり，呼吸リハの効果研究に関しては，今後はRCTによる研究を取り込み，良質なデータを加えて定期的にメタ解析を行って検証していく必要性がある。

文　献

1) 高橋仁美，塩谷隆信，宮川哲夫：わが国における呼吸リハの科学性—メタ解析を用いて—．日呼管誌　11：399-403，2002．
2) 高橋仁美，宮川哲夫，塩谷隆信：わが国における呼吸リハのEBM—メタ解析の結果から—．理学療法学　32（Supplement）：338，2005．
3) 神津　玲，北川知佳，田中貴子，他：慢性肺疾患に対する集中的呼吸理学療法の効果—換気障害のパターンと呼吸困難感の程度による相違—．

運動生理　9：203-210，1994．
4）井上雅樹，大津　格，萩谷政明，他：肺気腫症例に対する呼吸リハビリテーションの肺機能に及ぼす影響についての検討．日胸疾会誌　34：1182-1188，1996．
5）早川美和子，中島圭子，前山順子，他：系統的呼吸リハビリテーションの効果．日呼管誌　6：119-123，1996．
6）小野寺晃彦，矢崎憲二：肺気腫症による慢性呼吸不全患者に対する短期呼吸リハビリテーションの効果．日呼吸会誌，36：679-683，1998．
7）宮川哲夫：呼吸リハビリテーションの効果と今後の課題．日呼管誌　9：472-479，2000．
8）村田元徳，早川美和子，浜瀬さゆり，他：呼吸リハビリテーションの肺機能への影響—非COPD症例の肺活量の変化について—．日呼管誌　9：497-502，2000．
9）渡辺文子，小川智也，谷口博之，他：COPD患者に対する外来呼吸リハビリテーションの有効性—St.George's respiratory questionnaireを用いた健康関連QOL評価を含めて—．日呼管誌　10：249-254，2000．
10）菅原慶勇，高橋仁美，笠井千景，他：胸郭変形により拘束性障害を呈する慢性呼吸不全患者に対する包括的呼吸リハビリテーションの効果．日呼管誌　10：258-264，2000．
11）後藤葉子，渡辺美穂子，森　信芳，他：肺気腫患者の呼吸リハビリテーションにおける精神心理機能とhealth-related quality of life（HRQL）．総合リハ　29：1039-1045，2001．
12）須藤英一，吉田　章，高橋義彦，他：当院における呼吸リハビリテーション導入の効果．日老医誌　38：780-784，2001．
13）三塚由佳，工藤良恵，山崎敦子，他：教育に重点をおき低頻度で実施した包括的外来呼吸リハビリテーションの効果．日呼管誌　12：334-338，2003．
14）安藤守秀，岡沢光芝，榊原博樹，他：外来呼吸リハビリテーションの長期効果．日呼管誌　13：344-350，2003．
15）植木　純：高齢COPD患者における包括的呼吸リハビリテーションプログラムの有用性の検討およびその呼吸生理学的解析．総合研究報告書　41-48，2003．
16）田中貴子，北川知佳，中ノ瀬八重，他：呼吸理学療法を3年間継続した慢性呼吸器疾患患者における肺機能，運動耐容能，ADLスコアの経年的変化．理学療法　31：15-20，2004．
17）高橋仁美，本間光信，佐竹將宏，他：安定期COPD患者に対する低強度包括的呼吸リハビリテーションの効果．第13回Pneumo Form：29-33，2004．
18）Lacasse Y, Wong E, Guyatt GH, et al.：Meta-analysis of respiratory rehabilitation in chronic obstructive pulmonary disease, Lancet, 348（9035）：1115-1119, 1996.
19）Devine EC, Pearcy J：Meta-analysis of the effects of psychoeducational care in adults with chronic obstructive pulmonary disease, Patient Educ Couns, 29：167-178, 1996.
20）Cambach W, Wagenaar RC, Koelman TW, et al.：The long-term effects of pulmonary rehabilitation in patients with asthma and chronic obstructive pulmonary disease：a research synthesis, Arch Phys Med Rehabil, 80：103-111, 1999.
21）Salman GF, Mosier MC, Beasley BW, et al.：Rehabilitation for patients with chronic obstructive pulmonary disease：meta-analysis of randomized controlled trials. J Gen Intern Med, 18：213-221, 2003.
22）Smith K, Cook D, Guyatt GH：Respiratory muscle training in chronic airflow limitation：a meta-analysis, Am Rev Respir Dis, 145：533-539, 1992.
23）Lötters F, van Tol B, Kwakkel G, et al.：Effects of controlled inspiratory muscle training in patients with COPD：a meta-analysis. Eur Respir J 20：570-577, 2002.

第 2 章

呼吸不全の病態と呼吸管理の基礎

1. 呼吸の仕組み
2. 呼吸不全の成因と病態および治療指針
3. 呼吸不全を呈する代表的な疾患
4. 酸素療法（含 在宅酸素療法）
5. 呼吸管理の基礎知識

1. 呼吸の仕組み

田中　紘（東京大学医学部附属病院検査部）
長瀬隆英（東京大学医学部附属病院呼吸器内科）

人体を構成している細胞にとって，O_2は必要不可欠な物質である。呼吸とは，O_2を取り込み，CO_2を排出する働きである。空気中のO_2は，肺胞を介して血液中へ取り込まれ，血液中のCO_2は，肺胞内へ拡散し排出される。肺胞におけるこのようなガス交換の過程を外呼吸という。血液中のO_2が細胞内のエネルギー代謝に利用され，その結果生じたCO_2は血液中へ拡散する。細胞におけるこのようなガス交換の過程を内呼吸という（**図1**）。

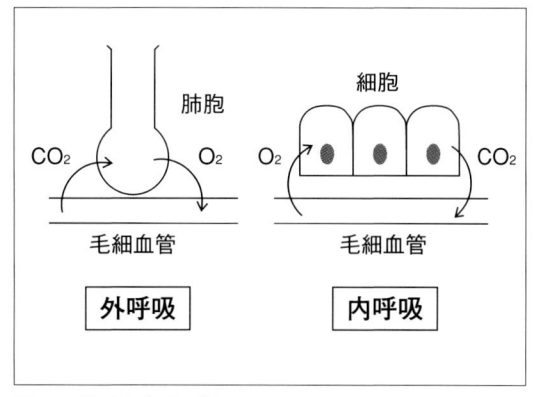

図1　外呼吸と内呼吸

A. 呼吸器の構造

呼吸器は，気道と肺からなる器官である。気道は，鼻腔，咽頭，喉頭までの上気道と気管，気管支からなる下気道に区分することができる。気道は空気の通路であるだけでなく，空気を清浄化する機能も兼ね備えている。気道ではガス交換は行われず，直接ガス交換に関与しているのは肺である。

1. 気管，気管支

気管は，第7頸椎の高さで，輪状軟骨に引き続いて始まり，食道の前方を下行し，第5胸椎の高さで左右の主気管支に分かれる。右主気管支は左主気管支よりも垂直であるため，誤嚥した異物はおもに右方へ入りやすい。

気管は，2分岐を繰り返しながら，しだいに細くなり，より末梢の気道へつながる。気管から，気管支，葉気管支，区域気管支，細気管支を経て，終末細気管支に至るまで，通常16分岐繰り返されている。終末細気管支からは，肺胞を伴う呼吸細気管支，肺胞道，肺胞嚢へと約7分岐あり，呼吸細気管支以下は肺の実質と考えられる（**図2**）。

気管と気管支の内腔面には，線毛細胞と杯細胞が存在する。線毛細胞は，線毛をもつ上皮細胞で，その線毛運動により気道内の異物

を排出している。杯細胞には分泌能があり，気管腺や気管支腺と共に気道内腔へ粘液を分泌する。粘液は異物除去に有用であるのみならず，気道内の加湿作用も担っている。また，気管支炎などにより粘液の分泌が増加すると，痰として自覚される。

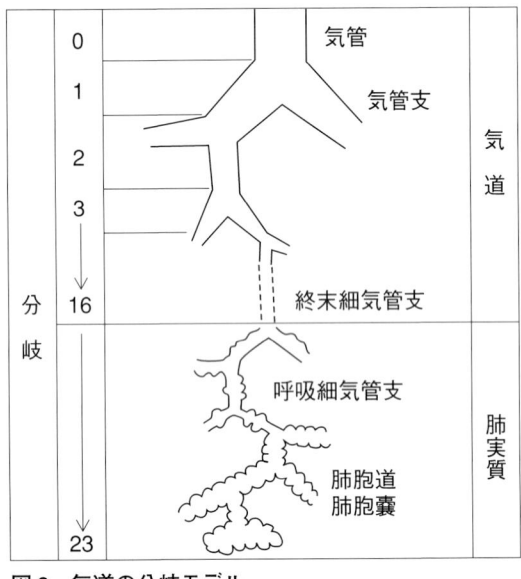

図2　気道の分岐モデル
終末細気管支までの16分岐はガス交換に関与せず，解剖学的死腔を形成している。その容量は約150mℓである。

2. 肺

　肺は胸郭内にあり，心臓を中央として右肺と左肺に分かれる。右肺は，上葉，中葉および下葉の3葉に分かれる。左肺は，上葉と下葉の2葉に分かれる。左肺の上葉下部は舌区とよばれ，右肺の中葉に相当する。さらに，各葉はそれぞれ複数の区域からなる。右肺は10区域（S^1～S^{10}）からなるが，左肺は通常8区域（S^1とS^2がS^{1+2}で一つの区域を形成し，S^7が存在しないことが多い。）から構成されている（図3）。

　肺は，約3億個の肺胞からなり，その総表面積は成人で約70～100 m^2あるが，重量はわずか800～1000gしかない。肺胞の表面は肺胞上皮細胞で覆われている。肺胞上皮細胞には，Ⅰ型肺胞上皮細胞とⅡ型肺胞上皮細胞が存在する。前者は，扁平な細胞で，肺胞面積の90％以上を占め，ガス交換の場を提供している。一方，後者は，背の高い細胞で，肺胞内に散在し肺サーファクタントと呼ばれる表面活性物質を産生する。

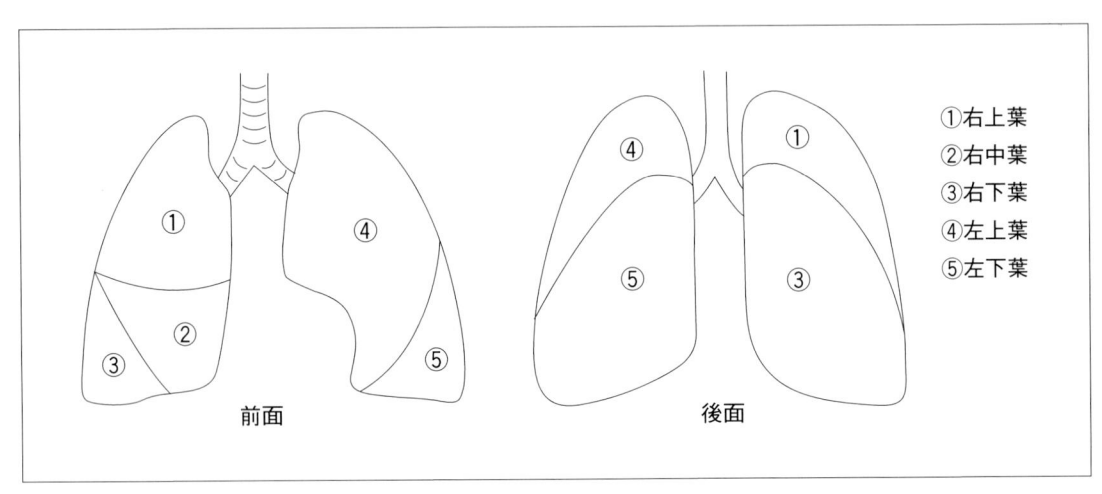

図3　肺葉の構造

①右上葉
②右中葉
③右下葉
④左上葉
⑤左下葉

B. 呼吸運動の仕組み

1. 胸郭と呼吸筋

　胸郭は，胸骨，肋骨および胸椎が連結して形成する籠状の骨格である。胸郭上口は，胸骨柄，第1肋骨および第1胸椎で囲まれている。胸郭下口は，胸骨の剣状突起，第12肋骨および第12胸椎で囲まれ，横隔膜により腹腔と境界を成している。胸郭の内腔を胸腔という。胸郭は，呼吸に連動して容積が変化するため，胸郭内にある肺の大きさも，呼気時に縮小し，吸気時に拡大する。肺の大きさが変化することにより，換気が可能となる。このような一連の運動に関係する筋肉を呼吸筋という。

　おもな呼吸筋には，肋間筋，横隔膜および腹筋がある。安静吸気時には，外肋間筋の収縮により肋骨は挙上する。その結果，胸郭の左右径は拡大する。また，肋骨の挙上に伴い，胸骨も前方へ移動するため，胸郭の前後径も大きくなる。さらに，横隔膜が収縮し下降することにより，胸郭の上下径も大きくなる。

　安静呼気時には，肋間筋と横隔膜が弛緩するため，胸郭が元の形状に戻る方向に弾性収縮力が作用し，肺内部の空気を外へ送り出す。

　深呼吸時は，安静呼吸時と比べて，より多くの呼吸筋が協調して働いている。深吸気時には，外肋間筋と横隔膜以外に，胸鎖乳突筋，斜角筋，大胸筋および前鋸筋などが収縮して，肋骨を大きく挙上させる。深呼気時には，内肋間筋が収縮して，肋骨を下降させるだけでなく，腹壁にある外腹斜筋，内腹斜筋および腹直筋を収縮させ，腹圧を高めることにより横隔膜をさらに押し上げる。

　一般に，横隔膜の運動による呼吸を腹式呼吸というのに対して，肋骨の移動による呼吸を胸式呼吸という。女性では，胸式呼吸が主体であるのに対して，男性では，腹式呼吸が優位である。

2. 呼吸運動の調節

　呼吸運動の調節には，呼吸中枢である調節器，呼吸中枢からの信号を運動に変換する肋間筋や横隔膜などの効果器，およびさまざまな情報を呼吸中枢に対してフィードバックする受容器が協調して働いている（図4）。

1) 呼吸中枢

　呼吸中枢は，おもに脳幹の延髄と橋にある。延髄呼吸中枢には，背側呼吸ニューロン群 Dorsal respiratory group (DRG) と腹側呼吸ニューロン群 Ventral respiratory group (VRG) がある。DRG には，気道，肺および末梢化学受容器から求心性の信号が入る。また，横隔神経を介して，横隔膜へ吸気の信号を出力するのも DRG の働きである。他方，VRG は横隔膜や肋間筋に，吸気と呼気双方の信号を出力している。ただし，呼吸リズムの制御に関しては，まだ完全に解明されていない。現在

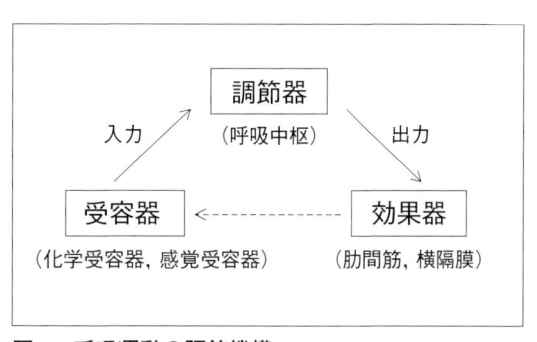

図4　呼吸運動の調節機構

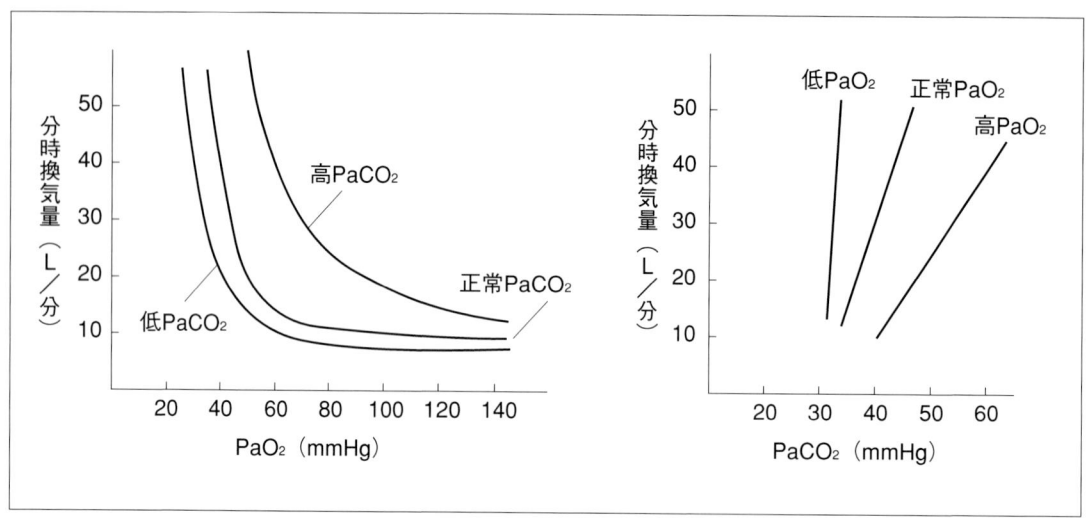

図5 PaO₂, PaCO₂ と換気量の関係
PaO₂の低下あるいは、PaCO₂の上昇に伴い、換気量は増加する。また、PaO₂とPaCO₂は互いに影響を及ぼす。

のところ、特定の細胞群によるペースメーカー説と、複数の細胞群によるネットワーク説が考えられている。

2) 受容器

受容器は化学受容器と感覚受容器に区分できる。化学受容器には、動脈血酸素分圧（PaO_2）や動脈血二酸化炭素分圧（$PaCO_2$）を感知して、呼吸中枢にフィードバックする役割があり、末梢化学受容器と中枢化学受容器がある。末梢化学受容器には、内頸動脈と外頸動脈の分岐部にある頸動脈小体と大動脈弓にある大動脈小体がある。ヒトでは、後者は重要な役割を果たしていない。一方、中枢化学受容器は、延髄腹側に存在すると考えられている。

PaO_2の換気に対する影響は、PaO_2が60 mmHg前後で大きく変化する。PaO_2が60 mmHgより高い時は、換気量はほとんど増えないが、60 mmHg以下になると、著明に増加する。一方、$PaCO_2$の増加に対して、換気量は直線的に増加する（図5）。II型呼吸不全の場合、$PaCO_2$が極度に高くなっているため、逆に換気応答が低下することがある。このような状況下では、高濃度酸素投与により、低酸素換気応答も除去されるので、CO_2ナルコーシスが容易に出現する。

感覚受容器は、末梢の刺激を感知して、呼吸中枢に伝達し、呼吸運動を調節している。末梢からの刺激は、おもに迷走神経を介して呼吸中枢へ伝えられる。感覚受容器には、刺激受容器と肺伸展受容器がある。

気道の粘膜に存在する刺激受容器は、埃や煙などの刺激によって興奮し、咳嗽を引き起こす。この反射には、異物が肺内に到達するのを防ぐ役割がある。

気道の平滑筋内にある肺伸展受容器は、肺の大きさが増大することにより興奮し、吸気から呼気への切り換えを誘発する。この反射は、肺の過膨張を防止する働きをもっており、ヘリング・ブロイエル反射（Hering-Breuer reflex）という。刺激受容器の反応が迅速であ

るのに対して，肺伸展受容器の反応は比較的緩慢であるため，前者を rapidly adapting stretch receptor といい，後者を slowly adapting stretch receptor ということもある。

その他の感覚受容器として，C線維や筋紡錘などが存在する。C線維は，肺の間質にあり，組織間液の増加によって興奮し，速く浅い呼吸を誘発する。肺水腫や間質性肺炎などの際にみられる。筋紡錘は，肋間筋や腹筋に存在し，体位変換や気道抵抗の増加に伴う換気運動の変化を感知し，呼吸筋の協調運動に関与する。

C. 呼吸機能

1. 肺気量分画

最大吸気位から最大呼気位までの肺容積の変化量を肺活量VC（vital capacity）という。VCは健常成人で4〜5ℓであるが，性別，年齢および身長によって異なる。また，VCは測定時の体位によっても大きく変化する。立位と座位はほぼ同じであるが，臥位のVCは座位のVCより約7％減少する。標準VCに対する実際に測定したVCの割合を％VCという。VCも含めた各肺気量分画を測定することにより，呼吸の機能的側面を評価できる（図6）。スパイロメトリーを用いて，肺気量分画を求めることはできるが，残気量RV（residual volume）だけは測定できない。一般に，RVはヘリウムを用いたガス希釈法などで求める。

また，最大吸気位から最大努力呼出を行い，最初の1秒間に呼出された気量を1秒量$FEV_{1.0}$という。$FEV_{1.0}$/FVC を Gaensler の1秒率

$FEV_{1.0}$％（G）という。％VCが80％以上および$FEV_{1.0}$％（G）が70％以上が正常である。％VCが80％未満を拘束性換気障害，$FEV_{1.0}$％（G）が70％未満を閉塞性換気障害という。％VCが80％未満および$FEV_{1.0}$％（G）が70％未満を混合性換気障害という（図7）。

2. 肺拡散能

肺胞内では，O_2分圧が100 mmHg，CO_2分圧が40 mmHgであるのに対して，肺毛細血管の静脈血では，O_2分圧が40 mmHg，CO_2分圧が46 mmHgである。それぞれの分圧較差にしたがって，O_2は肺胞内から毛細血管内へ，CO_2は毛細血管内から肺胞内へ移動する。この結果，O_2分圧が100 mmHg，CO_2分圧が40 mmHgの動脈血が生成される。肺胞気と静脈血のO_2分圧較差が60 mmHgであるのに対して，CO_2分圧較差は6 mmHgであるが，CO_2はO_2より拡散効率が大きいため，わずか

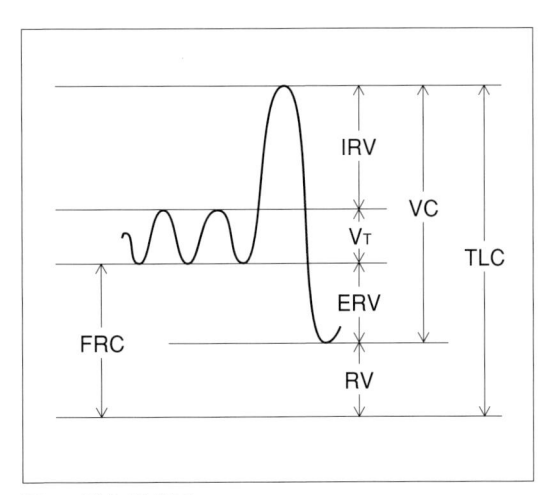

図6 肺気量分画
IRV : inspiratory reserve volume　吸気予備量
V_T : tidal volume　1回換気量
ERV : expiratory reserve volume　呼気予備量
RV : residual volume　残気量

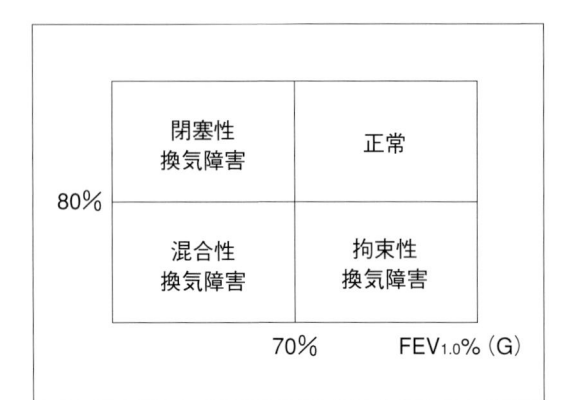

図7 換気障害の分類

な分圧較差でも拡散できる。

　O$_2$の拡散能を求めるには，毛細血管内の平均O$_2$分圧を測定する必要があるが，測定が困難であるため，通常は一酸化炭素（CO）を用いる。COを用いる利点として，COは血液中のヘモグロビンとの親和性が極めて高いため，血液中CO分圧の影響を無視できるということがある。一般に，肺の拡散能力はD$_{LCO}$と表記される。D$_{LCO}$は，圧較差が1mmHgの時，1分間に移動するCOの量を表している。肺胞の障害やガス拡散面積の減少によって，D$_{LCO}$は低下する。また，ヘモグロビンの濃度によっても，D$_{LCO}$は変化するため，標準ヘモグロビン濃度への補正が必要である。

文　献

1) 伊藤隆：解剖学講義. 南山堂, 1988.
2) Berne RM, Levy MN, Koeppen BM, et al.：Physiology, Mosby, 2004.

2. 呼吸不全の成因と病態および治療指針

久保 惠嗣（信州大学医学部内科学第一講座）

A. 呼吸不全と呼吸困難

呼吸不全は，動脈血中の酸素分圧（PaO_2）および二酸化炭素（炭酸ガス）分圧（$PaCO_2$）で客観的に規定される病態である．一方，呼吸困難（感）は，呼吸時の不快感と定義される主観的な症状である．両者は必ずしも同義語ではない．

B. 呼吸不全の成因

呼吸は，図1に示すように，呼吸中枢，呼吸筋を支配する神経・筋，胸郭，上気道，心臓・肺循環，下気道・肺（胞）が，輪のように繋がって作動している．呼吸不全はこれらのいずれかの機能不全により発生する（BalkとBone[1]，「呼吸不全の輪」）．

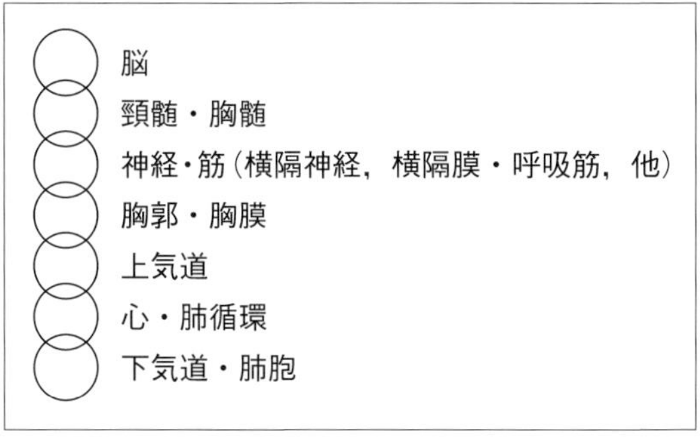

C. 呼吸不全の定義 および経過による分類

呼吸不全は，肺でのガス交換の障害による生体の機能異常と定義[2]され，$PaO_2 < 60$ Torrの低酸素血症を呼吸不全とし，二酸化炭素（炭酸ガス）の蓄積の有無により2つに分類する．すなわち，$PaCO_2 < 45$ TorrをⅠ型呼吸不全および$PaCO_2 \geqq 45$ TorrをⅡ型呼吸不全と定義する．

さらに，PaO_2が60以上で70 Torr以下を準呼吸不全とする．

図2に示すように呼吸不全の経過により，呼吸不全状態が1ヵ月以内および以上で，各々，急性および慢性呼吸不全と定義する．また慢性呼吸不全では急性増悪がみられる．

D. 呼吸不全の病態を理解するのに必要な生理学的事項[3,4]

①肺はガス交換の観点からすると，図3に示すように，3つのコンパートメント，すな

○ 脳
○ 頸髄・胸髄
○ 神経・筋（横隔神経，横隔膜・呼吸筋，他）
○ 胸郭・胸膜
○ 上気道
○ 心・肺循環
○ 下気道・肺胞

図1　呼吸に関与する7つの輪[1]

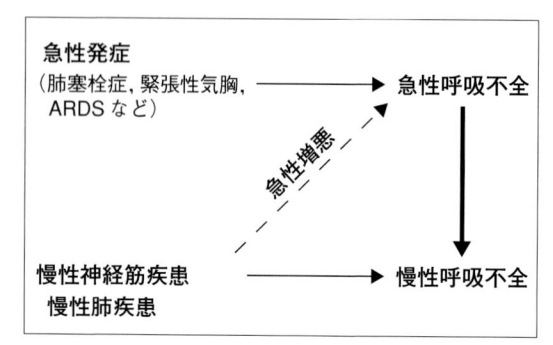

図2 呼吸不全の経過

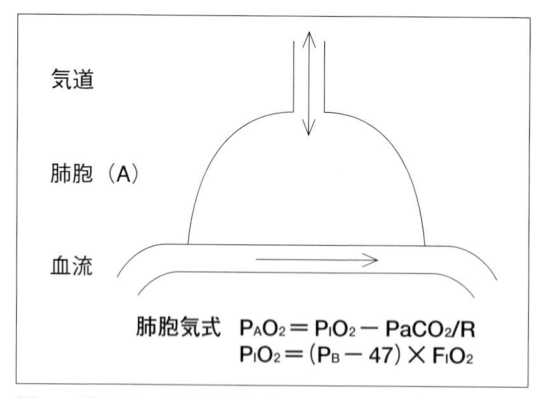

図3 肺のガス交換に関与する3つのコンパートメント

肺胞気式　$P_AO_2 = P_IO_2 - PaCO_2/R$
　　　　　$P_IO_2 = (P_B - 47) \times F_IO_2$

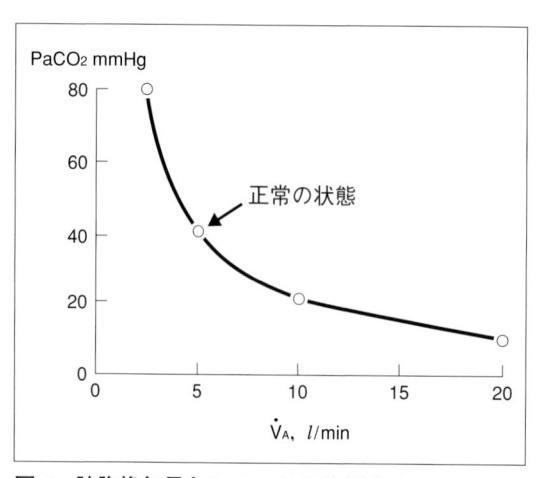

図4 肺胞換気量とPaCO₂は反比例する
　$\dot{V}_A$は分時肺胞換気量

わち，気道，肺胞，血流に分かれる。
② 肺胞から血流へのガスの移動が拡散であるが，CO_2の拡散能は酸素の20倍である。そのために，肺胞気中の炭酸ガス分圧（P_ACO_2）とPaCO₂は等しい。
③ 肺胞換気量とPaCO₂は反比例する。

肺胞気の換気量（V_A）とP_ACO_2（≒PaCO₂）は，肺胞換気式，すなわち，

$$\dot{V}_A = \dot{V}_{CO_2}/P_ACO_2 \times K\ (\dot{V}_{CO_2}, CO_2産生量；K, 恒数)$$

の関係にあり，肺胞換気量とPaCO₂は反比例する（図4）。1回換気量はVaと気道の容量（解剖学的死腔）の和であり，この図は換気量とPaCO₂は反比例すると考えてよい。
④ 肺胞気式からP_AO_2が計算される。

$$肺胞気式\ \ P_AO_2 = P_IO_2 - PaCO_2/R$$
$$P_IO_2 = (P_B - 47) \times F_IO_2$$

ここで，P_AO_2，肺胞気酸素分圧；P_IO_2，吸入気酸素分圧；P_B，大気圧；47，水蒸気圧；F_IO_2，吸入酸素濃度；R，呼吸商（通常，0.8）。

P_IO_2は，海抜0m（大気圧，760）で室内気吸入下（F_IO_2, 0.209）ではおよそ150 Torrであるが，F_IO_2は酸酸素吸入下では変動するので，その都度計算すべきである。
⑤ 肺胞気・動脈血酸素分圧較差（$AaDO_2$）は，臨床の場で肺でのガス交換能を評価する有用な方法の1つで，

$$AaDO_2 = P_AO_2 - PaO_2$$

で求められる。正常値は，70歳以下では20 Torr，70歳以上では30 Torr以下である。
⑥ 酸素解離曲線

動脈血の酸素飽和度（SaO_2）とPaO_2とはS状曲線を呈する（図5）。この曲線は左右に移動するが，定常状態での両者の関係を表1に示す。SaO_2からPaO_2の推定が可能である。パルスオキシメータによる酸素飽和度（SpO_2）は，末梢動脈の血流，皮膚などが正常であれば，SaO_2とほぼ等しい。

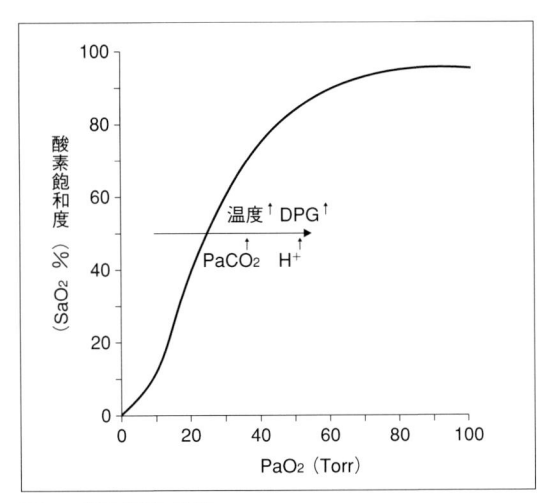

図5　酸素解離曲線
図は定常状態, すなわち, 体温37℃, 正常の赤血球内2,3DPG濃度, PaCO₂ 40 Torr, pH 7.40での曲線を示す。矢印のような環境で右方に移動する。

表1　SaO₂とPaO₂の関係

SaO₂ (%)	PaO₂ (Torr)
100	100以上
98	90 …動脈血
90	60 …呼吸不全の基準値
88	55 …HOT基準値
75	40 …静脈血

HOT, 在宅酸素療法

⑦酸・塩基平衡と呼吸生理
　i. 動脈血中のpHは, Henderson-Hasselbalchの式により示される。

$$pH = Pka + \log [HCO_3^- / (0.03 \times PaCO_2)]$$

CO_2 は肺で排出されるのみであり肺胞換気量と反比例する。$PaCO_2$ が上昇する呼吸性アシドーシスでは, 代償機能として腎で HCO_3^- を維持するように働く。腎での HCO_3^- の排出・吸収は生化学的反応であり, その増減は, $PaCO_2$ の速やかな増減に比し, 時間を要する。$PaCO_2$ の腎での代償機能が十分に働けば（下記に示す慢性型）, pHは7.4近くまで上昇するが, 急性の呼吸性アシドーシスでは, 腎での代償機転が間に合わない。したがって, 以下の関係が生じる。

呼吸性アシドーシスにおける HCO_3^- の代償能	
10 Torr の $PaCO_2$ の上昇	HCO_3^- の増加
急性型	1 mmol/L
慢性型	4–8 mmol/L

　ii. II型呼吸不全では, $PaCO_2$ が高値であっても, 代償された慢性型では治療を急ぐ必要がない。また, 急性で, かつ HCO_3^- 値の正常や低下は, 嫌気性代謝による乳酸アシドーシスの存在を意味し, すみやかな治療を要する。

　iii. 代謝性アシドーシスでは過換気（Kussmaulの大呼吸で代表される）となり $PaCO_2$ を低下させるように代償機構が働く。その反応を予測する式は,

代謝性アシドーシスにおける $PaCO_2$ の予測値
$PaCO_2 = 1.5 [HCO_3^-] + 8$ Torr

である。代謝性アシドーシスがありながらこの式で予測される $PaCO_2$ の低下がない場合は, 肺胞低換気を来たす呼吸器疾患の存在が示唆される。

E. 低酸素血症の病態

図3から, 高地環境（P_Bの低下）や低酸素吸入下（F_iO_2の低下）などでは, P_AO_2 が低下し PaO_2 も低下する。これらの外的要因の他に, 肺内でのガス交換の障害により低酸素血症を来たす4つの病態がある。肺胞低換気, 肺内右―左シャント, 拡散障害および換気・血流の不均等分布である。

図4より肺胞低換気ではPaCO₂は上昇する。PaCO₂の上昇は，肺胞気式より，PAO₂が低下し，AaDO₂の開大がなくともPaO₂が低下する。肺胞低換気は，図1（呼吸不全の輪）で，上気道より上位の障害で発生し，Ⅱ型呼吸不全を呈する。

拡散障害，右―左シャント，換気・血流不均等分布では，PAO₂が正常でもAaDO₂が開大し，PaO₂が低下する。

拡散障害では，図6に示すように，体動時にPaO₂がより低下する。

右―左シャントでは，図3から推察されるように，肺胞を介さず肺動脈（静脈血）と肺静脈が交通しているので，酸素吸入しても健常人に比しPaO₂が上昇しない。

以上より，4つの低酸素血症の病態は，表2のようにまとめられる。

F. パルスオキシメータによる酸素飽和度（SpO₂）測定の長所・短所

近年，SpO₂の測定がルーチン化し，臨床現場のみならず在宅医療・看護でも広く用いられている。動脈血ガス分析で求められる酸素飽和度（SaO₂）に比し，本法は，非侵襲的で簡便であり，連続測定およびコンピューターによる解析が可能である。しかし，PaCO₂の推定ができないし，SaO₂（SpO₂）が100％以上の際のPaO₂の推定はできない。

G. 呼吸困難，呼吸不全の診断

呼吸不全の有無・分類および基礎疾患を診断するための鑑別診断が必要である。
①医療面接，身体診察（所見）
　重症では診察と治療が同時に始まる状況が推定されるが，家族などからできるだけ情報を集めたい。
②ルーチン検査（心エコー検査を含む）
③動脈血ガス分析
　呼吸不全の診療に不可欠である。可能な

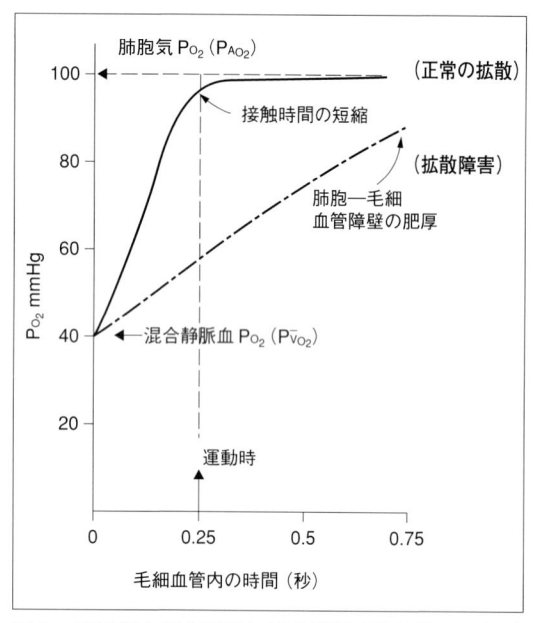

図6　肺毛細血管の通過に伴う酸素の取り込みの経時的変化

正常では，安静時静脈血中のPO₂は毛細管を通過する0.75秒のわずか1/3以内に肺胞気のPO₂に到達する。運動時血液の通過時間が短縮してもガス交換に支障はない。しかし，拡散障害があると，特に運動時に，PO₂の上昇が阻害される。

表2　低酸素血症をきたす病態の特徴

	低換気	シャント	拡散障害	不均等
PaCO₂↑	+	−	−	−
AaDO₂の開大	−	+	+	+
酸素吸入によるPaO₂↑	+	−	+	+
運動時のPaO₂の↓	−	−	+	+/−

低換気，肺胞低換気；シャント，右左シャント；不均等，換気・血流不均等分布

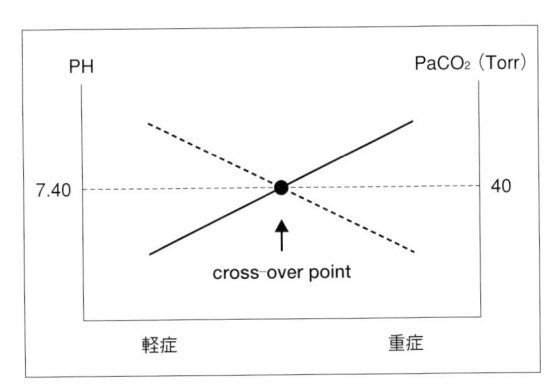

図7 喘息発作時の cross-over point
喘息発作時の $PaCO_2$（実線）の正常値（40 Torr）は、重症化を示唆する所見であることを意味している。

限り室内気で採血する。呼吸数，心拍数，体位（座位か臥位か）などを記載しておくと，所見を解釈する際参考になる。

④鑑別診断

上記に加え，必要に応じ，胸部（造影）CT，肺血流シンチグラム，肺動脈造影，呼吸機能検査，気管支鏡検査などを施行し，鑑別診断を行う。

H. 気管支喘息発作の病態生理

軽症では，過換気と換気・血流不均等分布を呈し，$PaCO_2$は低下する。PaO_2は過換気に見合うだけの上昇がない。重症化するにつれ肺胞低換気の要素が加わり，$PaCO_2$は上昇し，正常値の 40 Torr（cross over point[5]，図7）を超える。

I. 呼吸不全の治療の原則

呼吸不全および基礎疾患に対する治療に分けて考えるべきである。呼吸不全に対しては，$PaO_2 \geq 60$ Torr あるいは SpO_2（SaO_2）$\geq 90\%$ を維持するように酸素を投与する。I型呼吸不全では基礎病態の治療に加え，酸素投与のみで充分である。

J. II型呼吸不全の治療

II型呼吸不全の治療に際しては以下のような点に配慮を要する。

①3つの型を区別する。

　(a) 急性型，(b) 慢性型，(c) 慢性型の急性増悪

急性増悪時では，呼吸性アシドーシスおよびCO_2ナルコーシスに対処する必要があるし，また，$PaCO_2$の治療目標は安定期のそれである。

②換気量の増加を図る必要がある。

図4から理解されるように，高炭酸ガス血症に対するもっとも根本的な治療法は換気量の増加である。もっとも確実な方法は人工呼吸療法である。気管内挿管（TIPPV）あるいは気管切開口からの侵襲的な方法と鼻マスク（NIPPV）を用いる方法がある。後者は非侵襲的陽圧換気（noninvasive positive pressure ventilation；NPPV）[6]とも呼ばれる。この療法は簡便で在宅でも可能であり，急性型，急性増悪および慢性型のII型呼吸不全，いずれにも適応がある。

③酸・塩基平衡を理解する。

④CO_2ナルコーシス

個々の患者の安定期の$PaCO_2$より急性におよそ30 Torr増加すると意識障害が出現する。前駆症状として頭痛や不眠などがみられる。この意識障害は，PaO_2が60 Torr以上維持されていれば，$PaCO_2$が安定期の値近くまで低下すると回復する。

⑤人工呼吸管理の適応は在宅管理になる可能性も考慮し決定する。

慢性化するほど人工呼吸管理からの離脱が困難となる。

文　献

1 ）Balk R, Bone RC：Classification of acute respiratory failure. Med Clin North Am 67：551-556, 1983.
2 ）厚生省特定疾患「呼吸不全」調査研究班：呼吸不全．診断と治療のためのガイドライン．メディカルレビュー社，東京，1996.
3 ）太田保世（訳）：プログラム学習．血液ガスと酸塩基平衡の生理学．第2版．医学書院，東京，1990.
4 ）笛木隆三，富岡眞一（訳）：呼吸の生理．第3版．医学書院，東京，1997.
5 ）Weiss EB, Faling LJ：Clinical significance of $PaCO_2$ during status asthmatics：the cross-over point. Ann Allergy 26：545-551, 1968.
6 ）Mehta S, Hill NS：Noninvasive ventilation. Am J Respir Crit Care Med 163：540-577, 2001.

3. 呼吸不全を呈する代表的な疾患

伊藤洋子・西村正治（北海道大学医学研究科呼吸器内科）

A. 概要

呼吸不全とは，「呼吸機能障害のため動脈血液ガス（とくにO_2とCO_2）が異常値を示し，そのために正常な機能を営むことができない状態」である．呼吸不全はその継続時間により，急性と慢性とに区別され，臨床安定期であっても呼吸不全の状態が1ヵ月以上継続した場合を慢性呼吸不全という．また，動脈血CO_2分圧（$PaCO_2$）の程度によっても分類され，高炭酸ガス血症を伴わない呼吸不全（$PaCO_2 < 45$ Torr）をⅠ型呼吸不全，高炭酸ガス血症を伴う呼吸不全（$PaCO_2 \geqq 45$ Torr）をⅡ型呼吸不全という．

表1のように呼吸不全を呈する疾患は多種多様であるが，本邦の1995年の調査では，在宅酸素を実施している患者のうち，約40％が慢性閉塞性肺疾患（Chronic Obstructive Pulmonary Disease；COPD），次いで肺結核後遺症（約20％），間質性肺炎（約10％），肺癌（約10％）の順であった．本項では，慢性呼吸不全の代表疾患であるCOPD，間質性肺炎，肺結核後遺症について解説する．

B. 代表的な疾患

1. COPD [1]

1) 定義

COPDとは有毒な粒子やガス（たばこの煙，大気汚染，室内有機燃料煙）の吸入によって生じた肺の炎症反応に基づく進行性の気流制限を呈する疾患である．この気流制限にはさまざまな程度の可逆性を認め，発症と経過は

表1 呼吸不全をきたすおもな疾患

中枢神経系	脳―頭部外傷，脳血管障害，薬剤，中枢性睡眠時無呼吸症候群 脊髄―頸椎損傷，多発性神経炎，筋萎縮性側索硬化症
神経筋疾患	ギラン・バレー症候群，重症筋力無力症，筋弛緩薬，筋ジストロフィー，栄養障害
気道・肺実質	気管支喘息，閉塞性睡眠時無呼吸症候群，慢性閉塞性肺疾患（COPD），間質性肺炎，肺炎（細菌性，ウイルス性など），陳旧性肺結核，急性呼吸促迫症候群（ARDS）
胸郭	外傷，胸郭変形（亀背，肺結核後遺症など）
循環器系	チアノーゼを伴う先天性心疾患，肺血栓塞栓症，肺水腫，原発性肺高血圧

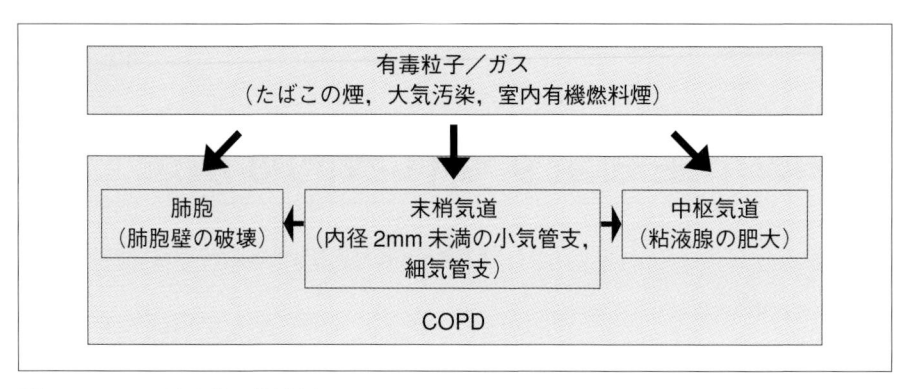

図1 COPDの臨床像の概念図
日本呼吸器学会COPDガイドライン第2版作成委員会：COPD（慢性閉塞性肺疾患）
診断と治療のためのガイドライン．メディカルレビュー社，2004．

緩徐であり，労作性呼吸困難を生じる．気流制限に関与する主要要因は末梢気道病変であり，主として肺胞系の破壊が進行した気腫優位型と気道病変が進行した気道病変優位型に分類される（図1）。

2）疫学

1985年以降死亡率が増加し，「国民衛生の動向」によると，2000年には死因の第10位となった。また，NICE study（Nippon COPD Epidemiology Study）によると，40歳以上の日本人の現在喫煙者の12.3％，過去喫煙者の12.4％，非喫煙者の4.7％にあたる約530万人がCOPDに罹患していると推測されている。これには，1960年代以降のたばこ販売量や消費量の増加と急速な人口の高齢化が関与していると考えられている。

3）危険因子

喫煙，大気汚染などの外因性危険因子と，患者側の内因性危険因子に分類される。なかでも喫煙はCOPDの最大の外因性危険因子であるが，COPDを発症するのは喫煙者の一部であり，喫煙者のなかでも喫煙に感受性のある者に発症しやすいと考えられており，喫煙によるCOPD発症過程における内因性危険因子の関与が示唆される。蛋白分解酵素阻害物質であるα_1-アンチトリプシン欠損症がもっとも確かな内因性危険因子であるが，日本においては非常にまれであり，その他のCOPDの病因に関与する候補遺伝子は現在いくつかあるものの，十分なエビデンスが得られているものはない。

4）病因

COPDの特徴である気流制限は末梢気道病変と気腫病変とがさまざまな割合で起こった結果生じる。COPDの発症原因の約90％が喫煙であると考えられており，喫煙が肺に好中球やマクロファージといった炎症細胞を集積させ，肺障害の攻撃因子であるプロテアーゼや酸化ストレスが，防御因子であるアンチプロテアーゼや抗酸化物質を凌駕した結果として気道炎症と肺胞壁の破壊が生じると考えられている。最近では，肺の血管内皮細胞や上皮細胞のアポトーシスが肺気腫形成に関与しているのではないかという仮説も提唱されている。

5）診断

　咳嗽，喀痰，労作時呼吸困難などの臨床症状がある場合か喫煙歴などの危険因子を有する中高年者では，COPDを常に疑う。診断にはスパイロメトリーは必須であり，気管支拡張薬投与後の検査で1秒率：1秒量（FEV_1）／努力肺活量（FVC）＜70％であり，かつ他の気流制限をきたしうる疾患を除外することができればCOPDの診断基準を満たすことになる。鑑別診断でしばしば問題となるのは気管支喘息である。スパイロメトリーで気管支拡張薬吸入前後のFEV_1を比較して，200 ml以上かつ12％以上の増加があった際には気道可逆性ありと判定するが，気道可逆性の有無で喘息と鑑別することはできない。したがって，臨床症状，画像所見，喀痰検査所見などを総合して鑑別する必要がある。

　COPDにおける病期分類は表2に示すように気流制限の程度を表すFEV_1で行う。

　臨床所見は，労作性の呼吸困難，慢性咳嗽，喀痰が主症状となる。COPDに典型的な身体所見は重症になるまで出現しないことが多く，重症COPDでは痩せを高頻度に認める。視診では，口すぼめ呼吸，ビア樽状の胸郭，胸鎖乳突筋の筋肥大，右心不全合併例での浮腫などを認める。打診では，肺の過膨張のため鼓音を示し，触診では胸郭の拡張運動低下，聴診では，呼吸音の減弱と呼気延長を認め，強制呼出時に喘鳴を認めることもある。

　検査は，画像（胸部X線，胸部CT），呼吸機能検査（図2）が診断に重要である。気腫優位型のCOPDの胸部X線では，肺野の透過性亢進，肺野末梢血管影の狭小化，横隔膜の平低化，滴状心（心胸郭比の減少），肋間腔の開大，側面像での胸骨後腔と心臓後腔の拡大などが特徴的である。しかし，早期のCOPDをX線で診断するのは困難であり，HRCT（high resolution CT）が有用である。HRCTでは，気腫性病変はLAA（low attenuation area；低吸収領域）として描出される。さらに，COPDは気流制限を有することが診断の必須条件のため，スパイログラムによる閉塞性障害の検出が重要である。また，気腫性病変有意型COPDでは肺胞壁組織の破壊に伴う肺胞ガス交換面積の減少と肺毛細血管網の破壊が起こり，肺拡散能力（DLco）の減少を認める。

6）治療と管理

　喫煙が気流制限を引き起こし，肺機能低下の経年変化を促進させること，そして禁煙により肺機能の低下速度を遅延させることがすでに証明されており，禁煙はCOPDの発症リ

表2　COPDの病期分類

病　期	特　徴
Ⅰ期：軽症COPD	FEV_1/FVC＜70％ ％FEV_1≧80％ 慢性症状の有無は問わない
Ⅱ期：中等症COPD	FEV_1/FVC＜70％ 50％≦％FEV_1＜80％ 慢性症状の有無は問わない
Ⅲ期：重症COPD	FEV_1/FVC＜70％ 30％≦％FEV_1＜50％ 慢性症状の有無は問わない
Ⅳ期：最重症COPD	FEV_1/FVC＜70％ ％FEV_1＜30％ または％FEV_1＜50％かつ 慢性呼吸不全あるいは 右心不全合併

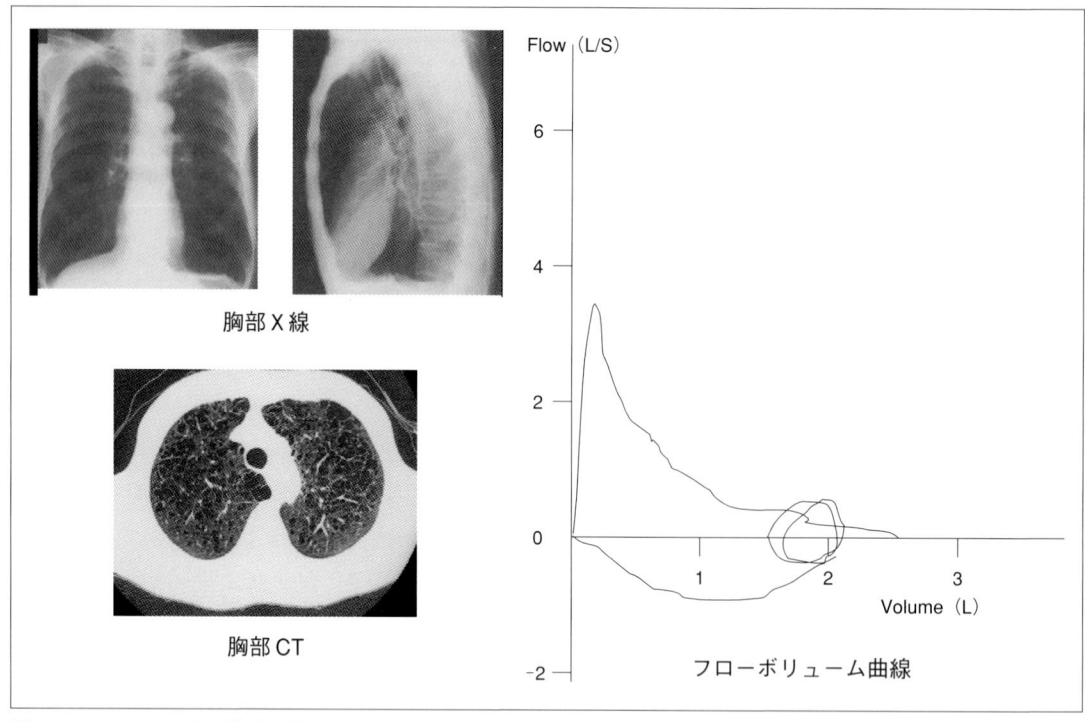

図2　COPDのおもな検査所見

胸部X線
胸部CT
フローボリューム曲線

スクを減らし，進行を食い止める唯一の治療法である。

　安定期の管理は，薬物療法と非薬物療法（包括的呼吸リハビリテーション，酸素療法，外科療法など）に大別される。COPDに対する薬物療法は，閉塞性障害の進展抑制に有効な薬剤は現時点ではないが，症状の軽減や増悪を防ぎQOLや運動耐容能も向上させる。抗コリン薬，β_2刺激薬，キサンチン製剤などの気管支拡張薬が薬物療法の中心であり，作用機序の違いと副作用のバランスを考え，単剤の用量増加よりも多剤併用が勧められる。また，対標準1秒量（％FEV_1）＜50％で増悪回数が多い症例では，持続的な吸入ステロイドが増悪回数を減らしQOLの悪化速度を抑制する。ただし，日本人のCOPD患者にもあてはまるかどうかの確かな証拠は現時点ではない。インフルエンザワクチンはCOPD死亡率を50％低下させることが報告されているため，すべてのCOPD患者に接種が望まれる一方で，肺炎球菌ワクチンが患者予後に与える影響についてはまだ十分なデータがない。非薬物療法に関して詳細は他項に譲るが，呼吸リハビリテーションは薬物療法にさらなる症状改善に上乗せ効果をもたらし，長期在宅酸素療法は低酸素血症を示すCOPDの生存率を改善することが証明されている。

　そのほか外科療法として肺容量減量手術（lung volume reduction surgery）がある。重症COPD患者に適応となるが，上葉有意に気腫病変がありかつ運動能力の低い群でのみ5年生存率の改善，術後3年間の運動能力の改善，術後5年間自覚症状の改善が認められている[2]。

COPDの急性増悪は，その定義も重症度分類にも定説はないが，欧米の報告によるとCOPDの経過中に増悪を起こす頻度は，年平均2.4～3回といわれている。原因としてもっとも多いのが気道感染と大気汚染である。増悪の重症度を評価し，薬物療法，換気補助療法を検討する。短時間作用型の吸入気管支拡張薬の増量と，ステロイドの全身投与が増悪から回復までの時間の短縮と呼吸能の回復を早めるために推奨される。また，喀痰量および膿性痰の増加があれば，細菌感染の関与が考えられるため抗生物質の投与が勧められる。さらに，高度の呼吸困難，酸素療法を含めた薬物療法に反応不良，呼吸補助筋の活動性の低下，呼吸性アシドーシスや高二酸化炭素血症といった状況を呈する場合，非侵襲的陽圧換気療法（noninvasivet positive pressure ventilation；NPPV）の有用性が確立している。NPPVの成功率は80～85％と高く，血液ガス所見の改善，息切れの軽減，入院期間の短縮，死亡率の改善，挿管率の低下が報告されている。ただし，NPPVはすべての患者に有効というわけではなく，生命の危機が迫っているような状況では，本人や家族の希望，これまでの経過を考慮しながら気管内挿管下の侵襲的陽圧換気療法を検討する。

7）予後

軽症例に限ると対照群に比較して生命予後はほとんど変わらないとされている。しかし，1993年までに登録されたCOPD在宅酸素療法患者の統計によると5年生存率は約40％，最近の欧米の報告では予後は明らかに改善されており70～80％と報告されている。これは薬物療法，呼吸リハビリテーションの導入などを反映していると考えられており，本邦でも予後は改善している可能性はある。

2. 間質性肺炎[3]

間質性肺炎とは肺胞隔壁を炎症，線維化病変の基本的な場とする疾患の総称であるが，その病理像は多彩であり，原因には薬剤，粉塵吸入による場合や，膠原病などの全身疾患に付随する場合，さらには原因の特定できない特発性間質性肺炎（Idiopathic interstitial pneumonias；IIPs）などがある。IIPsは臨床病理疾患単位でさらに細分類されるが，本項では，慢性かつ進行性の経過をたどり高度の線維化が進行して呼吸不全を呈する特発性肺線維症（idiopathic pulmonary fibrosis；IPF）について解説する。

1）概念

IPFは慢性かつ進行性の経過をたどり高度の線維化が進行して不可逆性の蜂巣肺形成をきたす予後不良の疾患である。IIPsのなかでも頻度が高く，有効な治療法が乏しいため他のIIPsと区別される必要がある。

2）診断

①原因が既知の間質性肺疾患の除外，②拘束性換気障害とガス交換障害などの呼吸機能検査異常，かつ③HRCTで両側肺底部胸膜直下有意に明らかな蜂巣肺所見を伴う網状影とすりガラス影の3項目すべてが確認されれば，外科的肺生検をせずに診断できる。

3）疫学

正確な発症率と罹患率は不明である。男性

に多く，通常50歳以上で発症し，診断確定後の平均生存期間は2.5～5年と報告されている。本邦での死亡率は3.0人/人口10万人と推定されている。また，肺癌の合併率が高率である。

4）臨床症状

主症状は，乾性咳嗽と労作時呼吸困難である。身体所見上は，肺底部の捻髪音を約90％，ばち指を約30～60％に認める。

5）検査所見

間質性肺炎の血清マーカーとしてKL-6，SP-A，SP-Dの上昇，一般的な項目では，血沈亢進，γグロブリン上昇，LDH上昇，また，抗核抗体やリウマチ因子が10～20％にみられる。画像所見は，胸部X線では，びまん性網状影が両側の中下肺野，末梢側優位に広がり肺の容量減少を伴ってみられる。HRCTでは，すりガラス陰影，末梢血管影の不規則な腫大，小葉間隔壁の肥厚，牽引性気管支拡張や蜂巣肺が混在している。呼吸機能検査では，拘束性障害と肺拡散能の低下を認める（図3）。そのため安静時動脈血酸素分圧が正常でも，歩行などの運動で低酸素血症を呈しやすい。

6）治療と管理

現時点で生存率やQOLに対する有効性が証明された薬物治療はない。しかし，数ヵ月の経過で明らかに自覚症状や画像所見の悪化を認めるなど，治療が必要と判断された場合には，治療効果と副作用のバランスを考慮して薬物治療を行う。一般的にはステロイドと免疫抑制薬の併用療法が行われる。また，低

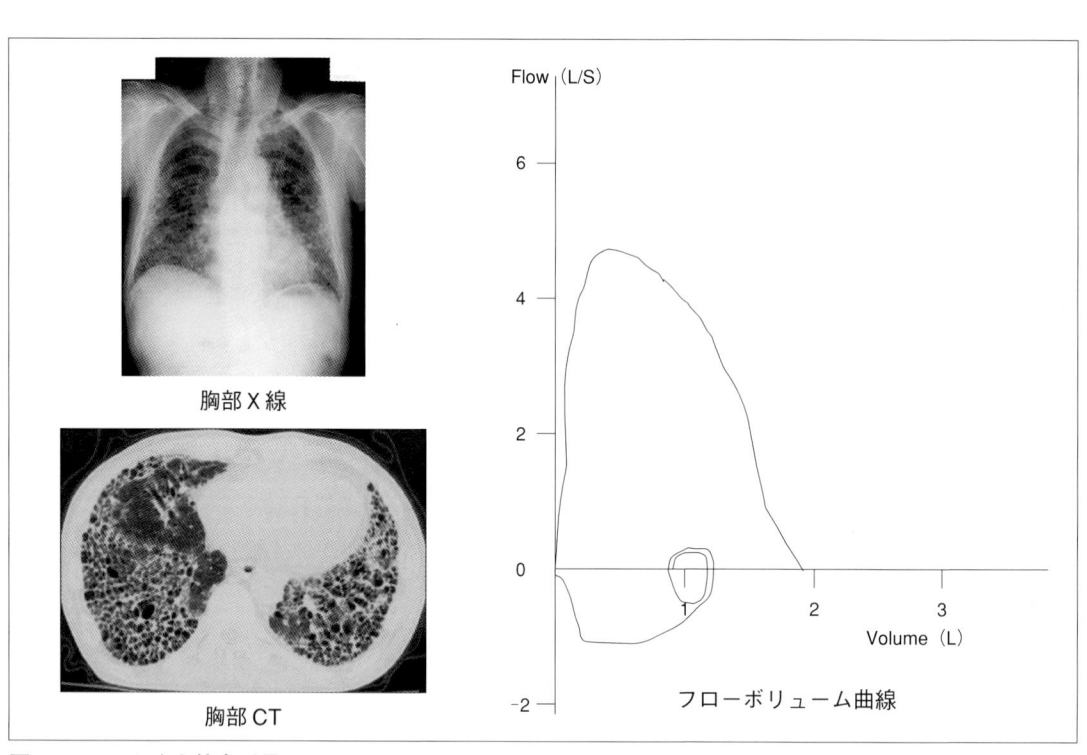

胸部X線

胸部CT

フローボリューム曲線

図3　IPFのおもな検査所見

酸素血症を呈する場合には，予後の改善は証明されていないが，肺の血行力学の改善と運動能力の改善が期待されるため酸素療法を行う。

7）急性増悪

IPFの急性増悪は1ヵ月以内の経過で，①呼吸困難の増強，②HRCTで蜂巣肺所見＋新たに生じたすりガラス陰影，浸潤影，③動脈血酸素分圧の低下，のすべてがみられ，かつ明らかな肺感染症，気胸，悪性腫瘍，肺塞栓や心不全を除外できる場合で，急速な呼吸不全に陥る。急性増悪は原因が不明な場合と，ステロイドの減量，手術後，気管支鏡検査後，薬剤投与など誘因が推定できる場合がある。明らかに有効といえる薬物治療は確立していないが，一般的にはステロイドと免疫抑制薬が使用される。人工呼吸管理の適応は，これまでの病状の進行度などを考慮して検討する。急性増悪の予後は，初回急性増悪時の死亡率は約80％，そして，改善例でも平均6ヵ月で死亡すると報告されている。

3. 肺結核後遺症

1）概念

肺結核症の人工気胸術や外科療法後にこれらと関連して種々の合併症を生じた状態を指す。現在の結核治療は化学療法が主体であるが，有効な抗結核薬の少なかった昭和30年代までの治療の主体は，人工気胸や外科療法（胸郭成形術や肺切除術）であった。人工気胸は胸腔内に空気を注入することにより，胸郭成形術は数本の肋骨を切除することにより肺を虚脱させて，病巣の換気および血流を減少させて間接的に病勢を抑えるものである。

この人工気胸や胸郭成形術を受けた人たちが後遺症として胸膜の強い石灰化や慢性膿胸を併発して20～30年後に呼吸不全を呈するようになってきた。これとは別に，広範な病巣への強力な化学療法後，数年経って肺の瘢痕化に伴って呼吸不全が起きる場合もある。

2）病態

肺結核後遺症では，広範な肺実質病変や手術による肺容量の減少，胸膜の癒着や胸郭変形による肺および胸郭のコンプライアンスの低下によって拘束性換気障害を呈する。閉塞性換気障害を合併することも多く，気管支の狭窄や変形，残存肺の過膨張，術後の気管支の過伸展が影響している。呼吸機能障害が進行すると，換気血流比不均等，拡散障害およびシャントといった因子により低酸素血症をきたす。また，胸膜の肥厚と癒着が肺胞低換気をもたらし高度の高二酸化炭素血症を引き起こし，呼吸不全に陥る（図4）。高二酸化炭素血症，肺高血圧や睡眠時呼吸障害を呈する率が高いことは，肺結核後遺症の特徴である。

3）治療

詳細は他稿に譲るが，呼吸不全を呈する際には，在宅酸素療法，包括的呼吸リハビリテーション，またいちじるしい高二酸化炭素血症を呈する例にはNPPVを導入する。

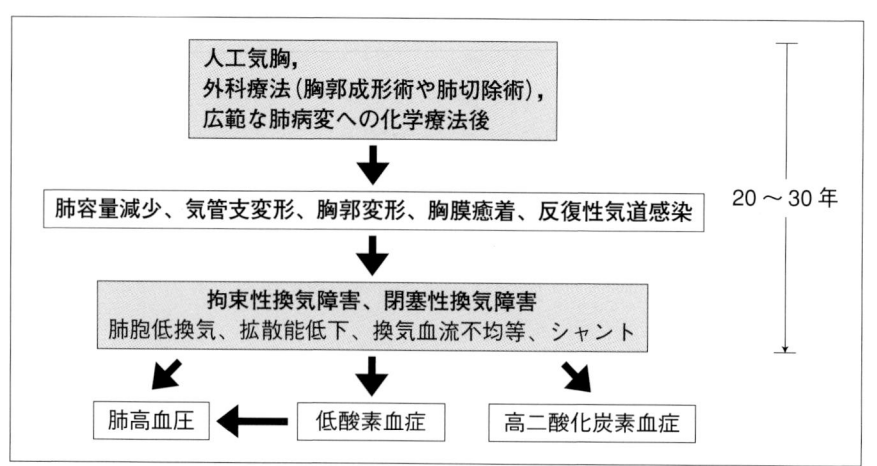

図4 肺結核後遺症の病態

文　献

1) 日本呼吸器学会：COPD（慢性閉塞性肺疾患）診断と治療のためのガイドライン．メディカルレビュー社，2004.
2) National Emphysema Treatment Trial Research Group：Long-term follow-up of patients receiving lung-volume-reduction surgery versus medical therapy for severe emphysema by the National Emphysema Treatment Trial Research Group, Ann Thorac Surg.,82, 431-43, 2006.
3) 日本呼吸器学会：特発性間質性肺炎の診断と治療の手引き．南江堂，2004.

4. 酸素療法（含 在宅酸素療法）

宮本 顕二（北海道大学医学部保健学科臨床理学療法学講座）

A. 酸素療法とは

　酸素療法の室内空気より濃度の高い酸素を吸入することにより，①肺胞気酸素分圧を上げ，動脈血酸素分圧（PaO_2）を上昇させ，組織への酸素供給を改善させる，②低酸素血症により引き起こされた換気亢進や心拍数増加を抑制し，呼吸仕事量や心仕事量を軽減させる，③低酸素性肺血管攣縮を改善し，肺動脈圧を低下させ，右心負荷を軽減させる。

　呼吸不全患者では呼吸努力や頻脈さらには右心不全のため，呼吸や心仕事量が増大している。酸素療法によるその軽減効果は重要である。

表1　酸素吸入方法

Ⅰ. 低流量システム……患者の呼吸パターンにより吸入酸素濃度が変動する 　鼻カニュラ 　簡易酸素マスク 　オキシアーム 　経気管内カテーテル
Ⅱ. 高流量システム……患者の呼吸パターンに関係なく吸入酸素濃度が一定 　ベンチュリマスク 　ネブライザー機能付酸素マスク 　酸素テント
Ⅲ. リザーバーバッグ付マスクあるいは鼻カニュラ

B. 酸素吸入方法

　低流量システム，高流量システム，リザーバーシステムに分類できる（表1）。

1. 低流量システム（Low-Flow Oxygen System）

　患者の1回換気量以下の酸素ガスを供給するため，不足分は室内空気を吸入することで補う。したがって，患者の呼吸パターン（1回換気量と吸気時間）が変わると吸入酸素濃度も変動する。低流量とは酸素流量計でみた酸素流量の高低を意味しない。

1) 鼻カニュラ（図1）

　通常両側（あるいは片側）の鼻腔から酸素を供給する装置。安価で簡便であり，カニュラをかけながら会話や食事ができるため広く使われている。酸素ガスが鼻腔粘膜に直接ぶつかり同部を刺激すること，これ以上流量を増やしても吸入酸素濃度の上昇はあまり期待できないことから，通常は6ℓ/分以下の使用が勧められる。

　酸素流量と吸入酸素濃度の関係を表2に示す。吸入酸素濃度は患者の呼吸パターン（1

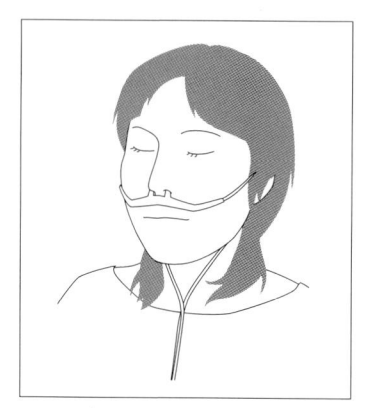

図1 鼻カニュラ

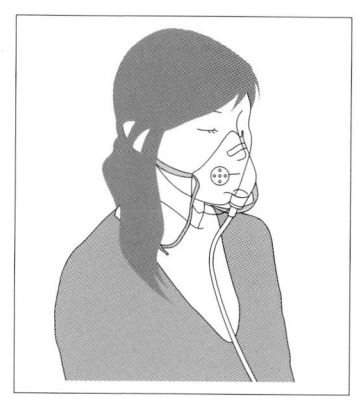

図2 簡易酸素マスク

表2 鼻カニュラを使用したときの酸素流量と吸入酸素濃度の目安

酸素流量（ℓ/分）	吸入気酸素濃度の目安（%）
1	24
2	28
3	32
4	36
5	40
6	44

表3 酸素マスクを使用したときの酸素流量と吸入酸素濃度の目安

酸素流量（ℓ/分）	吸入気酸素濃度の目安（%）
5〜6	40
6〜7	50
7〜8	60

回換気量）により変わるので，あくまで目安である。同じ酸素流量であっても，1回換気量が少ない患者は，多い患者に比べて吸入酸素濃度は高くなる。

2）簡易酸素マスク（図2）

吸入酸素濃度が調節できないマスクで，マスクタイプとしてはわが国でもっとも普及している。マスク内に溜まった呼気ガスを再吸入しないように酸素流量は通常5ℓ/分以上にする。酸素流量が5ℓ/分は，ほぼ吸入酸素濃度40％に相当するため，それ以下の低濃度酸素吸入には適さない。酸素流量と吸入酸素濃度の関係を**表3**に示す。

簡易酸素マスクを酸素流量5ℓ/分以下で使う場合が少なくないのが現状である。その場合，患者の$PaCO_2$を軽度上昇させる危険性があることを認識して使うこと。また，COPDではやせた患者が多い。顔にマスクがぴったりとあてはまらない場合は，顔とマスクの隙間から室内空気を吸入してしまうため，吸入酸素濃度は予想より低くなる。

3）オキシアーム
　　（非接触型酸素送流システム）（図3）

顔の部分にまったく接触せず酸素を供給する。従来の鼻カニュラに比べて鼻腔の刺激がない。また，鼻呼吸，口呼吸どちらでも酸素を吸入できるが，酸素が流れる方向により吸入酸素濃度は変動する。わが国ではほとんど使われていない。酸素流量と吸入酸素濃度の関係を**表4**に示す。

4) 経気管内カテーテル

気管切開口から気管内へ直接カテーテルをいれ，それを通して酸素を流す。カテーテルが服の下に隠れること，酸素流量が少なくて高濃度の酸素を吸入させることができるなど利点があるが，侵襲的であり，わが国ではあまり使われていない。

2. 高流量システム (High-Flow Oxygen System)

患者の1回換気量以上の酸素ガスを供給する方法。患者の呼吸パターンに関係なく設定した濃度の酸素を吸入させることができる。なお，ここでいう高流量とは患者が必要とする1回換気量以上の酸素ガスを供給する意味であり，酸素流量計の高低を意味しない。

この方式はベルヌーイの原理に基づいたベンチュリ効果を利用した装置を使う。配管からの酸素流量と，マスクから出てくる空気と酸素の混合ガスのトータル流量は設定酸素濃度毎に異なり図4に示す関係になる。

通常，成人患者では混合ガスのトータル流量が30ℓ/分以上になるよう図4をみて酸素流量と設定酸素濃度を決める。図4からわかるように，設定酸素濃度を60％以上にすると，トータル流量は30ℓ/分以下になり，患者は不足分をマスク周囲の空気を吸入することで補う。そのため，実際の吸入酸素濃度は設定値以下になる。このように，適切な酸素流量であれば，患者は常に一定濃度の酸素を吸入することができる。

1) ベンチュリマスク（図5）

24％〜50％までの酸素を供給できる。各濃度毎にアダプターが用意されており，トー

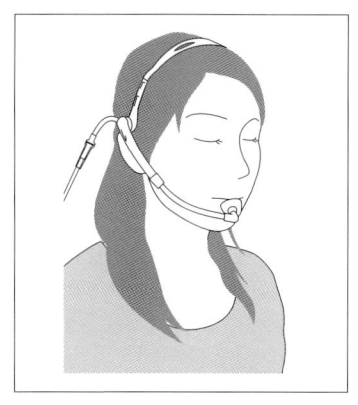

図3　オキシアーム

表4　オキシアームを使用したときの酸素流量と吸入酸素濃度の目安

酸素流量(ℓ/分)	吸入気酸素濃度の目安(％)
1	21〜27
2	28〜31
4	32〜35
6	36〜39
8	40〜43
10	44〜47

タル酸素流量が30ℓ/分になるように推奨する酸素流量が記載（印刷）されている。

2) ネブライザー機能付マスク（インスピロンネブライザー®，アクアパックネブライザー®）

吸入酸素濃度は24〜100％までダイヤル設定可能である。一見，高濃度酸素吸入が可能であるかのように錯覚するが，ベンチュリ効果を使用した装置であるため，実際の吸入酸素濃度はせいぜい60％である（図4参照）。つまり，設定酸素濃度を70％以上にしても，成人患者では総流量が不足するため実際の吸入酸素濃度は70％以下になる。ただし，1回吸気量が少ない小児や乳幼児などでは60％以

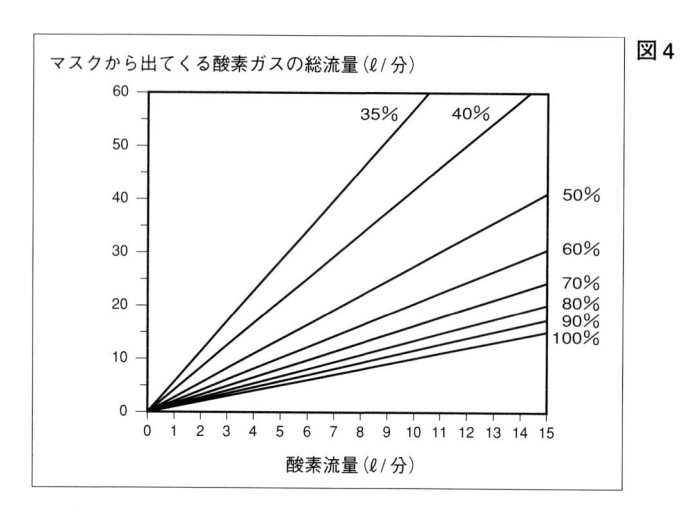

図4 酸素流量とマスクからでてくる総流量の関係
ここで，設定酸素濃度を100％にし，酸素を15ℓ/分流すと，マスクからでてくる総流量は15ℓ/分になる。同様に設定酸素濃度を60％で，酸素15ℓ/分流すと総流量は30ℓ/分になる。成人患者の場合，総流量は最低でも30ℓ/分必要である。わが国で使える酸素流量計の最大は15ℓ/分であるので，ベンチュリ効果を利用した酸素マスクやネブライザーで安定供給可能な酸素濃度の最大値は60％である。
宮本顕二：ネブライザー付酸素吸入器（インスピロンネブライザー，アクアパックネブライザー）で高濃度酸素吸入はできない．日本呼吸器学会雑誌　43：502-507, 2005.

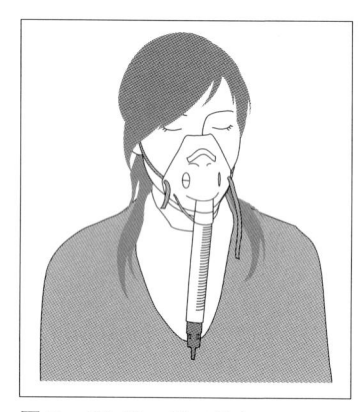

図5　ベンチュリマスク

上酸素を吸入させることができる。

3）酸素テント

高流量の酸素を酸素テント内に流す装置で，患者はテント内に入る。看護処置や診察毎にテント外の空気が混入するため，一定濃度の酸素を維持することは困難である。

3. リザーバー付マスクあるいは鼻カニュラ

高濃度酸素吸入ができるだけでなく，酸素節約機能をもつ。

1）リザーバー付マスク（図6）

呼気相はリザーバー（容量600mℓ）に酸素を蓄え，吸気相にリザーバーに溜まった酸素とチューブから出てくる酸素を吸入する。そのため，リザーバーとマスクの間，マスクの左右の穴にそれぞれ一方弁がついている。患者の1回吸気量が多いと（深呼吸やため息など）リザーバーにたまる酸素とチューブから流れる酸素では不足するため，マスクの左右の一方弁どちらか1つをはずして使用する。なお，呼気ガスの再吸入を防止するため，酸素流量は6ℓ/分以上にする。酸素流量と吸入酸素濃度の関係を表5に示す。

2）リザーバー付鼻カニュラ（図7A, B）

鼻カニュラの流出口のところにリザーバー（容量20mℓ）が付いたもの（オキシマイザー）と，ペンダントのように胸元にリザーバーが付いたもの（オキシマイザーペンダント）がある。リザーバー内の袋は薄い膜でできており，過度の加湿は水滴がつき，リザーバーとしての働きを妨げるので加湿器との併用は避ける。

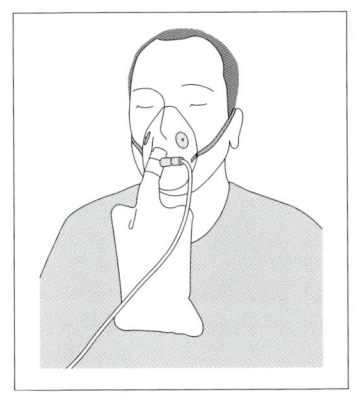

図6 リザーバー付マスク

表5 リザーバー付酸素マスクを使用したときの酸素流量と吸入酸素濃度の目安

酸素流量(ℓ/分)	吸入気酸素濃度の目安(%)
6	60
7	70
8	80
9	90
10	90〜

一方弁がマスク左右の穴の両方に付いた場合の濃度を示す。
一方弁が片側のみのマスクでは吸入酸素濃度はこの数値より低くなる。

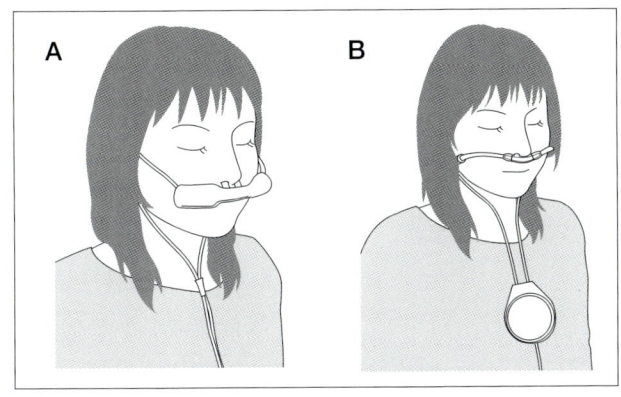

図7 リーザーバー付マスク
A：オキシマイザー®, B：オキシマイザーペンダント®

C. 在宅酸素療法

1. 適用基準

社会保険の適用基準を表6に示す。これをみてわかるように，慢性呼吸不全＝在宅酸素療法の適用ではない。安静時室内気吸入下のPaO$_2$が55 Torr以下は在宅酸素療法の絶対適応であるが，55 Torr〜60 Torrは睡眠時または運動負荷時にいちじるしい低酸素血症をきたすものが適用となる。また，低酸素血症を認めなくとも肺高血圧症や慢性心不全で基準を満たすものには在宅酸素療法が適用される。

2. 酸素供給装置

酸素濃縮器と液体酸素がある。酸素濃縮器が90％以上を占めている。

1) 酸素濃縮器

天然鉱物である多孔質の吸着剤（ゼオライト）に窒素を吸着させ酸素を分離させる装置。理論上95.5％の高濃度酸素を得ることができる。ゼオライトに加圧した空気を流すと窒素が吸着され，減圧した空気を流すと逆に吸着

表6 社会保険の在宅酸素療法の適用基準　平成16年4月改定

1. チアノーゼ型先天性心疾患
2. 高度慢性呼吸不全例
   在宅酸素療法導入前に動脈血酸素分圧55mmHg以下の者および動脈血酸素分圧60mmHg以下で睡眠時または運動負荷時にいちじるしい低酸素血症をきたす者であって,医師が在宅酸素療法を必要であると認めたもの.
3. 肺高血圧症
4. 慢性心不全
   医師の診断により,NYHA Ⅲ度以上*であると認められ,睡眠時チェーンストークス呼吸がみられ,無呼吸低呼吸指数(1時間当たりにの無呼吸数および低呼吸数をいう)20以上であることが,睡眠時ポリグラフィー上確認されている症例

＊New York Heart Association (NYHA) 分類Ⅲ度:身体活動を軽度ないし高度に制限する必要のある心疾患患者.安静時には快適であるが日常の軽い身体活動でも,疲労・動悸・息切れ・狭心症状がおこる.

した窒素が放出される.減圧と加圧を繰り返すことにより半永久的に使用できる.この原理からわかるように,酸素濃縮器を使用しても室内の酸素濃度が上昇することはない.

2) 液体酸素

家庭用に大きな液体酸素ボンベ(親容器)を設置し,そこから気化した酸素を吸入する.携帯用酸素ボンベ(子容器)に液体酸素を充填し,それを家庭内で使用することも可能である.親器,子器ともに完全密閉型でないため酸素が自然蒸発する.そのため,使用量が少なくても最低月2～3回は液体酸素を充填した親器との交換が必要である.親容器から子容器に液体酸素を充填するときには,火気(暖房器,ガスコンロ)から5m以上離れている必要がある(充填時以外は2m以上).電気代もかからず,携帯用子器の連続使用時間も長いなどの利点があるが,親器の交換に要する問題等のため普及率は10％に満たない.

3) 携帯用酸素供給装置
a) 小型酸素ボンベ

在宅酸素療法患者が外出するときに使用する.ボンベはエポキシ樹脂を含浸させたガラス繊維でできており,大変軽い.通常,運搬用カートに載せて使用する.

b) 小型液体酸素ボンベ(子容器)

液体酸素を小さな携帯用容器に入れて持ち運ぶ.酸素流量が2ℓ/分では約7～8時間酸素を吸入できる.最近はデマンドバルブ(後述)を内蔵し,より小型のものが開発されている.

4) 呼吸同調酸素供給装置（デマンドバルブ）

携帯用小型酸素ボンベの連続使用時間延長を目的にデマンドバルブが開発され実用化されている.この原理は,吸気開始に鼻腔内の陰圧を鼻カニュラを介して感知し,一定量の酸素を短時間に流す.吸気後期と呼気中は酸素が流れないため,酸素ボンベの使用時間が延長する.酸素供給方法は装置毎に異なっている.そのため,通常の鼻カニュラを使った場合の酸素流量処方をそのまま同調器にあてはめることはできない.同調器使用下に運動

負荷（6分間歩行試験など）を行い，酸素流量を処方しなければならない。

D. 運動中における酸素吸入について

呼吸リハビリテーションのなかで運動療法はもっとも重要な位置を占める。一般に運動強度が強いほど，運動耐容能の改善も大きいといわれている。そこで，運動中に酸素を吸入することでより強い運動負荷が期待でき，事実，運動中の酸素吸入は運動に伴う低酸素血症を防止し，運動耐容能を向上させ，さらには多くの患者で運動にともなう息切れが軽減する。

しかし，長期的には酸素吸入の有無で運動耐容能の改善に，有意差はない。運動により低酸素血症が誘発される患者については，酸素吸入を行いながら運動療法を行う。ただし，酸素吸入により，より強度の運動を行っても，その効果はあまり期待できないということになる。

運動中の酸素吸入の目安はPaO_2が60以上を維持できる程度に酸素吸入させる。

E 飛行機内での酸素吸入について

通常の飛行機内は0.8気圧程度であるため。吸入気酸素分圧も低下し，PaO_2が低下する。PaO_2を計算すると，
$(760 \times 0.8 - 47) \times 0.21 = 118$，$PAO_2 = 118 - PaCO_2/0.8 = 68$ torr，$A-aDO_2 = 10$と仮定すると，PaO_2は58 Torrになる。そのため，地上で$PaO_2 \leq 70$ Torr，$FEV_1 < 50\%$予測値，$SpO_2 \leq 95\%$，50 m歩行で強い息切れを認める場合は，飛行機に搭乗可能かどうかを判定する必要がある。

文　献

1) Ed by BA Shapiro, RA Harrison, CA Trout, ed：Clinical Application of Respiratory Care. Year Book Medical Publishers Inc. London, 1978.
2) 宮本顕二：楽しく学ぶ肺の検査と酸素療法．メジカルビュー社，東京，2002.
3) 日本呼吸器学会，日本呼吸管理学会（編）：酸素療法ガイドライン．メディカルレビュー社，2006.

5. 呼吸管理の基礎知識

阿野正樹・鈴川正之（自治医科大学救急医学）

　安全で質の高い呼吸管理を行うためには呼吸生理や呼吸不全の病態の理解，パルスオキシメータ（酸素飽和度）やカプノメトリ（呼気終末炭酸ガス分圧），血液ガス分析などのモニタリング，胸部X線などの画像診断といった多くの知識が必要とされるが，これらについては他項で述べられているので，本項では人工呼吸管理に関連する基本的なテーマに絞ってまとめることとする。

A. 自発呼吸（陰圧呼吸）と人工呼吸（陽圧呼吸）

　自発呼吸ではおもに横隔膜の収縮によって胸腔を広げ，胸腔内の陰圧をさらに強めることによって肺胞内へ空気を流入させている。つまり陰圧呼吸である。横隔膜は，その特性として腹側より背側のほうが大きく動く。そのため，仰臥位での自発呼吸では換気は肺の背側の方が多い。肺血流も重力の影響で背側に多く分布するため，仰臥位での自発呼吸では換気と肺血流の分布が一致し，その結果，効率的なガス交換が行われている。しかし，とくに筋弛緩薬を用いた人工呼吸では，横隔膜は肺が器械的に押し広げられる結果として受動的に動かされているため，自発呼吸と比べて腹側の動きは大きくなるが，背側の動きは小さくなる。さらに，仰臥位では横隔膜の背側は腹腔内臓器の重量によって頭側へ圧排されているため，人工呼吸時の換気は腹腔内臓器による圧迫の少ない腹側により多くなり，肺血流は自発呼吸のときと同様，背側に多いため，換気・血流不均等分布が増大する（図1）。

　1920〜1950年代のポリオ流行時に広く用

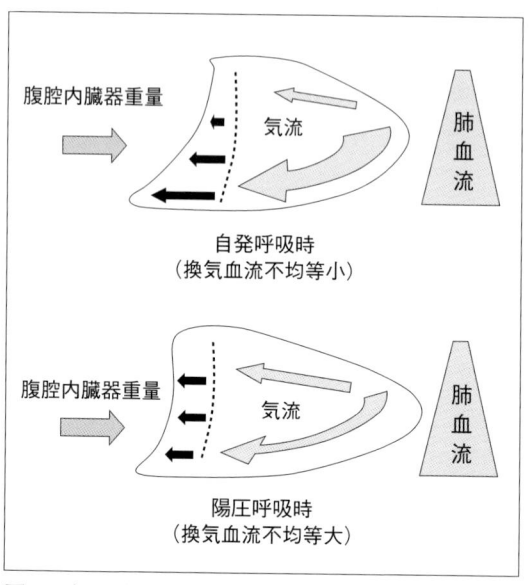

図1　自発呼吸と人工呼吸での横隔膜運動の違い
　体位は仰臥位，血流は重力の関係で背側が豊富。

いられた人工呼吸器はこのメカニズムを考慮して陰圧式人工呼吸器であった。タンクに患者の体を入れタンク内を陰圧にして肺に空気を流入させるため"鉄の肺"と呼ばれた。しかし，"鉄の肺"による人工呼吸では患者の体に直接触れることができない，肺が硬くなると十分な換気ができないなどの問題があった。ポリオが再流行した1950年代に陰圧式人工呼吸器が足りなくなったため気管切開下に用手的陽圧換気を行ったところ，"鉄の肺"による人工呼吸と比較して死亡率が減少した。これを契機に陽圧換気が人工呼吸の主流となった。しかし，陽圧換気は気道に陽圧をかけて肺を内から押し広げて空気を送り込むため，自発呼吸とは異なった呼吸様式である。さらに，陽圧換気中は胸腔内圧上昇により下大静脈が圧迫されるため静脈還流量が低下し，その結果，心拍出量も低下する。このように，陽圧による人工呼吸はあくまでも非生理的な換気でありガス交換においても循環動態においても自発呼吸に劣る可能性があるという認識を忘れてはならない（陽圧呼吸よりも自発呼吸のほうが血液ガスが良いことがある）。

B. 人工呼吸器関連肺障害と肺保護戦略

このように，この数十年に渡って陽圧人工呼吸が行われてきており，人工呼吸管理の目的は①ガス交換の改善，②肺容量の維持，③呼吸仕事量の軽減と考えられている。しかし一方，陽圧換気による合併症として肺損傷を起こすことが明らかとなった。1970年代に過大な換気量と気道内圧によって急性呼吸窮迫症候群（ARDS；acute respiratory distress syndrome）に類似した肺障害が起こり，過膨張と肺胞の虚脱―再膨張を繰り返す（shearing）ことがその原因であることが知られるようになった[1]。肺の正常な部分と異常な部分は混在して存在するため，一見妥当な1回換気量のようにみえても正常肺の過伸展を引き起こしている可能性もある。このような人工呼吸器関連肺障害（VILI；ventilator-induced lung injury）を防ぐためには，残存する正常肺を虚脱させないように気道内に十分な陽圧（PEEP；positive end expiratory pressure）をかけることと，正常肺の過伸展を防ぐ適切な気道内陽圧と1回換気量の組み合わせが必要である。NIH（National Institutes of Health）によるARDS Network trialでは1回換気量12ml/kg（PBW；predicted body weight）でプラトー圧を50cmH_2O以下に呼吸管理するよりも，1回換気量6ml/kgでプラトー圧を30cmH_2O以下に管理したほうが生存率が高かった[2]。1回換気量を減らすと血中二酸化炭素濃度が上昇する可能性があるが，重篤なアシドーシスや頭蓋内圧亢進を合併していなければ無理に正常化させずに高炭酸ガス血症は容認することも肺保護戦略の1つである（permissive hypercapnia）。日本呼吸器学会によるARDSガイドラインでは10ml/kg以下の1回換気量が推奨されている[3]。現時点で適切なPEEP値は明らかでないが，ARDS Network trialではSpO_2 88~95％を目標にFiO_2とPEEPを設定している[2]。

C. 人工呼吸モードの種類

最近の人工呼吸器には多彩なモードが搭載

```
                            人工呼吸が必要
                                 │
                         気管挿管が必要か？
              Yes ─────────────┴───────────── No
               │                               │
           挿管下人工呼吸                    非侵襲的陽圧換気法
     ┌─────────┼─────────┐                 ┌─────┴─────┐
  器械換気のみ  自発呼吸のみ  器械換気        CPAP      BiPAP
     │         │       ＋自発呼吸                   （CPAP＋PS）
     │         │           │
    A/C       CPAP       SIMV
             （＋PS）     （＋PS）
```

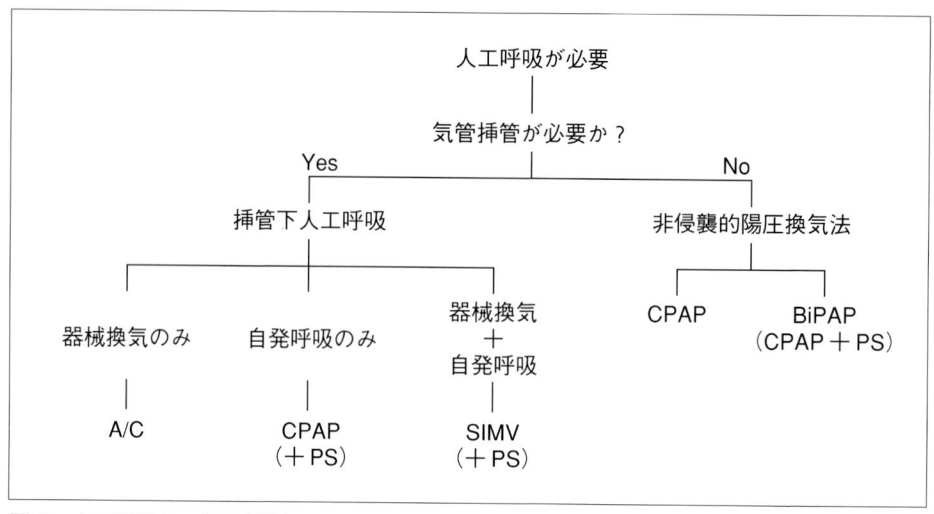

図2　人工呼吸モードの種類

され，さらに，機種によって設定しうるモードやその名称も異なり，これらをすべて理解することは容易なことではない。そこで，人工呼吸器モードの種類を**図2**にまとめた。かなり簡略化しているが，実際の臨床の場では，これだけ知っていれば多くの場合対応可能である。

1. 気管挿管が必要か？

最近は病態によってはマスクによる陽圧換気の有用性が確認され，積極的に行われている。意識がしっかりしていて気道が確保されている場合には，人工呼吸をするために気管挿管は必ずしも必要ではない。

2. 挿管下人工呼吸

患者の自発呼吸と器械換気をいかに組み合わせるかを考えて換気モードを選択する。

1）器械換気のみ

調節換気（A/C；Assist Control ventilation）
自発呼吸がまったくない場合に適応となる。吸気の開始，終了とも器械が決定する。従量式（VCV；volume control ventilation）と従圧式（PCV；pressure control ventilation）がある。

2）自発呼吸のみ

持続的気道内陽圧（CPAP；continuous positive pressure ventilation）

自発呼吸がしっかりしている場合に適応となる。吸気の開始，終了とも患者自身が決定する。気道内に持続的に陽圧をかけて肺胞の虚脱を防ぎ酸素化能を改善する。1回換気量が少なく，換気が十分でない場合には患者の吸気にあわせてPS（pressure support）を加えることによって患者の呼吸を補助する。

3）器械換気＋自発呼吸

同期式間欠的陽圧換気（SIMV；synchronized intermittent mandatory ventilation）

自発呼吸と器械による呼吸が併存する。つまり，自発呼吸に同期させて設定した回数だけ器械による強制換気が行われる。通常は設

定した回数の強制換気以外の自発呼吸にはPSをかける（SIMV + PS）。

　基本的な人工呼吸モードについて述べたが，SIMV + PSを理解していれば，あとはその応用である。SIMVで自発呼吸0ならA/Cと同じであり，SIMVの回数が0ならばCPAP + PSと同じである。現時点ではさまざまな病態に応じて特定の人工呼吸モードを推奨するガイドラインはなく，適切な酸素化と肺保護が達成されればいずれの人工呼吸モードを選択しても大きな差はないであろう[4]。気管の内径は約20mmあるが，一般的に使われる気管チューブの内径は7.0〜8.5mmである。このため，挿管下人工呼吸では自発呼吸と比べ気道抵抗が上昇する。患者の呼吸努力を増やさないために，どの換気モードでもPEEP 5cmH$_2$O，PS 5cmH$_2$O程度の陽圧はかけておくことが望ましい。

3. 非侵襲的陽圧換気法（noninvasive positive pressure ventilation ; NPPV）

　NPPVは1980年代に睡眠時無呼吸症候群に対するマスクCPAPの有効性が報告されて以来，人工呼吸器やマスクの進歩とともに1990年頃からは急性呼吸不全に対しても使用されるようになった。酸素化能の改善のみを目的に行うのであればマスクCPAPとして使用できるし，さらに換気を補助し呼吸仕事量を軽減させたければ吸気相陽圧（IPAP；inspiratory positive airway pressure）と呼気相陽圧（EPAP；expiratory positive airway pressure）を設定することで換気モードはCPAP + PSと同等となる。NPPVでは気道確保がされないという欠点はあるが，挿管操作に伴う声帯や喉頭の損傷，人工呼吸器関連肺炎などの合併症のリスクを回避でき，挿管手技に習熟していない場合でも速やかに陽圧換気が開始できる利点がある（表1）[5]。2006年6月には日本呼吸器学会から急性呼吸不全と慢性呼吸不全に対するNPPVガイドラインが発表された（表2）[6]。推奨度はあくまでもNPPVに習熟した施設で行われることが前提であることに注意する。

D. 人工呼吸器関連肺炎

　先に述べたようにVILIの理解により人工呼吸戦略が変わったが，もう1つの人工呼吸に関連した重要な合併症が人工呼吸器関連肺炎（VAP；ventilator-associated pneumonia）である。VAPは気管挿管による人工呼吸を開始

表1　NPPVの利点と欠点

利　点	欠　点
・挿管操作を必要としない ・鎮静薬をほとんど必要としない ・口腔内の清潔が保ちやすい ・人工呼吸器関連肺炎の回避 ・食事が可能 ・会話が可能なため患者の状態変化に気づきやすい	・気道確保がされていない ・高い気道内圧がかけられない ・喀痰の吸引が困難 ・軽症とみられてしまうことがある

表2 NPPVガイドライン（日本呼吸器学会）

急性呼吸不全

病態		推奨度	エビデンスレベル
COPD急性増悪		A	I
喘息		B	II
肺結核後遺症の急性増悪		A	IV
間質性肺炎		C	V
心原性肺水腫		A	I
胸郭損傷		B	III
人工呼吸離脱支援	COPD症例	B	II
	COPD以外	C	II
免疫不全に伴う急性呼吸不全	成人	A	II
	小児	C	IV
ARDS／ALI		C	IV
重症肺炎	COPD合併あり	B	II
	COPD合併なし	C	III

慢性呼吸不全

病態	推奨度	エビデンスレベル
拘束性換気障害	C	IV
COPD（慢性期）	C	IV
慢性心不全におけるCheyneStokes呼吸	B	II
肥満低換気症候群	A	I
神経・筋疾患	B	II

推奨度
 A：行うことを強く推奨する
 B：行うことを推奨する
 C：推奨する根拠がはっきりしない
 D：行わないように勧められる

エビデンスレベル
 I：システマティックレビュー，メタアナリシス
 II：1つ以上のランダム化比較試験
 III：非ランダム化比較試験による
 IV：分析疫学的研究
 　（コホート研究や症例対象研究による）
 V：記述研究（症例報告やケース・シリーズ）による

して48時間以降に発症する肺炎で，その発症率は人工呼吸日数に比例して上昇する．VAPは発症時期により起因菌が異なり，早期型VAPと晩期型VAPに分類される[7]．早期型VAPとは気管挿管後2日〜4日で起こり，起因菌では肺炎球菌やインフルエンザ菌が多い．晩期型VAPは気管挿管して5日以降に起こり起因菌として黄色ブドウ球菌や緑膿菌の占める割合が増える．VAPの発症によって入院期間が延長し医療費も増加することが示されており，その予防は重要である．人工呼吸器に起因するのではなく気管チューブのカフ周囲に貯留した咽頭分泌物の垂れ込みが原因となるため，NPPVがVAP予防に有効であるとする報告も多くみられる[8]．声門機能が保たれていれば気管切開も有用かもしれない．胃内容の誤嚥を防ぐため，人工呼吸は仰臥位ではなく30〜45度の半座位（semirecumbent position）で行う．仰臥位と比較して半座位での人工呼吸はVAPの発症率が低下することが示されている[9]．

文　献

1) Zwillich C, Pierson DJ, Creach C et al.: Complications of assisted ventilation. Am J Med 57：161-170, 1974
2) The Acute Respiratory Distress Syndrome Network: Ventilation with lower tidal volumes as compared with traditional tidal volumes for acute lung injury and tne acute respiratory distress syndrome. N Engl J M 342：1301-1308, 2000.
3) 社団法人日本呼吸器学会ARDSガイドライン作成委員会（編）：ALI/ARDS診療のためのガイドライン，社団法人呼吸器学会，2005.
4) Marini JJ, Wheeler AP：Critical Care Medicine

Third Edition, Lippincott Williams & Wilkins, 2006.
5）大井元晴，鈴川正之（編）：NPPVマニュアル，南江堂，2005.
6）社団法人日本呼吸器学会NPPVガイドライン作成委員会（編）：Noninvasive Positive Pressure Ventilation（NPPV）ガイドライン，南江堂，2006.
7）George DL, Falk PS, Wunderink RG, et al.：Epidemiology of ventilator-associated pneumonia based on protected bronchoscopic sampling. Am J Respir Crit Care Med 158：1839-1847, 1998.
8）Hess DR：Noninvasive Positive-Pressure Ventilation and Ventilator-Associated Pneumonia. Resp Care 50：924-931, 2005.
9）Drakulovic MB, Torres A, Bauer TT et al.：Supine body position as a risk factor for nosocominal pneumonia in mechanically ventilated patients：a randomised trial. Lancet 354：1851-1858, 1999.

第 3 章
呼吸リハビリテーションに必要なアセスメント

1. 身体診察
2. 呼吸困難
3. 栄養
4. 胸部画像所見
5. 血液ガス分析
6. パルスオキシメータ
7. 換気機能
8. 呼吸筋力
9. 四肢筋力
10. 運動負荷試験
11. ADL
12. 健康関連 QOL
13. 抑うつ・不安
14. 人工呼吸中のモニタリング

1. 身体診察

仲村秀俊（東京電力病院内科）
石坂彰敏（慶應義塾大学医学部呼吸器内科）

　身体診察は，病歴，臨床症状に続き，呼吸リハビリテーション開始時のアセスメントとして必須であり，進捗状況の評価にも有用である。呼吸リハビリテーションの適応は多岐にわたるが，一般に中高年の慢性呼吸器疾患患者が対象となる。これを踏まえ，身体診察では慢性呼吸器疾患による呼吸状態の把握，肺高血圧，右心不全徴候の有無，呼吸循環状態に影響を及ぼす気道感染症，貧血，肝硬変，悪性疾患などの有無，運動療法の支障となりうる心疾患（狭心症，不整脈など），四肢の筋力低下，関節拘縮の有無などの評価が必要である。身体診察項目は多数にのぼり，それらの客観的記載と経時変化の比較は必ずしも容易ではないが，呼吸状態の変化は注意深い身体所見の観察により血液ガスなどの検査データに先行して把握されることもまれではない。ここでは呼吸リハビリテーションとの関連に焦点をあて，表1に掲げた項目について解説する。

A. 体格

1. 測定項目：身長，体重

BMI（body mass index），％IBW（ideal body weight）などが指標として用いられる。COPDなどによる慢性呼吸不全に伴ういそうの評価は重要である。浮腫を伴う体重増加は心不全徴候と考えられる。また，肥満者では運動療法の禁忌となりうる虚血性心疾患の評価も必要である。

B. バイタルサイン

1. 測定項目：体温，血圧

　体温が1℃上昇すると酸素消費と二酸化炭素産生が約10％増加する。したがって，発熱時には脈拍数と分時換気量の増加がみられる。また，循環不全が存在すると中枢温（腋窩温，直腸温など）と末梢温（末梢皮膚温など）に7℃以上の差がみられる場合がある。

　血圧は主として心拍出量，循環血液量，末梢血管抵抗により決定される。低血圧は心機能低下，脱水，出血，敗血症などでみられる。高血圧は輸液過剰，交感神経興奮時などにみられる。低酸素，高二酸化炭素血症の初期にはカテコラミンの遊離が促進され血圧は上昇するが，遷延すると低血圧となる。重症高血

表1 呼吸リハビリテーションで行うべき身体診察

診察部位	測定項目	視診	触診	打診	聴診
体格	・身長・体重 ・体温				
バイタルサイン	・血圧	・意識レベル ・呼吸数・リズム	・脈拍数・リズム		
頭頸部		・眼瞼・眼球結膜 ・口唇・舌 ・咽頭・扁桃 ・顔面浮腫,頸静脈怒張 ・補助呼吸筋使用	・気管偏位 ・リンパ節腫脹 ・補助呼吸筋肥大		・気管呼吸音
胸部		・胸郭変形 ・呼吸運動（胸腹部運動の協調性,呼気時間延長,補助呼吸筋使用など） ・表在静脈怒張	・視診所見の確認	・肺野の含気 ・横隔膜位置 ・心濁音界	・正常呼吸音の強弱（気管支呼吸音,肺胞呼吸音） ・呼吸副雑音（連続性ラ音,断続性ラ音） ・心拍数・リズム ・心音（I-IV音）の強弱 ・心雑音（収縮期,拡張期雑音）
腹部		・腹部周囲筋緊張 ・表在静脈怒張	・腹部周囲筋緊張 ・肝脾腫 ・腹水		
四肢		・ばち状指 ・爪床色	・筋力・関節可動域 ・下腿浮腫 ・片側下腿の腫脹,圧痛		

圧はリハビリ開始前にコントロールを要する。

2. 視診：意識レベル，呼吸数・リズム

　低酸素，高二酸化炭素血症と関連した意識レベルの評価は重要。低酸素血症では不穏，不眠などが出現し，重篤になると錯乱，昏睡，徐脈，ショックとなる。高二酸化炭素血症では頭痛，傾眠から始まり，進行すると混迷，昏睡状態となる。呼吸数は1分間に12～16回/分が正常で24/分以上の頻呼吸では慢性または急性呼吸不全が疑われる。呼吸回数の減少は脳圧亢進，薬物中毒などでみられる。

3. 触診：脈拍数・リズム

　頻脈は低酸素血症，右心不全，気道感染症，貧血などに伴い出現しやすい。交感神経が刺激される状態として，疼痛，運動，発熱，低血圧，低カリウムなどでも頻脈となる。徐脈

の原因としては，低体温，迷走神経刺激，脳圧亢進，心機能低下，重症低酸素血症などがある．不整脈がある場合，脈拍数は心拍数より少ないことがある．不整脈が顕著な場合，リハビリ開始前にホルター心電図などでの評価が望ましい．

C. 頭頸部の診察

1．視診：眼瞼・眼球結膜，口唇・舌，咽頭・扁桃，顔面，頸静脈，補助呼吸筋

眼瞼，眼球結膜視診により貧血，黄疸の有無をチェック．

口唇視診によりチアノーゼの有無，舌，口唇の観察により脱水所見の有無を判定する．低酸素血症による中心性チアノーゼは口唇に現れやすい（還元ヘモグロビン 5g/dl 以上）．咽頭部の視診では上気道感染の有無，扁桃腫大，咽頭狭小の有無などをチェックする．顔面浮腫の有無，半座位での外頸静脈視診により右心不全徴候について判定する．

頸部筋群（胸鎖乳突筋，斜角筋，僧帽筋）の吸気時収縮は呼吸不全時，とくに重症COPDによる肺過膨張時に顕著に認められる．COPDでは胸鎖乳突筋，拘束性肺疾患では斜角筋の肥大が著明であるといわれている．

2．触診：気管，リンパ節，補助呼吸筋

気管の偏位が気胸，無気肺，胸水，腫瘍などでみられることがある．頸部，鎖骨上窩リンパ節触診により感染症，悪性疾患などの検索を行う．補助呼吸筋の肥大を触診により確認する．

3．聴診：気管呼吸音

上気道狭窄などを評価する．

D. 胸部の診察

1．視診：胸郭変形，呼吸運動，表在静脈

脊椎カリエス等による側弯，亀背，胸郭形成術による陥没胸なども呼吸不全の原因として重要である．重症肺気腫では，ビア樽状胸郭とよばれる胸郭前後径の増大がみられる．

チェーン・ストークス呼吸では重症左心不全による循環時間の遅延や中枢神経疾患が原因で過換気と低換気を周期的に繰り返す．呼気の延長は喘息，COPDなどで認められる場合がある．正常では，吸気：呼気比は1：1.5〜2，重症COPDでは口すぼめ呼吸がみられ，呼気時間の延長は顕著となる．呼吸困難が重篤になるにつれて，補助呼吸筋の使用は胸鎖乳突筋，斜角筋などの頸部筋から大胸筋，小胸筋，広背筋などの肩甲帯周囲筋へ広がってゆく．正常では胸部・腹部の呼吸運動に時間的ずれはほとんどみられないが，横隔膜平低化が重篤な例では，吸気時に下部肋骨が内方へ移動する奇異性運動（Hoover's sign）がみられる．さらに横隔膜が筋疲労をきたすと，仰臥位で吸気時に腹壁が陥凹する奇異性呼吸（abdominal paradox）がみられる．

胸部表在静脈の怒張は右心不全を示唆する．

2．触診：視診所見の確認を行う

3. 打診：肺内病変，横隔膜位置，心濁音界

　胸部の打診により気胸，肺気腫，胸水，無気肺，肺炎などの存在が示唆される。肺肝境界を確認し横隔膜位置を知ることにより，肺気腫における過膨張所見や横隔神経麻痺などが推定できる。肺気腫では心濁音界辺縁が不明瞭となる。

4. 聴診：呼吸音，心音

　正常呼吸音は気管支呼吸音と肺胞呼吸音に分類される。肺胞呼吸音は主として吸気時に広い範囲の肺野で聴取される。気管支呼吸音は吸気，呼気ともに聴かれるが，気管，気管支の走行に近い胸壁および背部肩甲骨間など，聴取部位は限られている。肺気腫が重症化するにつれて肺胞呼吸音の減弱が顕著となってくる。気胸，無気肺，胸水などでも呼吸音は減弱する。副雑音は連続性ラ音（高調のwheeze と低調の rhonchus），断続性ラ音（高調の fine crackle と低調の coarse crackle）に分類される。COPD 患者では呼気時に連続性ラ音を聴取する場合がある。気管支喘息で症状出現時には wheeze を聴取する。しかし，重症発作では高度の気道狭窄のため呼吸音，ラ音共に減弱するので注意を要する。吸気終末の fine crackle は肺線維症に特徴的である。coarse crackle は肺炎，気管支拡張症，心不全などで主として吸気時に聴かれることが多い。心不全では wheeze を伴い，喘息と鑑別が困難なこともある。

　呼吸器疾患患者では肺高血圧に伴うⅡpの亢進，心不全合併に伴うⅢ，Ⅳ音の聴取に注意する。Ⅲ音は若年者で生理的に聴取されることもある。肺高血圧では収縮期逆流性雑音（三尖弁閉鎖不全），拡張期逆流性雑音（Graham Steel 雑音：肺動脈弁閉鎖不全）を聴取する場合がある。

E. 腹部の診察

1. 視診：表在静脈，腹部周囲筋

　腹部表在静脈の怒張は門脈圧亢進（肝硬変など）を示唆する。腹部周囲筋の緊張は横隔膜平低化，口すぼめ呼吸などに伴う呼吸努力の存在を示す。

2. 触診：肝，脾，腹水，腹部周囲筋

　触診により肝腫大（右心不全徴候），脾腫（肝硬変など），腹水の有無，腹部周囲筋の緊張などを評価する。

F. 四肢の診察

1. 視診：指，四肢

　ばち状指は慢性呼吸器疾患（肺癌，気管支拡張症，肺線維症など），チアノーゼ性先天性心疾患，肝硬変などで出現する。爪床の視診によりチアノーゼ，貧血の有無を判定する。循環不全による末梢性チアノーゼは手指，足指に現れやすい。四肢の筋肉の観察により筋萎縮の有無を評価する。

2. 触診：四肢，腋窩，鼠径部，下腿

　リハビリ開始に際しては，四肢の筋力と関節可動域を判定する。腋窩，鼠径部の触診に

よりリンパ節腫脹の有無を判定する。前頸骨部，足背の触診により浮腫の有無を判断し，心不全合併について評価する。一方，片側下腿の腫脹，圧痛，Homans徴候（足関節背屈時の腓腹筋痛）が認められる場合には深部静脈血栓症の存在が疑われ，精査を要する。

文　献

1 ）日本呼吸ケアネットワーク：呼吸アセスメント．メジカルビュー社，2006.
2 ）本間生夫，田中一正，柿崎藤泰：呼吸運動療法の理論と技術．メジカルビュー社，2003.
3 ）千住秀明：呼吸リハビリテーション入門（第4版）．神陵文庫，2004.
4 ）兵庫医科大学呼吸リハビリテーション研究会：包括的呼吸リハビリテーション．メディカ出版，2003.
5 ）高橋仁美，宮川哲夫，塩谷隆信：動画でわかる呼吸リハビリテーション，中山書店，2006.
6 ）鈴木俊介，木田厚瑞：呼吸器疾患の診かた考えかた．中外医学社，1999.
7 ）永井厚志，大田　健，飛田　渉：呼吸器病 New Approach1　症候からみた診断へのアプローチ．メジカルビュー社，2001.
8 ）松岡　健：基本的臨床技能ヴィジュアルアート．医学書院，2003.

2. 呼吸困難

本間生夫（昭和大学医学部第二生理学教室）

呼吸困難は動的，静的を含め呼吸運動に伴い生じる呼吸の不快感である。呼吸困難は痛みと共に不快な感覚の中でももっとも苦痛な感覚である。とくに呼吸困難は呼吸が止まると死につながるという恐怖を伴い，呼吸困難で苦しむ患者は常に死への不安とも戦っていかなくてはならない。呼吸困難は予後を決定しているともいわれている。したがって常に呼吸困難に苦しむ患者にはそれを和らげる方策を考えてあげなくてはならない。ただし呼吸困難が生じるのは，警告サインの表れでもある。病態が非常に悪いのに呼吸困難がなく，病院にくる時期を逸し，手遅れになることもある。このようにサインとしての呼吸困難は病変の治療のために必要なものであるが，多くの場合呼吸困難を和らげることが「生活の質」の向上に役立っている。

A. 呼吸困難感とは

呼吸困難は感覚である。現在脳研究が盛んに行われ，ヒトの脳に関しても多くの新知見が出てきている。感覚の脳内機構もかなりわかってきており，呼吸困難に関しても脳内機構の論文が出てきている。呼吸困難の定義もそろそろはっきりしなくてはならない。呼吸困難が起こっているときには感覚ばかりでなく呼吸運動，呼吸機能も変化する。ここではそれらすべてを合わせて呼吸困難と呼び，感覚機構についてのみ取り上げる場合にはわかりやすく呼吸困難感とする。

呼吸困難感にも種類があり，それらは呼吸困難感を発生させる病態の変化に対応しているのではないか，という視点から細かく感覚の表現を分類した研究がある。Simonらは呼吸困難感を19の表現に分類した[1]。「空気が入っていかない」，「息をするのに努力がいる」，「空気が不足している」，「息が詰まる」，「息が重い」，「深く吸えない」，「息をしている感じがしない」，「胸が硬い」，「もっと吸いたい」，「窒息しそう」，「息が止まる」，「あえぐ」，「胸が締め付けられる」，「息が速い」，「息が浅い」，「もっと吸っている感じがする」，「充分吸えない」，「息が吐けない」，「注意しないと息ができない」という19の感覚である。かなり細かくて違いがはっきりわからない表現もあるが，正常者に病態につながる8種類の刺激をして呼吸困難感を誘発し，上記19の表現からもっとも適当なものを選ばせた[1]。刺激は①息こらえ，②CO_2，③低換気，④抵抗負荷，

⑤弾性負荷，⑥機能的残気量の増加，⑦1回換気量の減少，⑧運動負荷である。その結果「呼吸が速くなる」と感じた表現は②CO₂，⑥機能的残気量の増加，⑦1回換気量の減少，⑧運動負荷。「息を吐きたい」感覚は，⑥機能的残気量の増加のみ。「注意しないと息ができない」感覚は，③低換気と⑦1回換気量の減少。「呼吸が浅い」感覚は，⑦1回換気量の減少。「息をするのに努力がいる」感覚は，②CO₂と④抵抗負荷。「空気が不足している」感覚は，①息こらえ，③低換気，④抵抗負荷，⑤弾性負荷。「息が重い」感覚は，⑧運動負荷である。このように呼吸困難感には異なる感覚が含まれ，この質的違いは異なる疾病にも適応されてきている[2]。しかしその分類はかなり細かく，とくに感覚上分けることが不可能なものも多く，実際に適応させていくには無理な面も多い。なぜならそれぞれ疾病の病態が決して単一の刺激で生じているわけではないからである。単一の刺激とその感覚の脳内機構が明らかになって初めていえることである。

B. 呼吸困難感と受容器

　一般的に感覚神経機構には受容器とそれを刺激する適当刺激，求心活動を受け統合し，感覚を認知する中枢機構の存在が必要である。呼吸困難感には視覚での光刺激という適当刺激を受ける光受容体や，聴覚での音刺激という適当刺激を受容する受容体のように一種類に定まったものは存在していない。しかし呼吸困難感は感覚であるので特異的受容器を探る研究は数多く行われている。対象となる受容器は機械的受容器と化学的受容器である。機械的受容器としては気道・肺に存在するものと胸壁に存在するものが候補となる。適当刺激としては気流による圧変化あるいは胸壁の広がる伸展である。

1. 気道の機械的受容器

　気道には3種類の機械的受容器が存在している。1つは肺伸展受容器と呼ばれるものである。pulmonay stretch receptorという言葉から頭文字をとってPSRと呼ばれている。この受容器は伸展受容器であり，伸展されたときに強く活動する。その活動は迷走神経を上行し延髄の呼吸中枢へと入力していく。肺伸展受容器の活動は求心路の迷走神経から記録される。線維は有髄神経線維であり伝導速度は速い。PSRは気管支が左右に分かれるところから先に密に存在している。肺のインフレーション (inflation) により伸展され活動する。またインフレーションが続いている間中活動しているのでこのタイプの受容器を遅順応型受容器と呼ぶ。この受容器の生理作用として有名なのが「ヘーリング-ブロイエル吸息抑制反射」と呼ばれているものであり，吸息で肺が膨らむとPSRが高まり，吸息を抑制し呼息に移行させるのである。この受容器の活動が呼吸の感覚，とくに呼吸困難感に関わるかどうかの研究は難しい。Eldridgeらは両側肺移植患者においてbreath holdingをさせた時の呼吸困難感を正常な人と比較した。この患者では迷走神経は働いておらず，したがってPSRの活動は中枢に届けられない。両側肺移植を受けた患者ではbreath holding time（息こらえ時間）は正常人に比べ短く，高CO₂による呼吸困難感も感じやすくなっていた[3]。

　また動物実験において，延髄より上位の感

覚系の中継点である視床に呼吸運動に同期して発火する神経細胞をみつけ，その活動が肺のインフレーションにより抑制されることも示した[4]。すなわちPSRの上行活動は呼吸困難感を抑制する可能性がある。ただ肺迷走神経は働いている心臓移植のみ行った患者においても呼吸困難感は高まっており，PSRが真に呼吸困難感に関わるかどうかは依然としてはっきりしていない。

気道にはPSRのほかに2つの機械的受容器が存在している。イリタント受容器とC—線維末端である。いずれも刺激性の化学物質にも反応するので純粋な機械的受容器ではない。イリタント受容器はPSRと同様迷走神経内の有髄線維を伝導するが，機械的刺激に反応しすぐ順応してしまう。そこでこの受容器は速順応型受容器と呼ばれている。一方C—線維末端は受容器としての特別な形態を示していない。機械的刺激に対しては速順応型であり，イリタント受容器と違うのは伝導する迷走神経内の線維が無髄線維であるということである。無髄線維は伝導速度が遅い。これらの受容器は呼吸を促進させる。肺のデフレーション（deflation）によく反応する。また肺水腫などでも高まる。呼吸困難感に関してもこれらが肺気道受容器では有力な候補になっている。上気道の局所麻酔投与により気道の受容器の活動をブロックすると，運動により誘発させた呼吸困難感を抑制した，という報告がある[5]。また呼吸困難感が強いため，運動が制限されているCOPD患者において，気道を局所麻酔薬でブロックすると運動耐容能が上がるという報告もある。このように気道・肺に存在する受容器には呼吸困難感を高める受容器と弱める受容器が存在している可能性がある。しかしそれらの活動が脳内でいかに処理され感覚に結びついているかの研究はまだ行われていない。

2. 胸壁の機械的受容器

胸壁にも呼吸困難感に関係する受容器が存在している。とくに呼吸筋には呼吸運動を調節する機械的受容器が存在し，筋紡錘と呼ばれている。筋紡錘は骨格筋には必ず存在する受容器であるが，とくに肋間筋に密に存在している。その興奮は筋紡錘内の1次終末からIa求心性線維を上行し，脊髄に入力していく。また2次終末からはII求心性線維を上行していく。両受容器とも伸展などの機械的刺激に反応する。1次終末はとくにダイナミック（動的）な伸張に強く反応し，2次終末はスタティック（静的）な伸展に反応する。求心性神経は脊髄の同名筋に興奮性の入力を送るとともに上位脳にも活動を送っている。Ia求心性神経は脊髄の運動ニューロンに単シナプス性の結合をしており，反射性の収縮を引き起こす。肋間筋においては気道閉塞等により呼吸運動が妨げられると，反射性に強く呼吸筋を収縮させる反射が働く。これを負荷補償反射と呼んでいる。

この経路に最初に注目し呼吸困難感と結びつけたのはCampbellとHowellである[6]。彼らは呼吸筋の収縮に見合っただけの筋の短縮が起こらなかったときに呼吸困難感が生じる，という「長さ―張力不均衡」説をたてた。ただ彼らの考えはその「ずれ」を感知するシステムにまでは踏み込んでおらず，裏付けとなる実験的データも存在していない。筋紡錘からの求心性活動がその「ずれ」を感知するシステムと考えられる。

Hommaらは肋間筋の筋紡錘が関わる呼吸困難感について以下のような研究を行った。筋紡錘内の受容器は振動刺激によく反応する。またヒトの上位肋間は吸息肋間筋が，下位肋間は呼息肋間筋が優位に存在していることに着目し，吸息筋内の筋紡錘と呼息筋内の筋紡錘を分けて刺激することを可能にした。吸息時に吸息筋の存在する上位肋間を，呼息時に呼息筋の存在する下位肋間を刺激するin-phase vibration（IPV）と逆の相で刺激するout-of-phase vibration（OPV）が用いられた。これら2つの試技は異なる感覚を引き起こした。OPVでは呼吸困難感が発生したが，IPVでは逆に呼吸しやすい感覚が得られた。これは刺激により末梢の受容器の活動が高まることは同じでも，感覚に及ぼす効果が異なるsensory gating機構が存在すると考えられた。そこでこれを呼吸困難感発生の「中枢—末梢ミスマッチ」と呼んだ（図1）[7]。

呼吸困難感発生メカニズムのなかで胸壁からの振動刺激に反応する求心性活動の重要性はSchwartzsteinらも認めており，彼らは「出力と求心情報の解離」と呼んでいる[8]。求心性情報が出力の大きさに見合わず弱すぎる点を挙げている。したがって胸壁からの求心性活動を高めることで呼吸困難感が和らぐ可能性がある。ManningらはHommaらが示したIPVで高CO_2および気流抵抗負荷時に生じる呼吸困難感が和らぐと報告している[8]。EdoやFujieらもIPVで呼吸困難感が和らぐのは後述するsense of effort（努力感）を和らげるのではなく感覚求心路が行っていることを示し

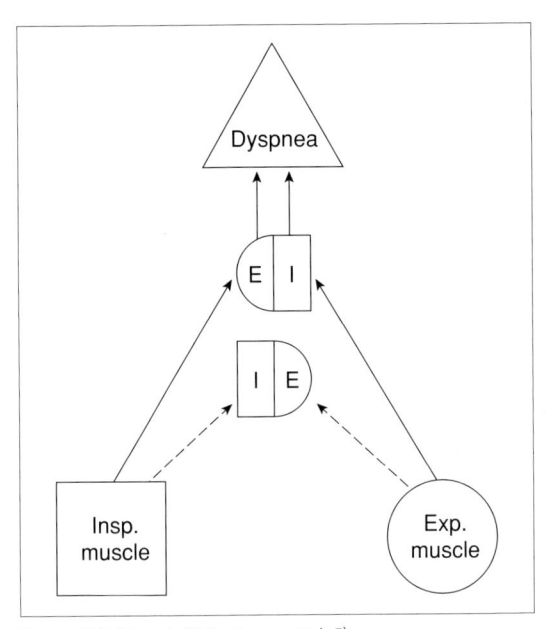

図1 「中枢—末梢ミスマッチ」[7]
Homma I, Obata T, Shibuya M, et al.: Gate mechanism in breathlessness caused by chest wall vibration in humans. J Appl Physiol, 56: 8-11, 1984.

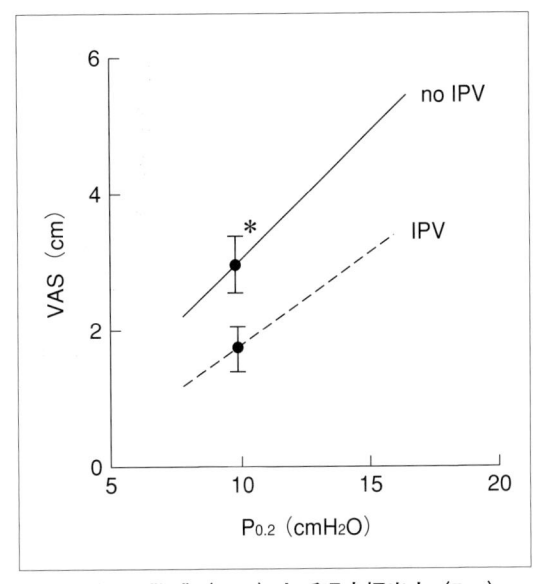

図2 呼吸困難感（VAS）と呼吸中枢出力（$P_{0.2}$）の関係[9]
中枢出力が強いほど呼吸困難感は高まるが，IPVを投与すると呼吸困難感が弱まる。

Edo H, et al.: Effects of chest wall vibration on breathless during hypercapnic ventilatory response. J Appl Physiol, 84: 1487-1491, 1998.

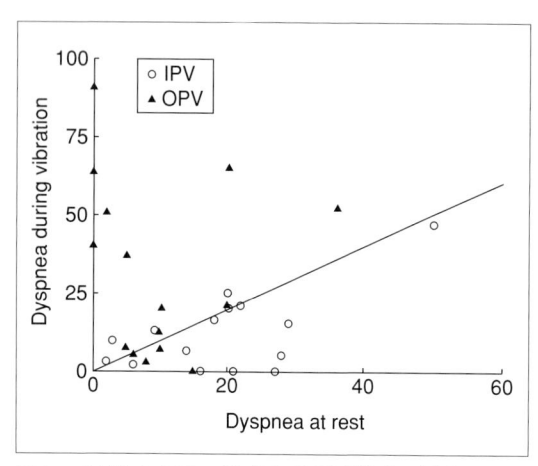

図3 15例のCOPD患者の呼吸困難感に対するIPV, OPVの効果[11]

IPVは白丸印、OPVは黒三角印で示す。斜線上はIPV、OPV前後で呼吸困難感は変わらない。IPVでは線より下にあり、呼吸困難感が和らいだことを、OPVでは線より上にあり、呼吸困難感が強まったことを示す。

Shibuya M, et al.: Effect of chest wall vibration on dyspnea in patients with chronic respiratory disease. Am J Respir Crit Care Med, 149 : 1235-1240, 1994.

た（図2）[9, 10]。またShibuyaらはCOPDの患者においてIPVが安静時呼吸困難を和らげること、また逆にOPVは呼吸困難感を強めることを示している（図3）[11]。

3. 化学的受容器

血液中のPCO_2, PO_2は頸動脈小体を中心とした末梢化学受容器で感受される。脳脊髄液中のPCO_2, PHは脳幹腹側部の中枢化学受容器で感受され、呼吸運動を調節している。しかしこれら受容器と感覚中枢との関連は明らかになっていない。呼吸器疾患では低酸素血症や高炭酸ガス血症が呼吸困難感と並列して生じることが多く、直接呼吸困難感に化学受容器が関係しないとしても、両者の関係は無視できない。とくにCO_2に関しては直接関わっていると考えられている。Banzettらは頸髄C3、C4が損傷を受けた人工呼吸器依存型の上位頸髄損傷患者でもPCO_2を感受でき、「空気不足感」を訴えるという結果を示した[12]。またChonanらは随意的に換気量を高め同時にCO_2を負荷した場合、換気出力は変わらなくても呼吸困難感がCO_2に応じて高まることを示した[13]。

CO_2が呼吸困難感を引き起こしている可能性は高い。しかし高炭酸ガス血症であっても、pHが代償されている慢性呼吸不全の患者では必ずしも呼吸困難感を訴えるわけではない。低酸素血症と呼吸困難感については前述したように多くの場合並列に動くが、低酸素血症がそれほどでないにも関わらず呼吸困難感が強いケースや、逆に低酸素血症が強いに関らず呼吸困難感が弱いケースなどまちまちである。ただ低酸素血症の患者に酸素吸入させると呼吸困難感が軽減することは多い。COPD患者に酸素を投与すると呼吸困難感の軽減と運動耐容能が改善するという報告もある[14]。

C. 呼吸性努力感覚

sense of effort（努力感）は筋肉に対する運動出力を直接感受することである。大脳の運動時における活動がそのまま感覚されるもので、末梢からの求心性活動は関係しない。四肢の筋肉において立てられた理論をそのまま呼吸出力に応用し、その出力が呼吸困難感であるとする考えである。しかし四肢の筋肉において立てられたこの考え方が呼吸感覚の、しかも呼吸困難感という異常感覚に当てはまるかどうかは疑問の残るところである。呼吸努力感に関する研究はKillianのグループによ

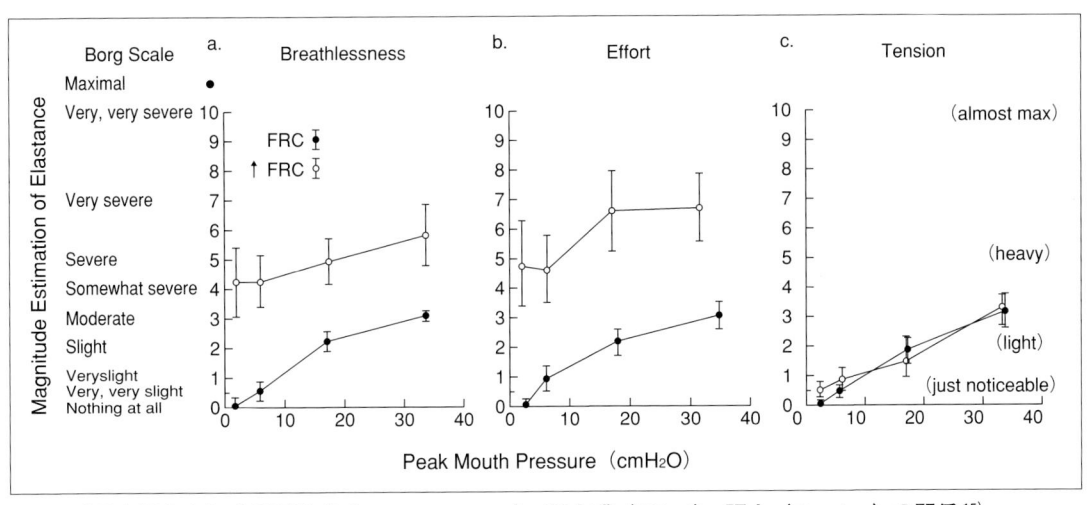

図4 呼吸中枢出力と呼吸困難感（Breathlessness），努力感（Effort），張力（Tension）の関係[15]
機能的残気量を高めると呼吸困難感と努力感は強まるが，張力は変わらない。
Killian KJ, Gandevia SC, Summer E, et al.：Effect of increased lung volume on perception of breathlessness, effort and tension. J Appl Physiol, 57：686-691, 1984.

り行われた。呼吸性努力感が末梢からの感覚情報を必要としないことは気流抵抗負荷，弾性抵抗負荷から求められた。気流抵抗負荷と弾性抵抗負荷を高めていくと呼吸努力感もそれにつれて高まってくる。このとき同じ負荷量であっても換気量が異なると努力感も変わってくることが示された[15]。すなわち呼吸に対する負荷量を認識するのは負荷量そのものではなく，その時変化する呼吸運動出力を認識する，ということである。感覚の強さの度合いは運動出力そのものであるという。FRCレベルを人為的に増加させ，吸息筋を短縮させた状態で同じ吸息運動を行わせると張力に対する感覚に差はないが，吸息筋を短縮させておいたときのほうが強い努力感が生まれる（図4）[15]。この努力感の増大は四肢の筋で確かめられた。重りを支えたときの努力感より筋弛緩剤で収縮を少しブロックして重りを支えたときの努力感の方が大きいのである[16]。つまり同じ負荷であっても筋肉疲労が起こっていたり，筋肉が短縮したりした状態から収縮させるほうが努力感は高まる。彼らはFRCの違いにより努力感が異なることを示したが，その努力感は張力に相関せず，呼吸困難感に相関していた。呼吸困難感と努力感が同一であるという根拠になっている[15]。しかし中枢機構がはっきりしていない現状においては反論も多い。過換気の状態では呼吸運動出力は高まっているが同じ過換気量でも運動によるものや高炭酸ガスによるもののほうが随意的過換気より呼吸困難感ははるかに強い[17,18]。呼気終末CO_2濃度を一定に保ちながら換気量を減少させると努力感は増大しないにもかかわらず呼吸困難感は強くなる[19]。努力感と呼吸困難感は必ずしも一致しない。

D. 呼吸困難感と脳

呼吸困難感はヒトでしか調べられないものであるが，最近ヒトの脳の機能局在を探る非

pattern 1

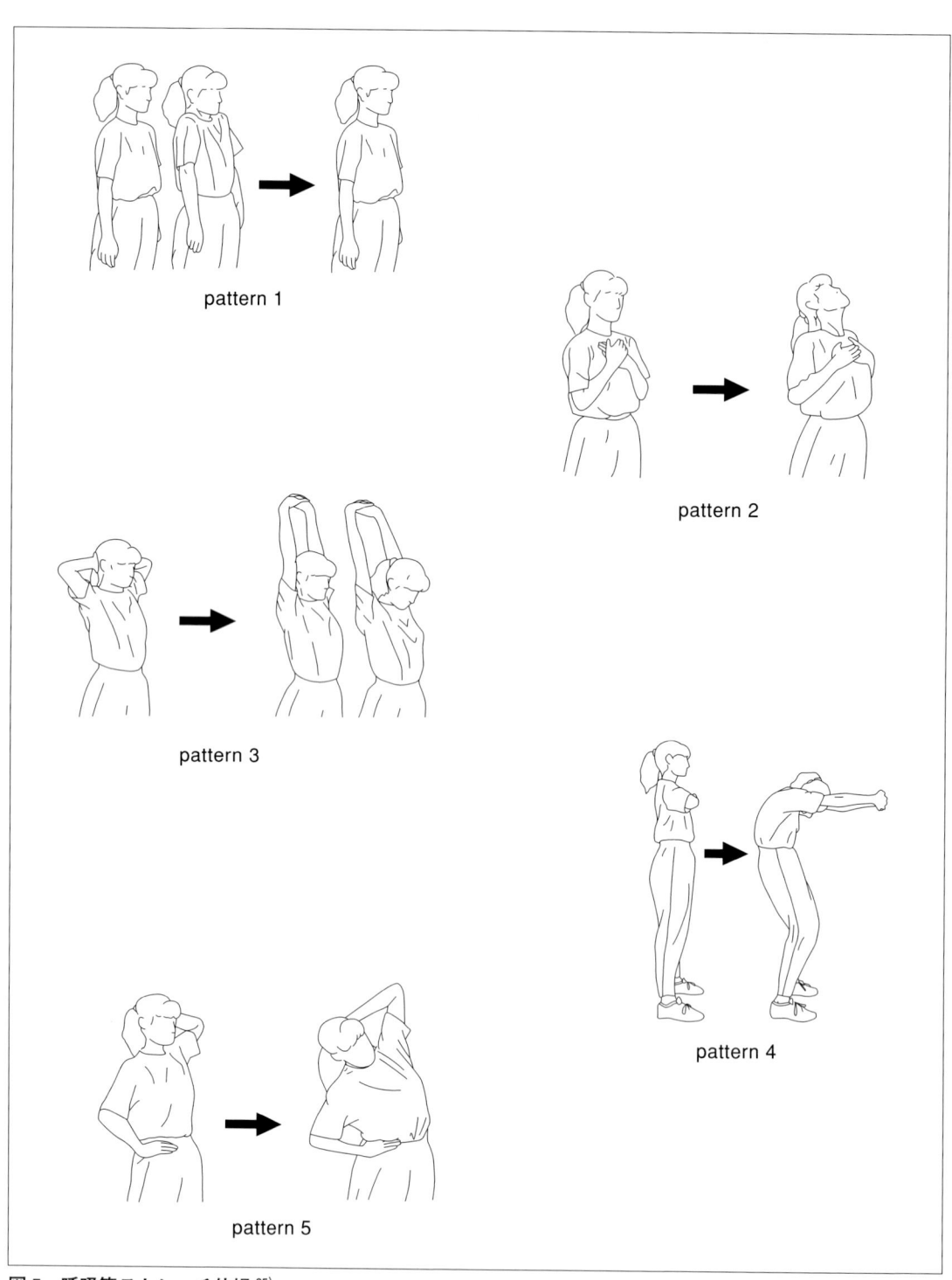

pattern 2

pattern 3

pattern 4

pattern 5

図5　呼吸筋ストレッチ体操[25]
Homma I：Respiratory muscle stretching and exercise. In Cherniack N, Altose M, Homma I (eds.) Rehabilitation of the patient with respiratory disease, McGraw-Hill Inc：355-361, 1999.

侵襲的方法が開発されている。それらの方法を用いて呼吸困難感に対しても研究が進められている。fMRI（機能的核磁気共鳴イメージング法）では神経細胞が活動している部位では酸化ヘモグロビンが増大するのでそれを捉える方法である。この方法を用いた研究では5％CO_2を吸入すると延髄の腹側部，背側部，橋の中央，小脳の活性化が示されている[20]。発声時には大脳の1次感覚運動野，前運動野の活性化も示されている[21]。PET（ポジトロン断層撮影法）は神経細胞が活動するとその部位の血流が局所的に増大するのでその動きを捉えている。この方法によると8％CO_2を吸入，呼吸困難感を訴えているときには橋，中脳，視床下部，大脳辺縁系，帯状回，島の活性化が認められている[22]。抵抗負荷を加えた場合には帯状回の活性化が顕著であった[23]。脳波から求める双極子追跡法でも呼吸困難感が発生しているときには大脳辺縁系の活性化が示されている[24]。呼吸困難感は大脳辺縁系を中心に島や帯状回が関わっていると考えられる。

E. 呼吸困難感対策

近年，呼吸困難感を主症状とするCOPD患者において抗コリン薬の有効性が確認されている。気道の拡張作用がその基本にあり，直接呼吸困難感の感覚を抑制しているかどうかはわからないが，呼吸困難の軽減には有効に働いている薬物である。

呼吸リハビリテーションの面からみると，過膨張を抑える理学的療法の有効性も示されている。また「中枢―末梢ミスマッチ」を防ぐ呼吸筋ストレッチ体操の有効性も示されている（図5）[25,26]。最近呼吸筋をコントロールすることにより過膨張を抑える呼吸コンディショニング法も呼吸困難感を抑える方法として開発されている[27,28]。

文　献

1) Simon PM, Schwartzstein RM, Weiss JW, et al.： Distinguishable sensations of breathlessness induced in normal volunteers. Am Rev Respir Dis, 140： 1021-1027, 1989.
2) Simon PM, Schwartzstein RM, Weiss JW, et al.： Distinguishable types of dyspnea in patients with shortness of breath. Am Rev Respir Dis, 142： 1009-1014, 1990.
3) Flume PA, Eldridge FL, Edwards LJ： Role of vagal input in the relief of the distress of breathholding； Normalls vs. pts. with double lung transplants. Am Rev Respir Disease 147（4）： A550, 1993.
4) Eldridge FL, Chen Z： Respiratory-associaed rhythmic firing of midbrain neurons is modulated by vagal input. Respir Physiol, 90： 31-46, 1992.
5) Winning AJ, Hamilton RD, Shea SA, et al.： The effect of airway anesthesia on the control of breathing and the sensation of breathlessness in man. Clin Sci, 68： 215-225, 1985.
6) Campbell EJM, Howell JBL： The sensation of breathlessness. Br Med Bull,19： 36-40, 1963.
7) Homma I, Obata T, Shibuya M, et al.： Gate mechanism in breathlessness caused by chest wall vibration in humans. J Appl Physiol, 56： 8-11, 1984.
8) Manning HL, Basner R, Ringler J, et al.： Effect of chest wall vibration on breathlessness in normal subjects. J Appl Physiol, 71： 175-181, 1991.
9) Edo H, et al.： Effects of chest wall vibration on breathlessness during hypercapnic ventilatory response. J Appl Physiol, 84： 1487-1491, 1998.
10) Fujie T, et al.： Effect of chest wall vibration on dyspnea during exercise in chronic obstructive pul-

monary disease. Respir. Physiol Neurobiol, 130：305-316, 2002.
11) Shibuya M, et al.：Effect of chest wall vibration on dyspnea in patients with chronic respiratory disease. Am J Respir Crit Care Med, 149：1235-1240, 1994.
12) Banzett RB, Lansing RW, Reid MB, et al.："Air hunger" arising from increased PCO_2 in mechanically ventilated quadriplegics. Respir Physiol, 76：53-67, 1989.
13) Chonan T, Mulholland MB, Cherniack NS, et al.：Effects of voluntary constraining of thoracic displacement during hypercapnia. J Appl Physiol, 63：1822-1828, 1987.
14) Woodcock AA, et al.：Oxygen relieves breathlessness in "pink puffers". Lancet, 1：907-909, 1981.
15) Killian KJ, Gandevia SC, Summer E, et al.：Effect of increased lung volume on perception of breathlessness, effort and tension. J Appl Physiol, 57：686-691, 1984.
16) McCloskey DI, Ebeling P, Goodwin GM：Estimation of weights and tensions and apparent involvement of a "sense of effort". Exp Neurol, 42：220-232, 1974.
17) Lane R, Cockcroft A, Guz A：Voluntary isocapnic hyperventilation and breathlessness during exercise in normal subjects. Clin Sci, 73：519-523, 1987.
18) Adams L, Lane R, Shea SA, et al.：Breathlessness during different forms of ventilatory stimulation：a study of mechanisms in normal subjects and respiratory patients. Clin Sci, 69：663-672, 1985.
19) Schwartzstein RM, Simon PM, Weiss JW, et al：Breathlessness induced by dissociation between ventilation and chemical drive. Am Rev Respir Dis, 139：1231-1237, 1989.
20) Gozal D, et al.：Localisation of putative neural respiratory regions in the human by functional magnetic resonance imaging. J Appl Physiol, 76：2076-2083, 1994.
21) Colebatch JG, et al.：Regional cerebral blood flow during volitional breathing in man. J Physiol, 443：91-103, 1991.
22) Brannan S, et al.：Neuroimaging of cerebral activations and deactivations associated with hypercapnia and hunger for air. PNAS, 98：2029-2034, 2001.
23) Peiffer C, et al.：Neural substrates for the perception of acutely induced dyspnea. Am J Respir Crit Care Med, 16：951-957, 2001.
24) Homma I, et al.：Location and electric current sources of breathlessness in the human brain. In Haruki Y, et al（eds.）Respiration and Emotion, Springer：3-9, 2001.
25) Homma I：Respiratory muscle stretching and exercise. In Cherniack N, Altose M, Homma I（eds.）Rehabilitation of the patient with respiratory disease, McGraw-Hill Inc：355-361, 1999.
26) Kakizaki F, et al.：Preliminary report on the effects of respiratory muscle stretch 1 gymnastics on chest wall mobility in patients with chronic obstructive pulmonary disease. Respir Care, 44：409-414, 1999.
27) Homma I, Hagbarth KE：Thixotropy of rib cage respiratory muscles in normal subjects. J Appl Physiol, 89：1753-1758, 2000.
28) Izumizaki M, Shibata M, Homma I：Factors contributing to thixotropy of inspiratory muscles. Respir Physiol Neurobiol, 140：257-264, 2004.

3. 栄養

吉川雅則・木村 弘（奈良県立医科大学内科学第二講座）

慢性呼吸器疾患で体重減少がしばしば認められることは，以前より知られていたが，避けがたい疾患終末像と理解されていた。しかし，国内外の疫学調査で，慢性閉塞性肺疾患（chronic obstructive pulmonary disease；COPD）では体重が肺機能とは独立した予後因子であることが明らかにされ，COPDの診断，予防，管理のガイドラインであるGlobal Initiative for Chronic Obstructive Lung Disease（GOLD）[1]や日本呼吸器学会のCOPD診断と治療のためのガイドライン（第2版）[2]においてもエビデンスAの事項として記載されるに至った。

COPDは閉塞性換気障害を呈する呼吸器疾患であるが，近年，全身への影響，いわゆる"systemic effects"[3]が注目されており，全身性疾患としての病態評価が重視されつつある。systemic effectとして，おもに栄養障害，全身性炎症，骨格筋機能障害などが挙げられるが，これらは相互に密接に関連しながら全身性疾患としての病態を形成している。とくに，栄養障害は病態や予後と密接に関連することから重視されている。

ここでは，呼吸リハビリテーションにおける栄養管理に必要な栄養評価法を概説し，COPDを中心に栄養障害の特徴と病態・予後との関連，systemic effectとしての栄養障害の位置づけについても言及する。

A. 栄養アセスメント

栄養評価は原則的には実施可能な数種の指標を用いて包括的に行うことが望ましい。日本呼吸器学会のCOPD診断と治療のためのガイドライン（第2版）[2]では推奨される栄養評価項目が段階的に記載されている（**表1**）。

身体計測では実測体重の標準体重に対する比率である％ideal body weight（％IBW）と体重をメートル換算身長の2乗で除したbody mass index（BMI）がもっとも簡便である。％IBWの算出には標準体重表が必要となる（**表2**）。90≦％IBW＜110％を正常体重，％IBW＜90を体重減少とし，80％≦％IBW＜90％を軽度減少，70％≦％IBW＜80％を中等度減少，％IBW＜70％を高度減少とする。

身体構成成分の正確な評価は重要である。Blackburnら[4]は身体構成成分を体内総脂肪量（total body fat；TBF），皮膚および骨格，細胞外成分，血漿蛋白，臓器蛋白，骨格筋お

表1　栄養評価項目

- ●必須の評価項目
  食習慣，食事摂取時の臨床症状の有無
  ％標準体重（％ideal body weight：％IBW）
  body mass index：BMI〔体重（kg）÷身長（m^2）〕
- ●行うことが望ましい評価項目
  食事調査（栄養摂取量の解析）
  ％上腕周囲長（％arm circumference：％AC）
  ％上腕三頭筋皮下脂肪厚
  　（％triceps skin fold thickness：％TSF）
  ％上腕筋囲
  　（％arm muscle circumference：％AMC）
  安静時エネルギー消費量
  　（resting energy expenditure：REE）
  血清アルブミン（Alb）
- ●可能であれば行う評価項目
  体成分分析
  　bioelectrical impedance analysis（BIA）
  　　fat mass
  　　fat-free mass（FFM）
  　dual energy X-ray absorptiometry（DXA）
  　　fat mass
  　　lean body mass（LBM）
  　　bone mineral content（BMC）

- ●可能であれば行う評価項目
  rapid turnover protein（RTP）
  　血清トランスフェリン（Tf）
  　血清プレアルブミン（Pre-alb）
  　血清レチノール結合蛋白（RBP）
  アミノ酸分析
  　分枝鎖アミノ酸
  　　（branched chain amino acids：BCAA）
  　芳香族アミノ酸
  　　（aromatic amino acids：AAA）
  　BCAA/AAA 比
  呼吸筋力
  　最大吸気口腔内圧（PImax）
  　最大呼気口腔内圧（PEmax）
  骨格筋力
  　握力（grip strength：GS）
  免疫能
  　総リンパ球数
  　遅延型皮膚反応（PPD, DNCB）
  　リンパ球幼若化反応（PHA, Con A）

IBW：80≦％IBW＜90：軽度低下，70≦％IBW＜80：中等度低下，％IBW＜70：高度低下
BMI：低体重＜18.5，標準体重 18.5～24.9，体重過多 25.0～29.9
日本呼吸器学会COPDガイドライン第2版作成委員会：COPD（慢性閉塞性肺疾患）診断と治療のためのガイドライン第2版．メディカルレビュー社，東京，2004．（改変引用）

表2　標準体重表

身長（cm）	男（kg）	女（kg）	身長（cm）	男（kg）	女（kg）
145	49.6	48.1	163	58.5	57.5
146	50.0	48.5	164	59.1	58.5
147	50.4	48.9	165	59.8	58.9
148	50.8	49.7	166	60.5	59.6
149	51.2	50.1	167	61.2	60.3
150	51.6	50.5	168	61.9	61.0
151	52.0	51.0	169	62.6	61.7
152	52.5	51.5	170	63.3	62.4
153	53.0	52.0	171	64.0	
154	53.5	52.5	172	64.7	
155	54.0	53.0	173	65.4	
156	54.5	53.5	174	66.1	
157	55.0	54.1	175	66.9	
158	55.5	54.7	176	67.7	
159	56.1	55.8	177	68.5	
160	56.7	55.9	178	69.3	
161	57.3	56.5	179	70.1	
162	57.9	57.1	180	70.9	

松木　駿：日医雑誌 1972；68：916-9．より引用。

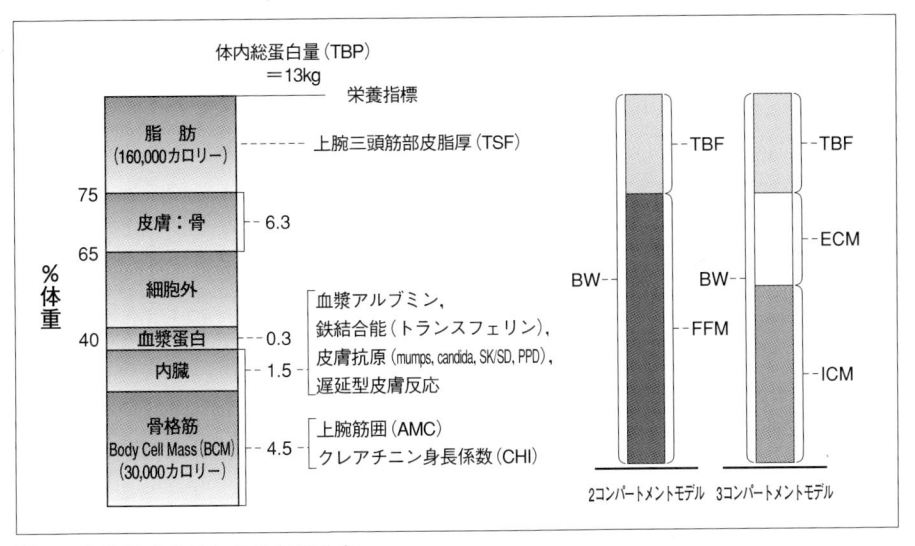

図1 身体構成成分とその栄養指標
Blackburn GL et al. JPEN 1；11, 1977 より改変引用。

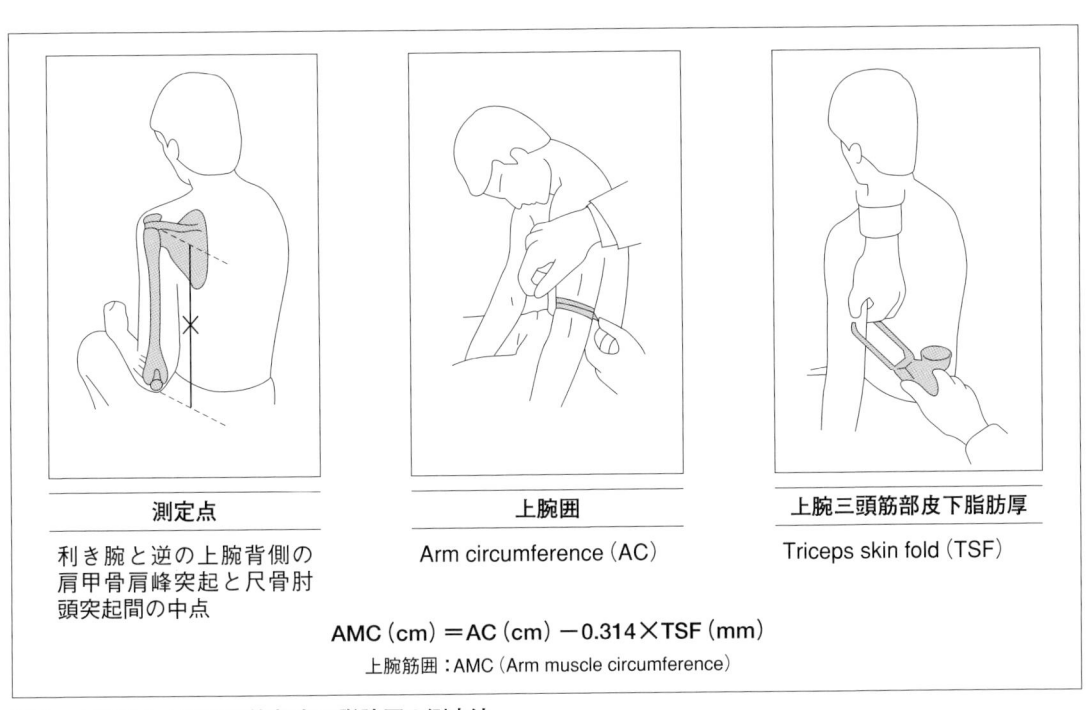

図2 上腕囲と上腕三頭筋部皮下脂肪厚の測定法

$$AMC (cm) = AC (cm) - 0.314 \times TSF (mm)$$

上腕筋囲：AMC (Arm muscle circumference)

よび body cell mass (BCM) の6つのコンパートメントに区分して各々に特有のパラメーターを設定している（図1）。もっとも簡便なモデルは2-コンパートメントモデルと呼ばれ，TBFと除脂肪体重（fat free mass；FFM）の2つの体成分に区分する。体脂肪量の指標として上腕三頭筋皮下脂肪厚（triceps skin fold thickness；TSF）を Harpenden 型などのキャリパーを用いて測定する（図2）。上腕筋囲（arm muscle circumference；AMC）は上

表3 日本人の身体計測値（JARD2001）

男性	AC (cm)	TSF (mm)	AMC (cm)	BMI (kg/m^2)
	例数 mean SD	例数 mean SD	例数 mean SD	例数 mean SD
30歳以下	394 27.52 3.12	397 12.11 6.25	394 23.74 2.78	393 21.94 3.17
31〜40	425 28.42 2.85	425 13.03 5.94	425 24.33 2.73	424 23.52 3.15
41〜50	351 27.90 2.73	350 11.96 5.09	349 24.13 2.66	353 23.28 2.92
51〜60	360 27.00 2.70	360 10.69 5.41	360 23.65 2.55	353 23.01 2.97
61歳以上	1,167 26.56 2.96	1,170 10.52 4.66	1,161 23.27 2.78	393 21.82 3.10
計	2,697 27.23 2.98	2,702 11.36 5.42	2,689 23.67 2.76	1,921 22.71 3.15
女性	AC (cm)	TSF (mm)	AMC (cm)	BMI (kg/m^2)
	例数 mean SD	例数 mean SD	例数 mean SD	例数 mean SD
30歳以下	701 24.67 2.53	693 14.98 7.00	688 19.95 2.59	683 20.20 2.30
31〜40	305 25.19 2.73	306 15.79 7.06	304 20.27 2.40	295 20.99 2.96
41〜50	300 26.18 2.85	300 16.51 7.20	296 20.99 2.38	295 22.29 3.00
51〜60	267 25.76 3.29	260 15.88 7.41	260 20.84 2.57	266 22.11 3.33
61歳以上	1,138 25.33 3.33	1,104 16.76 7.27	1,099 20.09 2.56	461 21.78 3.70
計	2,711 25.28 3.05	2,663 16.07 7.21	2,647 20.25 2.56	461 21.25 3.12

日本人の新身体計測基準値JARD 2001．栄養評価と治療2002．より引用。

腕周囲長（arm circumference；AC）とTSFから算出する筋蛋白量の指標である．TSF，AC，AMCとも標準値に対する比率で表す（表3）。90％以上は正常，80〜90％では軽度低下，60〜80％では中等度低下，60％以下は高度低下とする．

ベッドサイドでできる体成分分析法としてbioelectrical impedance analysis（BIA）法が臨床応用されている．脂肪は電気伝導性がほとんどないがFFMは電気伝導性が高いことを応用し，生体の電気抵抗を測定することから体成分を評価する．身体計測とは異なり，全身的な体成分の測定が可能である．また，dual energy X-ray absorptiometry（DXA）は，各体成分のX線吸収率の差から，骨塩量（bone mineral content；BMC）に加えFFMとfat mass（FM）を正確に測定できる装置である．しかも，上肢，下肢，体幹部の体成分を個別に評価できる．

生化学的検査では，血清アルブミンや半減期が短く鋭敏とされる各種rapid turnover protein（RTP）などの内臓蛋白，血漿アミノ酸分析ではバリン，ロイシン，イソロイシンの和である分枝鎖アミノ酸（BCAA），フェニールアラニンとチロシンの和である芳香族アミノ酸（AAA）および両者の比などを測定する．呼吸筋力は最大吸気・呼気口腔内圧，骨格筋力は握力・下肢筋力を指標とする．

安静時エネルギー消費量（REE）や呼吸商（RQ）は代謝状態を反映し，栄養治療の量的あるいは質的両面を決定する上で有用な情報となる．ヒトの一日総消費エネルギー量（total energy expenditure；TEE）の構成は，TEE = REE + thermic effect of food（TEF）+ thermic effect of activity（TEA）で表され，TEF，TEAはそれぞれTEEの10％以下，15〜30％とされる．TEFは食事摂取に伴うエネルギー消費であり，TEAは活動度によって変

	Variable	Points on BODE Index			
Body mass index (B)		0	1	2	3
Airflow obstruction (O)	FEV₁ (%predicted)	≧65	50−64	36−49	≦35
Dyspnea (D)	Distance walked in 6min (m)	≧350	250−349	150−249	≦149
Exercise capacity (E)	MMRC dyspnea scale	0−1	2	3	4
	Body mass index	>21	≦21		

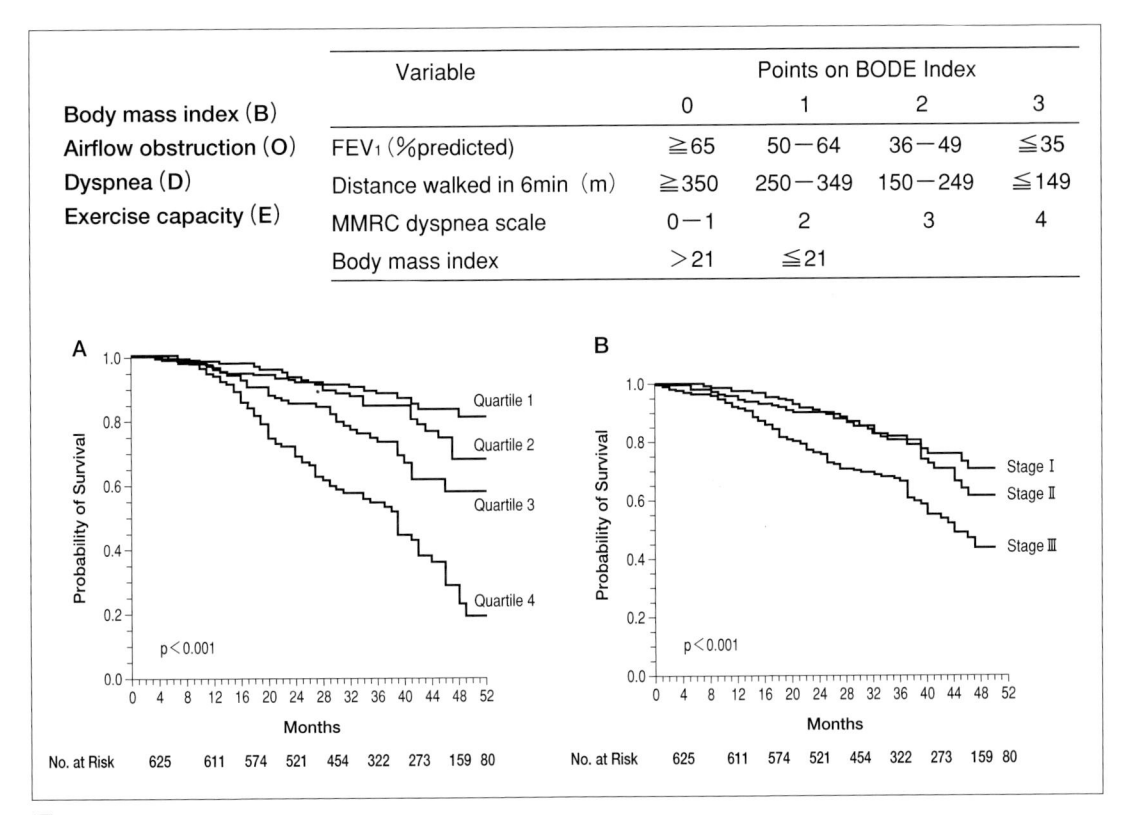

図3 BODE index
Celli BR, Cote CG, Marin JM, et al.：The body-mass index airflow obstruction, dyspnea, and exercise capacity index in chronic obstructive pulmonary disease. N Engl J Med 350：1005-1012, 2004. より改変引用。

化する日常活動によるエネルギー消費である。REEはTEEの60〜75％とされる。

細胞性免疫能は栄養障害と密接に関連しており，栄養障害は感染症のリスクファクターとなる。総リンパ球数，遅延型皮膚反応，リンパ球幼若化反応などが指標となる。

数種の栄養評価項目を組み合わせた予後栄養指数（prognostic nutritional index；PNI）も種々考案されており，主に消化器外科領域で術後合併症の予測因子として用いられている。BuzbyらはPNI≧50（PNI（％）＝158−16.6×Alb−0.78×TSF−0.22×Tf−5.8×遅延型皮膚反応）をハイリスクとしている。COPDにおけるprospective studyでは肺炎発症例や経年的1秒量の減少が高度な患者ほどPNIが有意にハイリスクであった。最近ではCOPD特異的な予後因子として，BMI（B）に加えて閉塞性換気障害（O），呼吸困難感（D），運動能（E）のそれぞれをスコア化して総合的に評価するBODE indexが提唱され，BMI単独よりも優れた予後予測因子となることが報告されている（図3）[5]。

B. 慢性呼吸器疾患の栄養障害

厚生省呼吸不全班の調査では，慢性呼吸不全の主要基礎疾患であるCOPD，肺結核後遺症，間質性肺炎患者の％IBWは，COPD

83.2 ± 13.0％，肺結核後遺症 85.3 ± 15.4％，間質性肺炎 98.9 ± 18.6％であった[6]。％IBW＜90 および％IBW＜80 の体重減少患者の比率は，各々COPD では 74％，45％，肺結核後遺症で 60％，42％，間質性肺炎では 35％，14％であった。血清アルブミンは 3 疾患ともに平均 3.9g/dℓと差を認めず，3.5g/dℓ以下の低下頻度も 10％程度と低率であった。したがって，いずれの疾患でも血清アルブミンは栄養障害のスクリーニングとして鋭敏な指標ではないことが示唆された。また，COPD，肺結核後遺症ともに BMI 低下群（BMI≦20）では予後不良傾向であり，とくに肺結核後遺症では明らかであった。なお両者とも女性のほうが予後良好であった。

C. COPD 患者における栄養状態と病態・予後との関連

1. 栄養・代謝状態

外来通院中の安定期 COPD 患者では％IBW，BMI の低下，身体計測値では TSF，AMC の低下が認められる。内臓蛋白では血清アルブミンに差は認めず，RTP であるプレアルブミン，レチノール結合蛋白は患者群で低下を示す。血漿アミノ酸分析では，BCAA の有意な低下による BCAA/AAA 比の低下を認める[7]。すなわち，安定期の蛋白代謝異常の検出には鋭敏な指標として RTP や血漿アミノ酸の測定が必要となる。DXA を用いた体成分分析では，健常対照と比較して FM，筋蛋白量の指標となる LBM ともに減少している。FM の減少は軽度の体重減少（80≦％IBW＜90）でみられるが，LBM と BMC の減少は中等度以上の体重減少（％IBW＜80）で認められた[8]。GOLD では中等度から重症 COPD 患者の約 25％に BMI と LBM 両者の減少を認めると記載している[1]。

エネルギー代謝では，安静時エネルギー消費量の予測値（Harris-Benedict の式より求めた基礎代謝量）に対する比率（％REE）は 120〜130％に増大していた[9]。また，体重減少群の％REE は，体重正常群よりも有意に増大しており，REE は FFM と有意な負の相関を認めた。これは，COPD 患者の体重減少が酸素摂取量を減少させるための適応現象ではないことを裏付けている。以上より，安定期 COPD 患者は，代謝亢進状態にあり，アミノ酸インバランスと RTP の低下を伴うマラスムス型の蛋白・エネルギー栄養障害（protein energy malnutrition；PEM）を呈している。

2. 栄養障害と病態との関連

％IBW および LBM は閉塞性換気障害や肺拡散障害，肺過膨張の指標と相関を認める[7,8]。LBM は呼吸筋力の指標である PImax や PEmax とも相関を示す。下肢筋力は肺機能とは独立した運動耐容能の規定因子となっている。筋力は筋量と密接な関連にあり，実際に LBM は運動耐容能の指標である最大酸素摂取量（$\dot{V}O_2max$）や 6 分間歩行距離とも相関しており，肺機能指標を含めた多変量解析でも $\dot{V}O_2max$ の有意な規定因子として選択される[10]。また，呼吸中枢の低酸素や高炭酸ガス換気応答との関連も示唆されている。

St.George's respiratory questionnaire（SGRQ）で評価した health-related quality of life（HRQOL）の低下は，肺機能障害ではなく，体重や LBM の減少と関連を認める。これは

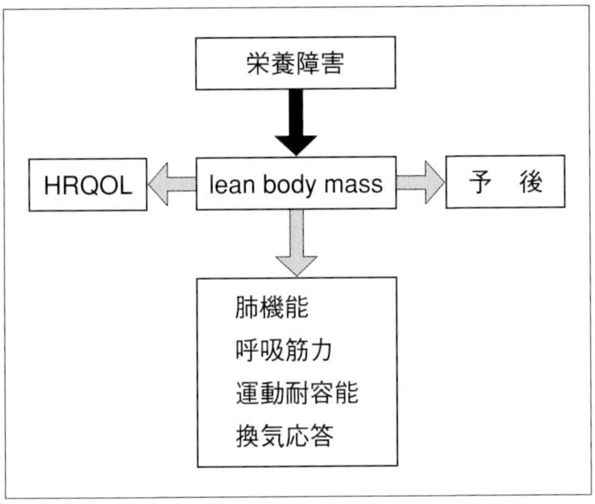

図4 lean body mass と病態および HRQOL との関連

栄養障害がHRQOLを低下させる一要因であることを示唆している。以上から，COPD患者の病態生理およびHRQOLの低下はLBMの減少を介して栄養障害と密接に関連することが示唆される（図4）。

さらに最近では，体重よりも特異性の高い予後因子としてFFMが注目されている。身体計測で評価したmid-arm muscle areaやBIAで評価したFFM indexがBMIよりも優れた予後因子となることが報告された[11,12]。以前より，体重正常患者でもFFMの減少を示すことは認識されていたが，予後との関連からも体成分の評価が重視されるべきである。

D. COPDの栄養障害の原因

1. エネルギーインバランス

COPD患者ではREEの増大が認められ，REEの増大は閉塞性換気障害や肺過膨張の重症度および呼吸筋力の低下と相関しており，mechanical disadvantageに基づく呼吸筋酸素消費量の増大が主因と考えられる[7]。増大したREEにみあうエネルギー補給がなければ，エネルギーインバランスに陥り栄養障害をきたす。

呼吸器感染症などの急性増悪によって栄養障害が進行することは臨床上しばしば経験する。急性増悪のエピソードを経て階段状に体重や肺機能が進行性に悪化する"Stepped decline"と表現される臨床経過のシナリオが想定されている。実際に，急性増悪時においてエネルギー摂取量の減少と消費量の増大によって生じた負のエネルギーバランスによる栄養障害の進行が報告されている。

2. 全身性炎症

COPDに生じる気流制限は肺の炎症と関連しており，好中球，マクロファージ，Tリンパ球（とくにCD8$^+$）の増加，ロイコトリエンB$_4$, interleukin (IL)-8, tumor necrosis factor (TNF)-α などの炎症性メディエーターの増加，酸化ストレスと炎症性細胞の活性化で特徴づけられる[1]。一方，安定期においても全身性炎症が認められる。体重減少患者では血清TNF-αが高値であり，末梢血単球のTNF-α産生能も亢進していることから，炎症性メディエーターであるTNF-α systemが栄養障害に関与することが示唆される。さらに，LBMの減少と血中IL-6やTNF-αの上昇との関連[13]およびTNF-αによる骨格筋細胞のアポトーシスの誘導[14]なども報告されており，全身性炎症が体重減少の要因となる可能性が示されている。動物実験ではTNF-α投与で著明な代謝亢進が惹起されるが，COPDの代謝亢進にもTNF-αの上昇が関与すると考えられる。

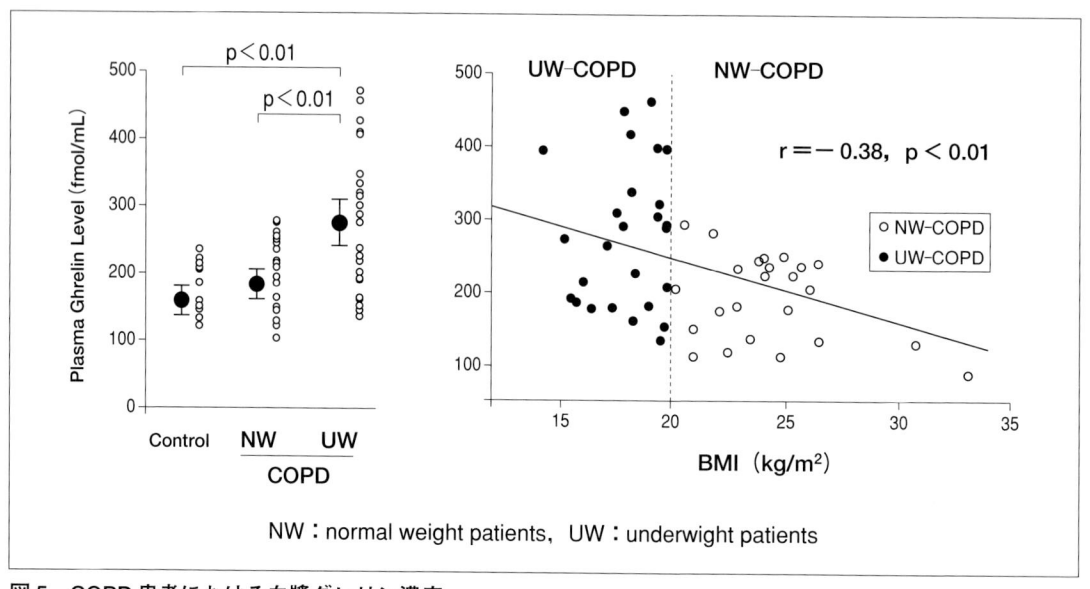

図5 COPD患者における血漿グレリン濃度
Itoh T, Nagaya N, Yoshikawa M, et al.：Elevated plasma ghrelin levels in patients with chronic obstructive pulmonary disease. Am J Respir Crit Care Med 159：1215-1219, 2004.

3. 摂食調節因子

摂食行動は視床下部を中心として種々の神経ペプチド，神経伝達物質，ホルモン，サイトカインなどで調節されており，摂食促進因子と抑制因子に大別される。COPDにおいてもレプチン，グレリンなどの摂食調節因子の分泌動態と栄養障害との関連が検討されている。

レプチンは主として白色脂肪細胞から分泌され，視床下部の腹内側核，室傍核，弓状核，背内側核などに存在するレセプターを介して摂食を抑制しエネルギー消費を亢進させる。COPD患者では血中レプチンレベルが食事摂取量や栄養治療の効果を規定し[15] 急性増悪時の血中レプチンの上昇は負のエネルギーバランスを助長する。一方，BMIや脂肪量で補正すると健常者と差を認めず，生理的な分泌動態にあるとも考えられ，その意義についてはさらに検討を要する。

グレリンは，成長ホルモン分泌促進因子受容体（growth hormone scretagogue receptor；GHS-R）の内因性リガンドとして胃組織より発見された新たな成長ホルモン分泌因子である[16]。下垂体にあるGHS-Rを介して，強力に成長ホルモンの分泌を促すとともに視床下部弓状核に存在するneuropeptide-Y（NPY）ニューロンに作用して摂食を促進させる。体重減少患者では血漿グレリン濃度は健常者および体重正常患者よりも上昇しておりBMIと負の相関を認めた（図5）。また，肺機能指標では％RVおよびRV/TLCと正の相関を示した[17]。したがって，血漿グレリンは栄養障害や病態の進行に対して，代償的に分泌が亢進しているものの十分には機能していないことが示唆された。今後，栄養障害を呈するCOPD患者に対するグレリンの臨床応用が期待される。

E. COPDのsystemic effect としての栄養障害

　COPDでは種々のsystemic effectが認められることから全身性疾患として捉えられるようになりつつある．主として栄養障害，全身性炎症，骨格筋機能障害に集約される[3]．栄養障害に基づく筋量の減少は骨格筋機能障害を介して生理学的機能低下に結びつく．

　COPDの骨格筋ではI型筋線維（遅筋線維）の減少とII型筋線維（速筋線維）の増加，とくにIIb型筋線維の増加が認められる．重症になるほどI型筋線維は高度に減少し，筋断面積の低下と毛細血管の減少もみられる．また，myosin heavy-chain（MHC）isoformではfast MHC-2Bの増加がみられる．その結果glycolytic type II fiber優位の骨格筋では有酸素運動能が低下するために乳酸蓄積による疲労が容易に生じる[18]．また，筋肉内のoxidative enzymeの減少がみられ，運動早期における動脈血中の乳酸の上昇と関連することが報告されている[19]．したがって，COPDでは筋量の減少に加え，筋線維のfiber typeの構成比率や筋肉内酵素活性の変化などの構造的・生化学的変化も生じている．

　全身性炎症が栄養障害の原因となることはすでに述べたが，骨格筋機能にも影響を及ぼす．TNF-αが筋蛋白量やMHCの含有量を減少させることがin vitroで証明されている．血漿IL-6の上昇と大腿筋力や運動能の低下との関連[20]，CRPの上昇と筋力や運動能の低下との関連[21]，さらに，IL-8の上昇と大腿筋力の低下との関連[22]などが報告されている．したがって，臨床的に全身性炎症は骨格筋機能障害を介して生理学的機能障害にも関与することが示唆される．以上から，これらのsystemic effectは全身性炎症を共通のメカニズムとして密接に関連し，全身性疾患としての病態を形成していると考えられる（図6）．

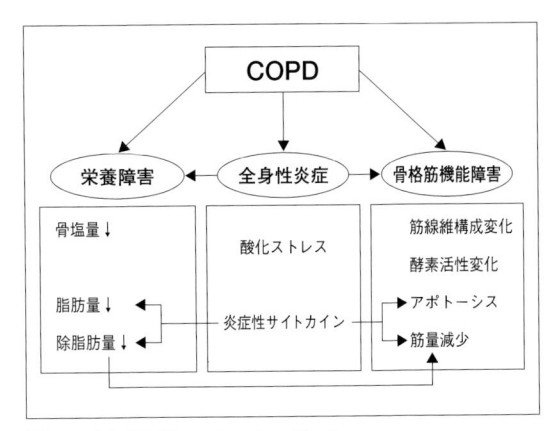

図6　COPDのsystemic effect

文　献

1) Global Initiative for Chronic Obstructive Lung Disease. Global strategy for the diagnosis, management, and prevention of chronic obstructive pulmonary disease, NHLBI/WHO Workshop Report. Bethesda, National Heart, Lung and Blood Institute. April, 2001（Update 2004）. GOLD wsbsite（www.goldcopd.com）, 2004.

2) 日本呼吸器学会COPDガイドライン第2版作成委員会：COPD（慢性閉塞性肺疾患）診断と治療のためのガイドライン第2版．メディカルレビュー社，東京，2004．

3) Agustí AGN, Noguera A, Sauleda J, et al.：Systemic effects of chronic obstructive pulmonary disease. Eur Respir J 21：347-360, 2003.

4) Blackburn GL, Bistrian BR, Maini BS, et al.：Nutritional and metabolic assessment of the hospitalized patient. JPEN 1：11-22, 1977.

5) Celli BR, Cote CG, Marin JM, et al.：The body-

mass index airflow obstruction, dyspnea, and exercise capacity index in chronic obstructive pulmonary disease. N Engl J Med 350 : 1005-1012, 2004.
6) 成田亘啓, 夫 彰啓, 米田尚弘, 他：慢性呼吸不全（準呼吸不全を含む）患者の栄養状態〜全国の多施設アンケートより〜＜第2報＞. 厚生省特定疾患呼吸不全調査研究班平成6年度研究報告書：pp24-28, 1995.
7) 米田尚弘, 吉川雅則, 夫 彰啓, 他：COPDの栄養評価の臨床的意義と栄養管理の有用性. 日胸疾会誌. 34（増刊号）：79-85, 1996.
8) 吉川雅則, 米田尚弘, 夫 彰啓, 他：DXAによる肺気腫患者の体成分分析および肺機能との関連性の検討. 日胸疾会誌. 34：953-958, 1996.
9) 夫 彰啓, 米田尚弘, 吉川雅則, 他：慢性肺気腫患者のエネルギー代謝. 日本呼吸器学会誌. 36：10-17, 1998.
10) Yoshikawa M, Yoneda T, Kobayashi A, et al.: Body composition analysis by dual energy x-ray absorptiometry and exercise performance in underweight patients with COPD. CHEST 115 : 371-375, 1999.
11) Soler-Cataluña JJ, Sánchez-Sánchezet L, Martínez-García MA, et al.: Mid-arm muscle area is a better predictor of mortality than body mass index in COPD. CHEST 128 : 2108-2115, 2005.
12) Vestbo J, Prescott E, Almdal T, et al.: Body mass, fat-free body mass, and prognosis in patients with chronic obstructive pulmonary disease from a random population sample. Am J Respir Crit Care Med 173 : 79-83, 2006.
13) Eid AA, Ionescu AA, Nixon LS, et al.: Inflammatory response and body composition in chronic obstructive pulmonary disease. Am J Respir Crit Care Med 164 : 1414-1418, 2001.
14) Agustí AGN, Sauleda J, Miralles C, et al.: Skeletal muscle apoptosis and weight loss in chronic obstructive pulmonary disease. Am J Respir Crit Care Med 166 : 485-489, 2002.
15) Schols AMWJ, Creutzberg EC, Buurman WA, et al.: Plasma leptin is related to proinflammatory status and dietary intake in patients with chronic obstructive pulmonary disease. Am J Respir Crit Care Med 160 : 1220-1226, 1999.
16) Kojima M, Hosoda H, Date Y, et al.: Ghrelin is a growth-hormone releasing acylated peptide from stomach. Nature 402 : 656-660, 1999.
17) Itoh T, Nagaya N, Yoshikawa M, et al.: Elevated plasma ghrelin levels in patients with chronic obstructive pulmonary disease. Am J Respir Crit Care Med 170 : 879-882, 2004.
18) Satta A, Migliori GB, Spanevello, et al.: Fiber types in skeletal muscles of chronic obstructive pulmonary disease patients related to respiratory function and exercise tolerance. Eur Respir J 10 : 2853-2860, 1997.
19) Maltais F, Simard A, Simard C, et al.: Oxidative capacity of skeletal muscle and lactic acid kinetics during exercise in normal subjects and in patients with COPD. Am J Respir Crit Care Med 153 : 288-293, 1996.
20) Yende S, Waterer GW, Tolley EA, et al.: Inflammatory markers are associated ventilatory limitation and muscle dysfunction in obstructive lung disease in well functioning elderly subjects. Thorax 61 : 10-16, 2006.
21) Broekhuizen R, Wouters EF, Creutzburg EC, et al.: Raised CRP levels mark metabolic and functional impairment in advanced COPD. Thorax 61 : 17-22, 2006.
22) Spruit MA, Gosselink R, Troosters T, et al.: Muscle force during an acute exacerbation in hospitalized patients with COPD and its relationship with CXCL8 and IGF-1. Thorax 58 : 752-756, 2003.

4. 胸部画像所見

三嶋理晃（京都大学大学院医学研究科呼吸器内科学）

包括的リハビリテーションの対象としての慢性呼吸器疾患はたくさんある。その中で，在宅酸素療法の対象となっている疾患の上位3つは，肺線維症，結核後遺症，慢性閉塞性肺疾患（COPD）である。これに加えて，最近問題となっているポリオ罹患後の亀背側弯症を加えて，症例報告の形を取りながら，その病態画像所見の関連性を解説する。とくに，在宅酸素療法患者の約半数を占めるCOPDの画像所見について詳述し，さらに急性増悪時のCOPDについても解説する。

A. 特発性肺線維症

図1に64歳男性の胸部CTを示す。主訴は労作時息切れである。喫煙歴は1日10本（35年間）である。受診半年前から乾性咳嗽を自覚し，徐々に進行。同時に息切れがみられるようになったため精査入院となった。HRCTなどの検査で特発性肺線維症との診断がつき，外来で経過観察をしていた。呼吸機能は次第に悪化し，初診後2年目に在宅酸素療法開始。3年目に急速な悪化をきたし，ステロイドや免疫抑制薬を投与したが改善せず死亡した。

肺の間質の炎症である間質性肺炎の中で，原因の明確でないものを特発性間質性肺炎と呼ぶ。これには急性経過を示す急性間質性肺炎，亜急性の経過を示す特発性器質化肺炎，慢性経過を示す特発性肺線維症など多くの疾

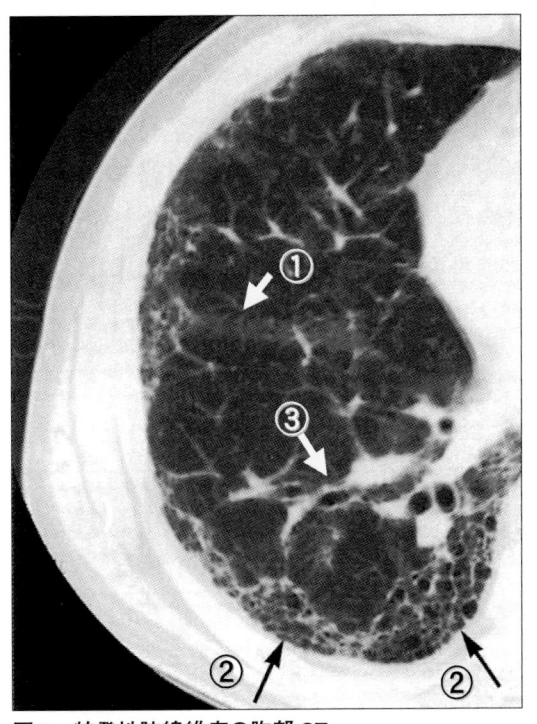

図1　特発性肺線維症の胸部CT
矢印①：すりガラス陰影，矢印②：蜂巣肺，矢印③：牽引性気管支拡張
空間的にも時間的にも不均一な分布が特徴である。

患に分類される。この中でも，特発性間質性肺炎の中の約半数を占め，予後の不良なのが特発性肺線維症であり，末期には低酸素血症をきたして在宅酸素療法の対象となることが多い。この疾患に対する診断の手段として，胸部CTが有用である。肺の細胞浸潤や線維化の所見である，すりガラス陰影が認められ，線維化の進行によって肺の一部が破壊されて蜂の巣状になった所見（蜂巣肺）や，気管支周囲の肺組織が線維化すると気管支を外方に引っ張って気管支が拡張する所見（線維化牽引性気管支拡張）が特徴的である。また，これらの所見が空間的にも時間的にも不均一であることが重要である。

B. 肺結核後遺症

図2に，75歳男性の肺結核後遺症例の胸部単純平面像を示す。25歳時に肺結核のために右胸郭形成術を行い，右第2～6肋骨を切除した。50歳頃から呼吸困難感が増大。低酸素血症を認めるため60歳時より在宅酸素療法を行っている。

肺結核後遺症は，在宅酸素療法施行患者における基礎疾患の中で，COPDに次いで第2位（18％）を占める重要な疾患である。肺結核後遺症の中には，広範な陳旧性結核病巣や結核性膿胸によって呼吸障害を起こすものが主体であるが，胸郭成形術後の呼吸不全もかなり多い。抗結核薬治療がまだ不十分であった1960年以前には，肺結核病巣を沈静化させるために，肋骨切除により罹患肺を虚脱させる「胸郭形成術」が広く行われていた。この手術は結核病巣の沈静化には一定の効果を示したが，肋骨切除に伴う胸郭変形によって健側肺の換気運動も損なわれ，加齢に伴って呼吸不全をきたすことが多い。

供覧した胸部平面写真を見て，「胸郭形成後」であることが一目でわかるようになって欲しい。右第1肋骨（矢印①）は存在するが，第2肋骨から第6肋骨は切除されている。また，肋骨切除の後，壁側胸膜を押し付けて肺を虚脱させる手術を行ったわけであるが，壁側胸膜には骨膜を残しているので後に骨化してくる（矢印②）。多くの肋骨を切除すると側弯が生じ，換気障害を助長する（矢印③）。なお，この症例は第1肋骨を切除してないが，切除した場合には胸郭の変形がより顕著となり，より重篤な呼吸不全が惹起される。

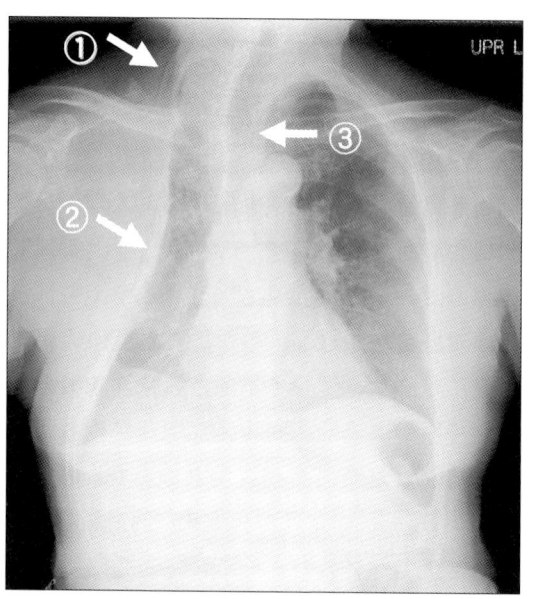

図2 肺結核後遺症（右胸郭形成術後）の胸部単純正面像
矢印①：右第1肋骨，矢印②：胸膜の骨化，矢印③：右への側弯
結核治療としての胸郭形成術により右第2～6肋骨が切除されている。

C. 亀背側弯症（ポリオ罹患後）

図3に，41歳女性の，ポリオ罹患後の亀背側弯症例の胸部単純平面像を示す。3歳時にポリオに罹患。6歳頃より亀背・側弯症が進行した。35歳より低酸素血症があり，在宅酸素療法開始。40歳より高二酸化炭素血症があり在宅人工呼吸を開始している。

ポリオを罹患した症例の多くに亀背側弯症が発生することが知られている。原因は明確ではないが，平衡感覚の障害によるものと推測されている。さらに，ポリオに罹患して数十年後に，新たに運動障害が生じることが最近問題になっている。この原因として，生き残った脊髄の運動神経細胞（前角細胞）のオーバーワークによる消耗，筋力低下部分の周囲の代償性負荷による慢性疲労などが考えられている。これをポストポリオ症候群というが，この中には呼吸筋障害も含まれている。亀背側弯症に，ポストポリオ症候群としての呼吸筋障害が合併すると，重篤な呼吸不全が惹起される。

胸部平面写真で，脊椎が大きく弯曲していることがわかる。左肺は胸郭変形によって萎縮し，左肺の機能はほとんど存在しないと考えられる。心臓は左に圧排され，変形のためにしばしば心不全を起こす。右肺はかえって過膨張を起こしている。また，呼吸筋力低下による喀痰排出困難によってしばしば感染を起こし，その結果，下肺野には肺の器質化を示唆するびまん性陰影を認めている。

D. 慢性閉塞性肺疾患（COPD）

症例は62歳の男性で，主訴は呼吸困難。生

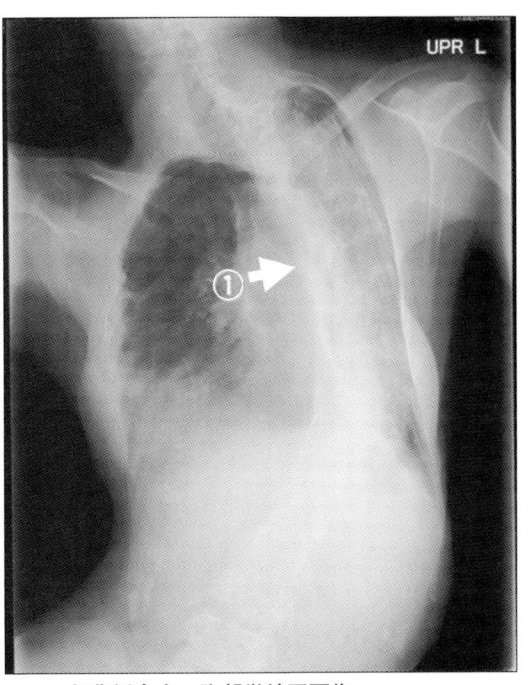

図3　亀背側弯症の胸部単純正面像
強度の亀背側弯を認める（矢印①）。ポリオ罹患後の患者である。

来健康であったが，5年前より午前中に咳こむようになった。3年前より痰が多く出るようになり，風邪を引くと長引くようになった。2年前より坂道を歩くと息切れをするようになった。喫煙歴は20本×42年間。肺機能検査では，閉塞性換気障害優位の混合性換気障害を認め（％肺活量：72％，1秒率：46％，％1秒量：35％），病歴・画像を含む検査結果より，肺気腫病変優位のCOPD（ステージⅢ：重症）と診断した。禁煙および，チオトロピウム（長期作動型抗コリン薬），サルメテロール（長期作動型β2刺激薬）の吸入，在宅でのリハビリテーションを開始し，呼吸困難感・肺機能検査値に著明な改善を認めた。

最近，従来の「肺気腫」と「慢性気管支炎」という病名をあえて使用せず，COPDとして

一括して記述することが多い。しかし，COPDには，肺胞に炎症が波及して肺胞の破壊に至る「肺気腫病変優位」なタイプと，末梢気道に炎症が生じ，中枢気道に炎症が波及する「気道病変優位」のタイプとが存在し，この弁別にX線が力を発揮する。

　この症例は肺気腫病変優位のCOPDであるが，図4に胸部平面像を示す。正面像では，①肺の透過性の亢進，②肺野末梢血管影の狭小化，③横隔膜の平低化，④滴状心（tear drop heart）による心胸郭比（CTR；cardio-thoracic ratio）の減少，⑤肋間腔の開大などが認められる。側面像では，①横隔膜の平定化，②胸骨後腔の拡大，③心臓後腔の拡大などが認められる。このように，比較的重症な症例では胸部平面でも肺気腫に特徴的な所見を示すが，軽症ではCT画像でないとわからない場合が多い。

　図5に胸部CT画像を示す。皮膜を持たない気腫病変に相当する低吸収領域が肺野の多くを占有し，低吸収領域内には遺残した肺動脈の陰影が認められる。小葉中心性肺気腫と診断される。初期の肺気腫では径10 mm以下の低吸収領域が散在するが，進行するにしたがって低吸収領域の数が多くなり互いに癒合して大きな低吸収領域が存在するようになる。超重症例になると癒合した低吸収領域が肺野の大部分を占め，正常の組織はほとんど消失し，遺残した肺組織が層状に認められるのみとなる。

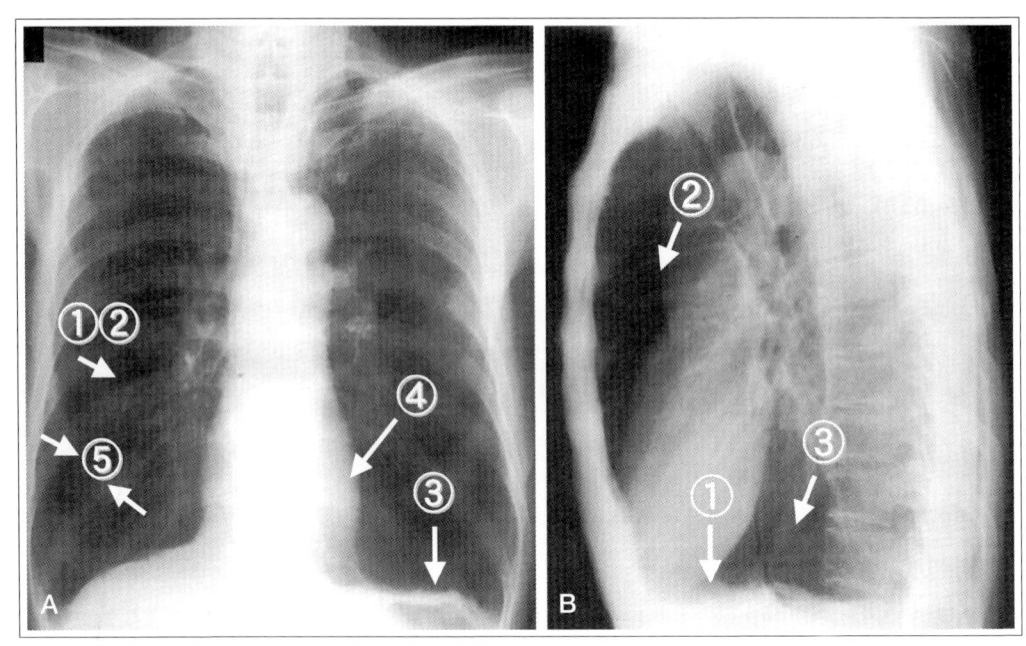

図4　COPD（肺気腫優位型）の単純胸部X線像
A　正面像
矢印①：肺野の透過性の亢進，矢印②：肺野末梢血管影の狭小化，矢印③：横隔膜の平低化，矢印④：滴状心（tear drop heart）による心胸郭比（CTR：cardio-thoracic ratio）の減少，矢印⑤：肋間腔の開大などが認められる。
B　側面像
矢印①：横隔膜の平低化，矢印②：胸骨後腔の拡大，矢印③：心臓後腔の拡大などが認められる。

COPDの気道病変を胸部単純X線で検出することは一般的には難しく，X線CTが威力を発揮する。図6にCOPDに認められる胸部X線CTの気道病変を示す。気道病変は，垂直に切れている気道では壁の肥厚や内腔の狭小化などの所見，画像に対して平行に切れている気道では鉄道の線路に似た所見（tram line）がある。普段描出されない肺末梢領域において気道が描出されるのも大切な所見である。

E. COPDの急性増悪時における画像診断

図7は，肺気腫病変優位型のCOPDで，外来通院加療中の83歳男性である。夕方より38℃の発熱あり。強い呼吸困難が出てきたため，救急外来受診。胸部単純X線では，右上肺野に巨大囊胞と，肺野の淡い濃度上昇を認めるが，強い呼吸困難の説明ができないため，X線CTを撮像した。右下肺野に軽度の気胸と，気腫病変のない部分の肺野濃度の上昇を認めた。気胸に対して胸腔ドレーンを挿入して陰圧吸引を開始し，低酸素血症は改善。白血球：8900/m³，CRP：7.6 mg/dℓにて抗生

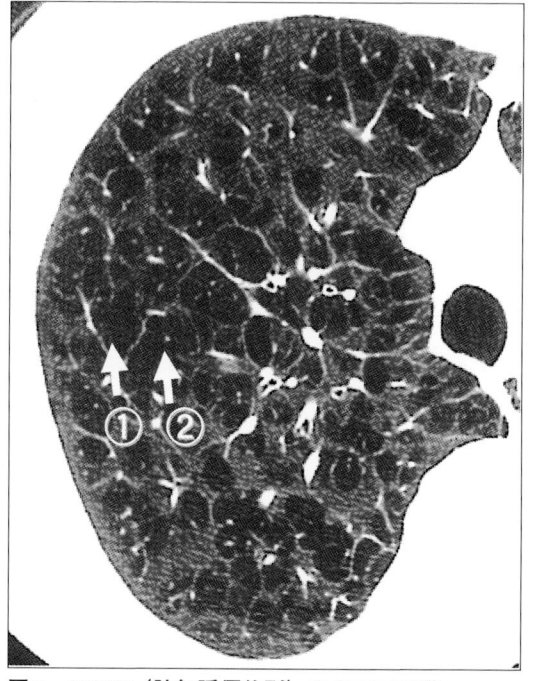

図5 COPD（肺気腫優位型）のHRCT画像
皮膜を持たない気腫病変に相当する低吸収領域が肺野の多くを占有し（矢印①），低吸収領域内には遺残した肺動脈の陰影が認められる（矢印②）。

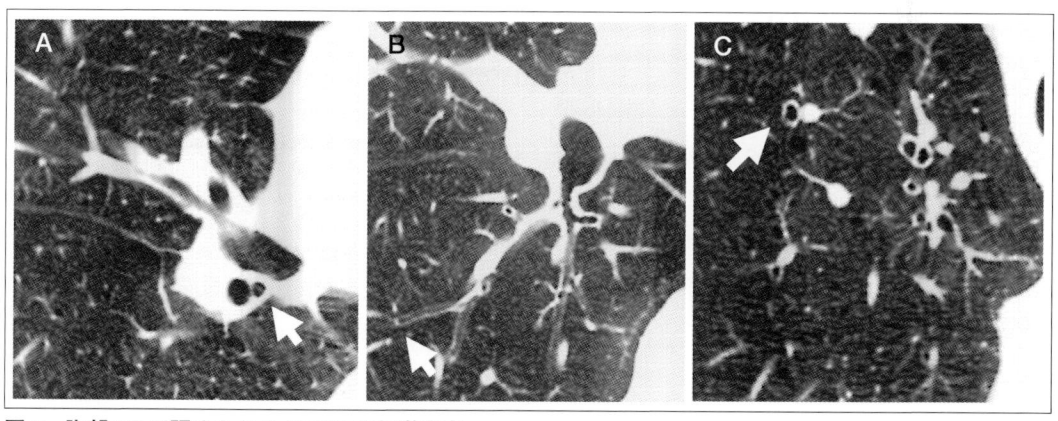

図6 胸部CTで認められるCOPDの気道病変
A：気道内腔の狭小化・気道壁の肥厚が認められる（矢印）。
B：鉄道の線路に似た（tram line）気道壁の肥厚が認められる（矢印）。
C：肺の比較的末梢にも気管支断面が描出される（矢印）。

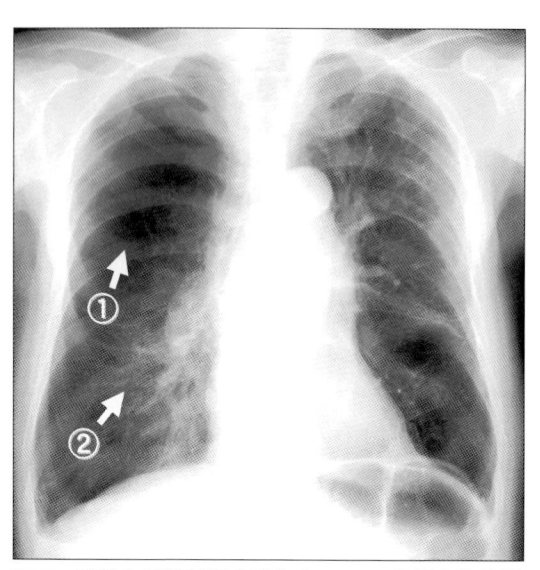

図7 発熱と呼吸困難を来したCOPD症例の胸部単純正面像
右上肺野に巨大囊胞（矢印①）と，その他の肺野の淡い濃度上昇（矢印②）を認める。

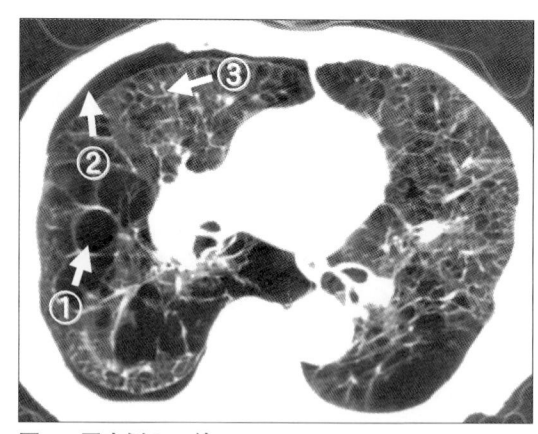

図8 同症例のX線CT
肺内には多数の囊胞を認める（矢印①）。右下肺野に軽度の気胸を認める（矢印②）。また，気腫病変の間にある肺実質の濃度が高まって，スイスチーズ状の画像を呈する（cheese like appearance）（矢印③）。

剤を投与し3日後には発熱（−），WBC，CRPも正常化。エアリークが遷延化したため，胸膜癒着術施行。挿入後10日間でエアリークは消失し，退院となった。

　COPD患者の急性増悪における画像診断の役割は重要である。とくに肺気腫病変を持つ患者に関して注意すべきことが2つある。1つは，気胸である。COPD患者が突然の呼吸困難を訴えたとき，気胸の可能性を考える必要がある（胸痛は必ずしも訴えるとは限らない）。しかし，肺気腫病変優位の患者は，肺野の透過性が亢進しているために，通常の撮像条件では虚脱肺と胸腔との境界部が判別しにくい。したがって，肺気腫患者で気胸が疑われる場合には，低電圧により「柔らかい画像」を撮像することが必要である。また，重症の肺気腫を持つ患者では，わずかな気胸でも重篤な呼吸困難をきたすことがあり，胸部X線CTによって初めて気胸の存在が確認できる場合も多い。もう1つは，肺炎である。肺気腫病変が存在すると，肺炎を起こしていても気腫病変に妨げられて，単純X線では肺炎像が不明瞭もしくは過小評価されることがある。この場合にも，X線CTが有用で，気腫病変の間にある肺実質の濃度が高まって，チーズ状の画像を呈することで診断が付けられる（cheese like appearance）。

F．まとめ

　在宅管理の対象となるおもな疾患の画像を解説した。症例報告的なニュアンスを含めて記述したので，各疾患の画像所見が病態と結びついてご理解いただけたと思う。慢性安定期においても，急性増悪時においても，胸部画像診断は重要な位置を占めることを銘記していただきたい。

5. 血液ガス分析

小川浩正(東北大学保健管理センター/感染症・呼吸器内科)

動脈血ガス分析（blood gas analysis；BGA）は、低酸素血症、高炭酸ガス血症、および酸塩基平衡障害を評価する呼吸機能検査法である。血液ガス分析は疾患を特定するものではないが、「肺がいかによく動いているか」という肺機能の包括的指標となるものである。今回、血液ガスを規定する因子について概説し、血液ガス分析をどのように解釈するかについて説明する。

A. 血液ガス分析の目的

おもな目的は次の2つである。
①呼吸（ガス交換）の状態を調べる。
②体内の酸・塩基平衡を調べる。

空気中の酸素は、気道、肺胞、肺胞壁、間質、肺の毛細血管壁、血液、赤血球、組織の毛細血管壁、組織間液そして細胞膜を通って、細胞に達し、最終的にミトコンドリア内で消費される。組織では、その酸素を消費して、代謝物として二酸化炭素を産生させる。二酸化炭素は、酸素とは逆の道筋で、体外へ排出される。血液ガス分析は、血液中に含まれる酸素や二酸化炭素の量、あるいはpHを測定する検査であり、通常は動脈血を測定し、酸素化、換気、酸塩基状態などについての情報を得ることを目的とする。ヒトをはじめとする高等生物は、生命活動に必要なエネルギーを得るために体内で酸素を消費して二酸化炭素を発生させている。組織への酸素供給のためには、外呼吸、酸素運搬、内呼吸のプロセスが必要となる。肺での呼吸が外呼吸であり、肺胞―血液間でガス交換が行なわれる。酸素は、血液内を主として赤血球内のヘモグロビンと結合し、末梢組織まで運搬される（酸素輸送）。そして、組織に到達するとヘモグロビンから酸素が組織に放出される（内呼吸）。組織の酸素化には外呼吸と酸素輸送の2つが正常に機能することが必要である。外呼吸は、肺内に十分な空気の流入と流出が保たれること（換気）、換気により肺胞に導かれた酸素が肺毛細血管と十分接すること（換気血流比）、そして、酸素が肺胞気より赤血球へ効率よく移行すること（拡散）の3つのファクターで、機能を保っている（二酸化炭素は、換気が保たれることで、肺胞気/毛細血管でのガス交換が十分機能している）。これらのいずれかに障害が起こった場合、低酸素血症が生じる。肺機能検査は外呼吸の機能評価であり、その検査の1つである動脈血液ガス分析は、動脈

血に十分な量の酸素が供給されているか，体内で産生された炭酸ガスが外呼吸を通して十分に排出されているかを評価している。

pHは溶液酸性度の指標である。生体機能保持のためには，血液はpH7.35〜7.45の間での維持が必要となる。細胞内pHは，ほぼ中性（pH7.00）である。この血液と細胞内pHの差を利用して，細胞内から有機酸のようなさまざまな酸性代謝産物を，細胞外へ排出させている（relative constant alkalinity）。この血液pH維持のために精緻な呼吸性・代謝性緩衝機構が備わっている。その呼吸性緩衝作用は肺で，代謝性緩衝作用は腎臓で行われている。血液ガス分析のもう1つの目的は，pH（酸・塩基平衡）維持のために肺および腎臓が正常に機能しているかを評価するものである。

B. 血液ガス分析の適応

適応は，以下のとおりである。
① 患者の酸素化（PaO_2, SaO_2），換気（$PaCO_2$），酸塩基平衡（pHと$PaCO_2$）の状態そして，酸素運搬能（PaO_2, SaO_2, 総ヘモグロビン量など）そして肺内シャントなどを評価する必要性があるとき。
② 治療効果判定（酸素吸入導入や補助換気導入）や診断目的（運動時の低酸素血症）。
③ 病態の進行やその重症度のモニタリング。

C. 血液ガス分析の基準値（正常範囲）（表1）

動脈血酸素分圧（PaO_2）：80〜100 Torr
動脈血二酸化炭素分圧（$PaCO_2$）：35〜45 Torr
pH：7.35〜7.45
HCO_3^-：22〜26 mEq/ℓ
Base Excess：−2〜+2 mEq/ℓ

D. PaO_2を理解するための生理学的因子

1. ヘモグロビン酸素解離曲線

PaO_2は，動脈血中に溶解する酸素分圧を意味する。換気により空気中より気道を通して肺胞へ運ばれたO_2は，圧勾配にしたがって，肺胞より肺胞壁，肺間質，血管壁を通って，血液へ拡散していく。1つの肺胞とそれに接する毛細血管を1ガス交換ユニットとして考えると，そのユニットでの毛細血管内の酸素分圧は，肺胞内酸素分圧と毛細血管内酸素分圧の差圧を拡散ドライブとして，肺胞内O_2が，肺実質そして血管壁を拡散し，血漿中に溶存した酸素の分圧を示している。実際，O_2は血漿中には少量しか溶けず，赤血球内にあるヘム蛋白であるヘモグロビンと結合して，運搬されていく。O_2と結合しているヘモグロビン（酸化ヘモグロビンHbO_2）の割合を酸素飽和度SO_2というが，ヘモグロビンの酸素結合量を決定するのが，血漿中内の酸素分圧PO_2である。この血漿中酸素分圧PO_2と酸素飽和度

表1 血液ガスの基準値

pH	7.35 − 7.45
PaO_2	80 − 100 Torr
$PaCO_2$	35 − 45 Torr
HCO_3^-	22 − 26 mEq/ℓ
Base excess	−2〜+2 mEq/ℓ

SO$_2$の関係を示したのが，ヘモグロビン酸素解離曲線である（**図 1a**）。ヘモグロビン酸素解離曲線はシグモイド曲線を呈し，酸素を効率よく組織に供給させることに役立っている。このヘモグロビン酸素解離曲線に影響を及ぼす重要な条件は，温度，pH，2,3-diphosphoglycerate（2,3-DPG）および炭酸脱水素酵素である。温度上昇，CO$_2$によるpHの低下は，曲線を右にシフトし，ヘモグロビンが一定量のO$_2$と結合するのにより高い酸素分圧が必要となり，組織でO$_2$を放出しやすくなる（Bohr効果）。このBohr効果は，アシドーシスがあるときなどにかなり重要な代償機転となる。一方，温度下降，pHの上昇では，曲線は左にシフトし，ヘモグロビンはO$_2$を放出しにくくなる。2,3-DPGは赤血球内に大量に含まれており，pHの低下により2,3-DPG濃度は低下し，貧血および慢性低酸素血症を伴う疾患では増加する。2,3-DPGが低下すると，曲線は左にシフトし，増加すると逆に右にシフトする。動脈血と混合静脈血の酸素飽和度の差は，曲線が左方へシフトすれば小さくなり，右方へシフトすれば大きくなる。

2. 動脈血酸素量

動脈血酸素量 Arterial Oxygen Content（CaO$_2$）を決定する因子は，動脈血酸素分圧，酸素飽和度，ヘモグロビン濃度であり，動脈血酸素運搬量は，その動脈血酸素量と心係数で決定される（次式）。

動脈血酸素量＝ヘモグロビン結合酸素量＋血漿溶存酸素量＝[1.39×ヘモグロビン濃度（Hb）×動脈血酸素飽和度（SaO$_2$）]＋0.0031×動脈血酸素分圧（PaO$_2$）

酸素運搬量 Oxygen Delivery（DO2）（mℓ/min/m2）＝動脈血酸素量×心係数

したがって，血液ガス分析で明らかにされるPaO$_2$だけでは，組織に運搬される酸素量を

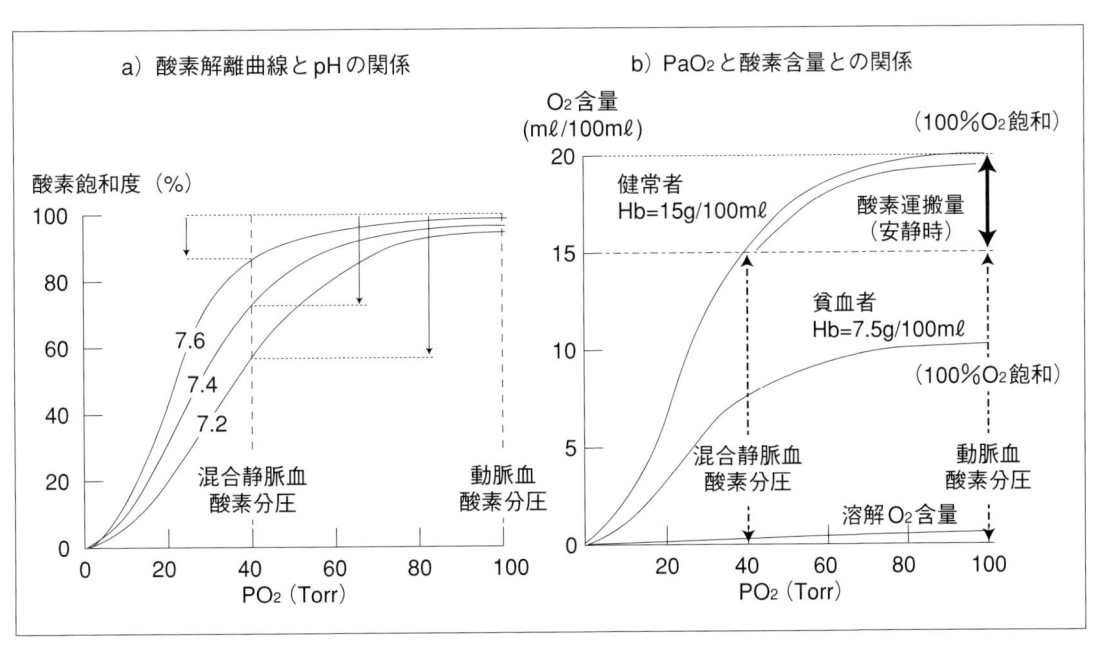

図 1

反映していないことは理解しておくべきである（図1b）。

3. 換気/血流比

PaO₂は，1ガス交換ユニットで交換されたPa'O₂の総和である（厳密には，肺をバイパスして体静脈血より左心系に入る肺外シャントが存在する場合は，そこを流れる血流は，ガス交換コンパートメントを構成しないので，PaO₂がガス交換ユニットの総和だけでなく，肺外シャント内の Pv'O₂ が混和されたものとなる）。各ユニットにおいて，O_2 は気相から液相へ，CO_2 は液相から気相に分圧差で拡散移動する。理想的状態では肺胞気と動脈血の O_2 と CO_2 は平衡している。しかし，実際には血液は静止しておらず，ガス交換は，肺換気と毛細管血流とのバランスによって決定されることとなる。これは一般に，換気/血流比 $\dot{V}_A/Q$ として評価され，換気と血流が完全にマッチし，肺胞と血液内 O_2 が平衡状態（PA'O₂ = Pa'O₂）となっている換気と血流の関係が $\dot{V}_A/Q = 1$ とされる。したがって，換気が血流に比して多くても，また少なくても，血液は肺胞気と平衡状態となれず（PA'O₂ > Pa'O₂），ガス交換に影響を与えることとなる。（換気血流不均等　図2）。換気が血流を上回る場合，すなわち $\dot{V}_A/Q > 1$ の場合では，毛細管血流が換気に対して相対的に少ないことを示している。そして，Q が限りなく小さくなり，$\dot{V}_A/Q$ が無限大に大きくなる状況を，死腔換気

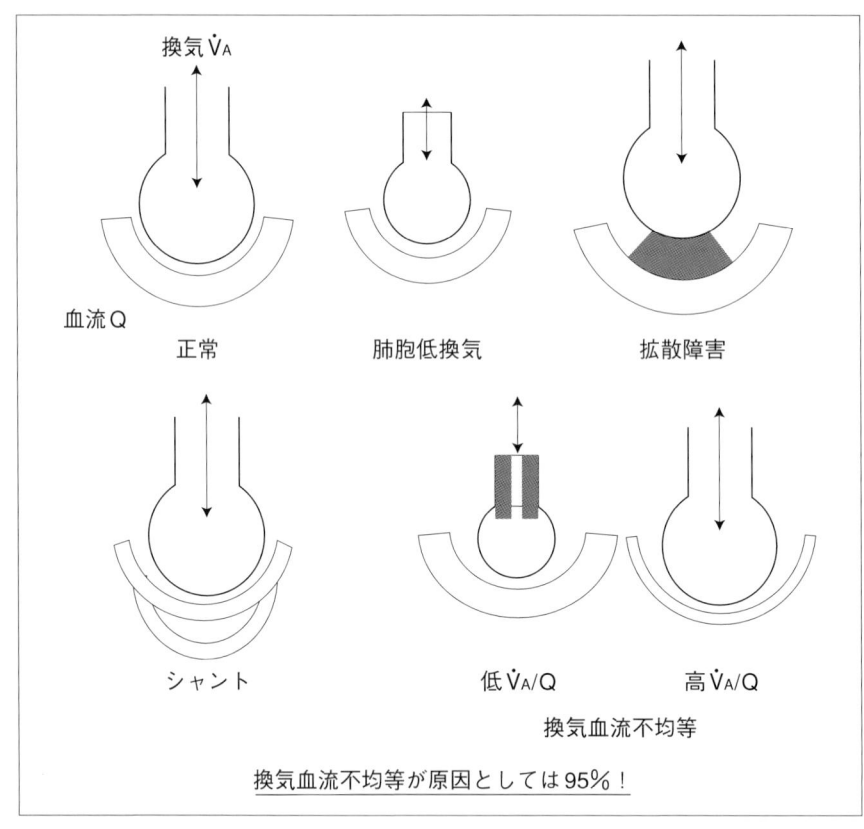

図2　低酸素血症の病態生理学的要因

という。死腔換気は，毛細管血との間でのガス交換にあずからない肺胞気の存在を示している。死腔換気には，解剖学的死腔と生理学的死腔がある。解剖学的死腔は，太い気道のように，毛細管と接触しない部分をさし，生理学的死腔は，毛細管血と完全に平衡しない肺胞気をさし，肺胞換気に対して毛細管血流がない，もしくは，それに近い状態で，ガス交換にあずかれない肺胞気があるコンパートメントを示している。正常での死腔換気（V_D）は，1回換気量V_Tの20〜30％で，V_D/V_Tは，0.2〜0.3である。V_D/V_Tの増加は，低酸素血症と高二酸化炭素血症の原因となる。高二酸化炭素血症となるのは，V_D/V_Tが0.5よりも大きくなったときである。死腔換気は，肺胞—毛細管の接触面の破壊（肺気腫など），血流低下（心不全，肺塞栓など），陽圧換気による肺胞過膨脹などにより増大する。一方，$\dot{V}_A/\dot{Q}$が1.0より小さくなる場合は，相対的に毛細管血が多くなることを示している。その結果，肺胞気と毛細管血が平衡とならず，ガス交換異常がおこる。この過剰な状態では，毛細管血とガス交換に預かる肺胞気がない状態となり（$\dot{V}_A$が小さくなり，$\dot{V}_A/\dot{Q}$が限りなくゼロに近づく状態で，この場合を肺内シャントと呼ぶ），体静脈血流がガス交換されないまま肺静脈以降の循環に入るようになる。本来のシャントは，毛細管血流と肺胞ガスとの間のガス交換がまったく行われないもので（$\dot{V}_A/\dot{Q} = 0$），毛細管血流が肺胞ガスと完全に平衡とならない状態は静脈混合という（$0 < \dot{V}_A/\dot{Q} < 1$）。肺内シャントの心拍出量に対する割合は，シャント率として知られている。正常では，肺内シャント血流（Qs）は心拍出量（Qt）の10％未満であるため，シャント率（Qs/Qt）は，10％未満となる。肺内シャント率の増加は，末梢気道の閉塞（喘息，慢性気管支炎など），肺胞内への体液貯留（肺水腫，肺炎など），肺胞虚脱（無気肺など），毛細管血流過多（肺塞栓における健常肺部分など）でみられる。PaO_2は，シャント率が増加するに従って徐々に低下するが，$PaCO_2$は，シャント率が50％になるまで一定である。肺内シャントの増加している患者では，病状の進行（肺炎など）や低酸素血症に伴う過換気により，しばしば正常以下となる。シャント率はまた，吸入気酸素濃度F_IO_2とPaO_2の関係にも影響を及ぼす。肺内シャントが10％から50％へ増加するに従って，F_IO_2の増加に対するPaO_2の上昇はより小さくなる。シャント率が50％になると，PaO_2はF_IO_2の増加に反応しなくなる。

1）死腔換気率

死腔換気率（V_D/V_T）は，呼気のPCO_2と毛細管終末（動脈）血のPCO_2の差によって決定される。正常肺では，毛細管血は肺胞気と十分に平衡に達しており，呼気PCO_2（P_ECO_2）は，ほぼ動脈血PCO_2（$PaCO_2$）と等しくなる。死腔換気率が増加するにつれて，P_ECO_2は$PaCO_2$より低くなる。これは，

$$V_D/V_T = (PaCO_2 - P_ECO_2)/PaCO_2$$

で表すことができる。すなわち，P_ECO_2が$PaCO_2$より大きく低下するほど，V_D/V_Tは増加する。正常は0.3である。

2）シャント率

シャント率（Qs/Qt）は，動脈血酸素含有量（CaO_2），混合静脈血酸素含有量（CvO_2），肺毛細管酸素含有量（CcO_2）より導き出され

る。

$$Qs/Qt = (CcO_2 - CaO_2) / (CcO_2 - CvO_2)$$

CcO_2は直接測定できないので、シャントの計算には、100％酸素吸入が用いられる。この場合、肺毛細管酸素飽和度は100％となる。

4. 肺胞―動脈血酸素分圧較差

吸入気と接しガス交換が行われた後の肺静脈血は、気管支循環系血液等の生理学的シャント血と混じる。この結果、動脈血酸素分圧PaO_2は肺胞気酸素分圧PAO_2より低下する。このPAO_2とPaO_2との差が肺胞―動脈血酸素分圧較差A-aDO_2で、換気血流異常の間接的指標として用いられる。A-aDO_2は、以下の肺胞気式によって求めることができる。

$$\begin{aligned} A\text{-}aDO_2 &= PAO_2 - PaO_2 \\ &= \{PIO_2 - (PaCO_2/RQ)\} - PaO_2 \\ &= \{(PB - PH_2O) \times FIO_2 - (PaCO_2/RQ)\} - PaO_2 \end{aligned}$$

吸入気酸素分圧PIO_2、大気圧PB、飽和水蒸気圧PH_2O（体温37℃　47mmHg）、

吸入気酸素濃度FIO_2、呼吸商RQ

呼吸商は、肺胞―毛細管の間におけるO_2とCO_2のガス交換のあり方を示しており、

$$RQ = \dot{V}CO_2 - \dot{V}O_2$$

で表され、通常RQ=0.8が適用される。

室内気の場合、

$$\begin{aligned} A\text{-}aDO_2 &= PAO_2 - PaO_2 \\ &= 150 - PaCO_2/0.8 - PaO_2 \end{aligned}$$

の略式が用いられる。

A-aDO_2の正常値は20Torr以下で、年齢が上がるととともに増加する。また、酸素投与によっても影響を受ける。A-aDO_2の正常値はFIO_2が10％増すごとに5〜7mmHg増加する。これは、肺における局所的低酸素性肺血管攣縮が失われるためと推定されている。換気の不十分な肺領域では、低酸素性肺血管攣縮は、適正換気の行われている肺領域に血液を分配し、$\dot{V}_A/Q$バランスを維持するのに役立っている。酸素を投与して、この局所的低酸素性肺血管攣縮が消失すると、換気の乏しい領域への血流が増加し、肺内シャント率が増加することにより、A-aDO_2は増大する。また、陽圧換気の場合、気道内圧は大気圧より高くなるため、人口呼吸患者のA-aDO_2を求めるときは、大気圧に平均気道内圧を加えなければならない。

5. PaO_2低下の原因診断

PaO_2低下は、換気血流不均等、シャント、拡散障害、低換気、吸入気酸素濃度低下の5つの生理学的要因によって起こる（図2）。PaO_2低下の原因としては、換気血流不均等が95％を占める。A-aDO_2および$PaCO_2$より、低酸素血症の主要な原因を明らかにすることができる（図3）。

E. $PaCO_2$を理解するための生理学的因子

$PaCO_2$は、生体内から産生されるCO_2産生量（$\dot{V}CO_2$）に比例し、肺胞換気量（VA）に反比例する。この関係は、次のように示される。

$$PaCO_2 = k \times (\dot{V}CO_2/VA) \quad k：比例定数$$

肺胞換気量VAは、死腔換気量を含まない呼気量であるから、分時換気量$\dot{V}_E$と死腔率V_D/V_Tより

$$VA = \dot{V}_E \times (1 - V_D/V_T)$$

と表され、

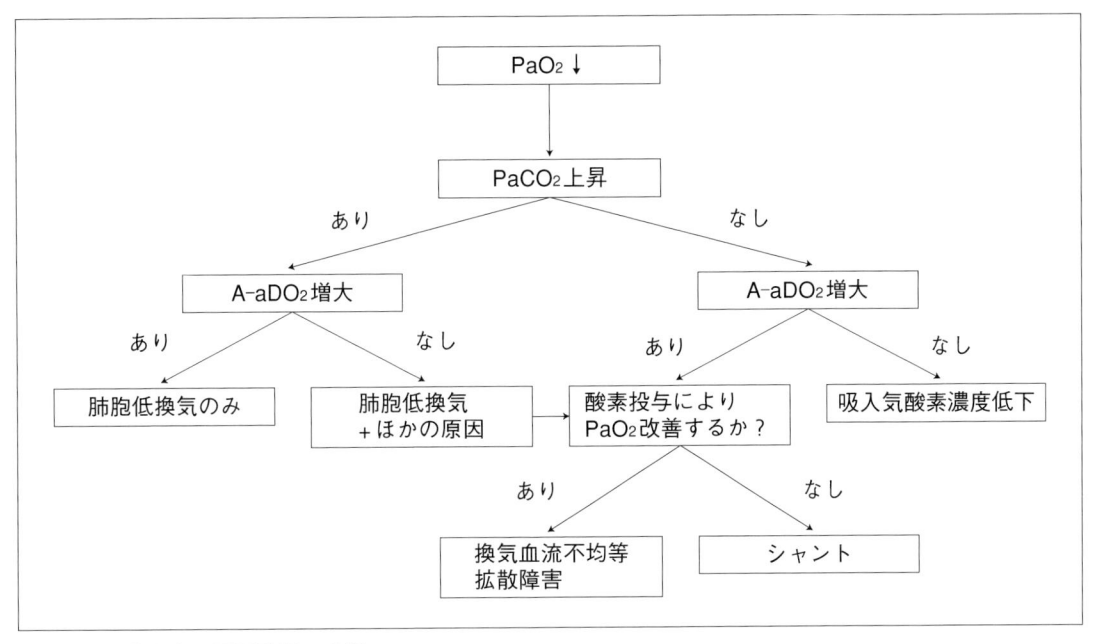

```
                    ┌─────────┐
                    │ PaO₂ ↓  │
                    └────┬────┘
                         ↓
                    ┌─────────┐
                    │PaCO₂ 上昇│
                    └────┬────┘
                あり ╱      ╲ なし
          ┌──────────┐    ┌──────────┐
          │A-aDO₂ 増大│    │A-aDO₂ 増大│
          └──────────┘    └──────────┘
         あり ╱   ╲ なし   あり ╱   ╲ なし
    ┌────────┐ ┌────────┐ ┌──────────┐ ┌──────────┐
    │肺胞低換気│ │肺胞低換気│→│酸素投与により│ │吸入気酸素濃度低下│
    │  のみ  │ │+ほかの原因│ │PaO₂改善するか？│ └──────────┘
    └────────┘ └────────┘ └──────────┘
                          あり ╱   ╲ なし
                     ┌──────────┐ ┌──────┐
                     │換気血流不均等│ │シャント│
                     │  拡散障害  │ └──────┘
                     └──────────┘
```

図3 低酸素血症の原因診断の手順

代謝性アシドーシス	PaCO₂ 予測値 = 1.5 × [HCO₃⁻] + (8±2)
代謝性アルカローシス	PaCO₂ 予測値 = 0.7 × [HCO₃⁻] + (21±2)
急性呼吸性アシドーシス	⊿pH = 0.008 × (PaCO₂ − 40)
急性呼吸性アルカローシス	⊿pH = 0.008 × (40 − PaCO₂)
慢性呼吸性アシドーシス	⊿pH = 0.003 × (PaCO₂ − 40)
慢性呼吸性アルカローシス	⊿pH = 0.017 × (40 − PaCO₂)

図4 酸塩基平衡調節時のPaCO₂，⊿pH

$$PaCO_2 = k \times [\dot{V}CO_2/\dot{V}_E \times (1 - V_D/V_T)]$$

となる。

したがって，高二酸化炭素の原因として，この式から，①CO_2産生量（$\dot{V}CO_2$）増加，②分時換気量$\dot{V}_E$低下（低換気），③死腔換気量V_D/V_T増加を挙げることができる。

1. CO₂ 産生量

CO_2産生量$\dot{V}CO_2$は，さまざまな原因で変化する。CO_2産生量が高くなるのは，発熱，甲状腺機能亢進症，中枢神経系の損傷，過剰飲食（過剰エネルギー）などの場合である。一方，産生量が低下する場合は，低体温，甲状腺機能低下症，そして鎮静剤などの薬剤を服用した場合である。

2. 分時換気量

分時換気量$\dot{V}_E$増加，減少もいくつかの原因により起こる。分時換気量低下により$PaCO_2$は上昇するが，これは薬剤，中枢性疾患（脳血管障害），代謝性アルカローシス，筋力低下，睡眠時無呼吸，甲状腺機能低下症，

COPDなどでみられる。一方，分時換気量増加であるが，これは頭部外傷，代謝性アシドーシス，妊娠，気管支喘息発作，慢性心不全，不安感などでみられ，その結果$PaCO_2$は低下する。

3. 死腔量

死腔を増加させる原因としては，肺血管疾患，肺塞栓症，血管炎，COPD，ARDS，肺線維症，ショックなどが挙げられる。実際，CO_2産生量が増加すると，分時換気量が増大する（高炭酸ガス換気応答として知られる）。そのため，正常では，CO_2産生過剰による高二酸化炭素血症をもたらさない。しかし，死腔量が増加し，CO_2排出が障害されると，CO_2産生過剰は$PaCO_2$の上昇をもたらす。これは，肺疾患をもつ患者においてのみ，CO_2産生過剰が高二酸化炭素血症をもたらす重要な因子であるといえる。

F. pHと酸塩基平衡

1. 酸塩基平衡調節

pHは，血液の酸塩基平衡の指標である。細胞外液の水素イオン濃度[H^+]は，二酸化炭素分圧PCO_2と細胞外液中の重炭酸濃度[HCO_3^-]のバランスによって決定される。この関係は，次の式によって表される。

$$[H^+] nEq/\ell = 24 \times (PCO_2/[HCO_3^-])$$

[H^+]nEq/ℓの対数を正の値で表したものが，pHである。したがって，pHも，PCO_2/[HCO_3^-]の比で決定される。生体はpHを正常に維持するために，PCO_2/[HCO_3^-]のいずれかの要素が変化すると，PCO_2/[HCO_3^-]比を一定に保つように，他方の要素を同じ方向に変化させる（代償）。PCO_2（呼吸性因子）は換気低下または増加よって調整し，[HCO_3^-]（代謝性因子）は腎臓での再吸収により調節されている。これらの器官が適切に機能しないもしくは，これらの器官で代償しきれない場合，酸塩基平衡障害が生じることになる。血液ガス分析で結果が示されるBase Excessは，代謝性異常によって付加された強塩基または強酸の量のことであり，酸塩基平衡異常の代謝性変化を表す指標の1つとして用いられる。pHの維持のため，炭酸/重炭酸緩衝システム以外にも多くの緩衝システムがある。主要な緩衝システムは，重炭酸緩衝系HCO_3^-/H_2CO_3のほかに，リン酸緩衝系$H_2PO_4^-$/HPO_4，ヘモグロビン緩衝系Hb^-/HHb，血漿タンパク緩衝系$Prot^-$/$H-Prot^-$である。

2. 酸塩基平衡障害の診断

酸塩基平衡については，まず酸塩基平衡が正常か異常か，異常であれば原因が呼吸性か代謝性かその両方（混合性）か，また急性か慢性（代償状態）かを判断する。

1）一次性代謝性酸塩基平衡障害の有無

pHが異常で，pHと$PaCO_2$が同じ方向に変化する場合，一次性代謝性酸塩基平衡障害が存在する。

pH＜7.35の場合
　$PaCO_2$↓のとき，一次性代謝性アシドーシスが存在

pH＞7.45の場合
　$PaCO_2$↑のとき，一次性代謝性アルカローシスが存在

2) 代償する$PaCO_2$予測値の算定（図4）

一次性代謝性酸塩基平衡障害が確認されたら，呼吸性に代償されるための$PaCO_2$予測値を求める。

$PaCO_2$実測値が予測値を上回るか，もしくは下回る場合は，混合性（代謝性と呼吸性）の酸塩基平衡障害が存在する。

> 代謝性アシドーシス：
> $PaCO_2$予測値 = $1.5 \times [HCO_3^-] + (8 \pm 2)$
> 代謝性アルカローシス：
> $PaCO_2$予測値 = $0.7 \times [HCO_3^-] + (21 \pm 2)$

$PaCO_2$実測値が予測値より高い場合は，呼吸性アシドーシスの合併があり，また，予測値より低い場合は，呼吸性アルカローシスの合併がある。

3) 一次性呼吸性酸塩基平衡障害の有無

$PaCO_2$が異常で，$PaCO_2$とpHが反対方向に変化すれば，一次性呼吸性酸塩基平衡障害が存在する。

$PaCO_2 > 45mmHg$で，pH↓：
　一次性呼吸性アシドーシスの存在
$PaCO_2 < 35mmHg$で，pH↑：
　一次性呼吸性アルカローシスの存在

4) pH変化の予測（図4）

一次性呼吸性酸塩基平衡障害が認められた場合，pH変化の予測値を算出し，その呼吸性酸塩基平衡障害が慢性か急性か，そして代謝性酸塩基平衡障害が合併しているかどうかを判断する。

急性呼吸性アシドーシス：
　$\Delta pH = 0.008 \times (PaCO_2 - 40)$
慢性呼吸性アシドーシス：
　$\Delta pH = 0.003 \times (PaCO_2 - 40)$

ΔpHが0.003倍～0.008倍の間の場合は一部代償

ΔpHが0.008倍以上場合，代謝性アシドーシスを合併

急性呼吸性アルカローシス：
　$\Delta pH = 0.008 \times (40 - PaCO_2)$
慢性呼吸性アルカローシス：
　$\Delta pH = 0.017 \times (40 - PaCO_2)$

ΔpHが0.008倍～0.017倍の間の場合は一部代償

ΔpHが0.008倍以下の場合は，代謝性アルカローシスを合併

5) 混合性酸塩基平衡障害の有無

$PaCO_2$が異常で，かつpHが変化していないか正常の場合，またはpHが異常で$PaCO_2$が変化していないか正常の場合，混合性酸塩基平衡障害が存在する。

3. 呼吸性アシドーシス

呼吸性アシドーシスの場合，主として$PaCO_2$の増加が原因である。$PaCO_2$と肺胞換気とは逆相関の関係にあるので，呼吸性アシドーシスの場合，分時換気量減少や肺胞低換気が主要な原因となる。肺胞死腔の増加，CO_2産生増加そして機械的死腔増加もまた原因となる。腎臓は，水素イオンの排泄を増加させ，重炭酸を産生させ，pHを正常化させる方向に働く。$PaCO_2$は高値を続けるも，重炭酸/$PaCO_2$比とpHは，正常化させる方向に増加する。

4. 呼吸性アルカローシス

呼吸性アルカローシスの場合は，主として$PaCO_2$の低下が原因である。これは過換気，

たとえば低酸素状況，中枢神経異常，不安，過剰の呼吸補助などでみられる。腎臓は新たに重炭酸を産生することなく，また重炭酸の再吸収を行わず，pHを正常化する方向へ働かせる。

5. 呼吸性アルカローシス

代謝性アシドーシスには，水素イオンの蓄積（乳酸アシドーシスなど）や，重炭酸の喪失（下痢など）によるおこる。アニオンギャップは，両者の鑑別に用いられる。

アニオンギャップは，

$$\text{Anion gap} = Na^+ - (Cl^- + HCO_3^-)$$

で表され，正常は8—16である。

実際，生体内の陽イオン（cation）と陰イオン（anion）は等量であり，上記の式に含まれない陰イオンには，血清蛋白質，有機酸，リン酸，硫酸があり，陽イオンには，カルシウム，カリウム，マグネシウムがある。血清蛋白質は，上記の式に含まれない陰イオンの最大要素であり，一方カリウムとカルシウムは，上記の式に含まれない陽イオンの大半をしめている。したがって，血清蛋白質が50％減少すると，75％のアニオンギャップの減少を引き起こす。血清蛋白質の電位のほとんどはアルブミンの電位であるため，低アルブミン血症はアニオンギャップの減少に大きく影響する。アニオンギャップの増加は，未測定の陰イオン（アニオン）が存在し，それが水素イオンと結合することにより，生体内に水素イオンが蓄積し，代謝性アシドーシスを誘発していることとなる。アニオンギャップ増加を伴う代謝性アシドーシスの原因としては，乳酸，尿毒症，ケトアシドーシス（糖尿病性，アルコール性，飢餓性），サリチル酸中毒，エチレングリコール（不凍液），メタノール（塗料，シンナー），パラアルデヒド（抗けいれん薬）が知られている。代謝性アシドーシスで，アニオンギャップが正常の場合，消化管からの重炭酸喪失，酸負荷，生食によるHCO_3の希釈，腎欠損（HCO_3再吸収障害，酸分泌）など，重炭酸の喪失が原因となる。重炭酸が正常値の24より低下した場合，$PaCO_2$を低下させるように反応性の肺胞換気増加がおこる。その結果pHは正常方向へ増加する。

6. 代謝性アルカローシス

代謝性アルカローシスの主とした異常は，重炭酸の乏しい液体の喪失により，重炭酸が増大することにある。これは，嘔吐や胃液吸引により水素イオンが多く含まれる胃液が失われることにある。また，ループ利尿薬やサイアザイドなどの利尿薬により酸性尿が大量に失われることによってもおこる。急性期，重炭酸が増加した場合，反応性に肺胞低換気がおこる。腎臓からは，代償性に重炭酸排泄がおこる。しかし，これは，血漿量が補液により適正化されたのちにのみ起こる。

G. 測定の実際

1. 採血準備

採血にあたって，特別に用意するものはない。検査前に飲食を制限する必要もない。酸素投与を受けていれば，酸素濃度は，検査前20分は変えないようにする。検査を酸素中止して行う場合は，少なくとも20分前には酸素投与を中止する。検査中は患者に普通の呼吸

をさせるように指示をする。

2. 採血法

血液サンプルは，大腿動脈（鼠径部），上腕動脈（肘）もしくは橈骨動脈（手首）などを穿刺するか，もしくはすでに動脈ラインを留置されていれば，それより採取する。穿刺が必要な場合，穿刺部位の皮膚を消毒する。通常の採血（静脈）と違い動脈を穿刺するので，看護師ではなく医師が行う。採血シリンジには抗凝固薬を添加し，検体の凝固を防ぐようにする。抗凝固薬はヘパリンが推奨される（EDTA，クエン酸塩，シュウ酸塩などはpHに影響する）。抗凝固剤（検体1mℓあたりヘパリン1000単位）を使用する場合，余分なヘパリンは，シリンジや針などのデッドスペースを満たした後，捨てる。そして，約2～4mℓ程度を採血する。サンプルは空気が混入しないように採取しなければならない。検体採取後は，速やかに解析を行うようにし，できるならば，氷冷するようにする（血液は生きた組織であるので，時間がたてばたつほどPaO_2は低下し，$PaCO_2$は上昇する。4℃にすることで代謝を下げることができる）。

3. 採血後の処置

採血後，止血のために10～15分は穿刺部位を圧迫しておく必要がある。止血後，穿刺部位を清潔綿などでドレッシングする。出血や循環上の問題の兆候がみられないかどうか観察する必要がある。

4. 測定の禁忌

検査が正しく行われれば，危険性はあまりない。穿刺部位での出血や皮下出血がみられることはある。まれにではあるが，穿刺部位での循環障害が問題になることがある。アレンテスト Allen test（側副循環テスト）陰性であることは，手掌への血流供給が不十分であることを示しており，穿刺部位を橈骨動脈から，ほかの部位に変更する必要がある。透析患者のように外科的シャントがおこなわれている部位およびそれより遠位部で採血は行わない。

5. 採血に際しての合併症

血腫，血管攣縮，空気栓塞，凝血塊塞栓，採血部位の汚染および感染，出血，血管損傷，動脈閉塞，血管迷走神経反射，痛みなどである。

6. 採血における技術や方法上の問題点

血管周囲組織（筋肉，結合組織，脂肪など）により動脈へのアプローチができないことがある。時に脈が触れないこともある。動脈内への針挿入に成功したにもかかわらず，血管攣縮のために採血ができないこともある。穿刺時の痛みのため過換気となり，値が変わってしまうように，採取時の生理学的状況を反映してしまうことがある。運動時の血液ガス採取は，運動終了後15秒以内に採取すべきであるが，それでも反映しないこともある。人工呼吸器管理の患者では，酸素濃度を変えて10分ほどたてば，血液ガスに反映する。安静換気下の患者では，酸素流量変化後少なくとも20～30分後に採取するようにする。（閉塞性障害や残気量増加している患者では，30分以上間を空ける必要がある。）検体の室温保存では，採取後10～15分内に解析しなけれ

ばならない。氷冷時の解析は1時間以内とすべきである。白血球が増加している被検者の検体のPaO$_2$は早く減少する。したがって、採取後は速やかに氷冷すべである。血液ガス解析とともに電解質解析も同時に行なう解析器の場合は、氷冷せずに速やかに解析すべきである。それは、氷冷によりカリウムの上昇の可能性があるためである。ただ、氷冷は血液ガス結果に影響を与えはしない。

7. 採血状況の記載

検体採取するときは、採取した日時、患者の体温、体位、活動レベル、呼吸数、採血部位、Allenテストの結果、吸入気酸素濃度や酸素流量、補助換気している場合はその換気モードなどを血液ガス結果とともにカルテに記載すべきである。

H. まとめ

血液ガス分析は、患者の呼吸状態を評価するパラメーターであり、その異常値より患者の状態を読み、その問題に対処することが重要である。そのためには、血液ガス測定値とともに臨床所見を参考にして、血液ガス測定値の生理的意味を読みとり、呼吸不全の状態評価、ガス交換効率、pH、酸塩基平衡について評価・判断することが必要である。

6. パルスオキシメータ

東條尚子(東京医科歯科大学医学部附属病院検査部)

　パルスオキシメータは，電源を入れて装着するだけで，ほぼリアルタイムに動脈血酸素飽和度(SaO_2；arterial oxygen saturation)と脈拍数を測定できる簡便な機械である。近年，性能が向上する一方，価格も手頃になったため，幅広く使用されるようになってきた。ここでは，パルスオキシメータ使用にあたり，必要な知識を解説する。

A. パルスオキシメータによる酸素飽和度の測定原理

　動脈血は鮮赤色，静脈血は暗赤色である。この色の違いは，酸素と結合したヘモグロビン（酸化ヘモグロビン）は赤色を吸収せず，酸素を解離したヘモグロビン（還元ヘモグロビン）は赤色を吸収するという性質の違いによる（図1）。パルスオキシメータはこのヘモグロビンの吸光度特性（光の波長による吸光度の違い）を利用して動脈血酸素飽和度(SaO_2)を算出する[1,2]。

1. 酸素飽和度(SO_2)

　血液中の酸素は赤血球の中にあるヘモグロビンによって運搬される。酸素結合能を有するヘモグロビン（活性ヘモグロビン）のうち，酸化ヘモグロビンの占める割合(%)を酸素飽和度(SO_2)といい，以下の式で表される。

$$酸素飽和度(SO_2) = \frac{酸化ヘモグロビン}{酸化ヘモグロビン＋還元ヘモグロビン} \times 100 (\%)$$

　パルスオキシメータで測定した酸素飽和度は，経皮的動脈血酸素飽和度といい，動脈血採血により求めた酸素飽和度と区別してSpO_2

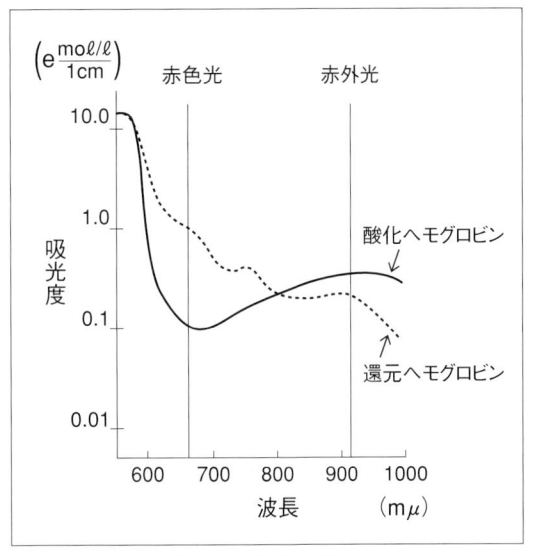

図1　ヘモグロビンの吸光度曲線
波長660nm付近の赤色光では還元ヘモグロビンの吸光度が大きい。一方，910nm付近の赤外光では酸化ヘモグロビンの吸光度が大きい。

（pはpercutaneousの略）と表記する。

2. 測定原理

パルスオキシメータは赤色光（波長660nm付近）と赤外光（波長910nm付近）の2つの波長の光を指尖部などの組織に当て，その吸光度比から計算する。酸素飽和度と吸光度比には，理論的に一定の関係があることが知られていることから，吸光度比を用いて酸素飽和度を測定することができる。

測定した全吸光度は，動脈，静脈，組織などで吸収された分も含むため，このうち，脈動成分の吸光度だけを分離して，動脈血酸素飽和度を演算する。

3. パルスオキシメータの仕組み

パルスオキシメータは一般にヒトへの装着部分であるプローブ（またはセンサ），機器本体，プローブと本体をつなぐケーブルよりなる。

現在，もっとも汎用されている装置は，プローブに発光部と受光部を有し，発光部を指爪側，受光部を指腹側に装着する。発光部は2波長のLED（発光ダイオード）が交互に点滅し，受光部のフォトダイオードでその透過光を受け取り，電気信号に変換した後，装置本体で演算処理してSpO_2と脈拍数をデジタル表示する（図2）[3]。

4. パルスオキシメータの測定精度

パルスオキシメータの測定範囲と測定精度は取扱い説明書に明記する決まりになっている。ISO9919[5]の規定する測定精度は，健常成人被検者に酸素濃度の低い気体を吸入させて徐々に動脈血酸素飽和度を低下させ，採血値（SaO_2）とSpO_2を同時に測定して精度を評価する。説明書に記載されている精度「±2％」は採血値のSaO_2とSpO_2の差の1標準偏差（1SD）が2％であることを示している。すなわち，SpO_2を100回測定したうち約68回は±2％の範囲に入ることを意味する。一般にSpO_2 80％未満では，高値側に比し精度が低い。

B. パルスオキシメータの種類と使用目的

パルスオキシメータの形や表示形式にはさまざまな種類があるので，使用目的に応じて適切な装置を選択する。

1. 機器本体の種類

機器の種類には，スポット検査を目的とする携帯性に優れたもの，持続的モニタリングを目的とする据え置き型のものがある。前者は外来や病棟，在宅医療で用いられるほか，患者自身が自己管理の目的で使用することも

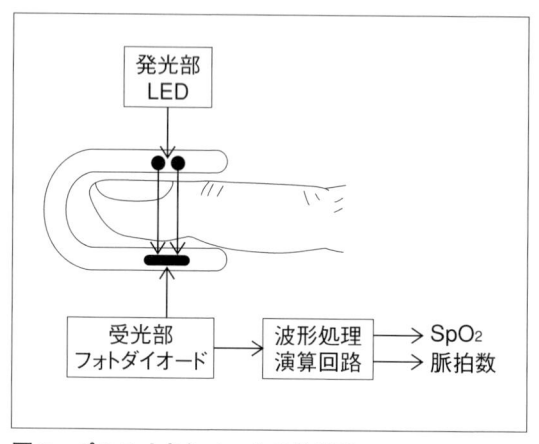

図2　パルスオキシメータの仕組み
赤色光と赤外光を発するLEDを指爪側に当て，反対側で受けた透過光から動脈血酸素飽和度を演算する。

表1 パルスオキシメータの使用目的

検査の種類	目的	おもな使用場所
スポット検査	・病態把握や経過観察のための定期的なバイタルチェック	病棟、外来、在宅看護、リハビリなど
連続的モニタリング	・重症患者、運動時、侵襲的検査時、リハビリテーション運動療法時などに低酸素血症を早期に認知するため ・酸素投与量の決定など	手術室、病棟、検査室、リハビリなど
連続記録	・睡眠時や日常生活時の低酸素血症の動向を知るため	患者自身が装着

ある。後者は術中管理，重症患者管理など，生体情報のモニタリングとして用いられる。24時間記憶が可能なホルタータイプの小型軽量型もある[4]（表1）。

2. プローブ，センサの種類

発光部と受光部が対側にあるプローブ（センサ）を透過型といい，発光部と受光部が同一平面上にあるものを反射型という。現在，透過型のフィンガープローブがもっとも広く用いられている。形状は，スポット検査用のクリップタイプ，長時間連続測定用の粘着テープで固定するもの，ディスポーザブルセンサなどがある。ほかには鼻梁，前額部，耳朶，足背に装着するセンサがあり，患者の年齢や体格，病態や検査目的に応じて適切なものを選択する。

3. 表示値

SpO_2の表示値は移動平均で表され，平均秒数（あるいは平均心拍数）は装置によって設定が異なる。SpO_2の速い変化を知りたいときは平均秒数の短いものを選択する，ただし雑音の影響を受けやすい。逆に平均秒数の長いものを選択すると雑音は少なく安定した測定ができるが，速い変化を追従できなくなる。

C. 測定法

1. 測定手順

電源を入れ，時計やアラームなどの設定を行った後，プローブ（センサ）を装着する。透過型プローブでは，指を挟むように，発光部（赤い光が出ている側）を爪側，受光部を指の腹側に装着する（図2）。このとき，発光部と受光部の光軸が一致するように注意する。絆創膏で固定する場合は強く巻きすぎない。プローブ（センサ）を装着した手（足）は自然な状態を保ち，力を抜く。正確に測定できているかどうかは表示パネルの脈波，あるいは脈波振幅を表すバーグラフの表示を観察し，拍動に応じて上下していることを確認する。

2. 測定不良時の確認

装置の動作不良は，ケーブルの断線やプローブ発光部の劣化が原因となる場合が多い。測定不良の時は，まずプローブ（センサ）とその装着状態，ケーブルの断線がないかを確認する。次に，スタッフ自身の指に装着して正しい測定が可能かをチェックする。不良で

あれば別のプローブに変えて測定してみる。装置にエラーメッセージが出ていれば取扱い説明書を参照する。

3. 測定誤差要因とその対処法

　装置の動作が正常であっても，体動や末梢循環不全があると動脈成分の抽出が困難となり測定誤差を生じやすい。この装置の弱点は，近年，センサ構造の改良や演算ソフトウエアの改良により改善されてきた。しかし，万全ではないので，低還流時，体動時の測定には，プローブ（センサ）や装置の選択，装着にとくに留意する必要がある（**表2**）。

　6分間歩行試験やリハビリなど，体動時の測定は誤差を生じやすい。プローブを装着した側の手に物を持たせず，また手すりを強く握る，周期的に腕を振るなどの動作はしないよう注意する。脈派振幅を表すバーグラフの上下動を常に観察し，脈派振幅を検出できない時の表示値や不安定な表示値は除外して評価する。

D. 機器のメンテナンス

1. 点検と清掃

　始業時，終業時には，バッテリーや電池が消耗していないか，外観に損傷，汚れ，破損がないか，プローブの使用期限は過ぎていないかを点検し，装置が正常かつ安全に使用できることを確認する。

　本体は定期的に清掃し，プローブは使用後必ず清掃・消毒を行う。清掃時にとりきれない体液の付着，プローブのゴム部分が劣化した場合は新しいプローブと交換する。

2. 機器の較正と精度確認

　購入後，パルスオキシメータを較正することはできず，ヒトによる確認以外に装置の正確さを確かめる手段はない。大まかな精度の確認は，簡易型の標準値発生装置を用いれば可能である。標準値から許容範囲を超えてずれているようであれば，メーカーに点検修理を依頼することができる。

表2　測定誤差要因とその対処方法

誤差要因	対処方法
体動	・動きの少ない部位にプローブを装着する ・プローブやケーブルを絆創膏で固定する ・体動ノイズ除去プログラムを内蔵した装置を使用する
低還流 末梢循環不全	・測定部位を暖める ・血流のよい他部位にプローブ（センサ）を変える
圧迫	・クリップ式プローブの場合は装着部位を変える ・粘着式プローブに変える ・絆創膏を指に巻きつけないようにして固定する

E. 結果の解釈

1. 基準範囲

健常者のSpO_2はおおむね96％〜99％の範囲にある。95％以下であれば何らかの急性疾患の存在が疑われ、90％未満であれば急性呼吸不全が疑われる。

慢性疾患患者では、病状が安定した状態のSpO_2よりも3〜4％を超えて低下していれば、急性増悪の存在を疑う。

パルスオキシメータは、動脈血二酸化炭素分圧（$PaCO_2$）や酸塩基平衡障害は把握できない。急性、慢性の低酸素血症の診断や治療適応判定を目的とする場合には、適宜、動脈血ガス分析を実施する必要がある。

2. 血液の酸素飽和度（SO_2）と酸素分圧（PO_2）

血液の酸素飽和度（SO_2）と酸素分圧（PO_2）の関係はS字状の曲線を示す（図3、表3）。このヘモグロビン酸素解離曲線は、体温、pH、$PaCO_2$、2,3-diphosphoglycerate（2,3-DPG）濃度の変化で左右に移動する。すなわち、SO_2とPO_2の関係はさまざまな因子の影響を受けて変動し、一定ではない。SpO_2から推定するPaO_2は、あくまで参考値であることを認識しておく必要がある。

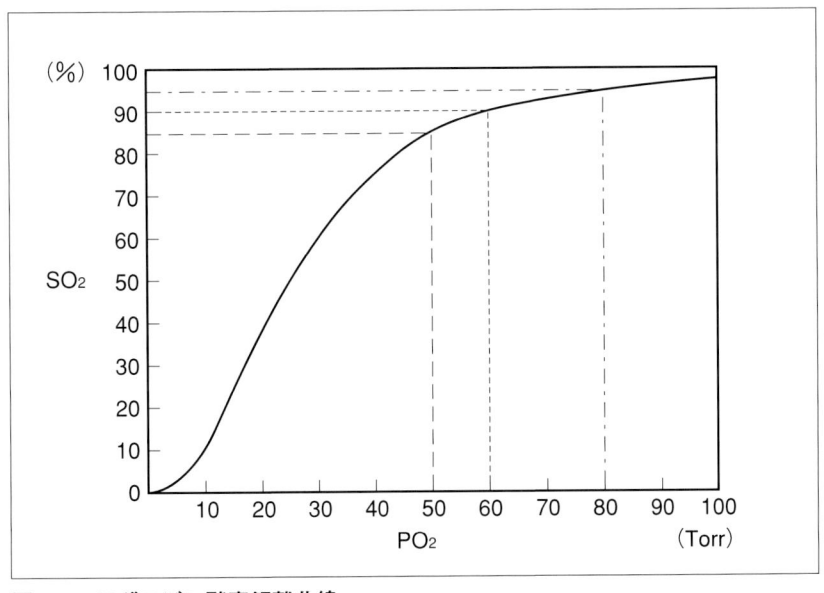

図3 ヘモグロビン酸素解離曲線
体温37℃、PCO_2 40Torr、pH 7.40、Hb15g/dℓのとき

表3 酸素飽和度(SO_2)と酸素分圧(PO_2)の関係

SO_2 (%)	75	85	88	90	93	95
PO_2 (Torr)	40	50	55	60	70	80

体温37℃、PCO_2 40Torr、pH 7.40、Hb 15g/dℓ のとき

3. 血液循環時間と装着部位

　プローブ（センサ）の装着部位により遅延時間（肺胞から装着部位までの血液循環時間）が異なる。遅延時間は，耳朶，手指，足趾の順に長い。低酸素負荷開始から$SpO_2 < 90％$になるまでの時間は耳朶と手指で平均6秒，手指と足趾間で平均57秒かかり，低還流状態では遅延時間はさらに延長する[6]。結果の解釈にあたり理解しておく必要がある。

F. まとめ

　パルスオキシメータは酸素飽和度と脈拍数という呼吸と循環の指標を同時に知ることができる。装置のしくみや限界を理解して，目的に合った装置を正しく使用し，的確な結果の解釈を行っていただきたい。

文　献

1）日本呼吸器学会　肺生理専門委員会（編）：呼吸機能検査ガイドラインⅡ．メディカルビュー社，2006．
2）日本呼吸器学会　肺生理専門委員会，日本呼吸管理学会　酸素療法ガイドライン作成委員会（編）：酸素療法ガイドライン．メディカルビュー社，2006．
3）久保田博南：バイタルサインモニタ入門．秀潤社，2005．
4）久保田博南：生体情報モニタ開発史．真興交易医書出版部，2004．
5）TC 121/SC 3；ISO Standards. Medical electrical equipment-Particular requirements for the basic safety and essential performance of pulse oximeter equipment for medical use. ISO 9919 second edition 2005.
6）Hamber EA, Bailey PL, James SW, et al.：Delays in the detection of hypoxemia due to site of pulse oximetry probe placement. J Clin Anesth 11：113-119, 1999.

7. 換気機能

上嶋千史・南方良章・一ノ瀬正和（和歌山県立医科大学　内科学第三講座）

　呼吸リハビリテーションの対象疾患としては，慢性閉塞性肺疾患（chronic obstructive pulmonary disease：COPD）と肺結核後遺症が大部分を占める。慢性期COPD管理の非薬物的療法において，呼吸リハビリテーションは中核をなし，COPDの包括的ガイドラインであるGOLD（Global Initiative for Chronic Obstructive Lung Disease）[1]では中等症以上の症例においてとくに推奨されている。呼吸リハビリテーションの導入，プログラムの決定あるいは効果をみるためには，いくつかの点からのアセスメントが必要である。ここでは，換気機能に対するアセスメントについて，スパイロメトリーを中心に概説する。

A. COPDの換気障害の病態

　COPDの主症状は労作時の息切れ，呼吸困難である。COPDの自然歴に伴い閉塞性換気障害は徐々に進行し最大の分時換気能力は低下し，残気量の増加と動的過膨張をもたらす。つまり健常人で息切れを感じないごく軽い運動でもCOPD患者では息切れを感じるように，わずかな換気増加で換気能力の限界に近くなる。このようなCOPD患者の呼吸困難を緩和させるためには，薬物療法に加えて，最大換気能力の改善，目的とする日常動作に伴う換気量の減少および動的過膨張の改善が必要となる。効果的な呼吸リハビリテーションにより運動能，息切れの緩和が期待できる。

　また，労作時呼吸困難のある患者では，身体活動量が低下しがちであり，そのために廃用を招き，さらに労作時呼吸困難を増す。結果としてADLが低下，QOLは悪化するのである。この流れを断ち切るためにも呼吸リハビリテーションは有効であり，COPDにおいては，とくに下肢筋力のトレーニングが重要とされている[1〜4]。

B. 呼吸リハビリテーションの適応

　基本的に息切れがあって重篤な合併疾患のない症例が呼吸リハビリテーションの適応となる。リハビリテーションを行う上で妨げになり，運動中のリスクが増大するような合併症がある場合は運動療法の適応にはならない。したがって運動療法が禁忌な病態をあらかじめスクリーニングすることが必要である（**表1**）[4]。

表1 運動療法の禁忌

1) 不安定狭心症，不安定な発症から短日の心筋梗塞，非代償性うっ血性心不全，急性肺性心，コントロール不良の不整脈，重篤な大動脈弁狭窄症，活動性の心筋炎，心膜炎などの心疾患の合併
2) コントロール不良の高血圧症
3) 急性全身性疾患または発熱
4) 最近の肺栓塞症，急性肺性心，重度の肺高血圧症の合併
5) 重篤な肝，腎機能障害の合併
6) 運動を妨げる重篤な整形外科的疾患の合併
7) 高度の認知障害，重度の精神疾患の合併
8) 他の代謝異常（急性甲状腺炎など）

日本呼吸管理学会呼吸リハビリテーションガイドライン作成委員会・日本呼吸器学会ガイドライン施行管理委員会・日本理学療法士協会呼吸リハビリテーションガイドライン作成委員会：呼吸リハビリテーションマニュアル―運動療法―．照林社，2003．

C. スパイロメトリー[5〜7]

スパイロメトリーは呼吸機能検査でもっとも基本的な検査法である。X軸に時間，Y軸に被験者の肺気量を記録すると曲線が得られる。これがスパイログラムである（図1）。

1. 肺活量（vital capacity；VC）

肺活量は最大吸気位と最大呼気位の間の肺気量である。肺活量には緩徐な最大吸気位と最大呼気位により測定したものを slow VC（SVC）と呼び，最大吸気位から最大努力で最大呼気位まで呼出させて測定したものを forced VC（FVC）と呼ぶ。健常人ではこの両者は一致することが知られている。COPDでは最大呼気努力でエアートラッピングが強調されFVC＜slow VC となる傾向がある。

2. 1秒量（forced expiratory volume in one second；FEV$_1$）

1秒量は最大努力呼気における最初の1秒間の肺気量である。

3. 1秒率

肺活量や1秒量が絶対量であるのに対して，1秒率はFEV$_1$とVCの比である。SVCに対する比をTiffeneauの1秒率（FEV$_1$/VC），FVCに対する比をGaenslerの1秒率（EFV$_1$/FVC）と呼ぶ。臨床ではEFV$_1$/FVCがおもに使用されている。これは気流制限の指標として用いられ，70％未満であればその存在が確定する。

4. 予測値に対する1秒量の割合（％FEV$_1$）

FEV$_1$は身長，年齢，性別から予測することができ，日本呼吸器学会では日本人のための予測式を発表している（表2）[5]。この予測値に対する割合はCOPDの重症度の評価に用いる。

5. 最大吸気量（inspiratory capacity；IC）

スパイロメトリーでは，全肺気量（total lung capacity；TLC），残気量（residual volume；RV）を測定することはできない。ICは1回換気量（tidal volume；TV）と吸気予備量（inspiratory reserve volume；IRV）の和で求めることができる。COPDでは，ICの減少がみられる。

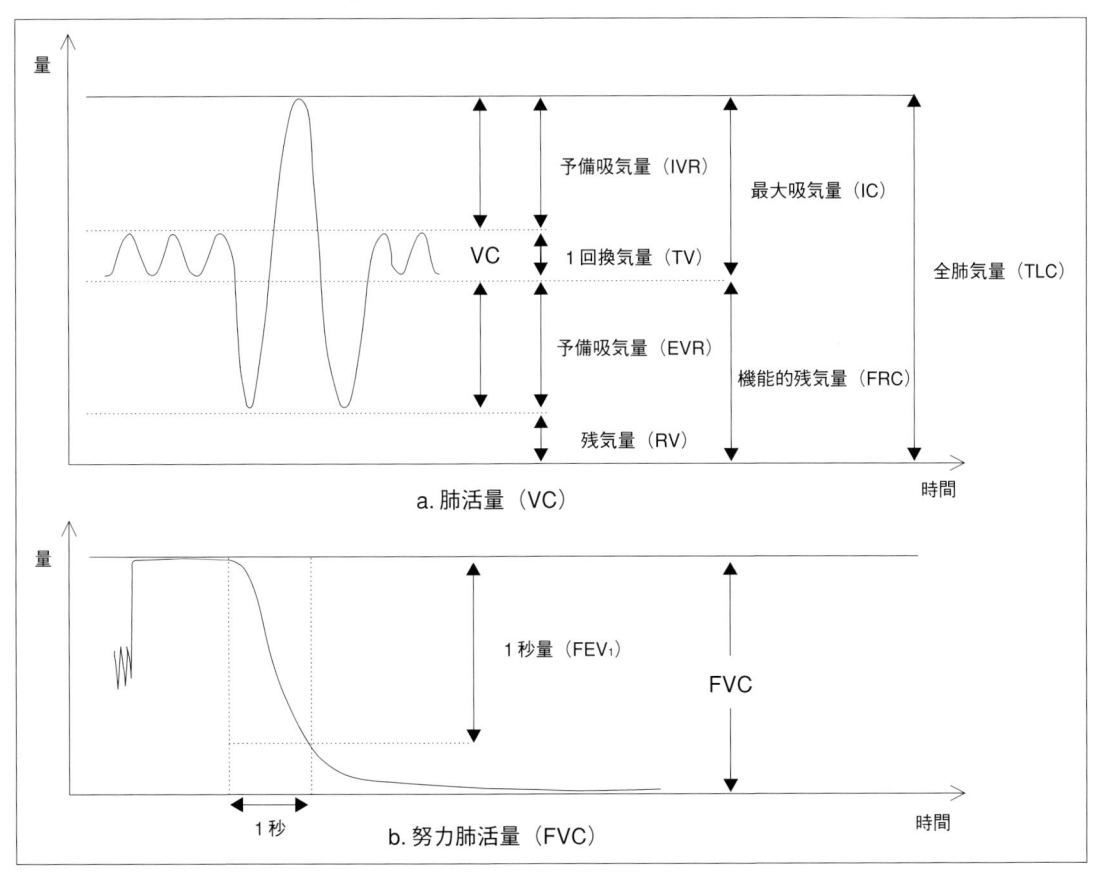

図1 スパイログラム

表2 日本人における肺活量（VC），努力肺活量（FVC），一秒率（FEV₁）の予測式

男性	VC (L)	= 0.045 × 身長 (cm) − 0.023 × 年齢 − 2.258
	FVC (L)	= 0.042 × 身長 (cm) − 0.024 × 年齢 − 1.785
	FEV₁ (L)	= 0.036 × 身長 (cm) − 0.028 × 年齢 − 1.178
女性	VC (L)	= 0.032 × 身長 (cm) − 0.018 × 年齢 − 1.178
	FVC (L)	= 0.031 × 身長 (cm) − 0.019 × 年齢 − 1.105
	FEV₁ (L)	= 0.022 × 身長 (cm) − 0.022 × 年齢 − 0.005

日本呼吸器学会肺生理専門委員会：呼吸機能検査ガイドライン．-スパイロメトリー，フローボリューム曲線，肺拡散能力-．日本呼吸器学会，2004．

6. フローボリューム曲線[5,6]

　最大吸気位から最大努力で呼出したときに，X軸に肺気量，Y軸に気流速度を記録すると得られる曲線をフローボリューム曲線と呼ぶ。最大呼気流量（PEF）とはフローボリューム曲線において初期に出現する気流速度の最大値である。FVCの最大吸気位を100％，最大呼気位を0％とした場合，$\dot{V}50$とはFVC

の50％の肺気量位における呼気流量，$\dot{V}25$とはFVCの25％の肺気量位における呼気流量である。

D. 各指標の意義

FEV_1は気流制限の程度を反映する基本的な指標である。しかし，年齢，体格，性別の影響を受けるために，いくつかの補正された値がよく用いられる。FEV_1をFVCで補正したのが1秒率（FEV_1/FVC）であり，COPDの診断に用いる。しかし，気流制限の程度が強くなるとFVCも低下するために必ずしも1秒率は重症度を適切に反映しない。これに対し，FEV_1をFEV_1の予測値で補正したものが％FEV_1であり，気流制限の重症度の指標として，COPDの病期分類にも用いられている[1]。一方，COPDでは呼気の気流制限に伴い，呼出が不十分となりRVが増加し，さらに運動時に呼気終末肺気量が連続的に増大する現象，いわゆる動的過膨張（dynamic hyperinflation）を生じ運動耐容能の低下をもたらす。スパイロメトリーではRV測定は行えないが，ICを測定することで動的過膨脹による運動耐容能の評価が可能である。実際，COPD患者に対する気管支拡張薬投与による運動耐容能改善には，ICが重要との報告もなされている[8,9]。したがって，スパイロメトリーで得られた指標の中で，とくにFEV_1，FEV_1/FVC，％FEV_1，ICなどが呼吸リハビリテーションのアセスメントに重要と考えられる。

E. 測定手技[7]

呼吸機能検査は被験者の努力が不可欠であるために，検査前の十分な説明と理解が必要である。被験者にディスポーザブルマウスピース（もしくはつば付のシリコン製マウスピース）をくわえさせ，鼻クリップを装着させ，空気漏れのないことを確認する。測定は検査実施者の介助も重要であり，その声かけの一例も付け加えておく。

1. 肺活量測定

① まず安静換気を行い，機能的残気量（functional residual capacity；FRC）レベルが安定するまで待つ。（例「リラックスして普通に呼吸してください」）
② 最大呼気位まで呼気努力をしてもらう。（例「吸ったらはけなくなるまではいてください」）
③ これ以上はけなくなったところで最大吸気位まで吸気努力をさせる。（例「はけなくなったら吸なくなるまで吸ってください」）
④ 再び最大呼気位まで呼気努力をしてもらう。（例「吸えなくなったらはけなくなるまではいてください」）
⑤ これ以上はけなくなったところで，安静換気をさせる。（例「はけなくなったら普通の呼吸をしてください」）

2. 努力肺活量測定

① まず安静換気をさせ安定するまで行う。安静ループを得る。（例「普通に呼吸をしてください」）
② 最大吸気位まで吸気努力をさせる。（例「吸えなくなるまで一気に吸ってください」）
③ 最大吸気位から最大限の力で努力呼気をさせ最大呼気位まで呼出させる。このとき最

低6秒以上の呼気努力と最低2秒以上の呼気量の変化がないことを確認する。(例「一気にはいてください。最後までがんばってはいてください」)

3. 測定精度

スパイロメトリーを実施するにあたり、常に正確な検査結果を得るために、機器の定期的較正、検査実施者の熟練度、被検者の協力が不可欠である。FVCとFEV$_1$は3回測定し、それぞれのスパイログラムにおけるFVCとFEV$_1$の値の変動が5％もしくは100mlでなくてはならない。

4. 評価

気管支拡張薬吸入後において、VCは正常予測値の80％、FEV$_1$/FVCは70％を正常限界とする。VCが正常予測値の80％未満の場合は拘束性換気障害、FEV$_1$/FVCが70％未満の場合は閉塞性障害と判定する。

FEV$_1$は、気道可逆性の有無の評価にも用いられる。気管支拡張薬投与前後のFEV$_1$を用いてその変化率(気管支拡張薬前後の値の差を気管支拡張薬投与前の値で除する)を求め、FEV$_1$が12％かつ200ml以上増加すれば可逆性ありと判定し[4]、気管支喘息の存在を考慮する。COPDにおいても、さまざまな程度の可逆性の存在が認められるため、呼吸リハビリテーションの効果を評価する時は、気管支拡張薬投与後の値を比較するのが妥当である。

フローボリューム曲線の特徴として、ピークフローは努力依存性があるのに対し、低肺気量位では努力非依存性であり再現性が高い。たとえば、COPDでは末梢気道の障害のため、フローボリューム曲線は下に凸の曲線となる。呼吸機能検査は検者と被験者の手技のレベルに左右されがちで、数値のみで閉塞性換気障害があるかどうか判断に苦慮する場合もみられるが、フローボリューム曲線のパターンを認識することで閉塞性換気障害の存在を認識できる(図2)[4]。このようにスパイロメトリーは呼吸リハビリテーション開始前の評価として重要項目であると同時にその効果判定においても重要となる(表3)。

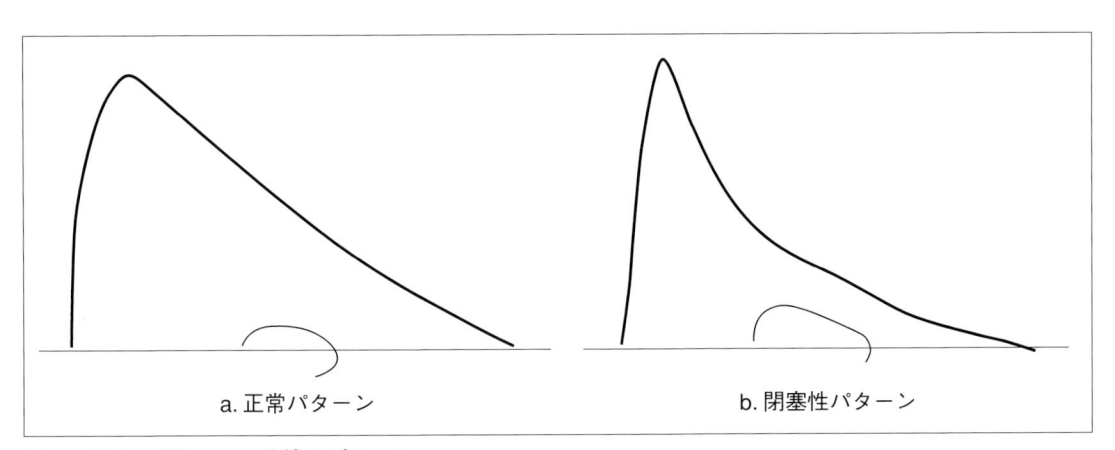

a. 正常パターン　　b. 閉塞性パターン

図2　フローボリューム曲線のパターン

表3 再評価の目的

- 導入プログラムの効果判定
- 維持のための運動処方の作成
- 運動処方の修正
- 継続の有無、継続内容の評価
- 再導入プログラム適応の有無の決定
- 治療の限界と課題の明確化
- 患者の将来像の予測
- 提供者側（医療チーム）の質の向上
- 他の医療機関，保健施設への診療情報の提供，（維持のための医療連携）

日本呼吸管理学会呼吸リハビリテーションガイドライン作成委員会・日本呼吸器学会ガイドライン施行管理委員会・日本理学療法士協会呼吸リハビリテーションガイドライン作成委員会，呼吸リハビリテーションマニュアル―運動療法―，照林社，2003．より引用，一部改変．

F. まとめ

COPDの安定期管理における非薬物療法として重要な呼吸リハビリテーションを施行するにあたり，その呼吸機能評価に必要なスパイロメトリーについて概説した。正確な評価をするためには測定手技の熟知と得られるパラメーターの意義を理解することが重要と考えられる。

文献

1) National Heart, Lung and Blood Institute, National Institutes of Health：Global Initiative for Chronic Obstructive Lung Disease, 2001.
2) ACCP/AACVPR Pulmonary Rehabilitation Guideline Panel. Pulmonary Rehabilitation. Joint ACCP/AACVPR evidence-based guidelined. CHEST 112：1363-1396, 1997.
3) British Thoracic Society Standards of Care Subcommittee on Pulmonary Rehabilitation. Pulmonary rehabilitation. Thorax 56：827-834, 2001.
4) 日本呼吸管理学会呼吸リハビリテーションガイドライン作成委員会・日本呼吸器学会ガイドライン施行管理委員会・日本理学療法士協会呼吸リハビリテーションガイドライン作成委員会：呼吸リハビリテーションマニュアル．―運動療法―．照林社，2003．
5) 日本呼吸器学会肺生理専門委員会：呼吸機能検査ガイドライン．―スパイロメトリー，フローボリューム曲線，肺拡散能力―．日本呼吸器学会，2004．
6) 肺機能セミナー：臨床呼吸機能検査第6版．肺機能セミナー，2004．
7) 一ノ瀬正和：COPD診療マニュアル―病態理解から薬物療法・管理まで．南江堂，2005．
8) O'Donnell DE, Fluge T, Gerken F, et al.：Effects of tiotropium on lung hyperinflation, dyspnea and exercise tolerance in COPD. Eur Respir J 23：832-840, 2004.
9) Celli B, ZuWallack R, Wang S, et al.：Improvement in resting inspiratory capacity and hyperinflation with tiotropium in COPD patients with increased static lung volumes. CHEST 124：1743-1748, 2003.

8. 呼吸筋力

横場正典（北里大学医学部呼吸器内科）
阿部　直（北里大学医学部医学教育研究部門）

A. 呼吸筋の分類と解剖

　呼吸筋は吸息筋と呼息筋に分けられ，代表的な吸息筋には横隔膜や傍胸骨肋間筋，外肋間筋があり，その他にも補助吸息筋群がある。一方，呼息筋には腹筋群（とくに腹横筋と内腹斜筋）や内肋間筋がある。また，顎舌骨筋，顎舌筋などの上気道を開大させる筋も広義の呼吸筋に含まれる。呼吸筋は呼吸運動のみならず，嚥下，咳嗽，会話，姿勢制御，排便などの非呼吸性運動にも大きく関与している。

　胸郭とは，胸椎，肋骨および胸骨の3者で構成される骨格であり，下部は横隔膜により区分されている[8]。呼吸筋の役割は各筋の協調的な収縮運動によって，胸郭を拡張あるいは収縮させることにより，換気を行うことである。呼吸運動に関係する筋と神経支配を図1に示す[4, 8, 10]。呼吸の中枢は橋と延髄にあり，中枢で発生した興奮は頸髄を下降し，頸髄から出る横隔神経により横隔膜が，胸髄から出る肋間神経により肋間筋が支配されている。また，呼息筋である腹筋群も主として胸髄から出る肋間神経により支配されている。以下，代表的な呼吸筋について述べる。

1. 横隔膜

　横隔膜は上方に凸面をなすドーム状の膜状筋である。機能的・解剖学的に肋骨部（Costal part）と脚部（Crural part）に分けられ，神経支配や働きが異なる（図2）。肋骨部の筋収縮は胸郭（おもに下部胸郭）を挙上，拡大する。脚部の筋収縮は胸郭に対する直接作用はなく[4]，腹腔内臓器を尾側に移動させることにより腹腔内圧を上昇させ，胸壁と接している部分（zone of apposition）を介して下部の胸郭を拡大する（図3）。これらにより，胸腔内圧が陰圧化して吸息が生じる。横隔膜は吸息筋としてきわめて重要であり，横隔膜の収縮力の変化が換気や最大口腔内圧に与える影響は大きい。

2. 肋間筋

　肋間筋は外肋間筋と内肋間筋とに大別される。外肋間筋は上方の肋骨下縁から下方の肋骨上縁に対して前下方に走行し，内肋間筋は後下方に走行する。外肋間筋は主として吸息作用，内肋間筋は呼息作用を持つ。ただし，内肋間筋のうち，胸骨近傍に位置する部分は傍胸骨肋間筋と呼ばれ，横隔膜と同様に安静換気時にも吸息作用を有する重要な胸壁の吸

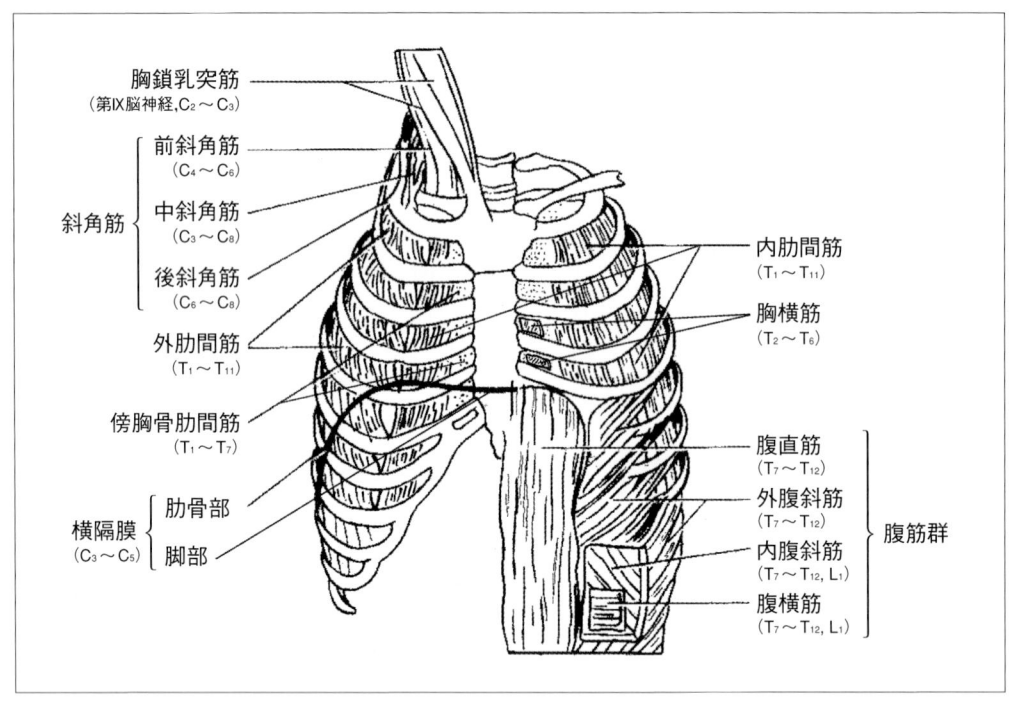

図1 呼吸に関係するおもな筋
吸息筋には，横隔膜・外肋間筋・傍胸骨肋間筋・胸鎖乳突筋・斜角筋などがあり，呼息筋には，腹筋（腹直筋・外および内腹斜筋・腹横筋），内肋間筋などがある．括弧内は支配神経を表す．
C：頸髄　T：胸髄　L：腰髄．

DeTroyer A, Loring SH：Action of the respiratory muscles. Macklem PT, Mead J, eds. Handbook of Physiology：The Respiratory System. Section 3, vol. 3, Bethesda, Maryland：American Physiological Society；pp443-461. 1986.
Wiliam PI, Bannister LH, Berry MM, et al.：Gray's anatomy 37th ed., New York: Churchhill Livingstone；pp545-635. 1989.
横場正典，阿部　直：呼吸筋．三学会合同呼吸療法認定士認定委員会（編）．呼吸療法テキスト改訂第2版．東京：克誠堂出版；pp32-37. 2005.

息筋である．また，肋間筋は体幹の回旋運動にも重要な役割を果たしている．

3. 吸息補助筋群

呼吸補助筋群とは「安静換気には動員されないが，努力呼吸時にのみ動員される筋[4]」である．吸息性の機能を持つ姿勢筋としては斜角筋，胸鎖乳突筋，僧帽筋，大胸筋，小胸筋，腰方形筋が挙げられ，呼息性機能を有する姿勢筋として広背筋，胸横筋が挙げられる．これらのうち，とくに重要な役割を果たすのは吸息性の斜角筋と胸鎖乳突筋である．

4. 腹筋群

腹筋群には腹直筋，外腹斜筋，内腹斜筋，腹横筋の4つが含まれる．腹筋群の収縮により腹壁が内方へ引き込まれて腹腔内圧が増加し，横隔膜を頭側に移動させると同時に胸郭下部の周囲径を小さくすることによって呼息運動を生じさせる．また，腹筋群は剣状突起および下部肋骨に停止するので，下位肋骨を尾側に移動させることでも呼息運動を生じさせる．

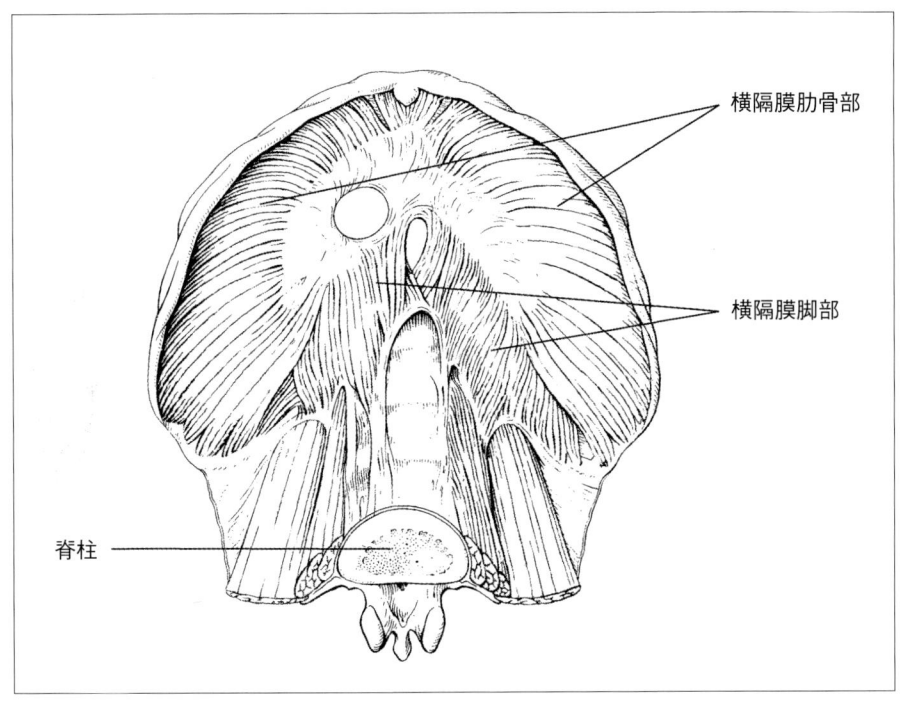

図2 下面より見た横隔膜の解剖

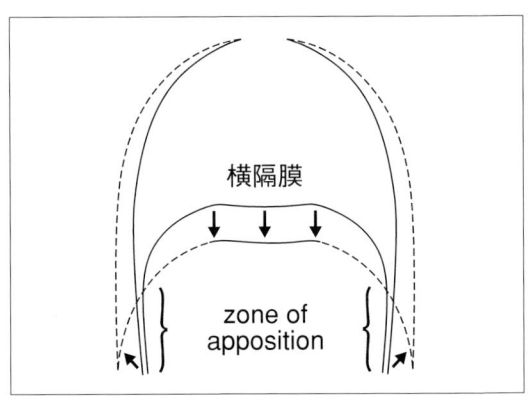

図3 呼吸における横隔膜の動き
安静吸息において，横隔膜上部のドームは下方移動するが，ドームの形状はほとんど変化しない。下位の胸郭は横隔膜が胸壁と接している部分（zone of apposition）を介して拡大する。
実線：呼息時の横隔膜と胸郭の位置
破線：吸息時の横隔膜と胸郭の位置

B. 呼吸筋の生理

呼吸筋は横紋筋であり，筋力はアクチンフィラメントとミオシンフィラメントの距離，すなわち筋長によって変化する（長さ—張力関係）。図4にイヌの横隔膜の長さ—張力関係を示す[7]。弛緩筋には弾性があり，引き伸ばすためには外力を加える必要がある。この加える力と筋の伸びたときの長さから，受動的な張力と長さの関係を示す曲線 ef が求められる。筋を等尺性収縮させた際の最大張力を，種々の筋長で測定すると，最大収縮時の長さ—張力関係を示す曲線 abc が得られる。これは，筋収縮によって発生する能動的な張力ならびに受動的な張力の総和である。すなわち，この2本の曲線の差（曲線 abd）が，筋の能動的な張力と長さの関係を示す。最大収

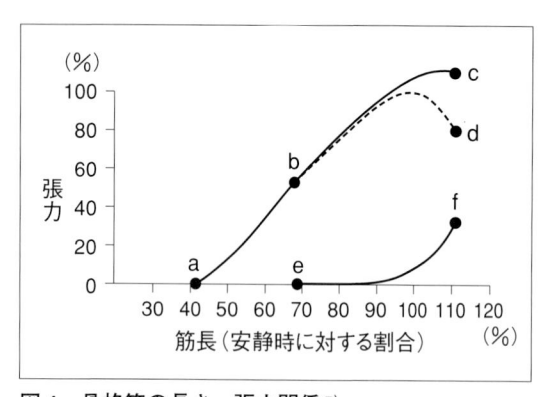

図4 骨格筋の長さ—張力関係[7]
等尺性収縮において，受動的な張力（曲線ef），すべての張力（曲線abc），能動的な張力（曲線abd）の3本の曲線が描かれる．

縮時に発生する張力は筋の長さに依存し，骨格筋では静止時の自然長の付近で最大張力を発生する．この性質は呼吸筋でも存在し，呼吸筋では安静呼気位の筋の長さに該当する．

横隔膜はドーム状の形態をしており，その円周に対する半径をrとすると，横隔膜に等尺性収縮をさせたときの張力（Tdi）とそれの垂直方向に発生する圧（Pdi）の間には Pdi = 2Tdi/r という Laplace の法則が適応できる（図5）．この法則によると，肺気量が増加して横隔膜の描く円周のrが大きくなるに従って Pdi が小さくなることがわかる．慢性閉塞性肺疾患（とくに慢性肺気腫）では，肺過膨張のために横隔膜は平低化し，筋長の短縮およびrが大きくなることから筋収縮力，Pdiは小さくなる．

C. 呼吸筋力の評価方法

呼吸筋の収縮により発生する張力，すなわち呼吸筋力は直接測定することはできない．そのため，以下に述べる種々の方法で間接的に測定し，評価する．測定に際しての手技に

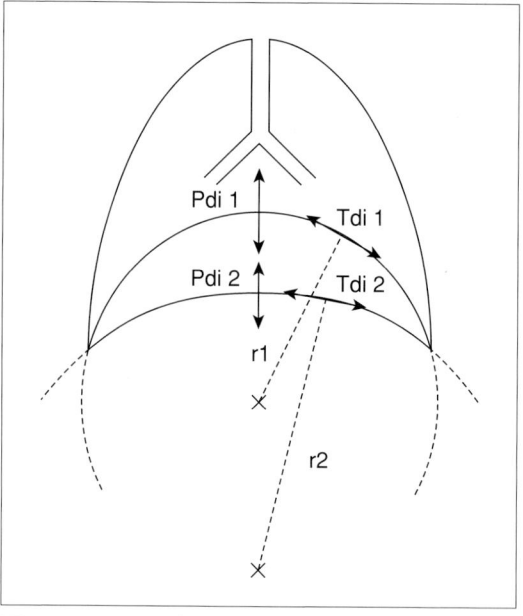

図5 Laplaceの定理
壁張力をT，発生圧をP，半径をRとするとP = 2T/R との関係が存在する（Laplaceの定理）．横隔膜にこの定理をあてはめると，横隔膜の筋線維の収縮により発生する接線方向の張力（Tdi），胸腔と腹腔の間の圧差，すなわち経横隔膜圧（Pdi），および横隔膜面を球面とみなしたときの半径（r）の間には，Pdi = 2Tdi/r が成立する．肺気腫患者では，肺の過膨張とともに横隔膜が平低下する．健常者の指標をTdi1，Pdi1，r1とし，肺気腫患者の指標をTdi2，Pdi2，r2とすると，横隔膜の平低下に伴いrが大きくなるため，発生張力に変化がなくても（すなわちTdi1 = Tdi2），Pdiは減少し総合的な吸息筋力が低下すると考えられる．
Russi EW：Respiratory muscle dysfunction in COPD. European Journal of Respiratory Disease；66 (Suppl)：22. 1985.

は安静換気，最大吸息運動，最大呼息運動，sniff，横隔神経刺激法などがあり，評価方法としては筋電図，経横隔膜圧差，口腔内圧，鼻腔内圧（sniff圧），Konno-Mead diagramなどがあり，単独あるいは組み合わせて呼吸筋力を評価する．

1. 筋電図

等尺性収縮下で発生した張力と，記録され

た積分筋電図の大きさとは直線関係にあり，積分筋電図の増大は，筋収縮力の増大を意味する[9]。筋疲労が生じると，筋電図信号の高周波数成分（150〜350 Hz）が減少し，低周波数成分（20〜40 Hz）が増加する[3]。したがって，筋疲労時には高周波数成分と低周波数成分の比率（H/L比）が低下する。筋電図信号を測定する電極には針電極，食道内誘導電極，表面電極，fine wire 電極などがある。

2. 経横隔膜圧差（Pdi）

横隔膜筋力の測定に用い，横隔膜直上（胸腔側）の圧と直下（腹腔側）の圧との圧差として求める。横隔膜直上の圧は食道内圧，横隔膜直下の圧は胃内圧より求める。Pdiには横隔膜の筋力の他に，肺気腫による横隔膜の平低化など，横隔膜の形状が関与しているため，Pdiを単純に横隔膜の筋力として評価することはできない。

1）張力—周波数曲線（Force-Frequency curve）

磁気などを用いて頸部から経皮的に横隔神経を10〜100 Hz範囲の種々の周波数で刺激し，Pdiを測定する。刺激周波数（横軸）とそれによって得られるPdi（縦軸）により，Pdi-Frequency curveを求める。筋が疲労するとPdi-Frequency curveは下方に偏位する。

2）Tension time index（TTdi）

Tension time index（TTdi）は，安静呼気位における最大経横隔膜圧差（Pdi max）に対する換気時の平均のPdiの比（$\bar{P}di/Pdi\,max$）と，一回換気時間（Ttot）に対する吸気時間（Ti）との比（Ti/Ttot）との積として表される。

$$TTdi = \frac{\bar{P}di}{Pdi\,max} \times \frac{Ti}{Ttot}$$

TTdiは横隔膜疲労を予測する際の指標の1つであり，TTdiが増加（TTdi > 0.2）すると横隔膜は疲労してくる[2]。

3）単一収縮（Twich）

頸部で横隔神経を単一刺激してPdiを測定し，その単一収縮波形のピークの高さの低下から，筋疲労を評価する。

3. 口腔内圧[1]

機能的残気量（functional residual capacity：FRC）のレベル，すなわち安静呼気位（end expiratory position：EEP）では呼吸器系の弾性力（Prs）は0であり，最大努力呼息時あるいは最大努力吸息時の口腔内圧はそれぞれ最大呼吸筋力と等しくなる（図6）。しかしながら，一般的には呼息に伴う口腔内圧は全肺気量（total lung capacity；TLC）のレベル，すなわち最大吸気位で最大となるため，その際の口腔内圧を最大呼息筋力としている。吸息に伴う口腔内圧は残気量（residual volume；RV）のレベル，すなわち最大呼気位で最大となるため，その際の口腔内圧を最大吸息筋力とする。

4. Sniff 圧（SNIP）

鼻汁をすするように経鼻的に短時間で行う吸息運動をsniffという。Sniffの際の鼻腔内圧をSniff圧（SNIP；sniff pressure）といい，神経・筋疾患者や小児などを対象に，マウスピースを保持できない場合に口腔内圧測定の代わりに測定され，最大吸息筋力として評

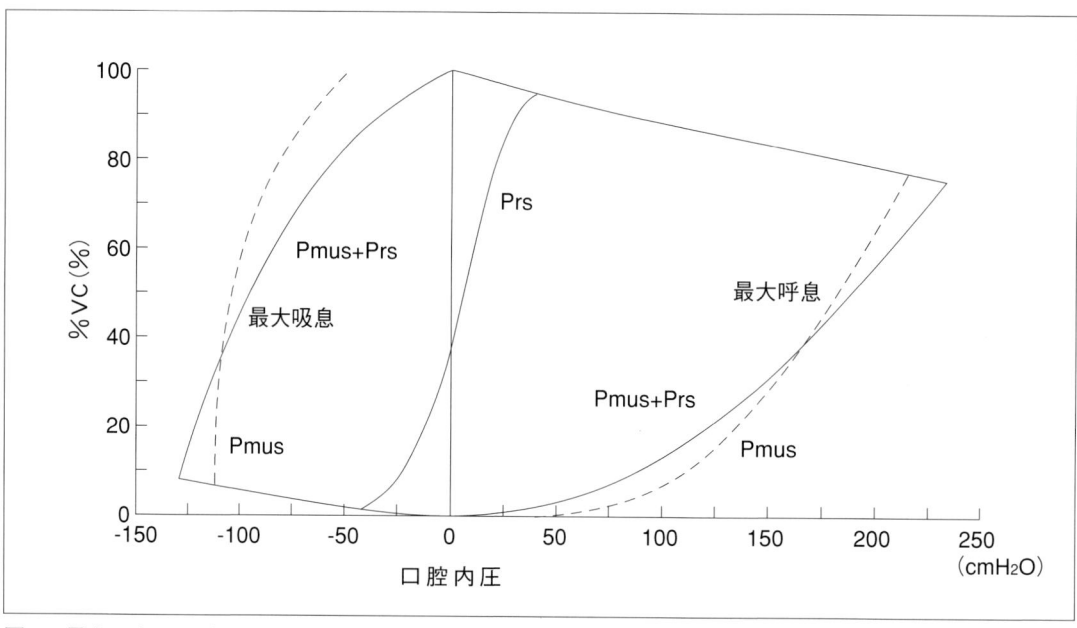

図6 最大吸息および吸息努力中の口腔内圧と肺気量の関係（座位）[1]
実線は種々の肺気量で，最大吸息努力あるいは呼息努力させたときの口腔内圧（Pmus + Prs）を示す。破線は最大呼吸筋力（Pmus）を示す。安静呼気位（EEP）では，呼吸器系全体の弾性力（Prs）は0であるので，最大吸息努力あるいは最大呼息努力時の口腔内圧は最大呼吸筋力と等しい。
Pmus：最大呼吸筋力（破線），Prs：呼吸器系全体としての弾性力，Pmus + Prs：最大口腔内圧（実線）

価する。

D. Konno-Mead diagram

換気運動に伴う腹腔の気量変化（abdominal volume；Vab）をX軸に，胸腔の気量変化（rib cage volume；Vrc）をY軸に記載した図である。横隔膜が唯一の吸息筋である場合，胸腔と腹腔の両者の変化量はほぼ等しい[5]が，横隔膜疲労により吸息補助筋が作動すると，吸息時に胸腔面が外方へ変化するとともに，腹腔面は内方に変位するため，Konno-Mead Diagram上に表示すると胸腹壁の運動の異常が理解しやすい。図7に胸腔および腹腔の気量変化の経時的推移（Konno-Mead Diagram）を示す[11]。

文　献

1) Agostoni E, Hyatt RE：Static behavior of the respiratory system. Macklem PT, Mead J, eds. Handbook of Physiology：The Respiratory System. Section 3, vol. 3, Bethesda, Maryland：American Physiologi-cal Society：pp 113-130, 1986.

2) Bellemare F, Grassino A：Force reserve of the diaphragm in patients with chronic obstructive pulmonary disease. J Appl Physiol 55：8-15, 1983.

3) Cohen CA, Zagelbaum G, Gross D, et al.：Clinical manifestations of inspiratory muscle fatigue. Am J Med 73：308-316, 1982.

4) DeTroyer A, Loring SH：Action of the respiratory muscles. Macklem PT, Mead J, eds. Handbook of Physiology：The Respiratory System. Section 3, vol. 3, Bethesda, Maryland：American Physiological Society：pp 443-461, 1986.

5) Konno K, Mead J：Measurement of the separate volume changes of rib cage and abdomen during

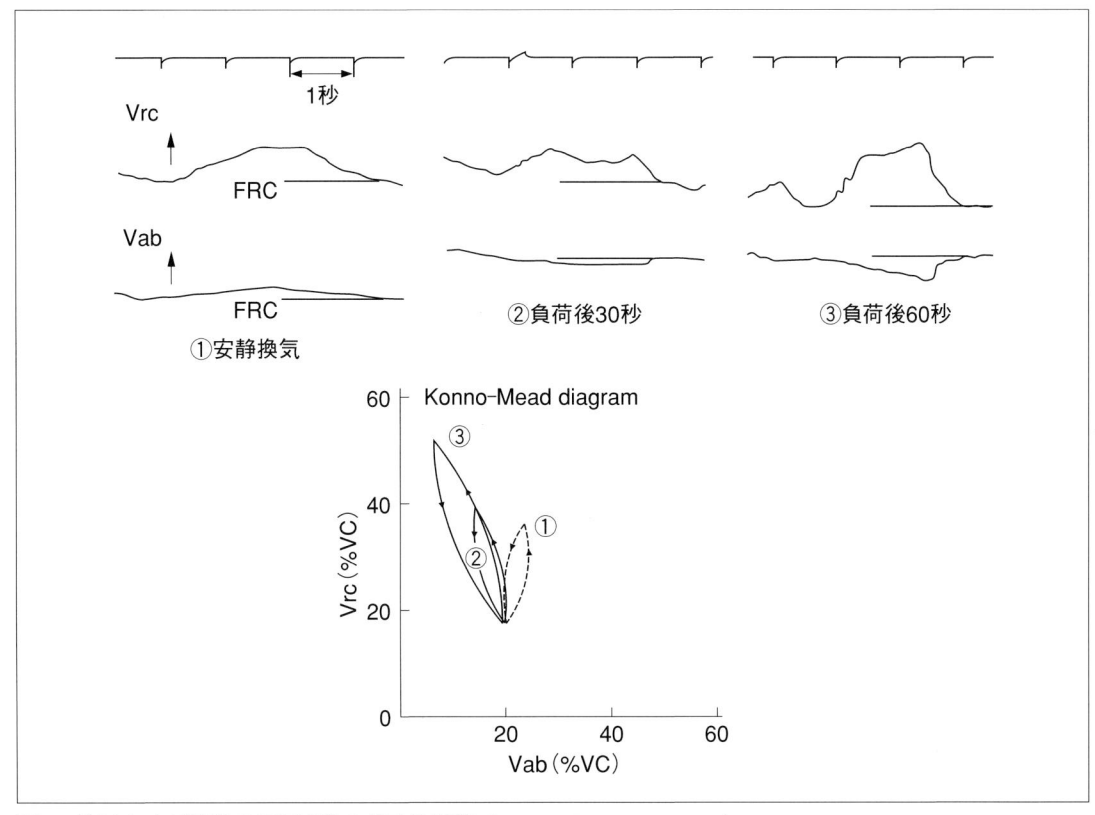

図7 胸腔および腹腔の気量変化の経時的推移（Konno-Mead diagram）
①安静換気，②負荷後30秒，③負荷後60秒で，上段はvolumeの変化，下段はそれぞれに対応したKonno-Mead diagramである．安静換気では胸腔と腹腔は同一方向に変位するが，負荷後，胸腔と腹腔の奇異性運動（paradoxical movement）へと移行する．

金野公郎，吉野克樹，田窪敏夫：呼吸筋と肺理学療法．治療；66：pp 95-98, 1984. より改変．

---

breathing. Journal of Applied Physiology ; 22 : 407-422, 1967.
6) Russi EW : Respiratory muscle dysfunction in COPD. European Journal of Respiratory Disease ; 66 (Suppl) : 22, 1985.
7) Sharp JT, Hyatt RE : Mechanical and electrical properties of respiratory muscles. Macklem PT, Mead J, eds. Handbook of Physiology : The Respiratory System. Section 3, vol. 3, Bethesda, Maryland : American Physiological Society : pp 389-414, 1986.
8) Williams Pl, Bannister LH, Berry MM, et al. : Gray's anatomy 37th ed., New York : Churchhill Livingstone : pp 545-635, 1989.
9) Yokoba M, Abe T, Katagiri M, et al. : Respiratory muscle electromyogram and mouth pressure during isometric contraction. Respiration Physiology and Neurobiology ; 137 : 51-60, 2003.
10) 横場正典，阿部　直：呼吸筋．三学会合同呼吸療法認定士認定委員会（編）：呼吸療法テキスト改訂第2版．東京，克誠堂出版，pp 32-37, 2005.
11) 金野公郎，吉野克樹，田窪敏夫：呼吸筋と肺理学療法．治療 66：pp 95-98, 1984.

9. 四肢筋力

清川憲孝（市立秋田総合病院リハビリテーション科）

A. 呼吸不全患者の四肢筋力の特徴

　一般に加齢に伴って筋肉は萎縮，筋力は低下し，それに加えて呼吸不全患者では，呼吸困難感により非活動的となり廃用症候群を招いている。慢性閉塞性肺疾患（COPD）患者の筋力低下に関しては，日常生活で使用される上肢筋よりも下肢筋で明らかで，大腿四頭筋は同年齢の対象者と比較して20～30％低下していると報告されている[1]。大腿四頭筋筋力と運動耐容能は密接に関与しているため，筋力低下が日常生活に何らかの支障をきたしている例も少なくない。

　また，呼吸不全患者は上肢を使った動作で呼吸困難を訴える場合が多いが，これは呼吸補助筋が上肢運動に利用されることにより，呼吸への関与が減るためである。

　このような背景から，呼吸不全患者における運動プログラムには，上下肢の筋力トレーニングを取り入れることが必須であり，適切な処方を行うためにも筋力の評価は重要となる。

B. 上肢筋力の評価

　握力は上肢の筋力を代表するもので，母指と4指の屈筋による把持力である。握力に関与する筋は主として前腕屈筋群および手内筋群であるが，握力を十分に出すためには前腕伸筋群による手関節の固定が必要である[2]。

　握力は簡単に測定でき，労力をあまり必要とせず，すぐに結果を知ることが可能であり，また，他の筋力測定値と比較的高い相関があることが示されているため広く一般的に測定されている。

　呼吸リハビリテーションマニュアル[3]の運動アセスメントにおいて，握力測定は必須の評価とされている。

C. 握力測定の実際

　握力計の握り幅は，示指の近位指節間（PIP）関節がほぼ直角になるように調節する[2]。立位で両足を軽く開き，腕を自然に下げた肢位で測定する。握力計を身体や衣服に触れないようにして，力いっぱい握りしめるようにする。

　測定値は左右交互に2回ずつ測定し，おの

表1 年齢別握力標準値

年齢	握力(kg) 男子 標本数	平均値	標準偏差	女子 標本数	平均値	標準偏差
50-54	1826	46.72	6.15	1823	28.05	4.72
55-59	1675	44.88	6.37	1844	26.87	4.36
60-64	1708	42.19	6.18	1855	25.64	4.09
65-69	939	38.97	5.90	932	24.44	4.41
70-74	932	36.14	6.05	934	23.11	4.13
75-79	923	33.53	5.95	873	21.32	4.13

文部科学省「平成16年度体力・運動能力調査報告書」より抜粋

おのおのの良い値をとる場合と，2回の平均値を出す場合とがある．単位はkgとする．

文部科学省の調査による「平成16年度体力・運動能力調査報告書」[4]から，日本人の年齢別握力標準値を参考にする（表1）．

D. 下肢筋力の評価

下肢筋では，下腿三頭筋，大腿四頭筋，大殿筋などの抗重力筋が歩行に関与する筋であり，トレーニングの対象となる．とくに大腿四頭筋の筋力は，運動耐容能および最大酸素摂取量に高い相関があることが知られており，測定の対象となることが多い．

呼吸リハビリテーションマニュアル[3]の運動アセスメントにおいて，下肢筋力測定は，可能であれば施行することが望ましいとされている．

1. 徒手筋力テスト

大腿四頭筋筋力の測定は，臨床においては主観的評価法である徒手筋力テスト（MMT）が用いられることが多い．検者の徒手抵抗と重力に抗した動きを基準にした筋力の評価方法で，特別な機器を必要とせず簡便に測定で

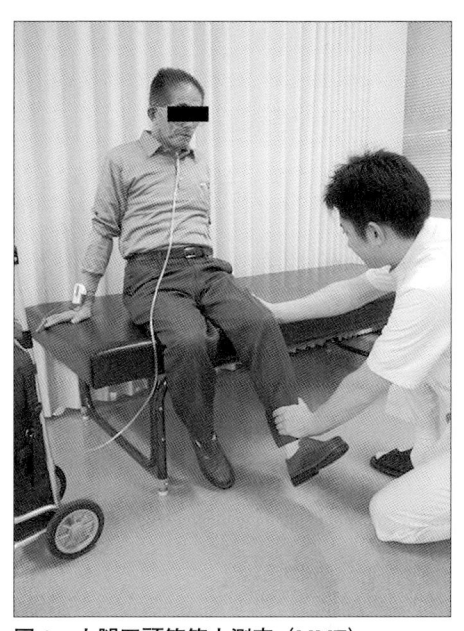

図1 大腿四頭筋筋力測定（MMT）

きるため広く臨床で用いられている．その客観性，信頼性，妥当性についてさまざまな議論がなされており，信頼性を高めるためには熟練が必要となる[5]．

実際の測定は，腰掛け坐位で両手をベッドに置くか，あるいは縁をつかみ身体を安定させた状態で膝を伸展させる．測定者は一側の手で患者の大腿部を固定し，他側の手を下腿遠位端の前側におき抵抗感を評価する（図1）．

結果は，測定者の最大抵抗に負けずに最終到達肢位を保ち続けられる「段階5（normal）」から収縮活動が触知もできない「段階0（zero）」までの6段階で表される[6]。

2. ばね秤，テンションメータ

定量的に筋力を測定する方法の1つとして，ばね秤やテンションメータなどによる機械的な張力測定法がある。大腿四頭筋筋力の測定については，腰掛け坐位，膝90度屈曲位とし，テンションメータの一方を壁や床，ベッドなどに完全に固定し，他方を足首に固定する。膝伸展の最大等尺性張力を測定する[2]。

3. ハンドダイナモメータ（図2）

定量的評価法の1つでMMTにおいて3（fair）以上の筋力がある場合に測定が可能である。大腿四頭筋筋力の測定は，腰掛け坐位で膝を伸展させる。測定者は一側の手を大腿に当て固定し，他側の手でセンサーを把持し下腿遠位端の前側に当て評価する[2]。

4. マスキュレータ（図3）

等尺性筋力と等速性筋力のどちらも測定が可能である。また，大腿四頭筋筋力と同時に，それを体重で除した値である体重支持力指数（WBI）も測定される。WBIについては，重力に抗するすべての荷重運動はWBIに従い，WBIは年齢，性別，人種に左右されない絶対数値である。一般的な活動をする人では0.6～0.8の範囲にあり，WBI0.6は立ち座りや歩行などの日常生活を保障する最低目標であると報告されている[7]。

5. 等速性筋力測定機器

Cybex，KIN/COM，Biodex，LIDOなどがある。①筋力－速度関係，筋力－長さ関係を求めることができる，②得られたデータの再現性，妥当性が高い，③データの採取，加工が簡単で，他のソフトへの転送も容易である」という長所がある反面，①高価である，②被験者のセッティングなど計測開始までに時間がかかる，③設置場所が必要である，④機器によっては200Vの電源が必要であるなどの短所がある[8]。

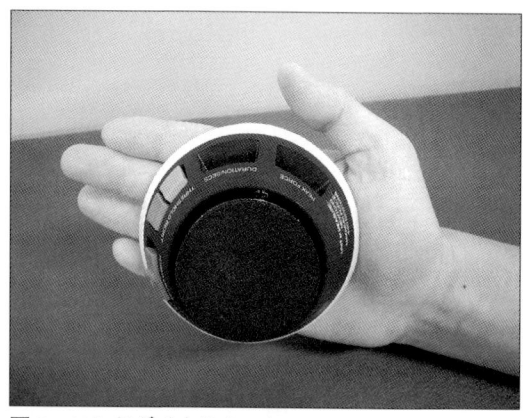

図2　ハンドダイナモメータ

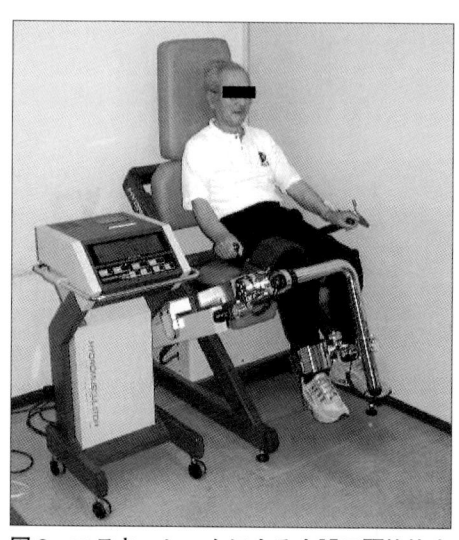

図3　マスキュレータによる大腿四頭筋筋力測定

E. その他の評価

1. 視診，触診，周径測定

　筋容積の増減を評価する方法の1つとして筋の断面積測定がある。筋の断面積と筋周囲径との関係が一定であることより，臨床では大腿周径のような生体表面から四肢周径を測定する方法が用いられている[5]。

2. 1回反復最大筋力（1RM）測定

　1RMとは1回しかその動きを遂行できない最大の負荷，すなわち関節の全可動範囲で1回しか挙上できない最大重量を意味する。測定には重錘を使用するが，ハンドヘルドダイナモメータや等速性筋力測定機器などで代用することもできる。

1）大腿四頭筋1RM測定の実際

　腰掛け坐位で体幹，骨盤，大腿遠位部などをしっかりと固定し，下腿遠位部に重錘を負荷する。下腿下垂位から完全伸展しうる最大重量を測定するが，能力の最大を推測して，それより少し軽い重量や抵抗から徐々に増やして1RMを決定する。この時，筋疲労を考慮して試験毎に数分の休息をいれ，最高5回以内に1RMをみつけるようにする。

3. マステック™での1RM測定

　起立，立位，歩行，階段昇降など実際の日

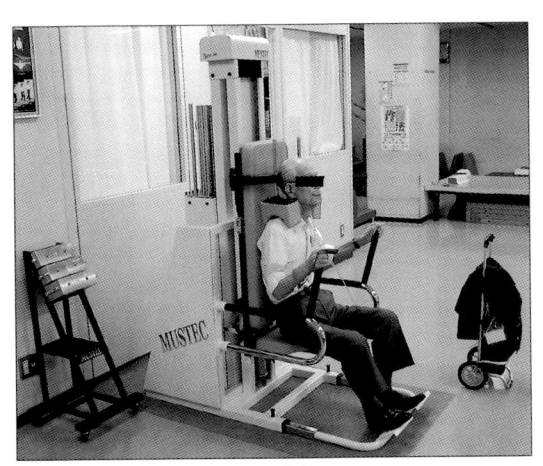

図4　マステック™1RM測定①

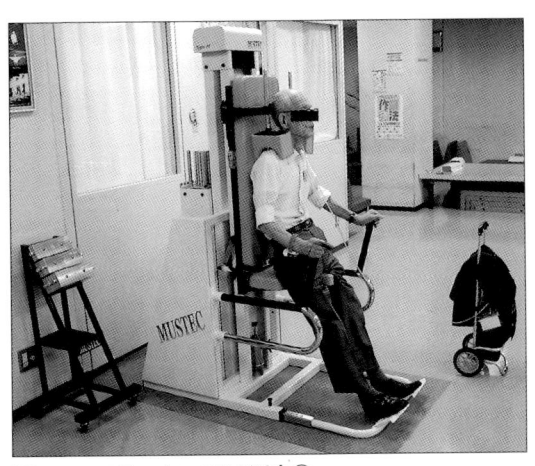

図4　マステック™1RM測定②

表2　1RMに対する割合（％）と反復回数の目安

%1RM	反復回数	自覚強度
100%	1	非常に重い
95%	2	
93%	3	
90%	4	かなり重い
87%	5	
85%	6	
80%	8	重い
77%	9	
75%	10～12	
70%	12～15	やや重い
67%	15～18	
65%	18～20	
60%	20～25	軽い
		非常に軽い
50%	30～	

石井直方：みんなのレジスタンストレーニング．山海堂，2000．

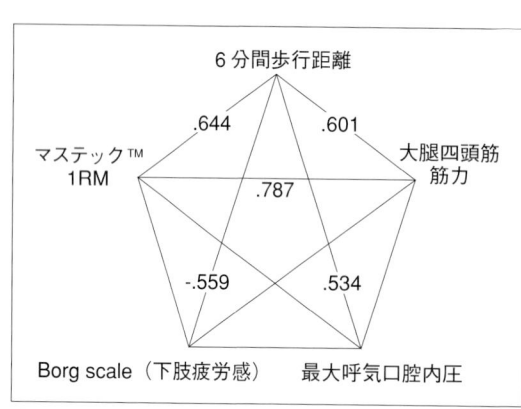

図6　6分間歩行距離，マステック™1RM，大腿四頭筋筋力との相関

常生活では，床あるいは地面に足裏が接地した状態での運動がほとんどであるため，スクワットなどの閉鎖性運動連鎖（CKC）でのトレーニングを取り入れることが望ましい。

マステック™は，抗重力筋を総合的にかつ効果的に鍛えることができるスクワット方式のトレーニング器具であり，また，1RMの測定も比較的容易に行えるという特徴がある。膝90度屈曲位，大腿が水平になる位置にシートの高さと足止めプレートを調整（**図4**）し，膝が完全伸展するまで起立運動（**図5**）を行ってもらう。そして，負荷したウェイトの量と起立可能な回数を測定し，換算式（**表2**）を用いて1RMを算出する。

筆者らは，マステック™1RM，大腿四頭筋筋力および6分間歩行距離のあいだには非常に強い相関があると報告している[10]（**図6**）。

文　献

1）Gosselink R, Troosters T, Decramerl M：Preipheral muscle weakness contributes to exercise limitation in COPD, Am J Respir Crit Care Med, 153, 976-980, 1996.
2）松澤　正：理学療法評価法第2版，第4章筋力検査．金原出版，2005.
3）日本呼吸管理学会呼吸リハビリテーションガイドライン作成委員会，日本呼吸器学会ガイドライン管理委員会，日本理学療法士協会呼吸リハビリテーションガイドライン作成委員会編：呼吸リハビリテーションマニュアル―運動療法―．照林社，2003.
4）文部科学省：「平成16年度体力・運動能力調査報告書」，http：//www.mext.go.jp/
5）細田多穂，柳澤　健（編）：理学療法ハンドブック改訂第3版，第1巻理学療法の基礎と評価，第3章筋力・持久力．協同医書出版社，2001.
6）Hislop HJ, Montgomery J, 津山直一（訳）：新・徒手筋力検査法，原著第7版．共同医書出版社，2003.
7）黄川昭雄：機能的筋力測定評価方法，体重支持力指数（WBI）の解説と評価の実際，G-理論の提唱．OG技研，1990.
8）高柳清美，細田昌孝，久保田章仁，他：筋力の測定方法．理学療法22, 73-79, 2005.
9）石井直方：みんなのレジスタンストレーニング．山海堂，2000.
10）清川憲孝，高橋仁美，菅原慶勇，他：COPD患者におけるスクワット方式の1RMの意義―MUSTEC™で測定した1RMと大腿四頭筋力（WBI）並びに6MWTとの関係―．日本呼吸管理学会誌16, 247, 2006.

10. 運動負荷試験

一和多俊男（獨協医科大学越谷病院呼吸器内科）

運動負荷試験は，おもにCOPD患者を対象にして施行される呼吸リハビリテーションにおいて重要な検査であり，COPD患者の運動耐容能は，安静時呼吸機能検査から完全に予測することはできない。一方，運動負荷試験は，COPD患者における重症度，労作時呼吸困難の成因，運動制限因子と運動耐容能を客観的に評価する上で有用である。しかし，エルゴメーターやトレッドミルを用いた心肺運動負荷試験（Cardiopulmonary Exercise Testing；CPEX）は，循環器領域において標準的方法が確立されて頻用されているが，呼吸器領域においては必ずしも標準的なプロトコールが確立されておらず，また高価な機器が必要であるために，限られた施設で施行されているのが現状である。6MWTはATS[1]から，CPEXはATS/ACCP[2]からガイドラインが発表されており，両者の適応，方法と結果の解釈などが詳細に記載されているので参照されたい。本稿では，CPEXを中心に詳述する。

A. 試験の目的，種類と禁忌

運動負荷試験は，①運動耐容能の評価，②運動制限因子の解明，③原因不明な呼吸困難の診断，④治療効果（運動療法や薬物療法など）の判定，⑤心肺疾患患者の機能的評価（早期のガス交換障害の診断など），⑥リハビリテーションの運動処方や酸素投与量の決定，⑦術前評価などを目的として施行される。運動負荷試験には，平地歩行負荷試験である6分間歩行試験（6MWT）とシャトルウォーク試験（SWT）[3,4]，CPEXなどがあり，目的によって施行する運動負荷試験が選択される。

6MWTは，軽症〜重症の呼吸器疾患患者における，①治療効果の判定（6分間歩行距離；6MWD），②日常生活の活動性の評価，③予後の予測などに有用であるが，運動制限因子や呼吸困難の原因の解明や，運動耐容能を決定することはできない。SWTは症候限界性トレッドミル漸増運動負荷試験と類似しているため，SWTは運動耐容能の指標である最高酸素摂取量（peak $\dot{V}O_2$）と高い相関関係を認め，運動耐容能の予測に有用である。CPEXは，基本的な臨床所見（病歴・理学所見・胸部X線・安静時呼吸機能検査・心電図など）で診断できない呼吸困難・運動制限因子の診断や，運動耐容能（peak $\dot{V}O_2$）の決定などに

表1 運動負荷試験の絶対的・相対的禁忌[1]

絶対的禁忌	相対的禁忌
急性心筋梗塞（発症3〜5日間）	左主冠状動脈狭窄と同程度な障害
不安定狭心症	中等度な狭窄性心弁膜症
治療抵抗性不整脈	未治療の安静時の高度な高血圧症
失神	（収縮時200mmHg、拡張時120mmHg以上）
活動性心内膜炎	頻脈性不整脈または徐脈性不整脈
急性心筋炎・心膜炎	高度な房室性ブロック
症状を有する大動脈弁狭窄症	肥大型心筋症
急性肺塞栓症または肺梗塞	高度な肺高血圧症
下肢静脈血栓症	終期または合併症が存在する妊娠
解離性大動脈の疑い	電解質異常
治療抵抗性気管支喘息	運動が制限された整形外科疾患
肺水腫	
安静時SpO$_2$≦85%	
呼吸不全	
運動で増悪する可能性がある疾患	
（感染症・腎不全・甲状腺機能亢進症）	
協調した運動ができない精神障害	

ATS Statement ; Guidelines for the Six-Minute Walk Test. ; Am Respir Crit Care Med 166 ; 111-117, 2002.

用いられる。

CPEXの絶対的禁忌と相対的禁忌を**表1**[2]に示すが，いずれの運動負荷試験のおもな絶対的・相対的禁忌は循環器系疾患であり，施行する医師は過去6ヵ月以内の安静時心電図を試験前に確認しなければならない。

B. 試験方法とプロトコール

CPEXには一定負荷試験と漸増負荷試験があるが，1回の試験で多くの情報が得られる症候限界性漸増負荷試験が一般に施行される。臨床においては，一定負荷試験はおもに種々の治療効果（酸素投与など）判定に，漸増負荷試験は運動耐容能の評価や運動制限因子の解明などを目的に施行される。漸増負荷試験の負荷法は，一定時間ごとに負荷量を増加させる多段階漸増負荷試験と，連続して直線的に負荷量を増加させる連続的漸増負荷試験（ランプ負荷）がある。負荷装置は前述したようにエルゴメーターやトレッドミルがあり，両者の利点と欠点を**表2**[1]に示す。COPDなどの慢性呼吸器疾患患者では，安全性がより高く，短時間で終了するエルゴメーターを用いた症候限界性漸増負荷試験が一般的に用いられる。症候限界性漸増負荷試験は比較的安全な試験であるが，被験者の危険性を回避するために，症候限界前の運動中止基準（**表3**)[1]を十分に理解した上で施行しなければならない。

なお，6MWTとSWTの方法は，日本呼吸管理学会/日本呼吸器学会/日本理学療法士協会が作成した「呼吸リハビリテーションマニュアル―運動療法―」[5]に記載されているので

表2 エルゴメーターとトレッドミルの利点と欠点[1]

	エルゴメーター	トレッドミル
最大酸素摂取量（$\dot{V}O_2max$）	より低い	より高い
最大仕事量測定	可能	不可
血液ガス分析での採血	容易	困難
ノイズとアーチファクト	少ない	多い
安全性	より安全	より安全が低い
肥満者の荷重負荷	より少ない	より多い
下肢筋訓練効果	より低い	より高い
適切な対象	患者	活動的な健常者

ATS Statement ; Guidelines for the Six-Minute Walk Test. ; Am Respir Crit Care Med 166 ; 111-117, 2002.

表3 症候限界性漸増運動負荷試験の中止すべき症状と徴候[1]

1. 心臓の虚血性変化を示唆する胸痛
2. 心電図での虚血性変化
3. 多源性心室性不整脈
4. 第Ⅱまたは Ⅲ度の房室ブロック
5. 運動中の最大収縮期血圧より20mmHg以上の低下
6. 収縮期血圧250mmHg以上，拡張期血圧120mmHg以上の血圧上昇
7. 高度低酸素血症：SpO_2<80%で高度な低酸素血症による兆候または症状をともなう場合
8. 突然の顔面蒼白
9. 協調性の消失
10. 眩暈または意識喪失
11. 呼吸不全兆候

ATS Statement ; Guidelines for the Six-Minute Walk Test. ; Am Respir Crit Care Med 166 ; 111-117, 2002.

参照されたい。

C. 運動の生理学的基礎と測定項目（表4）[1]

健常成人は，安静時には約250 ml/分の酸素を摂取し，約200 ml/分の二酸化炭素が排泄している。摂取された酸素はおもにヘモグロビンと結合し，心血管系を介して骨格筋に運ばれて，ミトコンドリアでのアデノシン3リン酸（ATP）の産生に利用される。運動時の呼吸循環器系のおもな生理学的変化を図1[6]に示す。

健常者の運動時の換気パターンは，低負荷では1回換気量（V_T）増加し，最高酸素摂取量（peak $\dot{V}O_2$）の70～80％まではV_Tと呼吸数（fR）の両者が増加し，それ以降はfRが増加する。V_Tは，肺活量（VC）の50～60％まで増加するが個人差がいちじるしく，V_Tの増加にともなって死腔換気率（V_D/V_T）が低下して換気効率が上昇し，換気等量（$\dot{V}_E/\dot{V}O_2$および$\dot{V}_E/\dot{V}CO_2$）が低下する。V_D/V_Tは換気パターンに依存し，浅くて速い呼吸（rapid shallow breathing）では上昇する。運動時最大換

表4 運動負荷試験の測定項目[1]

負荷量	仕事量（WR）
代謝性ガス交換	O_2摂取量（$\dot{V}O_2$）、CO_2排泄量（$\dot{V}CO_2$）
	呼吸商（RER）、無酸素性閾値（AT）
	乳酸濃度
心血管系	心拍数（HR）、心電図、血圧、酸素脈（O_2 pulse）
換気	分時換気量（$\dot{V}E$）、1回換気量（$\dot{V}T$）、分時呼吸数（fR）
肺でのガス交換	経皮的O_2飽和度SpO_2
	換気等量（$\dot{V}E/\dot{V}O_2$, $\dot{V}E/\dot{V}CO_2$）
	呼気終末O_2分圧（P_{ETO2}）、呼気終末CO_2分圧（P_{ETCO2}）
	動脈血O_2分圧（PaO_2）、動脈血O_2飽和度（SaO_2）
	動脈血肺胞酸素分圧較差（$A-aDO_2$）
酸塩基平衡	死腔換気率（V_D/V_T）
症状	pH、動脈血CO_2分圧（$PaCO_2$）、重炭酸濃度（HCO_3^-）
	呼吸困難、疲労、胸痛

ATS Statement ; Guidelines for the Six-Minute Walk Test. ; Am Respir Crit Care Med 166 ; 111-117, 2002.

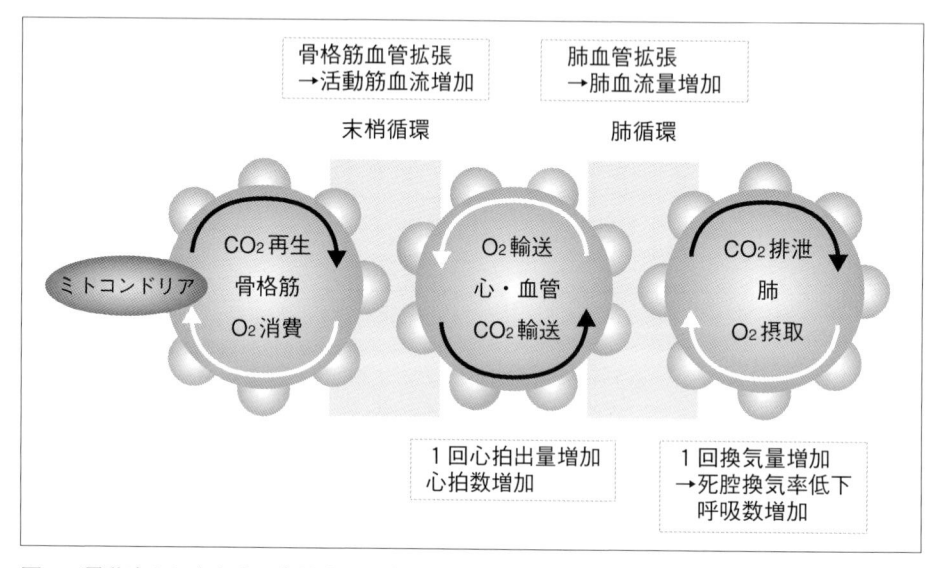

図1 運動時のおもな生理学的変化[6]（一部改変）

Wasserman K, Hansen JE, Sue DY, et al.：Principle of exercise testing and interpretation. Lea & Febiger. Philadelphia; 1987.

気量（$\dot{V}_E$ max）は安静時最大換気量（MVV）の約70％まで達し，健常者の換気予備能（＝MVV-$\dot{V}_E$ max）はMVVの15％以上である。運動時の呼気終末肺気量（EELV）は安静時機能的残気量（FRC）より0.5～1.0ℓ低下して（図2），吸気弾性負荷の増加が抑制される。

ガス交換能の指標としては，肺胞-動脈酸素分圧較差（$A-aDO_2$），V_D/V_T，SpO_2，PaO_2，$PaCO_2$がある。健常者の$A-aDO_2$は，安静時では約6 mmHgであるが運動時は20 mmHg

以上に増加し，50 mmHg 以上ならガス交換障害が肺に存在する。A-aDO$_2$ は，$\dot{V}_A/\dot{Q}$ 不均等の増悪・右左短絡増加・拡散障害・混合静脈血 PO$_2$ 低下などにより増加する。肺疾患・肺血管疾患・左右短絡性疾患では運動誘発低酸素血症を呈し，SaO$_2$ (SpO$_2$) が 88% 以下または PaO$_2$ が 55 mmHg 以下に低下した場合，臨床的に有意な低酸素血症と診断する。

心拍出量 ($\dot{Q}$) は $\dot{V}O_2$ と直線関係にあり，$\dot{Q}$ は 1 回心拍出量 (SV) の HR の積で示される。軽負荷では SV と HR がともに増加し，中等度以上の負荷ではおもに HR が増加して $\dot{Q}$ が増加する。最大心拍数 (HR max) 予測式は，① 年齢 − 220，② 210 − (年齢 × 0.65) があるが，前者は高齢者において過小評価される。酸素脈 ($\dot{V}O_2$/HR) は，運動時の SV の指標となる。

非訓練者が酸素供給により $\dot{V}O_2$ max が制限された時の理論的な規定因子を**表 5**[7]に示す。理論的には，平地（大気下）では酸素輸送能 → 筋酸素拡散能 → 肺酸素拡散能 → 換気能の順であり，健常人では循環因子（心拍数）が制限因子となる。一方，高地（低酸素環境下）では筋酸素拡散能 → 肺酸素拡散能 → 換気能 → 酸素輸送能の順となる。理論的には，低酸素血症を呈する患者では筋酸素摂取能力が制限因子となるため，運動療法で骨格筋の酸素摂取能力の向上を計ると $\dot{V}O_2$ max が増加する。

呼吸困難と下肢疲労は運動制限因子となる症状であり，Borg scale と VAS scale で評価されるが，Borg scale は VAS scale より理論的に優れている。運動終了時の呼吸困難度は Borg scale で 5〜8，VAS scale では 50〜80 であり，治療効果判定に利用される。

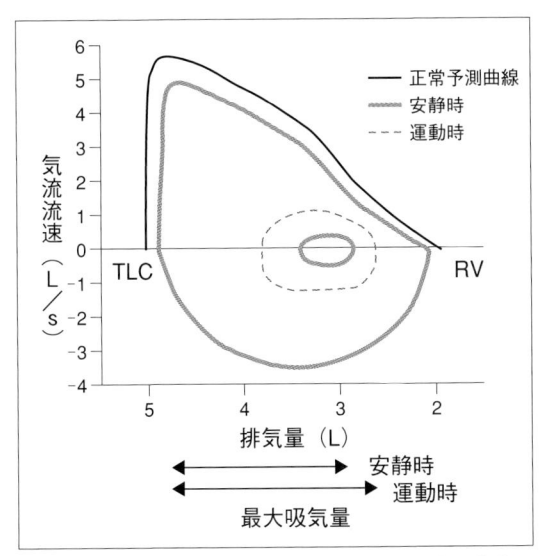

図 2 安静時と運動時の Flow-Volume 曲線の変化

表 5 非訓練者が酸素供給により $\dot{V}O_2$ max が制限された時の理論的な規定因子[7]

規定因子	平地	高地	規定因子に影響する要因
1. 筋酸素拡散能	2	1	組織・筋毛細血管酸素分圧，接触時間 ミトコンドリア含量・酸化酵素活性
2. 肺酸素拡散能	3	2	肺胞・肺毛細血管酸素分圧，接触時間 肺毛細血管床面積・血流量
3. 換気量	4	3	全肺気量・死腔量・呼吸数
4. 酸素輸送能	1	4	ヘモグロビン・心拍出量・筋血流量

Wagner PD：New Idea on Limitations to $\dot{V}O_2$ max. Exec Sports Sci Rev 28：10-14, 2000.

D. 正常値とデータの解釈および各疾患の診断のためのフローチャート

　運動負荷試験でのデータを解釈する上で，①初期ないし軽症の患者では正確な評価が困難，②負荷方法によって正常値が異なる，③最大努力は正確な解釈の必要条件，④1人の患者には複数の運動耐容能を低下させる病態が存在することなどに認識しておかなければならない。正常値を表6[1]に示し，運動耐容能，運動制限因子の評価と解釈について解説して，各疾患の診断のためのフローチャートを図3[1]に示す。

　運動耐容能は，最大酸素摂取量（$\dot{V}O_2$ max），最高酸素摂取量（peak $\dot{V}O_2$）・無酸素性代謝閾値（AT；Anaerobic Threshold）・最大仕事量（WR max）で評価する。$\dot{V}O_2$ max は負荷量増加に対して $\dot{V}O_2$ が増加しなくなったときの $\dot{V}O_2$ であるが，運動耐容能の評価には通常は運動終了時の $\dot{V}O_2$ である peak $\dot{V}O_2$ を用い，peak $\dot{V}O_2$ は体重に依存するため体重で補正した値（$\dot{V}O_2$/kg）で評価する。peak $\dot{V}O_2$ の標準値は多くの報告があるが，Jones[8]は，男性：60 − 0.05 × Age（± 7.5），女性：47 − 0.37 × Age（± 7.5）（ml/min/kg）と報告し，日本人のおける標準値は日本循環器学会から報告[9]されている。

　AT は乳酸性アシドーシスを反映し，血中乳酸濃度を直接測定した場合には血中乳酸濃度が急激に増加する変曲点を乳酸性代謝閾値（LT；Lactic Threshold）と呼ぶ。乳酸は筋疲労の原因となり，乳酸産生の機序は活動筋の酸素必要量増加による酸素の相対的な不足と，筋線維利用の変化（無酸素性代謝能が高いⅡb型速筋線維の活動）の両者が考えられている。また，AT に達すると増加した乳酸が重炭酸系で緩衝されるため $\dot{V}O_2$ に対して二酸化炭素排泄量（$\dot{V}CO_2$）が急激に増加し，その変曲点を換気性閾値（VT；Ventilatory

表6　運動負荷試験の各測定値の正常値[1]

測定項目	正常基準
最大 O_2 摂取量（$\dot{V}O_2$max）	＞84% 予測最大 O_2 摂取量
無酸素性閾値（AT）	＞40% 予測最大 O_2 摂取量
心拍数（HR）	HR max ＞（220−年齢）×0.9
心拍数予備能（HRR）	HRR ＞ 15 beats/min
血圧	＜ 220/90
酸素脈（$\dot{V}O_2$/HR）	＞80% 予測最大酸素脈
換気予備能（VR）	MVV−$\dot{V}E$ max＞11 L $\dot{V}E$ max/MVV＜85%
呼吸数（fR）	fR max ＜ 60/min
$\dot{V}E/\dot{V}CO_2$ (at AT)	＜ 34
死腔換気率（V_D/V_T）	＜ 0.3（年齢＞40歳）
PaO_2	＞80mmHg
A-aDO_2	＜ 35mmHg

ATS Statement；Guidelines for the Six-Minute Walk Test.；Am Respir Crit Care Med 166；111-117, 2002.

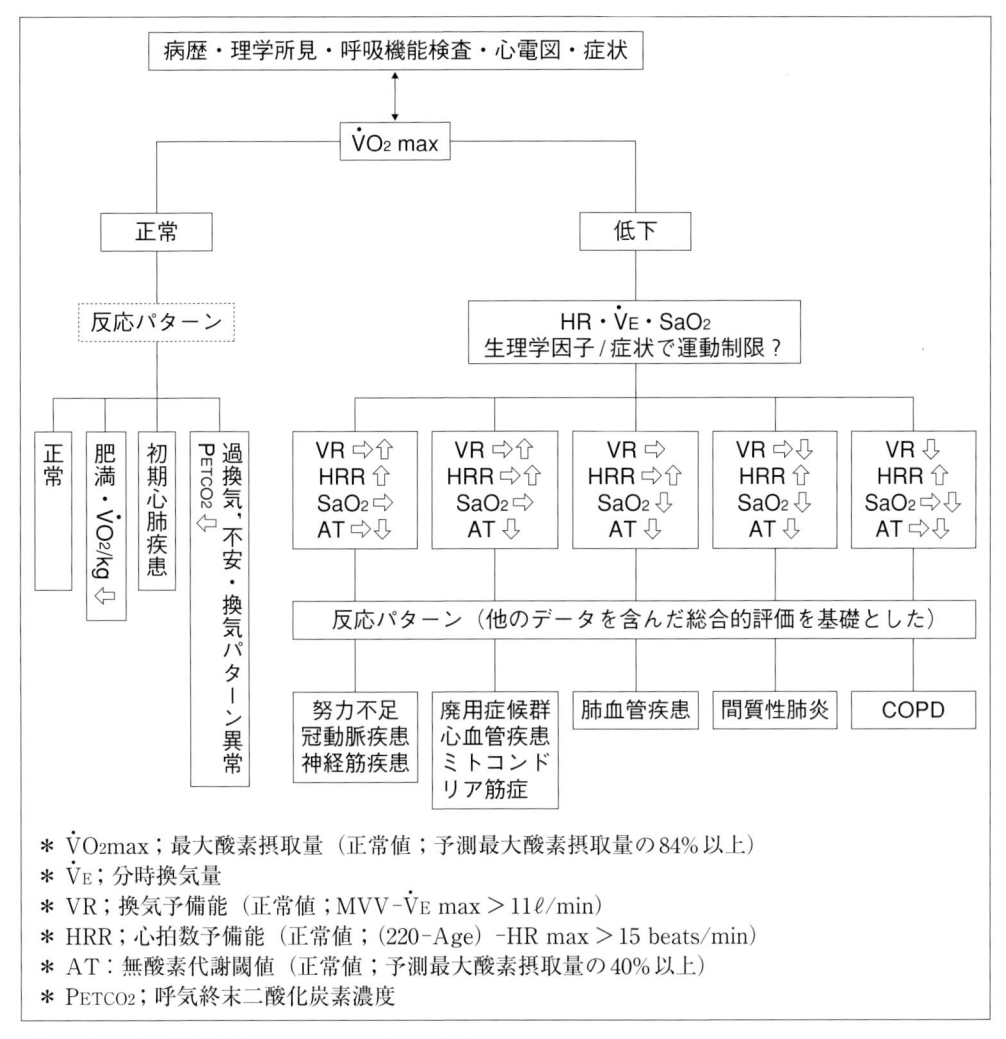

図3 各疾患の診断のためのフローチャート[1]

* $\dot{V}O_2max$；最大酸素摂取量（正常値；予測最大酸素摂取量の84％以上）
* $\dot{V}_E$；分時換気量
* VR；換気予備能（正常値；MVV−$\dot{V}_E$ max＞11ℓ/min）
* HRR；心拍数予備能（正常値；(220−Age)−HR max＞15 beats/min）
* AT：無酸素代謝閾値（正常値；予測最大酸素摂取量の40％以上）
* $P_{ET}CO_2$；呼気終末二酸化炭素濃度

ATS Statement；Guidelines for the Six-Minute Walk Test.；Am Respir Crit Care Med 166；111−117, 2002.

Threshold）と呼ぶ。peak $\dot{V}O_2$ とATの低下は有酸素性代謝能の低下を意味する。

E. 漸増運動負荷試験の実際

1. 運動負荷試験前

・米国では全例，同意書を取る。
・検査は座位で行うため，心電図の電極は通常より1肋間下げて付ける。
・マスク，マウスピースからの空気のリークに注意する。
・呼気ガス分析器のキャリブレーションを行う。

2. 被験者に対する注意

・被験者が声を出すとノイズが発生する。
・声を掛けると心理的ドリフトがかかり，ま

た運動中に呼吸困難度をたずねると換気が変化する。

3. 安静

・3〜4分間で，呼吸商（RQ = $\dot{V}CO_2/\dot{V}O_2$）が0.82〜0.84になるような安静換気を指示する。
・食直後は呼吸商（RQ）が上昇するので注意する。

4. ウオーミングアップ

・健常者20W，患者5〜10Wで3〜4分間施行する。

5. 漸増負荷時

・漸増負荷量は健常者20W/min，患者5〜10W/minとする。
・換気閾値（Ventilatory Threshold；VT）は，①$\dot{V}CO_2 > \dot{V}O_2$，②RQ = 1.0，③$\dot{V}_E/\dot{V}O_2$最低，④呼気終末酸素分圧（P_{ETO_2}）上昇，⑤呼気終末二酸化炭素分圧（P_{ETCO_2}）低下などにより決定する。

6. 終了ポイント

・目標心拍数〔(220 − Age) × 0.85〕に達する。
・$\dot{V}O_2$が増加しない。
・RQが健常者1.2，患者1.1が目安となる。
・呼吸困難度がBorg Scaleで5〜7が目安となる。

7. クールダウン

・軽負荷で終了した場合は不要だが，3分間はクールダウンを施行した方が良い。
・クールダウンを施行しないと終了時負荷量は高いほど高頻度に副交感神経緊張（Vagotonia）による基血圧低下，徐脈，意識障害などが終了後90秒以内に出現する。
・一般に運動負荷試験終了10分以内に有害事象が出現するので，その間は被験者を監視する。

文　献

1) ATS Statement; Guidelines for the Six-Minute Walk Test.；Am Respir Crit Care Med 166；111-117, 2002.
2) ATS/ACCP Statement on Cardiopulmonary Exercise Testing；Am Respir Crit Care Med 167；211-277, 2003.
3) Singh SJ, Morgan MDL, Hardman AE：The Shuttle Walking Test, Glendfild Hosital, 1999.
4) 千住秀明，Sue C Jenkins，高橋哲也（訳）；シャトルウォーキングテスト-The Shuttle Walking Test-，長崎大学医学保健学科理学療法学専攻千住研究室，2000.
5) 日本呼吸器学会呼吸リハビリテーションガイドライン作成委員会，日本呼吸器学会ガイドライン施行管理委員会，日本理学療法士協会ガイドライン作成委員会：呼吸リハビリテーションマニュアル-運動療法-日本呼吸管理学会/日本呼吸器学会/日本理学療法士協会，2003.
6) Wasserman K, Hansen JE, Sue DY, et al.；Principle of exercise testing and interpretation. Lea & Febiger. Philadelphia；1987.
7) Wagner PD：New Idea on Limitations to $\dot{V}O_2$max. Exec Sports Sci Rev 28；10-14, 2000.
8) Jones NL, Cambell EJM：Clinical exercise testing, 2nd ed. WB Saunders. Philadelphia；1952.
9) 日本循環器学会・運動に関する診療基準委員会：日本人の運動時呼吸循環指標の標準値；Japanese Circulation Journal 56；1514-1523, 1992.

11. ADL

高橋仁美（市立秋田総合病院リハビリテーション科）

COPDなどの慢性呼吸不全患者では呼吸困難の増加に不活動が伴い，deconditioningを形成する悪循環が存在する[1]。呼吸困難によりADL［activities of daily living；日常生活活動（動作）］が不活発になり，廃用症候群が一旦起こると，普段実行していた動作そのものが質的・量的に低下し，ADL全般に制限が生じることになる。とくにCOPD患者では高齢者が多く，基礎疾患による呼吸困難の程度に加えて，加齢によるADL制限もみられる[2]。

このようなADL状況を評価することは患者の具体的な目標を設定する上でも重要であり，呼吸リハビリテーション（呼吸リハ）の導入前や導入後に定期的に行うことで，プログラムの作成や実施に活用される。本項では，ADLを分類し，面接による評価と代表的なADL評価表を使った評価について解説する。

A. ADLの分類

「ADLとは，1人の人間が独立して生活するために行う基本的な，しかも各人ともに共通して毎日繰り返される一連の身体動作群をいう」と定義されている[3]。基本的な動作には，排泄，移動，清潔，食事，および更衣がある。これらは，生命・清潔維持に直接的に関連した活動であり，基本的ADL（basic ADL；BADL）という。BADLに対して，外出，買物，調理，洗濯などの個人の生命維持・社会生活に関連した活動を，一般に手段的ADL（instrumental ADL；IADL）と呼ぶ。さらにBADLとIADLを併せて拡大ADL（extended ADL；EADL）ともいわれているが，研究者によってはIADLとEADLを同義に使っていることもある[4]。

評価表によるBADLの評価では，BI（Barthel Index）とFIM（Functional Independence Measure）が有名である。IADLには，FAI（Frenchay Activities Index）や老研式活動能力指標などがある。呼吸器疾患ではBADLよりもIADLに制限が起こりやすいとされている。しかし，IADLによる評価は，男女差，年齢などによりADL内容の必要性や重要性が異なることもあり，呼吸器疾患では一般的な使用に至っていない。

以上に述べたBADLとIADLの評価表は，包括的であり，対象が脳卒中後遺症や大腿骨頸部骨折などの運動機能障害に対して主に用いられており，呼吸器疾患には最適といえない。呼吸器疾患のADLでは，疾患特異的な評

価が望まれる。疾患特異的ADL評価表には，千住らの評価表，後藤らのP-ADL（Pulmonary emphysema-ADL），與座らの上肢日常生活活動評価表，PFSDQ-M（Pulmonary Function Status and Dyspnea Questionnaire Modified），LCADL（the London Chest Activity of Daily Living scale）などがあり，BADLとIADLの両者が含まれている。

B. 面接による評価

ADL実施状況は実際に見ることが基本であるが，すべてにわたって確認することは困難である。家族や他のスタッフからの協力も得て，面接から，問題となる動作は何か，どんな動作が必要とされているのか，一番の希望は何かなどの患者ニーズ，あるいは，家族や介助者の意向などを把握するようにする。患者が実際に日常生活の上で何にどの程度困っているのかを具体的に記録することは，ADL評価の第一歩として重要である[5]。

実際の面接では，個々の患者の食事動作，排泄動作，更衣動作，入浴動作，起き上がり，立ち上がり，歩行，階段昇降，坂道上り下りなどの動作速度や姿勢，息切れの程度，各動作時の息こらえの有無などを記録するとよい。

とくに上肢運動が伴う動作では注意が必要である。棚の上に物を置く，物を持ち上げる，押す，引くなどの動作では，動作が終わるまで息こらえをしていたり，息切れが生じる前に動作を終えようとその動作自体を急いだりしていることがある。髪を洗う，身体を洗う，身体を拭く，ズボンや靴下の着脱などの動作では，上肢の支えがない状態での前傾姿勢となりやすく，呼吸困難がより強くなることが多いので，チェックが必要である。

また，立ち上がりや階段昇降時の手すりの有無，浴槽のタイプ（床置き型か半埋め込み型か），トイレのタイプ（洋式か和式か）と手すり有無，在宅酸素療法（home oxygen therapy；HOT）を施行している患者では，酸素投与のための酸素供給機器や鼻カニューレと延長チューブなどの家屋構造や環境設定の確認も重要である[6]。

C. 基本的ADL（basic ADL；BADL）の評価表

1. BI（Barthel Index）

食事，移乗，整容，トイレ，入浴，平地歩行，階段昇降，更衣，尿便禁制の10項目の遂行能力を評点化し，その合計点により能力低下の程度を評価する方法である（表1）[4,7]。各項目の遂行能力は，自立，一部介助，全面介助の3段階で評価し，すべての項目が自立していればトータル100点，全面介助であれば0点である。BIは能力としてのいわゆる"できるADL"を評価している。

2. FIM（Functional Independence Measure）

FIM[8,9]には，運動項目であるセルフケア6項目，排泄コントロール2項目，移乗3項目，移動2項目の計13項目と，認知項目であるコミュニケーション2項目と社会認知3項目の計5項目を合わせた18項目がある（表2）。採点基準は，介護量に応じて7段階で測定する（表3）。各項目において，全介助を必要と

表1 Barthel Index

	介助	自立
1．食事をすること（食物を刻んであげるとき＝介助）	5	10
2．車椅子・ベッド間の移乗を行うこと（ベッド上の起き上がりを含む）	5〜10	15
3．洗面・整容を行うこと（洗顔，髪の櫛入れ，髭剃り，歯磨き）	0	5
4．トイレへ出入すること（衣服の着脱，拭く，水を流す）	5	10
5．自分で入浴すること	0	5
6．平坦地を歩くこと（あるいは歩行不能であれば，車椅子を駆動する）	10	15
＊歩行不能の場合だけ，こちらの得点	0*	5*
7．階段を昇降すること	5	10
8．更衣（靴紐の結び，ファスナー操作を含む）	5	10
9．便禁制	5	10
10．尿禁制	5	10

注意：患者が基準を満たせない場合，得点は0とする。

Barthel Index：評点上の教示
1. 食事をすること
　10＝自立。患者は，手の届くところに誰かが食物を置いてくれれば，トレイやテーブルから食物をとって食べる。患者は，必要であれば自助具をつけて，食物を切り，塩や胡椒を用い，パンにバターをつける等を行わなければならない。これを応分の時間内に終えなければならない。
　5＝何らかの介助が必要である（上記の食物を切る等）。
2. 車椅子・ベッド間の移乗を行うこと
　15＝この活動のすべての相が自立。患者は車椅子に乗って安全にベッドに近づき，ブレーキを掛け，フットレストを上げ，安全にベッドに移り，横になる。ベッドの端で座位となり，安全に車椅子へ戻るのに必要ならば車椅子の位置を変え，車椅子へ戻る。
　10＝この活動のいずれかの段階で，わずかの介助を要する，あるいは安全のために患者に気づかせてあげるか，監視を必要とする。
　5＝患者は介助なしに座位になれるが，ベッドから持ちあげてもらう，あるいは移乗にはかなりの介助を要する。
3. 洗面・整容（トイレット）を行うこと
　5＝患者は手と顔を洗い，髪をとかし，歯を磨き，髭を剃ることができる。どのようなカミソリを使用してもよいが，引出しや戸棚から取りだし・刃を交換したり，ソケットに接続したりすることは介助なしにできなければならない。女性は，化粧を行っていたのであれば，化粧ができなければならないが，頭髪を編んだり，髪型を作らなくてもよい。
4. トイレへ出入りすること
　10＝患者はトイレの出入り，衣類の着脱ができ，衣類を汚さず，介助なしにトイレットペーパーを使うことができる。必要なら手すり等の安定した支えを利用してもよい。トイレの代わりに便器を使用することが必要であれば，患者は便器を椅子の上に置き，空にし，きれいにすることができなければならない。
　5＝患者はバランスが悪いため，あるいは衣類の処理やトイレットペーパーの扱いに介助を要する。
5. 入浴すること
　5＝患者に浴槽あるいはシャワー，スポンジ（簡単な沐浴，スポンジで洗い流す）のいずれかを使用できる。どの方法であっても，他人がいない条件で必要なすべての段階を自分で行わなければならない。
6. 平坦地を歩くこと
　15＝患者は，少なくとも50ヤード（45.7m），介助あるいは監視なしで歩くことができる。患者は装具あるいは義足をつけ，クラッチ，杖あるいは固定型歩行器を使用してもよいが，車輪型歩行器の使用は認めない。装具を使用するときは自分で締めたり，緩めたりできなければならない。立位をとることや座ることもでき，機械的器具を使う所におき，座るときには片づけることができなければならない（装具の着脱は更衣の項目にする）。
　10＝患者は上記事項のいずれかに介助あるいは監視を必要とするが，わずかの介助で少なくとも50ヤードは歩くことができる。
6a. 車椅子を駆動すること
　5＝患者が歩くことはできないが，車椅子をひとりで駆動することができる。角を曲がる，向きを変える，テーブルやベッド，トイレット等へと車椅子を操作できなければならない。少なくとも50ヤードは移動できなければならない。歩くことに得点を与えたなら，この項目の得点は与えない。
7. 階段を昇降すること
　10＝患者は介助あるいは監視なしに安全に階段（次の階まで）の昇降ができる。必要であれば，手すりや杖，クラッチを使用すべきである。階段昇降にさいして杖やクラッチを持っていられなければならない。
　5＝患者は上記項目のいずれかに介助あるいは監視を必要とする。
8. 衣服を着脱すること
　10＝患者はすべての衣類を着脱し，ボタン等を掛け，靴紐を結ぶことができる（このための改造を行ってないのであれば）。この活動はコルセットや装具が処方されていればそれらを着脱することを含む。必要であれば，ズボン吊やローファー（靴），前開き衣類を使用してもよい。
　5＝患者は衣類を着脱し，ボタンを掛ける等に介助を要する。少なくとも半分は自分で行う。応分の時間内に終わらなければならない。女性は，処方された場合を除き，ブラジャーあるいはガードルの使用に関して得点をしなくてよい。
9. 便禁制
　10＝患者は排便のコントロールができて，粗相することはない。必要なときは座薬や洗腸を使用できる（排便訓練を受けた脊髄損傷患者に関して）。
　5＝患者は座薬や洗腸に介助を要する，あるいは時に失敗をする。
10. 尿禁制
　10＝患者は日夜，排尿のコントロールができる。集尿器と装着式集尿袋を使用している脊髄損傷患者は，それらをひとりで身につけ，きれいにし，集尿袋を空にし，日夜とも陰殿部が乾いていなければならない。
　5＝患者は時に粗相をする。あるいは便器の使用が間に合わない，トイレに時間内に着けない，集尿器などに介助を要する。

飛松好子：ADL．障害と活動の測定・評価ハンドブック—機能からQOLまで，岩谷　力，飛松好子（編），南江堂，pp.114-125，2005．

表2 FIMの評価項目

運動項目（13項目）			
セルフケア		①食事	食事動作，嚥下
		②整容	歯磨き，整髪，手洗い，洗顔，髭剃・化粧
		③清拭	身体各部（背中は除く）
		④更衣（上半身）	下着，上着とも（装具も含む）
		⑤更衣（下半身）	下着，ズボン，靴下，靴（装具も含む）
		⑥トイレ動作	トイレ時の服の上げ下げ，拭く
括約筋コントロール			
		⑦排尿コントロール	失敗（こぼし）/排尿介助
		⑧排便コントロール	失便（汚し）/排便介助
移乗		⑨ベッド，椅子，車椅子	乗り移り/起き上がりも
		⑩トイレ動作	トイレでの
		⑪浴槽移乗	浴槽またはシャワー椅子へ/から
移動		⑫移動（歩行・車椅子）	50m/距離/介助量
		⑬階段	12〜14段

認知項目（5項目）			
コミュニケーション			
		①理解	他人の言葉が分かるか/日常/複雑
		②表出	患者の言葉の意味がとれるか/日常/複雑
社会的認知		③社会的交流	自分の行動が迷惑か分かる
		④問題解決	困ったことの処理など
		⑤記憶	身近な人/日課/命令の把持

園田　茂，才藤栄一，千野直一：2.日常生活活動（ADL）．リハビリテーションマニュアル，林泰史（監修），日本医師会雑誌臨時増刊号，pp.10-13，1994．

する1点〜完全自立の7点の基準で，すべての項目が完全自立であればトータル126点，全面介助であれば18点となる。

FIMは実際に行っている，いわゆる"しているADL"を評価しているため，介護負担度をよく反映するとされている。

D. 手段的ADL（instrumental ADL；IADL）の評価表

1. FAI（Frenchay Activities Index）

食事の用意，あと片付け，洗濯，買い物，旅行など15項目について，その行為の頻度を4段階で測定する方法で，IADLが良好な状態ほど得点が高くなる[10]。飛松・外里版の日本語版を**表4**に示す[4]。

表3　FIM の採点基準

7：完全自立	補装具不要，介助不要，適切な時間内
6：修正自立	介助は不要であるが，補装具を使用するか通常以上の時間がかかる
5：監視または準備	身体に触れる介助は不要だが，監視，準備，助言は必要
4：最小介助	75％以上を患者が行う；手を触れる程度
3：中等度介助	50％以上を患者が行う
2：最大介助	25％以上を患者が行うが半分以上ではない
1：全介助	25％未満しか患者は行わない

園田　茂，才藤栄一，千野直一：2.日常生活活動（ADL）；リハビリテーションマニュアル，林泰史（監修），日本医師会雑誌臨時増刊号，pp.10-13，1994.

表4　FAI（Frenchay Activities Index）日本語版（飛松・外里版）

あなたの日常生活活動についてお聞きします
最近3ヵ月間の生活を振り返り，最もあてはまる項目に○をつけてください
1. 最近3ヵ月間，食事をつくりましたか。
   1. つくらなかった。　2. 月に1〜3同程度つくった。　3. 週に1〜2同程度つくった。　4. 週3回以上つくった。
2. 最近3ヵ月間，食事のあと片付けをしましたか。
   1. しなかった。　2. 月に1〜3同程度片付けた。　3. 週に1〜2同程度片付けた。　4. 週3回以上片付けた。
3. 最近3ヵ月間，何回洗濯をしましたか。
   1. しなかった。　2. 1〜2同程度した。　3. 3〜12同程度した。　4. 週3回以上した。
4. 最近3ヵ月間，家の中の棚やテーブルをふいたり，ちょっとした片付けなどをしましたか。
   1. しなかった。　2. 1〜2同程度した。　3. 3〜12同程度した。　4. 週3回以上した。
5. 最近3ヵ月間，家の中で力のいる仕事をしましたか。（床をふいたり，家具や椅子の移動，布団の上げ下ろしなど）。
   1. しなかった。　2. 1〜2同程度した。　3. 3〜12同程度した。　4. 週3回以上した。
6. 最近3ヵ月間，お店に行って買い物（自分で選んだり購入したりすること）をしましたか。
   1. しなかった。　2. 1〜2同程度した。　3. 3〜12同程度した。　4. 週3回以上した。
7. 最近3ヵ月間，映画，観劇，食事，友だちとの会合に出かけましたか．
   1. 出かけなかった。　2. 1〜2同程度出かけた。　3. 3〜12回程度出かけた。　4. 週3回以上出かけた。
8. 最近3ヵ月間，15分以上散歩などで家の外に出ましたか。
   1. 出なかった。　2. 1〜2同程度出た。　3. 3〜12同程度出た。　4. 週3回以上出た。
9. 最近3ヵ月間，スポーツ，運動，囲碁将棋，映画鑑賞などのレクリエーションを何回程度しましたか（テレビを観ラジオを聴くのは含みません）。
   1. しなかった。　2. 1〜2同程度した。　3. 3〜12同程度した。　4. 週3回以上した。
10. 最近3ヵ月間，車を運転したり，バスを利用しましたか。
    1. していない．
    2. まれにしている（3ヵ月に1〜4回程度）。
    3. 時々している（1ヵ月に1〜4回程度）。
    4. たいていしている（週1回以上）。
最近6ヵ月間を振り返り，最もあてはまる項目に○をつけてください．
11. 最近6ヵ月間，何回旅行や行楽に行きましたか。
    1. 行かなかった。　2. 1〜2同程度行った。　3. 3〜12同程度行った。　4. 2週間に1回以上行った．
12. 最近6ヵ月間，植木や鉢物の管理（草取り，水やり，植え替え，草木の手入れなど）をしましたか．
    1. していない。　2. 時々草取りをしている。　3. 定期的に草取りや草木の手入れをしている。
    4. 上記のほかに，剪定，整枝，植え替えなどの作業もしている。
13. 最近6ヵ月間，家の管理や車の手入れをしていますか？
    1. していない。　2. 電球など部品の取り替えをしている。
    3. 上記のほかに，網戸の修理，室内の模様替え，車の点検，洗車などもしている。
    4. 上記のほかに，家の修理や車の整備もしている。
14. 最近6ヵ月間，読書をしましたか。新聞，雑誌パンフレット類は含まれません。
    1. 読まなかった。　2. 1冊程度読んだ。　3. 2〜12冊程度読んだ。
    4. 2週間に1冊以上話んだ．
15. 最近6ヵ月間，あなたの就労時間はどのくらいでしたか．
    1. なかった。　2. 週に1〜9時間働いている。　3. 週に10〜29時間働いている。
    4. 週に30時間以上働いている。

飛松好子：ADL．障害と活動の測定・評価ハンドブック—機能からQOLまで，岩谷　力，飛松好子（編），南江堂，pp.123，2005.

2. 老研式活動能力指標

バスや電車を使っての外出，日用品の買い物，食事の用意など13項目がある（表5）[4,11]。項目1〜5が活動的な日常生活をおくるための動作能力，項目6〜9が余暇や創作などの積極的な知的活動能力，項目10〜13が地域で社会的な役割をはたす能力を測るもので，「はい」に1点，「いいえ」に0点を与えて満点は13点とする評価法である。

E. 疾患特異的ADL評価表

1. 千住らの評価表

食事，排泄，整容，入浴，更衣，病室内移動，病棟内移動，院内移動，階段，外出・買物の10項目を動作速度，息切れ，酸素流量の3指標で0〜3点の段階付けし，これに連続歩行距離（0〜10点）を加えて，合計0〜100点満点で評価する方法で，ADL状況が良好なほど高得点となる（表6）[12]。

千住らの評価表は，入院患者を対象にしているが，神津は，病室内移動→屋内歩行，病棟内移動→階段昇降（坂道も含む），院内移動→外出（屋外平地歩行），階段昇降→荷物の運搬・持ち上げ，外出・買い物→軽作業に変更して，外来患者や在宅患者でも使用できるようにしている（表7）。

2. 後藤らのP-ADL（Pulmonary emphysema-ADL）

食事，排泄，入浴，洗髪，整容，更衣，屋内歩行，階段，屋外歩行の9項目について，酸素量，頻度，速度，息切れ，距離，達成方法の6指標を用いて点数化し，総スコアが208点となる評価法であり，高得点ほどADL状況は良好である（表8）[5,13]。

表5　老研式活動能力指標

毎日の生活についてうかがいます。以下の質問のそれぞれについて，「はい」「いいえ」のいずれかに○をつけて，お答えください。質問が多くなっていますが，ご面倒でも全部の質問にお答えください。
1. バスや電車を使って一人で外出できますか　　　　1. はい　2. いいえ
2. 日用品の買い物ができますか　　　　1. はい　2. いいえ
3. 自分で食事の用意ができますか　　　　1. はい　2. いいえ
4. 請求書の支払いができますか　　　　1. はい　2. いいえ
5. 銀行預金・郵便貯金の出し入れが自分でできますか　　　　1. はい　2. いいえ
6. 年金などの書類が書けますか　　　　1. はい　2. いいえ
7. 新聞を読んでいますか　　　　1. はい　2. いいえ
8. 本や雑誌を読んでいますか　　　　1. はい　2. いいえ
9. 健康についての記事や番組に関心がありますか　　　　1. はい　2. いいえ
10. 友だちの家を訪ねることがありますか　　　　1. はい　2. いいえ
11. 家族や友だちの相談にのることがありますか　　　　1. はい　2. いいえ
12. 病人を見舞うことができますか　　　　1. はい　2. いいえ
13. 若い人に自分から話しかけることがありますか　　　　1. はい　2. いいえ

古谷野亘，柴田博，中里克治，他：地域老人における活動能力の測定―老研式活動能力指標の開発．日本公衛誌，34：109-114，1987．

表6 千住らの評価表

項　目	動作速度	息切れ（Borg）	酸素流量	合　計
食　事	0・1・2・3	0・1・2・3	0・1・2・3	
排　泄	0・1・2・3	0・1・2・3	0・1・2・3	
整　容	0・1・2・3	0・1・2・3	0・1・2・3	
入　浴	0・1・2・3	0・1・2・3	0・1・2・3	
更　衣	0・1・2・3	0・1・2・3	0・1・2・3	
病室内移動	0・1・2・3	0・1・2・3	0・1・2・3	
病棟内移動	0・1・2・3	0・1・2・3	0・1・2・3	
院内移動	0・1・2・3	0・1・2・3	0・1・2・3	
階　段	0・1・2・3	0・1・2・3	0・1・2・3	
外出・買物	0・1・2・3	0・1・2・3	0・1・2・3	
合　計	／30点	／30点	／30点	
連続歩行距離	0：50m以内，2：50〜200m，4：200〜500m，8：500〜1km，10：1km以上			
			合　計	／100点

千住秀明：呼吸リハビリテーション入門—理学療法士の立場から—．第4版．神陵文庫；2004．

表7 神津が外来・在宅用に改編した千住らの評価表

項　目	動作速度	息切れ（Borg）	酸素流量	合　計
食　事	0・1・2・3	0・1・2・3	0・1・2・3	
排　泄	0・1・2・3	0・1・2・3	0・1・2・3	
整　容	0・1・2・3	0・1・2・3	0・1・2・3	
入　浴	0・1・2・3	0・1・2・3	0・1・2・3	
更　衣	0・1・2・3	0・1・2・3	0・1・2・3	
屋内歩行	0・1・2・3	0・1・2・3	0・1・2・3	
階段昇降（坂道も含む）	0・1・2・3	0・1・2・3	0・1・2・3	
外　出（屋外平地歩行）	0・1・2・3	0・1・2・3	0・1・2・3	
荷物の運搬・持ち上げ	0・1・2・3	0・1・2・3	0・1・2・3	
軽作業	0・1・2・3	0・1・2・3	0・1・2・3	
合　計	／30点	／30点	／30点	
連続歩行距離	0：50m以内，2：50〜200m，4：200〜500m，8：500〜1km，10：1km以上			
			合　計	／100点

表8 後藤らのP-ADL評価法

酸素量：安静時（　）l/分　　氏名：
　　　　安静時（　）l/分　　評価日：　年　月　日
　　　　安静時（　）l/分

*各項目のあてはまる番号（0～4）を1つずつ選んで○で囲んでください。

	酸素量	頻度	速度	息切れ	距離	達成方法
食事	0 いつもより増量 1 状況により増量 2 いつもと同量 3 状況により使用 4 まったく使用せず	0 毎回自分で食べない 1 ほとんど自分で食べない 2 状況により自分で食べる 3 ほとんど自分で食べる 4 毎回自分で食べる	0 全く食べられない 1 かなり休みながら 2 途中でひと休み 3 休まずゆっくり 4 スムーズにできる	0 耐えられない 1 かなりきつい 2 きつい 3 楽である 4 何も感じない	0 自室（ベット上） 1 2 3 4 食堂（居間）	0 食べさせてもらう 1 ほとんど食べさせてもらう 2 準備をしてもらえば自分で食べる 3 準備も行う 4 下膳（食器の後始末）も行う
排泄	0 いつもより増量 1 状況により増量 2 いつもと同量 3 状況により使用 4 まったく使用せず	0 便所に行って排泄しない 1 排便のみ便所 2 昼間便所に行くことがある 3 昼間は毎回便所に行く 4 毎回（夜間も）便所に行く	0 全く便所に行かない 1 かなり休みながら 2 途中でひと休み 3 休まずゆっくり 4 スムーズにできる	0 耐えられない 1 かなりきつい 2 きつい 3 楽である 4 何も感じない	0 ベット上 1 ベット上, ベットサイド 2 ベットサイド 3 ベットサイド, 便所 4 便所	0 便器を用い全介助を受ける 1 ほとんど介助を受ける 2 尿器, ポータブルトイレを使用 3 夜間の尿器, ポータブルトイレを使用 4 便所を使用し全く介助を受けない
入浴	0 いつもより増量 1 状況により増量 2 いつもと同量 3 状況により使用 4 まったく使用せず	0 全く入浴しない 1 たまに入浴を行う 2 入浴日の2回に1回は入浴する 3 ほとんどの入浴日に入浴する 4 入浴日に毎回入浴する	0 全く自分でできない 1 かなり休みながら 2 途中でひと休み 3 休まずゆっくり 4 スムーズにできる	0 耐えられない 1 かなりきつい 2 きつい 3 楽である 4 何も感じない	0 ベット上 1 ベット上, 洗面所 2 洗面所 3 洗面所, 浴室 4 浴室	0 清拭（体を拭く）してもらう 1 自分で清拭する 2 シャワーを介助してもらう 3 シャワーだけで, 入浴は介助してもらう 4 自分で入浴（体を洗う／浴槽に入る）できる
洗髪	0 いつもより増量 1 状況により増量 2 いつもと同量 3 状況により使用 4 まったく使用せず	0 全く洗髪しない 1 入浴とは別に洗髪してもらう 2 入浴時に洗髪してもらう 3 入浴とは別に自分で洗髪する 4 入浴時に自分で洗髪する	0 全く自分でできない 1 かなり休みながら 2 途中でひと休み 3 休まずゆっくり 4 スムーズにできる	0 耐えられない 1 かなりきつい 2 きつい 3 楽である 4 何も感じない	0 ベット 1 ベット上, 洗面所 2 洗面所 3 洗面所, 浴室 4 浴室	0 洗髪しない 1 洗髪してもらう（全介助） 2 毎回一部施してもらう（一部介助） 3 ときどき洗髪を手伝ってもらう 4 毎回自分で洗髪する
整容	0 いつもより増量 1 状況により増量 2 いつもと同量 3 状況により使用 4 まったく使用せず	0 洗面所で洗面歯磨きしない 1 たまに洗面所で洗面歯磨きする 2 状況により洗面所で洗面歯磨きする 3 ほとんど洗面所で洗面歯磨きする 4 毎回洗面所で洗面歯磨きする	0 全く自分でできない 1 かなり休みながら 2 途中でひと休み 3 休まずゆっくり 4 スムーズにできる	0 耐えられない 1 かなりきつい 2 きつい 3 楽である 4 何も感じない	0 ベット上 1 2 3 4 洗面所	0 臥床のまま全面的に介助を受ける 1 ベット上に座って介助を受ける 2 準備すればベット上で自分で行える 3 腰掛けると自分でできる 4 立って自分でできる
更衣	0 いつもより増量 1 状況により増量 2 いつもと同量 3 状況により使用 4 まったく使用せず	0 自分で更衣はできない 1 たまに自分で更衣を行う 2 状況により自分で更衣を行う 3 ほとんど自分で行う 4 毎回自分で更衣を行う	0 全く自分でできない 1 かなり休みながら 2 途中でひと休み 3 休まずゆっくり 4 スムーズにできる	0 耐えられない 1 かなりきつい 2 きつい 3 楽である 4 何も感じない		0 更衣をしてもらう 1 準備や更衣を手伝ってもらう 2 準備されれば自分でできる 3 自分で行うがまに手伝ってもらう 4 全く介助を受けない
歩行	0 いつもより増量 1 状況により増量 2 いつもと同量 3 状況により使用 4 まったく使用せず	0 全く歩けない 1 たまに歩くことができる 2 状況により歩くことができる 3 ほとんど歩くことができる 4 いつでも歩くことができる	0 全く自分でできない 1 かなり休みながら 2 途中でひと休み 3 休まずゆっくり 4 スムーズにできる	0 耐えられない 1 かなりきつい 2 きつい 3 楽である 4 何も感じない	0 全く歩けない 1 ベット周囲のみ 2 自室内のみ 3 便所洗面所のみ 4 自宅内はすべて	0 全く歩けない 1 介助（支えてもらう）があれば歩ける 2 介助（手を引く）があれば歩ける 3 監視があれば歩くことができる 4 介助なく歩ける
階段	0 いつもより増量 1 状況により増量 2 いつもと同量 3 状況により使用 4 まったく使用せず	0 昇れない 1 2 必要なときだけ昇る 3 4 いつでも昇ることができる	0 全く自分でできない 1 かなり休みながら 2 途中でひと休み 3 休まずゆっくり 4 スムーズにできる	0 耐えられない 1 かなりきつい 2 きつい 3 楽である 4 何も感じない	0 全く昇れない 1 5～6段 2 2階まで 3 3階未満 4 3階以上	0 自分では昇れない 1 2 介助があれば昇れる 3 4 自分だけで昇れる
屋外歩行	0 いつもより増量 1 状況により増量 2 いつもと同量 3 状況により使用 4 まったく使用せず	0 全く歩けない 1 たまに歩くことができる 2 状況により歩くことができる 3 ほとんど歩くことができる 4 いつでも歩くことができる	0 全く自分でできない 1 かなり休みながら 2 途中でひと休み 3 休まずゆっくり 4 スムーズにできる	0 耐えられない 1 かなりきつい 2 きつい 3 楽である 4 何も感じない		0 全く歩けない 1 介助（支えてもらう）があれば 2 介助（手を引く）があれば歩ける 3 監視があれば歩くことができる 4 介助なく歩ける

*屋外歩行で, 最長どのくらいの距離を歩くことができますか？（　　　）mくらい

会話	0 いつもより増量 1 状況により増量 2 いつもと同量 3 状況により使用 4 まったく使用せず		0 全く自分でできない 1 かなり休みながら 2 途中でひと休み 3 休まずゆっくり 4 スムーズにできる	0 耐えられない 1 かなりきつい 2 きつい 3 楽である 4 何も感じない		最長どのくらいの時間話せますか？ （　　　）時間くらい

日本呼吸管理学会・日本呼吸器学会・日本理学療法士協会：呼吸リハビリテーションマニュアル―運動療法―, 照林社, 2003. より転載

表9 與座らの上肢日常生活活動評価表

		楽だ	少しきつい	きつい	かなりきつい	最大限きつくてできない
1.	シャツを脱ぎ着する	4	3	2	1	0
2.	ズボンを脱ぎ着する	4	3	2	1	0
3.	靴下を脱ぎ着する	4	3	2	1	0
4.	靴を脱ぎ着する	4	3	2	1	0
5.	歯磨きをする	4	3	2	1	0
6.	頭を洗う	4	3	2	1	0
7.	背中を洗う	4	3	2	1	0
8.	足を洗う	4	3	2	1	0
9.	重たいものを床からテーブルに上げる	4	3	2	1	0
10.	頭上の物をとる	4	3	2	1	0
11.	雑巾や布巾を手洗いする	4	3	2	1	0

氏名：＿＿＿＿ 年齢：＿＿ 性別：男・女

下に書かれた動作を行うときにいつも感じている息切れ感を，0～4のうち一番近いものを選んでください。その動作をしていない場合は，もししたらどれくらい息切れが起こるかを想像して選んでください。

與座嘉康，北川知佳，田中貴子，他：慢性呼吸器疾患患者における上肢の日常生活活動評価表の作成，日呼管誌，13：365-372, 2003.

3. 與座らの上肢日常生活活動評価表

上肢に着目した評価法で，シャツ，ズボンの着脱や歯磨きなど11項目について，0～4点の5段階に段階付けし，0～44点満点とする評価表で，ADL状況が良好なほど高得点となる（表9）[14]。

4. PFSDQ-M (Pulmonary Function Status and Dyspnea Questionnaire Modified)

整髪，更衣，洗髪，シャワー，両手挙上，食事の準備，3.5m歩行，坂道歩行，でこぼこ道歩行，階段3段の10項目を0～10点の11段階で生活動作，呼吸困難，倦怠感を評価する。障害の程度が強いほど得点が高くなる[15,16]。

5. LCADL (the London Chest Activity of Daily Living scale)

セルフケア（4項目），家事（6項目），動作（2項目），余暇（3項目）の合計4領域15項目から構成され，ADLが制限されているほど得点が高くなる[17]。

文献

1) 日本呼吸管理学会監訳：呼吸リハビリテーション・プログラムのガイドライン，第2版，ライフサイエンス出版，pp.48, 1999.
2) 山岡 実：慢性閉塞性肺疾患のリハビリテーション—COPDのADL, QOL—. 臨床リハ，2：277-279, 1993.
3) 今田 拓：ADL評価について. リハ医学，13：315, 1976.

4) 飛松好子：ADL. 障害と活動の測定・評価ハンドブック―機能からQOLまで，岩谷　力，飛松好子（編），南江堂，pp.114-125, 2005.
5) 日本呼吸器学会呼吸リハビリテーションガイドライン作成委員会，日本呼吸器学会ガイドライン施行管理委員会，日本理学療法士協会ガイドライン作成委員会：呼吸リハビリテーションマニュアル―運動療法―，照林社，2003.
6) 高橋仁美：呼吸障害に対する環境と適応．環境と理学療法，内山靖（編著），医歯薬出版株式会社，pp.301-313, 2004.
7) Mahoney FI, Barthel DW：Functional Evaluation：Md State Med J. 14：61-65, 1965.
8) 千野直一（監訳）：FIM, 医学的リハビリテーションのための統一データセット利用の手引き，原書第3版，慶応義塾大学医学部リハビリテーション科，1991.
9) 園田　茂，才藤栄一，千野直一：2.日常生活活動（ADL）．リハビリテーションマニュアル，林泰史（監修），日本医師会雑誌臨時増刊号，pp.10-13, 1994.
10) Holbrook M, Skilbeck CE：An activities index for use with stroke patients. Age Ageing., 12：166-170, 1983.
11) 古谷野亘，柴田　博，中里克治，他：地域老人における活動能力の測定―老研式活動能力指標の開発．日本公衛誌，34：109-114, 1987.
12) 千住秀明：呼吸リハビリテーション入門―理学療法士の立場から―．第4版．神陵文庫；pp77-80, 2004.
13) 後藤葉子，上月正博，渡辺美穂子，他：在宅肺気腫患者のADL障害を詳細に捉えるための新しい在宅ADL評価表の開発，総合リハ，28：863-868, 2000.
14) 輿座嘉康，北川知佳，田中貴子，他：慢性呼吸器疾患患者における上肢の日常生活活動評価表の作成，日呼管誌，13：365-372, 2003.
15) Lareau SC, Meek PM, Roos PJ：Development and testing of the modified version of the pulmonary functional status and dyspnea questionnaire (PFSDQ-M). Heart Lung, 27：159-168, 1998.
16) 牛場直子，里宇明元，藤原俊之，他：慢性呼吸器疾患患者の日常生活動作（ADL）―Pulmonary Functional Status and Dyspnea Questionnaire Modified（PFSDQ-M）による予備的検討―，日呼管誌，14：240-245, 2004.
17) Garrod R, Bestall JC, Paul EA, et al.：Development and validation of a standardized measure of activity of daily living in patients with severe COPD：the London Chest Activity of Daily Living scale (LCADL), Respir Med, 94：589-596, 2000.

12. 健康関連 QOL

羽白　高（滋賀医科大学呼吸循環器内科）

A.「QOL」と「健康関連 QOL」

「Quality of life（QOL）」という言葉の定義は難しい。欧米でも統一された明確な定義はなく[1]，また的確な訳語もない。時に「生活の質」や「生命の質」と訳されることもあるが，結局「QOL」という語がそのまま用いられている。漠然とした概念としてのQOLを客観的に評価するのは困難だし，また医療介入では解決しえない部分が多くある。そこで医療分野においては，疾病に関係するQOLに重点を置いた「健康関連QOL」もしくは「健康状態（health status）」という用語を使用することが多くなっている[2]。

健康関連QOLは，「疾病による日常生活や健康状態への障害の度合い」，「患者が認識する疾患やその治療による機能への影響」，「疾患や治療により影響を受ける，個人の生活における快適さと満足の度合い」などと意味づけされている。この健康関連QOLは，妥当性，信頼性，反応性などの吟味を受けたQOL質問票（尺度）を用いて評価される。ただ，QOL尺度は「絶対」的評価でなく，その質問内容や評価方法の種類により，同じ患者を評価しても，尺度ごとに異なった結果が得られても不思議ではない。それ故，代表的な尺度について，その質問内容や特徴を理解しておくことが，QOL評価について「批判的吟味」を可能にするだろう。

それでは，健康関連QOLと慢性呼吸不全はどのような関係にあるのだろうか。慢性疾患患者を対象として医療介入を行う目的は，①生命の量（生命予後）を改善させる，②生命の質（quality of life；QOL）を改善させることにある。慢性呼吸不全，とくにCOPD患者における呼吸リハビリテーションは，もちろん予後の改善がもたらされることが望ましいのだが，まさに②を目標としており，健康関連QOLの定義でもある「疾患や治療により影響を受ける，個人の生活における快適さと満足の度合い」を改善するために行われている。それ故，慢性呼吸不全患者における呼吸リハビリテーションの有用性の評価のためには，健康関連QOL評価は重要なアセスメントの1つとなっているわけである。

B. 健康関連 QOL の評価方法

1. 包括的尺度

包括的尺度は，病気にかかっている人から一般的には健康と考えられる人までの健康関連QOLを幅広く評価することができる尺度である．特定の疾患や治療に関わる集団を対象とするのではないため，健康人と特定の疾患患者との比較や，異なる疾患間の比較などが可能である．

代表的な包括的尺度にはMOS 36-Item Short-Form Health Survey（以下SF-36）がある[3]．これは，1980年代に行われた大規模なアウトカム研究のMedical Outcomes Studyを通じて完成された質問票である．原本は英語であるが，日本語版が確立しており，日本人の代表的サンプルを用いた国民標準値も算出されている．現在，SF-36v2日本語版が使用可能である[4]．SF-36は，8つの健康概念を測定するための36項目の質問からなっている．8つの概念は，①身体機能，②日常役割機能（身体），③日常役割機能（精神），④全体的健康観，⑤社会生活機能，⑥体の痛み，⑦活力，⑧心の健康と呼ばれる下位尺度で評価される．各下位尺度は1問から10問の質問で構成され，所定の計算方法に従って得点化される．

2．疾患特異的尺度

疾患特異的尺度は，その疾患に特徴的な症状や身体的問題をおもな項目として構成されていて，より信頼性や反応性を高めたものである．たとえば，反応性は，呼吸リハビリテーションという医療介入した場合に，どの程度QOLスコアが変化するかということであり，通常一般的尺度よりも疾患特異的尺度の方がより大きなスコアの変化が予想され，より反応性が優れているということになる．

慢性閉塞性肺疾患（COPD）では，Chronic Respiratory Disease Questionnaire（CRQ）とSt. George's Respiratory Questionnaire（SGRQ）が代表的な疾患特異的尺度として頻用されている．CRQは，1987年にカナダのGuyattらが臨床試験の評価方法の研究から発表した[5]．臨床試験の反応性の検出を意図として開発されたものであり，北米を中心に多くの研究で使用されている．後に述べる呼吸リハビリテーションのメタ分析のアウトカムにも選ばれている．CRQは，20項目から成り，インタビュー方式ないしは自己記入方式で回答を得る．「呼吸困難；Dyspnea」（5項目），「疲労；Fatigue」（4項目），「病気の支配観；Mastery」（4項目），「感情；Emotional func-

表1　CRQの各領域の内容例

- ◆ Dyspnea（呼吸困難）
  ─ 日常生活で患者が呼吸困難を感じる活動を5つ選択する．
- ◆ Fatigue（疲労）
  ─ 例：この2週間でどの程度疲れを感じましたか？
- ◆ Mastery over the disease（支配感）
  ─ 例：この2週間で，病気と付き合っていけると自信を持って感じたのはどの程度でしたか？
- ◆ Emotional function（感情）
  ─ 例：この2週間で動転したり，落ち込んだり，心配になったことがどのくらいありましたか？

表2 CRQ の minimal clinical important difference

◆ Fatigue（疲労）：
― どの程度疲れを感じましたか？
　　1. いつも　2. 大部分　③ かなりの期間　[4.]時々　5. 少し　6. ごくまれに　7. 全然ない
― 活力またはエネルギーが不足していると感じたのはどれくらいですか？
　　1. いつも　2. 大部分　③ かなりの期間　[4.]時々　5. 少し　6. ごくまれに　7. 全然ない
― どの程度の期間で，疲れ果てたり，気分がだるく感じましたか？
　　1. いつも　2. 大部分　3. かなりの期間　④時々　[5.]少し　6. ごくまれに　7. 全然ない
― どの程度，力が湧いてくる感じ，またはエネルギーを持てましたか？
　　1. いつも　2. 大部分　3. かなりの期間　[④]時々　5. 少し　6. ごくまれに　7. 全然ない

表3 CRQ スコアに寄与する因子

	CRQ			
	呼吸困難	疲労	支配観	感情
独立変数	標準回帰係数			
1秒量	―	―	―	―
肺拡散能	―	―	―	―
運動能力	0.15	―	―	―
呼吸困難	0.24	0.27	0.15	0.10
不安	―	0.17	0.25	0.14
R^2（決定係数）	0.39	0.44	0.40	0.24

Hajiro T, Nishimura K, Tsukino M, et al.： Comparison of discriminative properties among disease-specific questionnaires for measuring health-related quality of life in patients with chronic obstructive pulmonary disease. Am J Respir Crit Care Med 157：785-790, 1998. より著者改変。

tion」（7項目）の4つの領域で構成される。各領域の具体的な内容例を表1に示す。各領域のスコアは，各項目の得点を合計し，算出する。

QOLスコアを解釈する場合，臨床上の意義のある最小差（MCID；minimal clinical important difference)という概念が重要である。点数の統計学的な有意差が，必ずしも臨床上の意味のある差ではないからである。CRQでは，原著者らによってMCIDが算出され，各項目の7段階の選択肢が0.5の変化をすればMCIDに至るとされる。たとえば，表2にCRQの「疲労；Fatigue」の4項目を示した。ある患者が呼吸リハビリテーションを行う前に，表に示すような選択肢を回答した（○印）とする。「疲労」のスコアは3 + 3 + 4 + 4 = 18となる。「疲労」は4項目からなるので，MCIDは0.5 × 4 = 2である。もしこの患者が，リハビリテーション施行後に，四角（□）で囲む回答を選んだとすれば，スコアは4 + 4 + 5 + 4 = 21となる。呼吸リハビリテーションの前後で，「疲労」のスコアは，3点の変化があり，この差はMCIDの2点を上回り，この変化は臨床上意味のある変化と考えられる。

健康関連QOLの障害に，臨床の指標が関連しているのだろうか。筆者らは，CRQの各領域のスコアに，どのような臨床的指標が関

表4 SGRQスコアに寄与する因子

	SGRQ			
	症状	活動	衝撃	総スコア
独立変数	標準回帰係数			
1秒量	—	—	—	—
肺拡散能	—	—	—	—
運動能力	—	0.21	—	0.10
呼吸困難	0.21	0.41	0.30	0.39
不安	0.08	—	0.16	0.12
R^2（決定係数）	0.29	0.62	0.46	0.61

Hajiro T, Nishimura K, Tsukino M, et al.: Comparison of discriminative properties among disease-specific questionnaires for measuring health-related quality of life in patients with chronic obstructive pulmonary disease. Am J Respir Crit Care Med 157：785-790, 1998. より著者改変。

与するのかを多変量解析を用いて検討した（**表3**）[6]。各領域で寄与する程度は異なるものの，CRQスコアには，呼吸困難や不安の要素が強く関与し，生理学的指標の関連は乏しい。

もう1つの重要な疾患特異的尺度はSGRQである。SGRQは英国のJonesらが1991年に発表したもので，合計50項目の質問から構成され，自己記入方式をとる。3つの領域（Symptoms, Activity, Impacts）にわけてスコア分析を行う[7]。Symptoms（症状）では，咳，痰，喘鳴，呼吸困難といった症状の頻度と程度を評価する。Activity（活動）では，呼吸困難によって制限される日常活動，あるいは呼吸困難を生じさせる日常生活活動のレベルを評価する。Impacts（衝撃）では，COPDにより影響を受ける社会活動や心理的な障害を評価する。CRQと異なり，SGRQでは各質問項目の回答ごとにスコアの重み付けがなされていて，SGRQのスコア化には原著者らの作成したスコアリングマニュアルが必要である。MCIDは，各領域および総スコア（各々0-100点でスコア化）で4点と算出されている。

SGRQスコアも，CRQと同様，呼吸困難や不安が強く影響をし，Activity（活動）といった生活活動レベルを評価する領域では，運動能力が影響をしている（**表4**）。

C. 呼吸リハビリテーションの健康関連QOLへの効果

1. なぜ健康関連QOLが改善するのか

呼吸リハビリテーションの臨床的意義は，とくにCOPD患者において検証されてきた。GOLDのガイドラインでは，呼吸リハビリテーションが，①運動能力を増大する，②自覚的呼吸困難を軽減する，③健康関連QOLを向上させる，④うつ気分や不安を軽減する，といった効果をもたらすとした[8]。呼吸リハビリテーションが健康関連QOLを改善させるのは，運動能力の改善や呼吸困難・不安状態の軽減などが，結果として健康関連QOLの改善に総体として関連しているのであろう。厳密にいえば，上の①から④の4項目が

同列で扱われることにトートロジーがある。COPD 患者の健康関連 QOL には，呼吸困難や不安状態，また運動能力が強く関連しているわけであるから，この 3 指標が改善しているのに QOL スコアの改善がない状態は考えにくい。われわれが患者の QOL を改善を目標にするのは自明の重要なことではあるが，QOL そのものを「直接」改善させる具体的な方策があるわけではない。患者の運動能力や呼吸困難，不安・抑うつ状態などへの多面的なアプローチを通して，その結果として健康関連 QOL が改善していくわけである。そのアプローチの 1 つとして，多面的・包括的に施行される呼吸リハビリテーションが健康関連 QOL の改善と強く関与するのは当然といえよう。

2. 呼吸リハビリテーションによる QOL 改善のエビデンス

呼吸リハビリテーションの効果について，健康関連 QOL をアウトカムとして多くの報告が出ているが，現時点では，Cochrane Database of Systematic Review での Lacasse らのメタ分析が最も参考となろう[9]。これは 1996 年に Lacasse らの発表したメタアナリシス[10]を update したものである。対象となった研究は，通常の発表論文のほか，各種学会での発表抄録も含まれる。メタアナリシスに入る研究の選択基準は，対象患者が COPD であり，無作為割付対照試験（RCT）で施行され，対照群は，リハビリテーションを含まない通常のケアである。研究のアウトカムに健康関連 QOL と運動能力が評価されているもので，呼吸リハビリテーションは全身運動を含み，実施期間は少なくとも 4 週間としている。

表 5 呼吸リハビリテーションの CRQ スコアへの効果[9]

	平均値の差	95％信頼区間	MCID
CRQ			
呼吸困難	5.06	4.04 − 6.09	2.5
疲労	3.54	2.68 − 4.40	2
支配観	3.72	2.80 − 4.82	2
感情	4.09	3.02 − 6.76	3.5

選択の結果，23 の RCT が対象となった（既発表の 14 の RCT を含む）。その 23 の RCT のうち，13 の研究で健康関連 QOL 尺度の評価がなされている。呼吸リハビリテーションの健康関連 QOL への効果については，Lacasse らは，CRQ をアウトカムとした 8 つの RCT を評価の対象とした。その結果を**表 5** に示す。リハビリテーション群と対照群とのスコア差の平均値は，「呼吸困難」，「疲労」，「支配感」の 3 領域で，95％信頼区間の下限が各々の MCID を上回っていた。また，「感情」の領域では，わずかに 95％信頼区間を上回らなかった。メタアナリシスの結果は，呼吸リハビリテーションは，COPD 患者の健康関連 QOL を改善し，とくに呼吸困難，疲労感を改善し，また疾患に対する支配感・克服感を高めるものといえるだろう。

D. 今後の課題

わが国で発表された呼吸リハビリテーションマニュアルでは，QOL 評価は「できれば評価したい項目」に分類されている[11]。呼吸リハビリテーションに関わる臨床研究の多くが QOL 評価を行い，また QOL 評価の重要性が十分に認識されているのに，その評価が「必須の項目」にされないのは，臨床の現場で

QOL評価を行うには，種々の問題があるからである。まず，どのQOL評価方法を用いるべきか定見がない。また先に示したQOL評価方法には版権があり，必ず作成者から使用許可をとらなければならない。簡便な質問票とはいえ，20から50の質問項目があり，忙しい日常臨床では煩雑となることが否めない。

今後の呼吸リハビリテーションのアセスメントとしての健康関連QOL評価を，より身近なものとし，さらに患者本人へ還元するためには，研究用の詳細な評価方法と日常臨床で用いる簡易評価方法の2本立てが望ましいのではないか。また，呼吸困難，ADL，不安・抑うつ状態など，患者に回答してもらう質問票は増加する方向にある。健康関連QOLは，患者の呼吸困難や抑うつ状態と強く関連していることを考えると，呼吸困難，ADL，不安・抑うつなどの評価を含み，かつQOL評価をも含んだ総合的で簡便な質問票を作成することも一案であろう。

文　献

1) Spilker B：Introduction. Quality of life and pharmacoeconomics in clinical trials. 2nd ed（Spilker B）. Lippincott-Raven. New York, 11-23, 1996.
2) 福原俊一：いまなぜQOLか. 臨床のためのQOL評価ハンドブック（池上直己ら）. 医学書院, 東京, 2～7. 2001.
3) Ware Jr JE, Sherbourne CD：The MOS 36-item short-form health survey（SF-36）. 1. conceptual framework and item selection. Med Care 30：473-483, 1992.
4) 福原俊一，鈴鴨よしみ：SF-36v2日本語版マニュアル. NPO健康医療評価研究機構, 京都, 2004.
5) Guyatt GH, Berman LB, Townsend M, et al.：A measure of quality of life for clinical trials in chronic lung disease. Thorax 42：773-778, 1987.
6) Hajiro T, Nishimura K, Tsukino M, et al.：Comparison of discriminative properties among disease-specific questionnaires for measuring health-related quality of life in patients with chronic obstructive pulmonary disease. Am J Respir Crit Care Med 157：785-790, 1998.
7) Jones PW, Quirk FH, Baveystock CM, et al.：A self-complete measure of health status for chronic airflow limitation ; The St. George's Respiratory Questionnaire. Am Rev Respir Dis 145：1321-1327, 1992.
8) Global Initiative for Chronic Obstructive Pulmonary Disease, National Institutes of Health, National Heart, Lung and Blood Institute, Publication number 2701, April 2001.
9) Lacasse Y, Brosseau L, Milne S, et al.：Pulmonary rehabilitation for chronic obstructive pulmonary disease. The Cochrane Database of Systematic Reviews. The Cochrane Library, volume 1, 2004.
10) Lacasse Y, Wong E, Guyatt GH, et al.：Meta-analysis of respiratory rehabilitation in chronic obstructive pulmonary disease. Lancet 348：1115-1119, 1996.
11) 日本呼吸管理学会, 日本呼吸器学会, 日本理学療法士協会：呼吸リハビリテーションマニュアル—運動療法—. 照林社, 東京, 2003.

13. 抑うつ・不安

加賀谷 斉（藤田保健衛生大学医学部リハビリテーション医学講座）

慢性呼吸器疾患患者は，表1のようにかなりの心理社会的ストレス要因に曝されている。そして病気の進行とともにますます強まる絶望感や無力感のためにさまざまな心理社会的症状を呈することがある[1]。その代表的な症状が抑うつと不安である。

A. 抑うつ

抑うつは気分，欲動の低下により特徴づけられる感情の障害である[2]。抑うつという言葉は，①抑うつ気分という症状の名前，②抑うつ状態という病像または精神症候群の名称，③うつ病という診断名の3つの意味で用いられている。抑うつ状態は抑うつ気分に加えて各種の症状が加わった精神症候群であり，主要症状を表2に示す[3]。

抑うつは呼吸不全の進行に伴いもっともよくみられる心理社会的症状であり，COPD患者の有病率は7～57%[4]とばらつきがあるが，これは評価法や対象が同一でないことによる。重度のCOPD患者ではうつ病の発症リスクはコントロール群の2.5倍になるとの報告もある[5]。また，軽度から中等度の神経心理学的障害は抑うつの結果として生じることも

表1 心理社会的ストレス要因

- 死が差し迫っている感じ
- 社会的役割の変化
- 性機能不全
- 家族の要求や他者からの反応
- 公的な場での恥ずかしさ(酸素供給装置使用など)
- 仕事や収入を失うこと
- 罪責感
- 病気の目に見える徴候がないこと
- 大きな人生での出来事やその他の重要な現在進行中のストレス要因

日本呼吸管理学会（監訳）：心理社会的なアセスメントと支援．呼吸リハビリテーション・プログラムのガイドライン第2版，ライフサイエンス出版，1999.

表2 抑うつ状態の主要症状

- 抑うつ気分
- 通常は楽しむことのできる活動に対する興味や喜びを失う
- 活力の減退または疲労感の増加
- 自信喪失や自尊心の喪失
- 自責感や過度の罪悪感
- 自殺念慮や自殺企図
- 思考力や集中力の低下
- 焦燥または精神運動制止
- 睡眠障害
- 食欲の変化（減退または増進）

堀川直史：プライマリケアのための精神医学．野村総一郎，樋口輝彦（編）：標準精神医学第3版，p416，医学書院，2005.

あれば，低酸素血症の結果として生じることもある。この場合は一般に集中力のなさ，記憶力の悪さ，全般的認知処理の一定の制約などが生じる[1]。

B. 不安

不安とは明確な対象を持たない恐怖と定義され，自己が危険にさらされ存在が脅かされたときに起こる情動である[2]。自己の危険には身体的存在（生命）と社会的存在の2つがあり，慢性呼吸器疾患患者もこれら2つの危険に直面している。

COPD患者が呼吸困難を感じると自分は死ぬのではないかと誤った考えを持ちやすく[6]，不安に陥りやすい。多くの場合，不安と呼吸困難の悪循環が慢性呼吸器疾患患者の不活動および全般的な障害の原因となっている[1]（図1[7]）。不安の有病率も10～53％[4]とばらつきを認めるが，米国においてCOPD患者では不安の発症率が少なくとも3倍になると報告されている[6]。

C. 抑うつ・不安の評価法

評価がもっとも有意義であるのはそれが個人ごとの具体的な治療目標を確立するために役に立ったり，全体的な学際的治療計画の中に重要な要素として組み込まれたりするときである[1]。評価は現在の病態を把握するとき，治療の効果をみるとき，評価によって治療法に変化が生じるときには必要である。評価によって治療効果が予測できるとなおよい。

呼吸リハでは治療開始前に抑うつ・不安の評価を行うべきとされている[8]。ただし，測定にかなりの時間を要する評価法もあり，呼吸困難感や疲労感を訴えることの多い呼吸器疾患患者では評価自体が大きな負荷になりやすい。一般に詳細な評価ほど時間を要するが，時間がかかりすぎて肝心の呼吸リハがおろそかにならないよう，適切な評価法を選択する必要がある。

さて，評価法は妥当性，信頼性，反応性が確立されている必要があるので既存の評価法を用いるのが便利である。外国語尺度を用いる場合には原作者に日本語版作成許可を得て順翻訳，逆翻訳，パイロットテストなどの複雑な手順を要し，さらに尺度が作成された文化圏と日本の文化の違いも考慮する必要がある[9]。正式な手順を経て作成された外国語尺度日本語版については使用にあたって版権の管理代行者に連絡を取り使用許可をもらう必要があることも多い。

評価法には患者が記入する自己記入式の他

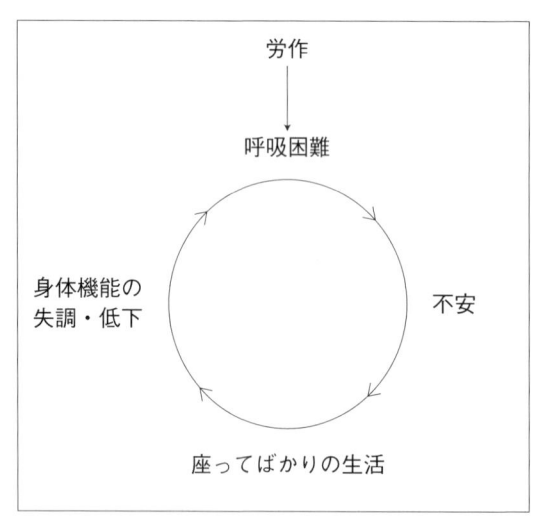

図1 不安―呼吸困難―身体機能の失調・低下の悪循環

Hilling L, Smith J : Pulmonary Rehabilitation, In Cardiopulmonary Physical Therapy, 3rd ed, Mosby, 1995.

に，医師などが面接や患者の行動を観察して記入する他者評価法も存在するが，他者評価法は熟練が必要であり非専門家にとっては使用しにくい面がある。呼吸リハ対象患者の心理社会的評価は専門家以外によって行われることが多いと思われるので，以下では日本語版が作成されている代表的な抑うつ・不安の自己記入式評価法を示す。

1. HAD (Hospital Anxiety and Depression scale)

ZigmondとSnaith[10]が1983年に発表した抑うつと不安の評価法であり，日本語版は1993年に発表されている[11]。抑うつ7項目，不安7項目から構成されており，質問は抑うつや不安の認知的部分に関する項目のため身体症状による修飾を受けにくく，身体疾患を有する患者のスクリーニングに適している。各項目は0～3点で採点され，抑うつ，不安が強いほど点数が高い。偽陰性を少なくしたいときには8点以上，偽陽性を少なくするときには11点以上で抑うつ，不安と判断する。

2. BDI-Ⅱ (Beck Depression Inventory-Ⅱ)

BDIはBeckら[12]が1961年に開発したうつ病患者の重症度判定のための21項目の質問表である。1996年に改訂版であるBDI-Ⅱが発表され[13]，2003年にはBDI-Ⅱの正式な日本語版が出版された[14]。BDI-Ⅱでは体重減少，容貌の変化，身体症状，仕事の困難の4項目が削除され，新たに激越，無価値観，集中困難，活力喪失の4項目が加えられたため同じく21項目からなる。各項目は0～3点で採点され，合計点数が0～13点は正常，14～19点が軽度，20～28点が中程度，29点以上が重篤のうつ病に相当する。

3. SRQ-D (Self-Rating Questionnaire for Depression)

阿部，筒井[15]が内科領域における仮面うつ病の発見を容易にするために1972年に作成した18項目からなる抑うつ評価法である。身体症状6項目，精神症状6項目，抑うつには無関係な質問6項目から構成され，抑うつに無関係な質問を除いた12項目が各0～3点で採点される。合計点数が0～10点はほとんど問題なし，11～15点がボーダーライン，16～36点がうつ状態を疑う。

4. SDS (Self Depression Scale)

Zung[16]によって1965年開発された抑うつ評価法であり，現在は1983年に発刊された日本語版が使用できる[17]。20項目あり各1～4点で採点されるため，点数は20～80点の範囲である。50点以上でうつ状態が顕著と判断できるが，カットオフポイントは提唱されていない。抑うつの症状出現頻度を評価している。

5. STAI (State Trait Anxiety Inventory)

Spielbergerら[18]が1970年に発表した不安の評価法である。日本語版は1982年に発表された[19]。不安を一時的な情緒状態である測定

時点での不安（状態不安）と比較的安定した個人の性格特性としての不安のなりやすさ（特性不安）に分け，各20項目の質問表で評価する。各項目は1～4点で採点され点数が高いほど状態不安や特性不安が高いことを示す。

D. 呼吸リハの抑うつ・不安に対する効果

評価と治療は密接に結びついているので，抑うつ・不安に対する呼吸リハの効果について述べる。**表3**は近年の国内外の報告であり[20～29]，呼吸リハとして運動療法，教育，心理社会的サポートなどを行っているものが多い。対象疾患，プログラム，セッティング（通院，入院），抑うつ・不安の測定方法は同一ではないが，多くの報告で抑うつ・不安の有意な改善が得られている。Global initiative for chronic obstructive lung disease（GOLD）[30]においても呼吸リハの効果として抑うつ・不安の改善がエビデンスAになっており，呼吸リハは抑うつ・不安を改善させるといえる。呼吸リハで行われる運動療法により座ってばかりの生活や身体機能の失調・低下も解消されるので，**図1**に示した不安―呼吸困難の悪循環が遮断され心理社会的症状を軽減させると考えられる。呼吸リハ以外の抑うつ・不安の治療法としては新たな疾病管理技能を身につけさせるための認知行動療法や抗うつ薬，

表3 呼吸リハの抑うつ・不安に対する効果

報告者	年	対象	プログラム	セッティング	測定方法	有意な改善 抑うつ	不安
Emeryら[20]	1991	COPD64例	1回4時間，週5回，30日間	通院	SCL-90-R, PGWB	＋	＋
Riesら[21]	1995	COPD119例	1回4時間，12回，8週間	通院	CES-D	－	
Withersら[22]	1999	重度のCOPD95例	1回3時間，週2回，6週間	通院	HAD	＋	＋
安部ら[23]	1999	COPD33例	1回2時間，週2回，6週間	通院	STAI		＋
Griffithsら[24]	2000	COPD200例	1回2時間，週3回，6週間	通院	HAD	＋	＋
渡辺ら[25]	2003	COPD17例，他の呼吸器疾患11例	6週間	入院	SDS, STAI	＋	＋
敷中ら[26]	2003	COPD25例	1回1時間，2週に1回，6週間	通院	HAD	＋	＋
Goldbergら[27]	2004	COPD45例	1回2時間，毎日，3週間	入院	BDI, HAM-A	＋	＋
Güellら[28]	2006	重度のCOPD40例	1回30分，前半は週2回，後半は週5回，16週間	通院	SCL-90-R	＋	＋
Najiら[29]	2006	拘束性肺疾患46例	週2回，8週間	通院	HAD	＋	－

SCL-90-R；Revised Symptom Checklist
PGWB；Psychological General Well-Being Index
CES-D；Centers for Epidemiologic Studies Depression Scale
HAD；Hospital Anxiety and Depression Scale
STAI；State Trait Anxiety Inventory
SDS；Self Depression Scale
BDI；Beck Depression Inventory
HAM-A；Hamilton Anxiety Scale

抗不安薬投与などの薬物療法がある[1,6]。最近は選択的セロトニン再取込み阻害薬（SSRI）やセロトニン・ノルアドレナリン再取込み阻害薬（SNRI）などが注目されている。

文　献

1) 日本呼吸管理学会（監訳）：心理社会的なアセスメントと支援. 呼吸リハビリテーション・プログラムのガイドライン第2版, ライフサイエンス出版, 1999.
2) 篠崎　徹：がん患者に対する精神科的診療と緩和ケア. 清水　信, 中山和彦（編）：プライマリ・ケアのための心の病診療プラクティス, 永井書店, 1999.
3) 堀川直史：プライマリケアのための精神医学. 野村総一郎, 樋口輝彦（編）：標準精神医学第3版, 医学書院, 2005.
4) 加賀谷　斉, 髙橋仁美, 菅原慶勇, 他：慢性閉塞性肺疾患患者の抑うつ, 不安に影響を及ぼす因子の検討. 総合リハ 33：871-874, 2005.
5) van Manen JG, Bindels PJE, Dekker FW, et al.：Risk of depression in patients with chronic obstructive pulmonary disease and its determinants. Thorax 57：412-416, 2002.
6) Brenes GA：Anxiety and chronic obstructive pulmonary disease：prevalence, impact, and treatment. Psychosom Med 65：963-970, 2003.
7) Hilling L, Smith J：Pulmonary Rehabilitation, In Cardiopulmonary Physical Therapy, 3rd ed, Mosby, 1995.
8) Nici L, Donner C, Wouters E, et al.：American thoracic society/European respiratory society statement on pulmonary rehabilitation. Am J Respir Crit Care Med 173：1390-1413, 2006.
9) 鈴鴨よしみ, 熊野宏昭：QOL測定理論1 計量心理学. 池上直己, 福原俊一, 下妻晃二郎, 池田俊也（編）：臨床のためのQOL評価ハンドブック第1版, 医学書院, 2001.
10) Zigmond AS, Snaith RP：The hospital anxiety and depression scale. Acta Psychiatr Scand 67：361-370, 1983.
11) Zigmond AS, Snaith RP, 北村俊則：Hospital anxiety and depression scale（HAD尺度）. 季刊精神科診断学 4：371-372, 1993.
12) Beck AT, Ward CH, Mendelson M, et al.：An inventory for measuring depression. Arch Gen Psychiatry 4：561-571, 1961.
13) Beck AT, Steer RA, Brown GK：Manual for the Beck Depression Inventory-Ⅱ, Psychological Corporation, 1996.
14) 小嶋雅代, 古川壽亮：日本版BDI-Ⅱ ベック抑うつ質問票手引. 日本文化科学社, 2003.
15) 阿部達夫, 筒井末春, 難波経彦, 他：Masked depression（仮面うつ病）のScreening testとしての質問表（SRQ-D）について. 精身医 12：243-247, 1972.
16) Zung WWK：A self-rating depression scale. Arch Gen Psychiatry 12：63-70, 1965.
17) 福田一彦, 小林重雄：日本版SDS自己評価式抑うつ性尺度使用手引き. 三京房, 1983.
18) Spielberger CD, Gorsuch RL, Lushene RE：STAI manual. Palo Alto, Consulting Psychologist Press, 1970.
19) 中里克治, 水口公信：新しい不安尺度STAI日本版の作成—女性を対象とした成績. 心身医 22：108-112, 1982.
20) Emery CF, Leatherman NE, Burker EJ, et al.：Psychological outcomes of a pulmonary rehabilitation program. CHEST 100：613-617, 1991.
21) Ries AL, Kaplan RM, Limberg TM, et al.：Effects of pulmonary rehabilitation on physiologic and psychosocial outcomes in patients with chronic obstructive pulmonary disease. Ann Intern Med 122：823-832, 1995.
22) Withers NJ, Rudkin ST, White RJ：Anxiety and depression in severe chronic obstructive pulmonary disease：the effects of pulmonary rehabilitation. J Cardiopulm Rehabil 19：362-365, 1999.
23) 安部幹雄, 小山昌三, 中澤弘企, 他：呼吸リハビリテーションの心理的影響とQOLへの効果. 日

呼管誌 8：207-212, 1999.
24) Griffiths TL, Burr ML, Campbell IA, et al.：Results at 1 year of outpatient multidisciplinary pulmonary rehabilitation：a randomised controlled trial. Lancet 355：362-368, 2000.
25) 渡辺美樹子, 勝野久美子, 松本麻里, 他：慢性呼吸器疾患患者に対する呼吸リハビリテーションの心理面への効果. 日呼管誌 12：364-369, 2003.
26) 敷中葉月, 高橋仁美, 菅原慶勇, 他：包括的呼吸リハビリテーションがCOPD患者の抑うつ感と不安感に及ぼす影響. 日呼管誌 13：351-355, 2003.
27) Goldberg RT, Hillberg R, Reinecker L, et al.：Evaluation of patients with severe pulmonary disease before and after pulmonary rehabilitation. Disabil Rehabil 26：641-648, 2004.
28) Güell R, Resqueti V, Sangenis M, et al.：Impact of pulmonary rehabilitation on psychosocial morbidity in patients with severe COPD. CHEST 129：899-904, 2006.
29) Naji NA, Connor MC, Donnelly SC, et al.：Effectiveness of pulmonary rehabilitation in restrictive lung disease. J Cardiopulm Rehabil 26：237-243, 2006.
30) Global strategy for the diagnosis, management, and prevention of chronic obstructive pulmonary disease 2006, http：//www.goldcopd.com

14. 人工呼吸中のモニタリング

松田直之（富山大学大学院医学薬学研究部 分子医科薬理学講座・麻酔科学講座）

人工呼吸器は，気道確保を長期に必要とする状態や，酸素マスクやインスピロンなどを用いた酸素療法では管理できない重篤な低酸素状態，および，CO_2の呼出が不十分である換気不全の補助として導入される。リハビリテーションの計画と実施にあたっては，人工呼吸器の導入される患者の病態背景を十分に把握し，そして，リハビリテーションの最中にあっても，人工呼吸による患者の酸素化と換気を保証しなければならない。人工呼吸中は，気管挿管や気管切開により，患者の発語が制限されていることに加え，患者の生体侵襲に合わせた適切な鎮静により，患者とのコミュニケーションが取れるとは限らない。患者に代わって患者の生体情報を客観的に評価し，問題点を発見するように努めることが必要とされる。さまざまなモニタやアラームは人工呼吸中の患者の変化を即座に伝えてくれるものであり，これらをリハビリテーションに際しても有効に利用することで，患者管理の質と安全性を高めることができる。ここでは人工呼吸中のモニタリングをまとめる。

A. 基礎病態の理解の重要性

リハビリテーションに際しては，まず，人工呼吸が導入された患者の基礎病態と呼吸状態を把握することが必要である。人工呼吸器の設定と動脈血ガス分析の結果を確認し，人工呼吸の導入前後の呼吸状態，そして，呼吸状態や全身状態が時間経過を追ってどのように推移してきたかを把握しなければならない。さらに，リハビリテーションが，患者の病態改善の何を求めて行われるかを明確にしなければならない。

人工呼吸が導入される基礎疾患は，重症肺炎や慢性呼吸不全の急性増悪に限らず，多岐にわたる。外傷では全身打撲や四肢などの末梢の骨折に加え，肺挫傷や肋骨骨折，さらに，主要臓器損傷を伴っている場合も多く，全身の目に見えない損傷部位に対する情報を確実に入手するとともに，血液生化学検査データを十分に評価する必要がある。血液データでは貧血の進行や凝固線溶系異常，とくに，喀血や皮下出血の原因ともなる血小板数の低下に留意する必要がある。クモ膜下出血や重症頭部外傷による意識障害の管理に人工呼吸が導入された場合，神経原性肺水腫の合併によ

り肺酸素化能が低下している場合もある。心機能低下を伴う場合は肺水腫により肺酸素化能が低下しやすいため，厳密な輸液管理とともに血管作動薬が投与されている場合も多い。高齢者では心機能が詳細に評価されていなくても，心機能低下を念頭に入れ，急激な運動負荷や交感神経緊張を避けなければならない場合も多い。

このような原疾患に伴う呼吸不全に加え，外傷，長時間手術，急性膵炎，広範囲熱傷，重症感染症では全身性炎症反応症候群（systemic inflammatory response syndrome；SIRS)[1]を呈しやすく，生体内で過剰に産生された炎症性物質により肺の血管透過性が亢進し，肺酸素化が障害されやすい。SIRSを発症している重症病態では，肺炎などの感染症を合併することにより，呼吸状態がさらに悪化しやすいことにも留意すべきである。日本呼吸器病学会のALI/ARDS診療のためのガイドライン[2]でも，定期的な体位変換とともに肺理学療法を併用することで，無気肺の発生を予防することを推奨している。

このような基礎病態を背景とする患者の人工呼吸設定には，患者の胸郭と横隔膜の運動を温存した圧補助換気（pressure support ventilation；PSV）と同期式間歇的強制換気（synchronized intermittent mandatory ventilation；SIMV）を併用するのが通常であり[3]，これにより仰臥位でも横隔膜部や背側の換気を得やすい。しかし，脳低体温療法や重篤な急性肺損傷などで意図的に筋弛緩薬を用いて強制換気を行う場合や，神経筋疾患による呼吸筋麻痺を認める強制換気では，患者の自発呼吸が温存されていないため，横隔膜部や背側の換気が得にくい。リハビリテーションの開始にあたっては，このような人工呼吸器の設定に関して，十分な把握が必要である。含気が不十分な肺野の胸壁の運動を他動的に行うことで，それが虚脱した肺局所のトリガーとなり肺胞の拡張を得るきっかけとなるが，30cmH$_2$Oを超える過度の気道内圧上昇は肺損傷を増悪させる可能性が示唆されている[2,4,5]。呼吸リハビリテーションにあたっては，人工呼吸器の設定の見直しを考慮し，最大気道内圧の監視が必要である。

B. 意識の観察と評価

人工呼吸は全身管理の一環として行われていることに留意が必要である。人工呼吸の最中には，意識，血圧，心拍数，呼吸数および体温などのバイタルサインの変化に十分な観察を必要とする。人工呼吸中には，パルスオキシメータ，カプノグラフィ，心電図および呼吸数の連続モニタ，および，人工呼吸器に備え付けられた1回換気量，分時換気量，最大気道内圧の連続モニタが必修のモニタとして推奨されるが[2,4]，これに加えて常に，意識評価が必要である。

外傷や敗血症などの生体侵襲の強い状態では急性相反応が高まることから，交感神経緊張の適切な抑制が必要であり，適切な鎮静を必要とする。人工呼吸管理においては，どのような鎮静薬を用いて，どのレベルを目標に患者を鎮静しているかを把握しなければならない[6]。人工呼吸中に用いられる鎮静の指標として表1に示したラムゼースコア（Ramsey sedation score；RSS)[7]と，不穏の補助評価として表2に示したsedation-agitation score（SAS)[8]が用いられている。鎮静の総合的な

表1 Ramsey Sedation Score

1. 不安・不穏・興奮
2. 静穏・協力的・見当識あり
3. 言葉による指示のみに反応
4. 眉間への叩打に反応・大声にすぐに反応・傾眠
5. 眉間への叩打に反応・大声に緩慢に反応・傾眠
6. 反応なし

表2 Sedation-Agitation Score

7. 危険な興奮状態	チューブを引っ張る，起き上がる，暴力をふるう
6. 非常に興奮した状態	ベット上で大きく動く，抑制が必要な状態
5. 興奮状態	指示には従うが興奮している
4. 静穏かつ協力的	静穏，覚醒状態，指示に従う
3. 鎮静状態	覚醒困難，会話や指示に無反応
2. 深い鎮静状態	痛み刺激にのみ反応
1. 無反応	刺激に一切反応なし

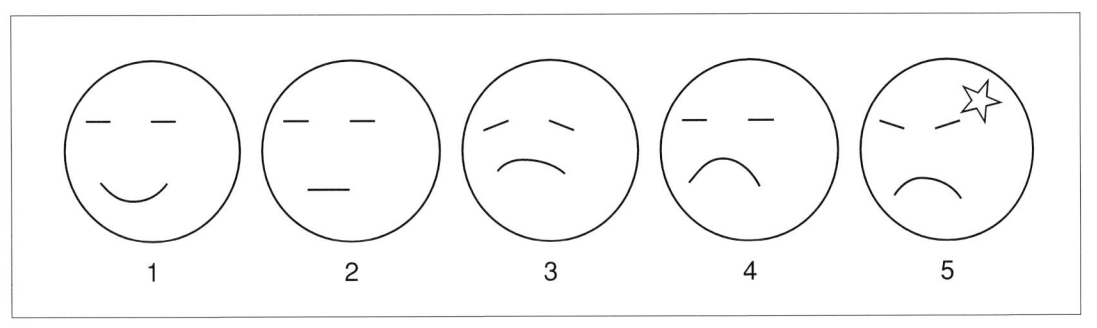

図1 Faces rating scale の一例
ベッドサイドでの患者表情を faces rating scale で評価するとよい。
1：快適な状態，2：鎮静により安楽に保たれている状態，3：深い眠りに入っている状態，4：やや不機嫌な状態，5：不穏な状態。

評価には，図1に示した faces rating scale (FRS) を活用するのもよい。このように鎮静には客観的に評価する指標を利用することが大切であり，その深度の決定は生体侵襲の深さにより変化させることが大切である。状態の安定している時期では，昼は浅く，夜は深く，鎮静の深度は昼夜で変化させ，生体の日内リズムを作る管理が望ましい。侵襲の強い時期には，日中は RSS 4，深夜は RSS 5 を基準とする。

一方，呼吸筋の筋力低下のみが問題となる神経筋疾患や，呼吸リズムが問題となる蘇生後脳症などの場合には，生体侵襲が持続していない。多くの場合，気管切開術に移行し，昼夜の生体リズムを維持することに留意するものの，鎮静を必要としない状態となる。経

口気管挿管では，舌根部，喉頭蓋野，声門部の気管チューブによる圧迫が持続的な刺激となるが，これらの生体侵襲は気管切開により除去される。このような鎮静レベルが浅く，意識の評価ができる状態では，患者とのコミュニケーションや表情の観察とモニタリングが大切となる。

C. 呼吸の観察と喀痰吸引

人工呼吸中の呼吸の観察には，人工呼吸器のさまざまなモニタ波形やパルスオキシメータのデータに加え，胸壁の視診，触診，聴診が大切である。人工呼吸管理やリハビリテーションの最中には，常に直接，呼吸観察に立ち返ることを念頭に置くべきである。

喀痰貯留は，人工呼吸中の呼吸状態を急激に変化させる重要な要因の一つである。人工呼吸中の患者は喀痰の自力排泄が行えないため，喀痰貯留に対する注意深い観察が必要である（図2）。喀痰分泌量は患者の基礎病態や輸液バランスなどの管理状態で異なり，分泌量が多い場合は頻回に吸引が必要となる。定期的な肺リハビリテーションに際しては，喀痰吸引の頻度，喀痰の性状（粘稠度，血性度，色調，量），吸入療法の併用の有無，喀痰細菌培養検査からの菌の検出などの情報をもとに施行するのが望ましい。

胸壁の動きの不均等は，まず，喀痰貯留や無気肺を疑うが，気管チューブ先端の気管から主気管支への陥入による片肺換気状態や，気管チューブ内の閉塞，突然の気胸でも生じる。視診で胸壁運動の異常を認める場合，触診と聴診で含気が十分かどうかを確認する必要がある。喀痰が存在する場合，その部位に一致して吸気時に水泡音が聴取され，無気肺となっている場合には肺胞音が聴取できない（図3）。喀痰貯留が疑われた場合は，ジャクソンリース回路を用いて肺野を十分に拡張させた後，喀痰吸引を行う。気管チューブの閉塞はチューブ挿入の期間に関係なく突然に生じる可能性があるが，一般に，気管内吸引チューブが気管チューブを通過しにくい前兆を伴う。このような場合は，気管支鏡でチューブ内腔の性状を確認することが必要であり，

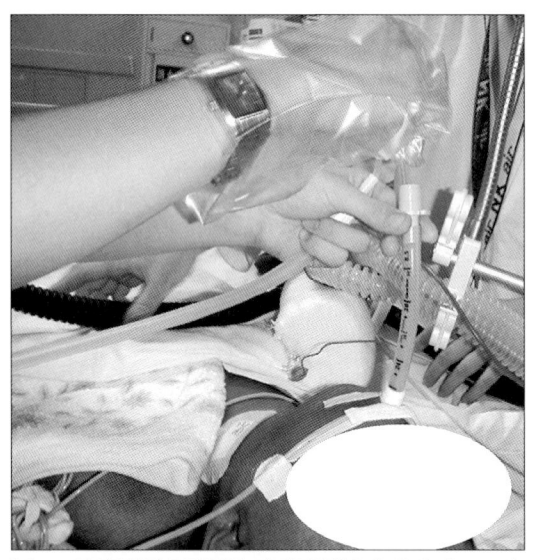

図2 喀痰吸引の実際と喀痰吸引のためのチェック項目
(1) 呼吸音の聴取… ● Coarse crackle
　　　　　　　　● Rhonchi
(2) 回路雑音・振動
(3) 人工呼吸器… 1回換気量の変動
　　　　　　　　最大気道内圧の変動
(4) SpO₂の低下
(5) 呼気ガス波形変化

不必要な喀痰吸引を行わないためには，呼吸様式を十分に確認し，異常呼吸音の聴取，回路雑音，人工呼吸器のグラフィックの変化などにより，喀痰吸引の必要性を常にチェックする必要がある。喀痰吸引に際しては，接触感染予防の観点より，写真のような腕時計の着用は禁忌であり，擦式アルコール手指消毒剤を用いて，手洗いに準じた手指から手首までの十分な消毒が必須である。

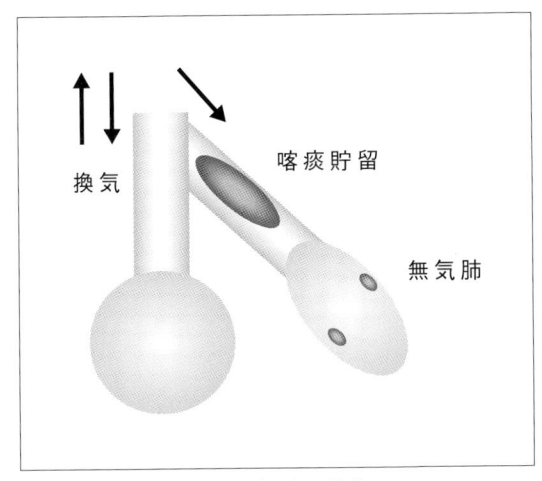

図3 喀痰貯留による無気肺の発生
喀痰貯留による無気肺の発生により，換気に関与する肺胞数が減少する。

気管チューブの入れ替えを考慮しなければならない。また，胸壁の打診により鼓音が得られる場合は，気胸を疑い，人を集めるとともに，緊急対応が必要となる。

このように，人工呼吸中には喀痰貯留などのいくつかの胸壁運動を妨げる因子に留意して，呼吸状態を観察することが必要である。

D. 人工呼吸器の呼吸機能モニタリング

人工呼吸により患者に保証することは，酸素取り込みとCO_2排泄である。酸素化能はおもに人工呼吸設定の酸素投与濃度（FiO_2）とpositive end-expiratory pressure（PEEP）のレベルで規定され，CO_2排泄は分時換気量（minute volume）に依存する。この呼吸器設定の適切な評価には，動脈血液ガス分析（別項参照）が重要であり，さらに，酸素化に関してはパルスオキシメータ（別項参照），CO_2排泄にはカプノグラフィを用いてベッドサイドでフォローする。人工呼吸器は，1回換気量，分時換気量，最大気道内圧を絶対値として知らせてくれるが，これに加えてflow-time curve，volume-time curve，pressure-volume curveをモニタとして活用するとよい。リハビリテーションに際しては，このような呼吸モニタを総合的に活用し，呼吸状態を評価する。

1. カプノグラフィ

カプノグラフィの波形は，横軸が時間，縦軸が呼気ガス中のCO_2分圧（PCO_2）を示す。呼気ガスより得られる呼気終末CO_2分圧（$PETCO_2$）は，人工呼吸器や回路などの死腔の影響で動脈血CO_2分圧（$PaCO_2$）より低く検出されるが，CO_2排泄の変化を経時的にベッドサイドで知ることができるため，換気条件の評価に有用である。このカプノグラフィは4相で構成されており（図4），患者の呼吸状態で変化することも理解するとよい（図5）。

2. flow-time curve（フロー曲線）

フロー曲線は，横軸の時間経過の中で，基線の上に吸気波形，基線の下に呼気波形が示される。吸気波形はSIMVで選択した強制換気法（volume control modeやpressure control mode）と自発呼吸を温存した圧補助換気で異なる。この曲線に提示されるフロー（$\dot{V}$）とは1分間当たりに流れるガス流量のことであり，このフロー波形と基線が作る面積が換気量に相当する（図6，図7）。1回換気量は，絶対値として，1呼吸ごとに人工呼吸器のモニタ画面に表示される。

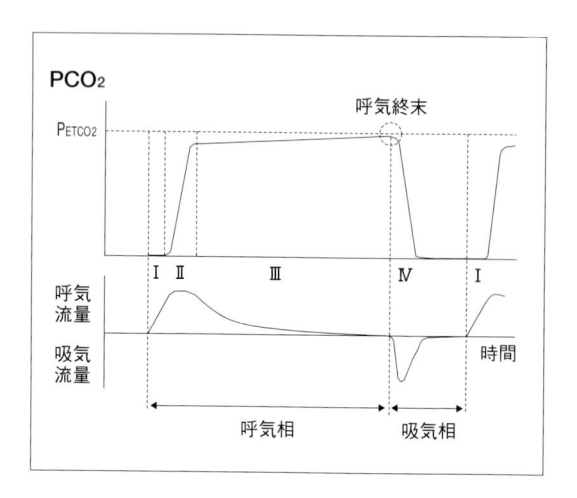

図4 カプノグラフィの基本波型

カプノグラフィは第Ⅰ相から第Ⅳ相までの4相で構成される。第Ⅰ相は，吸気終末から呼期が開始されようとした時期に形成され，チューブやマスクなどの死腔のガス排泄で形成される相であり，PCO_2が上昇しない。第Ⅱ相は，末梢気道の呼気が排泄されることで，その呼気流量にしたがってPCO_2の急激な上昇が形成される。第Ⅲ相は，肺胞内の気流が回路内に排泄され形成されるものであり，人工呼吸器回路内のガスとゆっくりと交じり合うことでPCO_2がなだらかに上昇し，alveolar plateau と呼ばれている。この最終点がP_{ETCO_2}（呼気終末CO_2分圧）である。これに対して，第Ⅳ相は，吸気相であり，吸気開始によりPCO_2が低下することにより形成される。以上の正常なカプノグラフィの波形を理解し，カプノグラフィよりさまざまな呼吸状態の変化を読み取るとよい。

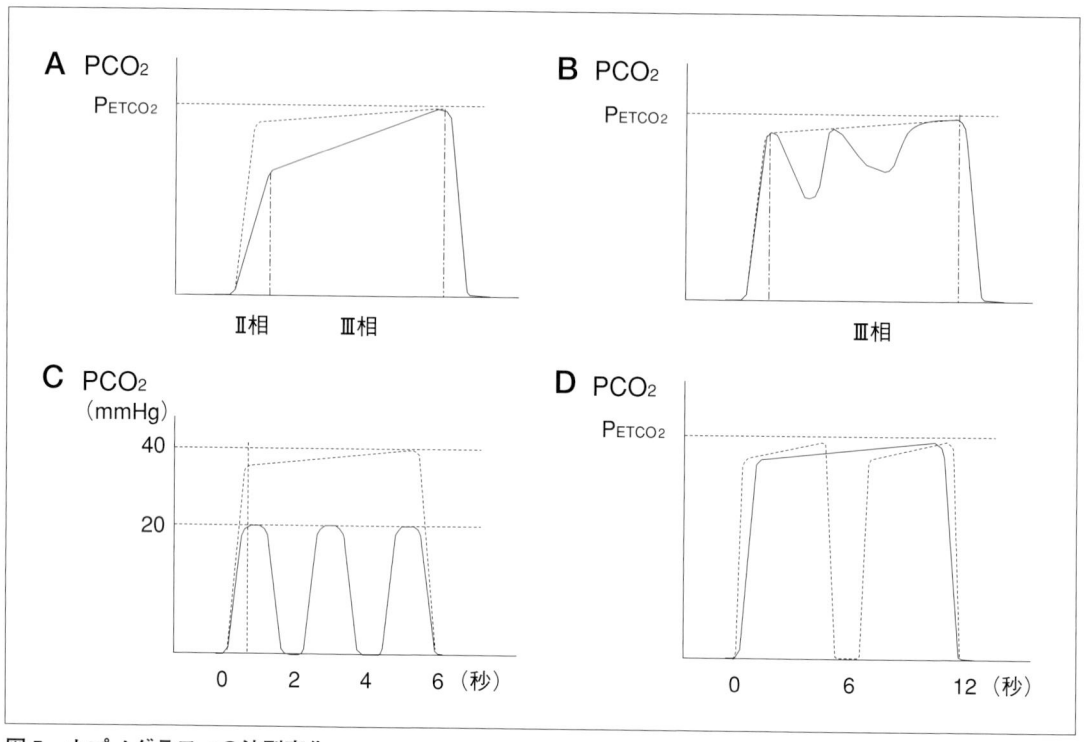

図5 カプノグラフィの波型変化

肺気腫など閉塞性肺疾患や喘息の呼気延長では，Aのように第Ⅱ相の鈍化と第Ⅲ相の急峻化するカプノグラフィの波型変化として出現する。また，SIMV（synchronized intermittent mandatory ventilation）などの強制換気を中心として呼吸調節している場合，十分な自発呼吸数の増加に従い，Bのように第Ⅲ相に2峰性や多峰性の変化が生じる。PSV（pressure support ventilation）を中心とした自発呼吸下の管理でも，喀痰量の増加により，第Ⅲ相の2峰性化や多峰性化を呈する。一方，Cのように第Ⅱ層が低下し，第Ⅲ相が短縮する場合は，浅呼吸により肺胞気が十分に排出されていない場合であり，とくにPSVを中心とした人工呼吸管理でプロポフォールやミダゾラムなどのマイナートランキライザで鎮静を行っている際の呼吸抑制の特徴的所見である。これを有効な換気とするためには，PSレベルを上昇させ，肺胞気を十分に得る工夫が必要である。また，Dのような第Ⅲ相の延長はフェンタニールなどの麻薬による吸気ドライブの中枢性抑制で生じやすく，呼吸数低下の所見である。呼吸数を増やすようにSIMVの設定回数を増加させることが必要となる。

3. Pressure-volume curve（換気量曲線）

換気量曲線は，横軸の時間経過に従い，縦軸に換気量が示される（図8）。呼気がゼロに戻らない場合，回路リークを疑う。

4. Pressure-volume curve（圧―換気量曲線）

圧―換気量曲線は，気道内圧の上昇とともに換気量がどのように変化するかを呼吸ごとに示すものであり，気道内圧が横軸に，換気量が縦軸に表記される。この曲線は，図9のように自発呼吸やSIMVとPSVで異なる波形を呈する。圧―換気量曲線からは，自発呼吸の呼期仕事量，PSVにおけるトリガー仕事量，

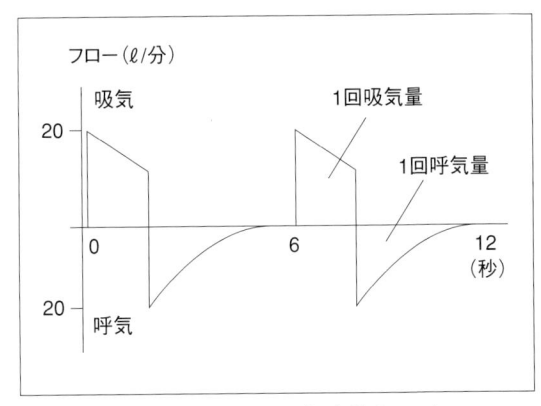

図6 Volume control modeによる flow-time curve（フロー曲線）
SIMV（synchronized intermittent mandatory ventilation）をvolume control mode（漸減波）で設定している場合のフロー曲線を示した。基線の上方が吸気，基線の下方が呼気である。基線と波形が作る面積が1回吸気量と1回呼気量に一致する。回路リークがある場合は呼気フローが低下し，1回呼気量が減少する。

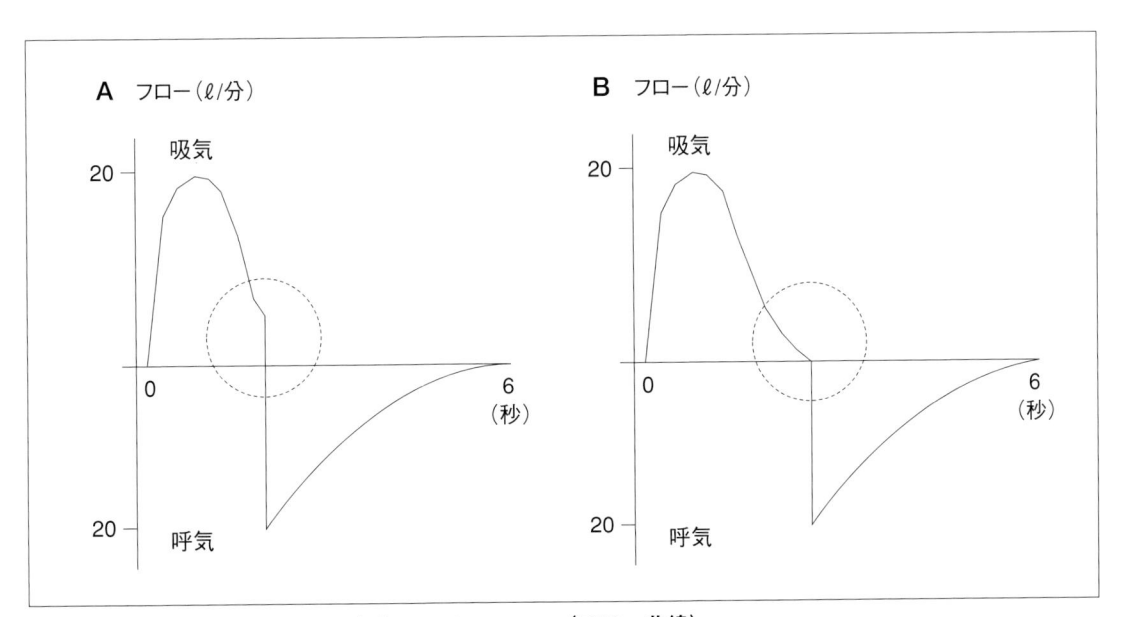

図7 Pressure control modeによる flow-time curve（フロー曲線）
SIMV（synchronized intermittent mandatory ventilation）をpressure control modeで設定している場合のフロー曲線を示した。Aでは吸気時間が短く設定されているため，呼気に転じる時間が早まり，十分な1回吸気量は得られていない。Bのように吸気フローがゼロになる時点で，呼気が開始されるように，吸気時間と呼気時間の比（I：E）を設定することにより，1回換気量を最大とすることができる。

SIMVにおける肺コンプライアンス（肺の広がりやすさ）や気道抵抗が評価できる。リハビリテーションにより喀痰排泄が施されると、肺コンプライアンスが改善し、呼気波形および吸気波形の立ち上がり角が大きくなることが観察できる。

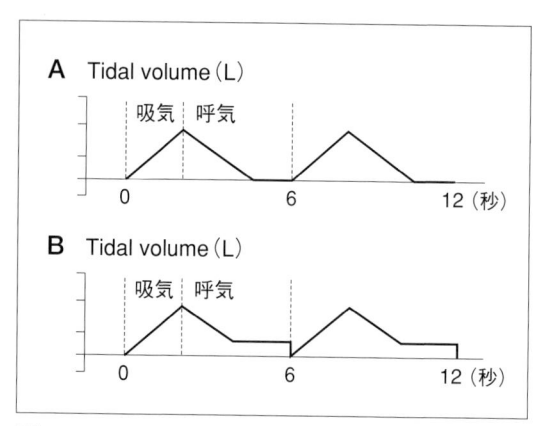

図8　Volume-time curve（換気量曲線）
換気量曲線では、横軸の時間経過にしたがって、縦軸に換気量が示される。Aは正常、Bは回路リークがある場合の換気量曲線である。

E. 循環の観察と評価

人工呼吸管理においては、呼吸状態のみならず、心拍数と心拍リズム、血圧の変動に留意して管理することが必要である。患者の状

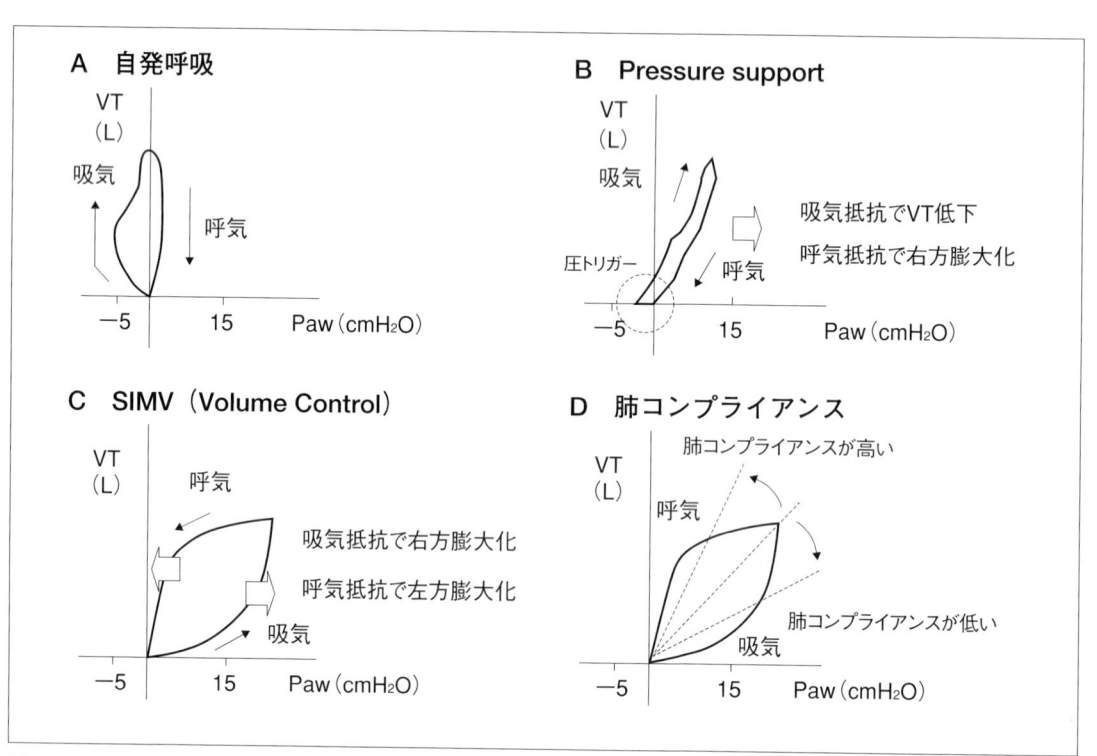

図9　Pressure-volume curve（圧—換気量曲線）
圧—換気量曲線は、横軸の気道内圧に対して、縦軸に換気量を示したものである。自発呼吸における圧—換気量曲線は、Aのように陰圧で吸気を作り、呼気で気道が陽圧となる特徴を示す。自発呼吸が不十分であり、吸気努力が認められる場合は、この吸気波形が左方にシフトする。PSV（pressure support ventilation）とすることで、Bのように患者の呼吸仕事を、改善できる。Bにおいて、気道浮腫や喀痰貯留などにより末梢気道抵抗が強い場合には、圧—換気量曲線は左にシフトし1回換気量（VT）が低下する傾向を示す。一方、Cはフロートリガーによる SIMV（volume control mode）での強制換気で得られた圧—換気量曲線であり、陽圧により吸気が形成され、その圧の減少とともに呼気が形成される。このような特徴を持つ圧—換気量曲線では、その傾きは肺コンプライアンスを示し、Dのように傾きが急峻であるほど、肺コンプライアンスは高く、低圧で肺拡張が得やすいことになる。

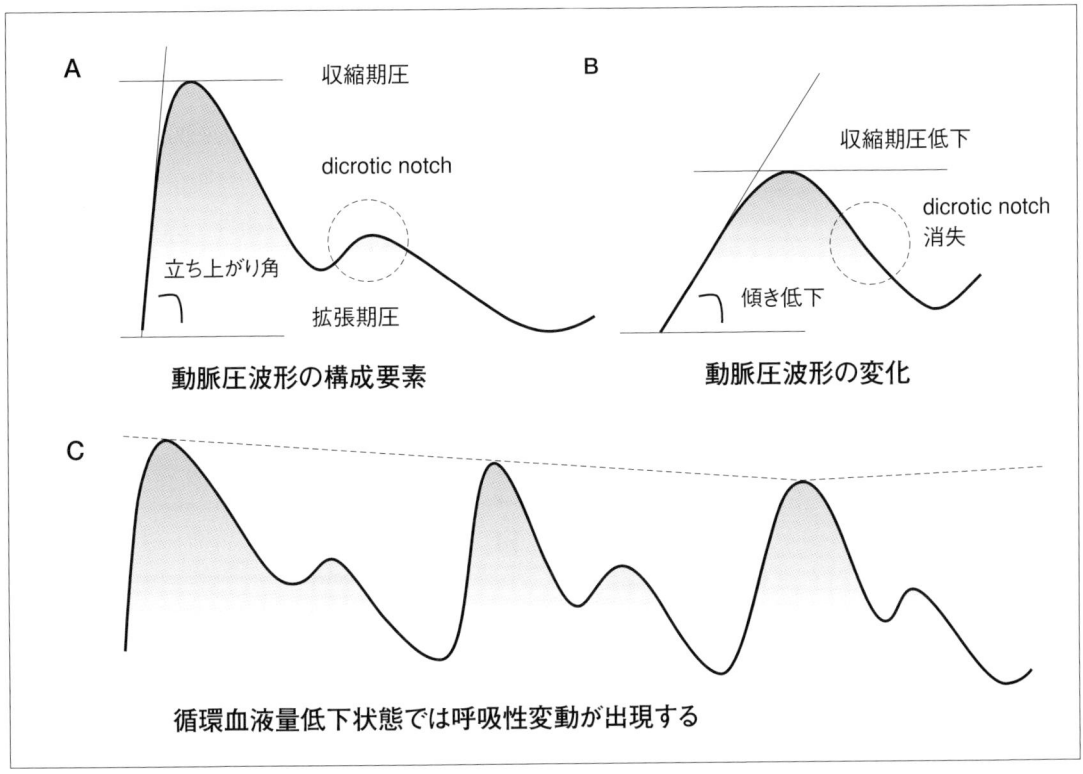

図10 観血的動脈圧波形より読み取ること
観血的動脈圧測定では，動脈圧の絶対値のみにこだわるのではなく，動脈圧波形を評価することが大切である。Aのように，動脈圧波形の立ち上がり角（dp/dt）は心収縮性，波形下面積（area under curve：AUC）は心拍出量，dicrotic notch（重複脈波）は体血管抵抗（心後負荷）を示す。Bのような動脈圧波形の変化は，敗血症や鎮静の深い交感神経虚脱状態で観察されるが，体血管抵抗が減じるとdicrotic notchが消失し，心収縮性が減じると波形の傾きが低下する。Cのような動脈圧波形の強い呼吸性変動は，循環血液量が低下した状態で観察される。

態が落ち着いている場合は，血圧計による間歇的血圧測定とパルスオキシメータによる心拍数とリズムのモニタで代用できるが，状態の不安定な場合には持続心電図モニタと血圧の頻回の測定が必要である。観血的動脈圧測定は血圧を連続的にモニタできるばかりでなく，**図10**に示したように，循環血液量，末梢血管抵抗，心収縮性や心拍出量を予測することができるため，導入されている場合は，有効に活用するとよい。

F. 体温の観察と評価

体温は体表面の温度である末梢温（足底温，手掌温など）と中枢温（核心温）に分類される。ベッドサイドで用いられる鼓膜温，膀胱温，直腸温などは代表的な核心温である。体温管理にあたっては，必ず，核心温と末梢温を同時に比較して評価する必要がある。

正常な状態では核心温を一定に維持するために，発汗，末梢血管収縮，熱震え反応（シバリング）などが自律神経調節されているが，生体侵襲が加わった状態では交感神経活性が

高まり，末梢血管の収縮が生じるため，末梢温が低く，核心温が高く保たれる傾向がある．発熱の持続や出血などにより循環血液量が減少している状態でも末梢循環が損なわれやすいため，中枢で産生された熱が四肢末梢から放散されず，核心温は高く，末梢温が低く計測される．これに対して，適切な鎮静は交感神経緊張を抑制し，末梢血管を拡張させ，うつ熱を緩和してくれるが，過度の鎮静状態では四肢末梢からの熱放散が高まり，核心温が低下する可能性に留意する．

このように，リハビリテーションにあたっては，交感神経緊張が高まりやすい状態では末梢温が低下し核心温が上昇すること，一方，鎮静により交感神経緊張が十分に抑制されている状態では，末梢からの熱放散により，低体温を惹起しやすいことに注意しなければならない．患者観察にあたっては，四肢末梢のぬくもりを触診で評価することも重要となる．

G. 栄養と感染の評価

リハビリテーションを行うにあたり，栄養管理がどのように行われているかを把握することは重要である（別項参照）．人工呼吸中の患者の栄養は，可能な限り中心静脈栄養ではなく，経腸栄養で行い，腸蠕動を施すことで腸管免疫を高めることが重要と考えられている[9]．現在は人工呼吸中にあっても，胃管が挿入され，多くの内服薬や経腸栄養液が投与されている．このような管理では，胃液や経腸液の胃内残存量の確認を定期的に行うことにより，腹圧をかけた際の嘔吐誘発の危険性を推測できる．リハビリテーションにあたっては，胃内容液を一時的に回収して，対応

したほうが安全である．

一方，呼吸管理を増悪させる重要な因子は，感染症である．メチシリン耐性黄色ブドウ球菌（MRSA）や薬剤耐性緑膿菌などの院内感染に関与する多くの細菌は，医療従事者を介した接触感染で伝播する[10]．リハビリテーションにあたっては，ベッドサイドでの手指消毒に加え，標準予防策を行い，接触感染予防に努めるとともに，対応する患者の感染状況に関しても十分に確認する必要がある．

H. まとめ

人工呼吸器のモニタリングは，以上のように，全身状態の観察に基づいて行われる．我々はモニタからいろいろな情報を得て患者状態を評価するが，一方でモニタは，我々とは独立した第3者でもある．人工呼吸中の生命の危険を避けるためには，酸素化状態，換気，血圧，心拍数の異常を早く発見することが必要とされる．さまざまなモニタにはアラーム作動機構が備えられており，SpO_2低下，分時換気量低下，心拍数低下，血圧異常などをすぐに知らせてくれる．我々は，このような生命維持に必要なアラームを，十分な音量で稼動させるようにチェックし，人工呼吸における生命の安全を患者に約束すべきである．

文　献

1) Members of the American College of Chest Physicians/Society of Critical Care Medicine Consensus Conference Committee : Definitions for sepsis and organ failure and guidelines for the

use of innovative therapies in sepsis. Crit Care Med. 20：864-74, 1992.
2）社会法人日本呼吸器病学会 ARDS ガイドライン作成委員会：ALI/ARDS 診療のためのガイドライン．秀潤社，東京，P43，2005.
3）Thompson BT, et al.：Clinicians' approaches to mechanical ventilation in acute lung injury and ARDS. CHEST. 120：1622-7, 2001.
4）Kallet RH：Evidence-based management of acute lung injury and acute respiratory distress syndrome. Respir Care. 49：793-809, 2004.
5）Poulton B：Advances in the management of sepsis：the randomised controlled trials behind the Surviving Sepsis Campaign recommendations. Int J Antimicrob Agents. 27：97-101, 2006.
6）Vender JS, et al.：Sedation, analgesia, and neuromuscular blockade in sepsis：an evidence-based review. Crit Care Med. 32：S554-61, 2004.
7）Ramsey MAE, et al.：Controlled sedation with alhaxalone-alphadolone. Br Med J. 2：656-9, 1974.
8）Riker RR, et al.：Prospective evaluation of the Sedation-Agitation Scale for adult critically ill patients. Crit Care Med. 27：1325-9, 1999.
9）Klein S, et al.：Nutrition support in clinical practice：Review of published data and recommendations for future research directions. A summary of a conference sponsored by the National Institutes of Health, American Society for Parenteral and Enteral Nutrition, and American Society for Clinical Nutrition. Am J Clin Nutr. 66：683-706, 1997.
10）松田直之，他：集中治療における抗菌薬のサイクリング療法．Prog Med 24：407-12, 2004.

第4章

包括的呼吸リハビリテーション・プログラムの基礎

1. 運動療法
2. 呼吸筋トレーニング
3. リラクセーション
4. 胸郭可動域運動
5. 呼吸練習
6. 排痰法
7. ADLトレーニング
8. 薬物療法
9. 在宅酸素療法
10. 在宅人工呼吸療法

1. 運動療法

佐竹將宏（秋田大学医学部保健学科理学療法学専攻）

運動療法は，包括的呼吸リハビリテーションの基礎的プログラムの中で重要な役割を担っている[1]。しかし，一方で，運動療法単独でプログラムを組むよりも，多職種が関わる包括的なプログラムにすることで，より大きな改善効果が期待される[2]。

A. 運動療法の目的

呼吸器疾患患者に対する運動療法は，呼吸困難感が引き起こすディコンディショニング（deconditioning）を改善し，労作時の呼吸困難を軽減することが確認されている。呼吸リハビリテーションにおける運動療法の目的は，呼吸困難の軽減，運動耐容能の改善，健康関連QOL，ADLの改善である[2]。

B. 運動療法の適応と禁忌

ほとんどの呼吸器疾患に対して運動療法が適応となる。しかし，リハビリテーションを進める上で妨げになったり，運動中の危険性が増大するような合併症があれば適応にならない[2]。運動療法の適応と禁忌を表1に示す。

C. 運動療法の内容

慢性の呼吸器疾患，特に重症のCOPDでは，呼吸運動パターンの異常，筋・関節の柔軟性の低下，姿勢の異常などが多く認められる。この場合，リラクセーションや呼吸訓練などのコンディショニングから開始し，徐々に運動トレーニングを展開していくことが望ましい。

呼吸器疾患患者に対する運動療法には，リラクセーション，胸郭可動域訓練，呼吸訓練，ストレッチによる柔軟性のトレーニング，呼吸筋ストレッチ体操，歩行や自転車エルゴメータなどを利用した全身持久力運動，上下肢・体幹筋の筋力トレーニング，呼吸筋トレーニングなどがある。

1. 呼吸筋ストレッチ体操

呼吸筋ストレッチ体操は，COPD患者の呼吸困難感を軽減させ，運動能力やQOLを改善させる。さらに，肺の過膨張を是正する効果がある[3〜5]。次の6つの体操（図1）を，立位にて足を肩幅に開いて行う。それぞれの体操は，鼻からゆっくりと息を吸い，口をすぼめてゆっくりと息を吐きながら，それぞれ4回ずつ1日3回行うと効果的である[6]。

表1 運動療法の適応と禁忌

適　応	禁　忌
1）症状のある慢性呼吸器疾患。 2）標準的治療により病状が安定している。 3）呼吸器疾患により機能制限がある。 4）呼吸リハビリテーションの施行を妨げる因子や不安定な合併症がない。 5）患者自身に積極的な意思があることを確認すること（インフォームドコンセントによる）。 6）年齢制限や肺機能の数値による基準は定めない。	1）不安定狭心症，不安定な発症から短日の心筋梗塞，非代償性うっ血性心不全，急性肺性心，コントロール不良の不整脈，重篤な大動脈弁狭窄症，活動性の心筋炎，心膜炎などの心疾患の合併。 2）コントロール不良の高血圧症。 3）急性全身性疾患または発熱。 4）最近の肺栓塞症，急性肺性心，重度の肺高血圧症の合併。 5）重篤な肝，腎機能障害の合併。 6）運動を妨げる重篤な整形外科的疾患の合併。 7）高度の認知障害，重度の精神疾患の合併。 8）他の代謝異常（急性甲状腺炎など）。

日本呼吸管理学会呼吸リハビリテーションガイドライン作成委員会，日本呼吸器学会ガイドライン施行管理委員会，日本理学療法士協会呼吸リハビリテーションガイドライン作成委員会：呼吸リハビリテーションマニュアル—運動療法—．照林社，2003．

①肩の上げ下げ

上胸部の吸気筋をストレッチする。また，肩周囲筋および全身のリラックスにつながるので，最初だけではなく最後にも行うとよい。

②手を胸にあてて，胸の筋をストレッチ

吸気運動をしながら，頸部前面や上胸部の吸気筋をストレッチする。

③両手を上へ伸ばして，胸の筋をストレッチ

呼気運動をしながら，肩周囲筋および体側や下胸部の呼気筋をストレッチする。

④背中をまるめて，背中の筋をストレッチ

吸気運動をしながら，頸部後面および肩甲骨周囲筋の吸気筋をストレッチする。

⑤体幹を横に傾けて，わき腹をストレッチ

呼気運動をしながら，腋窩部および体側の呼気筋をストレッチする。

⑥両手を背中に伸ばして，胸の筋をストレッチ

呼気運動をしながら，前胸部および腹部の呼気筋をストレッチする。

2. 全身持久力運動

全身持久力運動とは，全身の大きな筋群を使用して一定のリズムを保った動的運動を一定時間以上行うトレーニングである。全身持久力運動には，下肢または上肢を使った方法がある。特に下肢による全身持久力運動は効果的であり，運動療法に必須の要素である[2,8]。

①トレッドミルによる運動

自動で動くベルトの上を歩く，日常的な平地歩行を模擬する運動である。トレッドミルによる歩行は，慣れていない患者にとっては非常に難しい運動であるため，監視下で十分な練習を行うことが必要である。荷重関節に障害があり，歩行によって関節痛や跛行が増強する症例には適さない。

②自転車エルゴメータによる下肢の運動

自転車エルゴメータは小型・軽量で可動性もあり，在宅でも使用できる。また体重の影響を受けないため，関節の負担が少ない。しかし，自転車に慣れていない患者には練習が

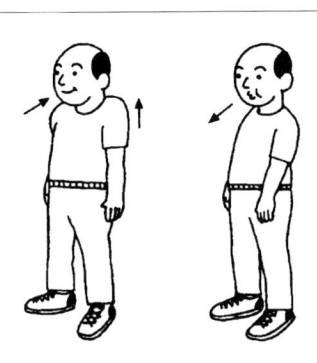

①肩の上げ下げ
鼻から息を吸いながら，胸を張って両方の肩をゆっくりと上げていく．息を吸いきったら，次に，口から息を吐きながら，肩の力をぬいて降ろしていく．この体操は最初と最後にも行うと良い．

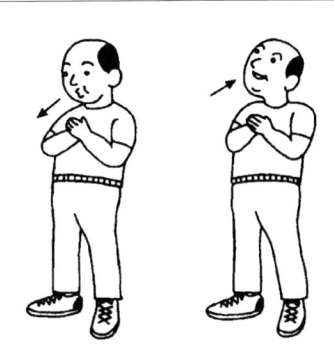

②手を胸にあてて，胸の筋をストレッチ
両手を胸の上部にあてて息を吐く．次に息を吸いながら首を後ろへ倒していく．同時にもち上がろうとする胸を，肘を引くようにして手で押さえる．息を吸いきったら，首と肘を元に戻して，楽に呼吸する．

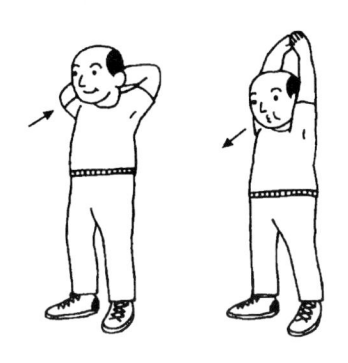

③両手を上へ伸ばして，胸の筋をストレッチ
頭の後ろで両手を組んで息を吸う．次に，息を吐きながら両手を上へ伸ばしていく．同時に首を前へ倒し，さらに肘を後ろへ引きながら最後まで息を吐く．

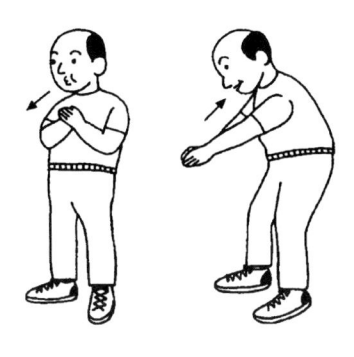

④背中をまるめて，背中の筋をストレッチ
胸の前で両手を組み息を吐ききる．次に，息を吸いながら腕を前へ伸ばして背中をまるめていく．吸いきったら，息を吐きながら手と背中を元に戻していく．

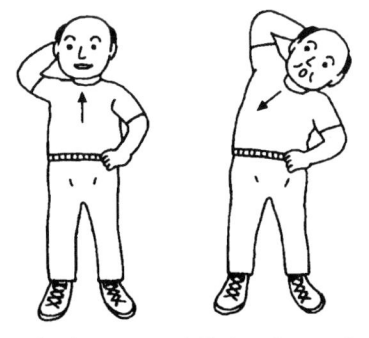

⑤体幹を横に傾けて，わき腹をストレッチ
一方の手を頭の後ろに，反対の手を腰にあてて，鼻から息を吸う．次に，息を吐きながら，頭にあてた側の肘をもち上げるように体を横にそる．息を吐ききったら体を元の姿勢に戻し，楽に呼吸する．手を逆にして，逆の向きへも繰り返す．

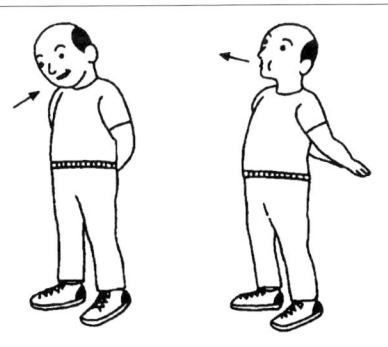

⑥両手を背中に伸ばして，胸の筋をストレッチ
両手を腰の後ろで組んで息を吸う．次に，息を吐きながら組んだ両手を腰から離し，胸を張るようにしながら，両手を後ろ上方へ上げる．息を吐ききったら，両手をもとの腰の後ろに組んだ姿勢に戻す．

図1 呼吸筋ストレッチ体操
佐竹將宏, 塩谷隆信, 高橋仁美：COPDの運動療法, 呼吸器科, 6, 361-371, 2004.

必要である．また，運動筋が下肢筋に限られるため，運動の限界が下肢筋疲労によることがある[2]．トレッドミルとの比較を**表2**に示す．

③上肢の運動

上肢の運動は，高度な肺機能障害のある呼吸器疾患患者に対して不可欠な訓練方法である．しかし，訓練方法は各施設によって異なり，標準化されたものがない．臨床的に用いられる方法は，支持（supported）上肢訓練と非支持（unsupported）上肢訓練に分類される．支持上肢訓練には上肢エルゴメータを使用した訓練がある．非支持上肢訓練には鉄亜鈴などの重錘を用いた訓練が相当する[9]．

上肢の運動は下肢の運動と比較して運動効率が悪く，換気効率も悪い．また，上肢の筋肉量は下肢に比べて少ないため，早期に嫌気性代謝閾値（AT；anaerobic threshold）に達し，ATを超えると換気量や呼吸困難感が急増するため，早く疲労するなどの特徴がある[10,11]．

④歩行

歩行によるトレーニングは日常生活そのものであり，特別な器具を必要とせず，いつでもどこでも行えるため，導入率や継続性が高い．また，持続的酸素吸入をしている患者では，酸素ボンベをカートに積んで運搬する．重症の患者では，両手で押すタイプのカートを使用すると呼吸困難感が少なく，歩行距離も延長する．

歩行トレーニングは，距離や時間，心拍数などを指標として，自分自身で行うことができる．また，歩行速度は，予測最大酸素摂取量から求めたり，修正Borg Scale 3前後でコントロールできる任意の速度で，15分から30分間歩行する方法もある．

3. 上下肢・体幹筋の筋力トレーニング

COPD患者における筋力トレーニングの効果として，筋力，筋持久力の増大，筋横断

表2 トレッドミルと自転車エルゴメータの比較

	トレッドミル	自転車エルゴメータ
負荷量の調節	●スピードと傾斜角	●ペダルへの抵抗
利点・特徴	●歩行はもっとも一般的な日常活動であり，運動療法へ応用しやすい（歩行ペースの指導に用いることができる） ●日常歩行ができれば実施可能 ●運動限界は心肺系によって制限される（負荷試験で用いる場合，エルゴメータに比して$\dot{V}O_2max$がより高値）	●体重の影響を受けないため，関節の負担が少なく運動が可能 ●より細かい定量化が可能 ●座位，半座位で実施が可能 ●装置は小型・軽量，可動性もあり，在宅でも使用できる ●騒音や振動が少ない
欠点	●疲労時，自分でスローダウンできない ●装置がやや大きく，高価 ●騒音が大きい ●転倒の危険性	●自転車に慣れていない患者は練習が必要 ●運動筋が下肢筋に限られるため，運動の限界が下肢筋疲労によることがある ●緊急時に降ろすことが難しい

日本呼吸管理学会呼吸リハビリテーションガイドライン作成委員会，日本呼吸器学会ガイドライン施行管理委員会，日本理学療法士協会呼吸リハビリテーションガイドライン作成委員会：呼吸リハビリテーションマニュアル—運動療法—．照林社，2003．

積の拡大，筋肉内の代謝機能の改善（酸化酵素活性の増加）などが報告されている。筋力トレーニングは，①筋力・筋持久力が低下し，日常生活機能が低下しているもの，②上肢を用いた動作で呼吸困難が強いもの，③職業上，比較的強い筋力，筋持久力を必要とするものが適応となる。

一般的に重錘バンドや鉄亜鈴を用いて行われる。運動は呼気時に行うことで息切れをコントロールする。トレーニング方法には，最初は楽に挙げることができる重さより開始して，10回3セットできるようになったら徐々に（通常0.5～1.0kg）重りを上げていく方法がある。1回反復最大筋力（1 repetition maximum；1RM）の測定が可能な場合，筋力トレーニングでは1RMの60～90％で，10回3セットを目安に行われる。重症な患者では自重（無負荷）で開始する。

4. 呼吸筋トレーニング

呼吸筋トレーニングとは，吸気または呼気の際に適度な抵抗を加えるなどして，意識して呼吸筋を使った努力呼吸を行わせ，呼吸筋力を増強させる方法である。呼吸筋には，吸気筋と呼気筋があるが，呼吸筋トレーニングとしては，従来から，吸気筋トレーニングが行われている[12]。

慢性呼吸器疾患では，肺の過膨張，身体組成とエネルギーバランス，栄養障害，病態の悪化などによって，呼吸筋の収縮効率や筋力の低下がみられる[2]。呼吸筋トレーニングの効果として，①呼吸筋力・呼吸筋耐久力の改善，②運動耐容能の改善，③呼吸機能の改善，④ADL・QOLの改善，などがあげられる[13]。トレーニング方法を理解できない患者には適応とならず，また，重度な呼吸疲労を呈する患者には，内科的治療を優先させる必要がある。また，トレーニング中は，過換気症候群を引き起こさないように十分に注意する。

D. 運動療法の強度

運動強度の設定は，運動療法を行う上で重要な要因であり，運動プログラムの継続性に大きな影響を与える。しかし，呼吸器疾患患者に対する運動療法に用いる最適な運動強度については，まだ意見の一致をみない。運動強度を決める際に考慮すべき因子を**表3**に示す。

1. 酸素摂取量

トレッドミルや自転車エルゴメータによる多段階運動負荷試験で得られた最高酸素摂取量（peak$\dot{V}O_2$）を利用する方法で，peak$\dot{V}O_2$の40～80％の間で処方する。また，6分間歩行試験やシャトル歩行試験の歩行距離から，予測式を用いてpeak$\dot{V}O_2$を求め，運動強度を決める方法もある[2]。

アメリカスポーツ医学会（American College of Sports Medicine；ACSM）では，最近，酸素摂取予備量（$\dot{V}O_2R$）に基づいて目標$\dot{V}O_2$を決める方法を用いるようになった[14]。

$$目標\dot{V}O_2 = (\dot{V}O_2max - 安静時\dot{V}O_2)(目標至適強度) + 安静時\dot{V}O_2$$

この式で安静時$\dot{V}O_2$は3.5mL/kg/min（1MET）である。目標至適強度は％で表し，その範囲は40～85％である。

表3 運動強度を決める際に考慮すべき因子

- フィットネスレベルが低い人，身体活動量が少ない人，患者などでは，低い強度で長い時間の運動セッションによりフィットネスレベルを改善できる。より高いフィットネスレベルの人は，そのレベルを維持・増進させるためにはより高い強度の運動を続ける必要がある。アスリートたちはパフォーマンスの改善には90%$\dot{V}O_2R$以上の強度のトレーニングをすることが多い。
- 骨格筋疾患，喘息あるいは代謝性疾患などの医学的身体的状況
- 心拍数に影響を及ぼす薬物の投与を行っているような人では，最初至適心拍数を設定する際には特に注意が必要であり，投与量や投与時間が変わったときも同様である。
- 強度の高い運動プログラムを実践することは，心血管系のリスクや整形外科的なリスクを増すことになり，運動継続への弊害になることを忘れてはならない。
- 運動に対する個人個人の好みを考慮していくと運動プログラム継続への動機付けになる。
- プログラム実践の個人個人の目的（血圧を下げること，体脂肪を減らすこと，$\dot{V}O_2max$を増やすことなど）を理解すると運動処方の内容を決めるために役立つ。

アメリカスポーツ医学会：運動処方の指針原著第7版．南江堂，2006．
監訳：日本体力医学会体力科学編集委員会

2. 心拍数

運動強度の設定に心拍数(HR)を用いる根拠はHRが%$\dot{V}O_2max$との間に一応の直線関係があるためである。HRを用いる方法は簡便に行えるが，換気系要素が反映されないため，慢性呼吸器疾患では適切な指標とならない場合がある。運動をしながら患者自身で確認することも可能であり，そのためには，脈の測定方法を体得しておく必要がある。至適心拍数範囲を決めるには，いくつかの方法がある[14]。

①直接法

直接法とは，目標至適心拍数を直接求める方法である。HRと同時に$\dot{V}O_2$あるいは運動強度を測定し，$\dot{V}O_2$あるいは運動強度との関係から，目標至適HRを直接求める。この方法は，心疾患あるいは呼吸器疾患があってフィットネスレベルの低い人や運動中のHR変化に影響を及ぼす薬物を服用している人の運動強度を設定するのに有用である。

②％HRmax（Zero to Peak法）

目標至適HRを求める方法で年齢に基づく予測最大HR（220－年齢）に対する割合で求める。通常の強度は40～80％の範囲である。

> 目標至適心拍数＝（220－年齢）×％強度

③予備心拍数（HRR；Heart Rate Reserve）法
別名，カルボーネン（Karvonen）法ともいう。年齢別予測最大HR（220－年齢）から安静時HRを引いた値に定数を掛け，目標至適HRを決定する。通常は40～80％の範囲で処方する。

> 目標至適心拍数＝
> ［（220－年齢）－安静時心拍数］×
> ％強度＋安静時心拍数

％HRmaxによる目標HR幅とHRR法による目標HR幅との間には，安静時HRの考え方が異なるので差がある。しかし，強度が増すに従ってその差は小さくなる。目標至適HR幅は運動強度設定のガイドラインに過ぎ

ないことを念頭に入れておく必要がある[14]。

3. 呼吸困難感

患者自身の呼吸困難感を指標に運動強度を決める方法で，安全な運動強度で運動を行うことができる簡単な方法である。呼吸困難感には，0～10の修正Borg Scale（表4）を用い，4（ややきつい）～5（きつい）の運動強度を目標とすることで，トレーニング効果があるといわれている。

呼吸困難感を指標とした運動プログラムの処方において，Mahlerら[16]は，目標呼吸困難スコア（TDR；Target Dyspnea Rate）を用いることを推奨している。彼らは，自転車エルゴメータによる漸増負荷試験において，修正Borg Scaleと$\dot{V}O_2$が直線関係になることを示し，修正Borg Scaleの3は，peak$\dot{V}O_2$の約50％に相当すると述べている。彼らは，修正Borg Scaleの3～5に相当するTDR 3～5で運動処方することを推奨している。

4. 高強度負荷と低強度負荷

運動強度の処方には，高強度（high intensity）負荷と低強度（low intensity）負荷の考え方がある。高強度負荷は，peak$\dot{V}O_2$の60～80％の負荷強度で行われる。同一運動刺激に対して高い運動能力の改善がみられ，生理学的効果は高い。しかし，高強度であるためリスクが高く，監視が必要であったり，重症例では不向きであったりする。一方，低強度負荷は，peak$\dot{V}O_2$の40～60％の負荷強度で行われる。リスクは少なく，抑うつや不安感の改善効果は大きい。また，在宅で継続しやすく高度な呼吸困難症例にも適応となるが，運動効果の発現には長期間を有する（表5）。

低強度・高頻度の運動療法プログラムの有用性に関する報告は少なく，また比較対照試験で検討した報告はみられないことから，今後，多くの施設で急いで検討されなければならない重要な研究課題である[17～19]。

E. 運動療法の実際の処方

運動トレーニングには，過負荷の原則と特異性の原則という2大原則がある[14]。過負荷の原則とは，組織あるいは器官の機能を向上させるためには普段より強い負荷をかける必要があることをいう。特異性の原則とは，トレーニング効果は，行う運動の特異性と使われる筋肉に依存するということである。たとえばランニングのトレーニングを行っても，それが水泳のパフォーマンスをあげるには限界がある。

運動処方の構成要素として，①運動の種類，②運動の強度，③運動の持続時間，④運動の頻度，⑤身体活動量の漸増による再処方，があげられる[14]。これら5つの要素は，危険因

表4 修正ボルグスケール（Modified Borg Scale）[15]

0	何も感じない	Nothing at all
0.5	非常に弱い	Very, very weak
1	やや弱い	Very weak
2	弱い	Weak
3	ちょうどよい	Moderate
4	ややきつい	Somewhat strong
5	きつい	Strong
6		
7	かなりきつい	Very strong
8		
9		
10	非常に強い	Very, very strong
•		Maximal

表5 高強度負荷と低強度負荷

負荷量の調節	高強度負荷（high intensity）	低強度負荷（low intensity）
定 義	●患者個々のpeak$\dot{V}O_2$に対して60〜80％の負荷	●患者個々のpeak$\dot{V}O_2$に対して40〜60％の負荷
利 点	●同一運動刺激に対して高い運動能力の改善がみられ，生理学的効果は高い	●在宅で継続しやすい ●抑うつや不安感の改善効果は大きい ●リスクが少ない ●コンプライアンスが維持されやすい
欠 点	●すべての患者に施行は困難（とくに重症例） ●リスクが高いため，付き添い，監視が必要 ●患者のコンプライアンス低下	●運動能力の改善が少ない ●運動効果の発現に長期間を要す
適 応	●モチベーションが高い症例 ●肺性心，重症不整脈，器質的心疾患などがないこと ●運動時にSpO_2が90％以上であること	●高度な呼吸困難症例 ●肺性心合併例 ●後期高齢者（85歳以上）

日本呼吸管理学会呼吸リハビリテーションガイドライン作成委員会，日本呼吸器学会ガイドライン施行管理委員会，日本理学療法士協会呼吸リハビリテーションガイドライン作成委員会：呼吸リハビリテーションマニュアル―運動療法―．照林社，2003．

子や疾病の有無にかかわらず，すべての年齢層のあらゆるフィットネスレベルの人にあてはまる。また，これらの要素を明確に示すことで，運動プログラムの効果を客観的に評価することができる。

1. 評価の重要性

運動療法プログラムは，図2のプロセスで計画される[20]。適切な運動療法を処方したり，運動療法の効果を判定するためには，評価，再評価が必要不可欠である。また，プログラム施行中にも，運動強度の確認のために必要となる最低限の評価を行うことが望ましい。しかし，過剰な評価は，医療者，患者の双方にとって過度の負担となるだけでマイナスの要素が高いことも，常に念頭においておかなければならない。

2. 運動プログラムの構成内容

運動プログラムは，ウォームアップ，主運動（負荷・持久性運動），適度なレクリエーション，そしてクールダウンよりなる（図3）。運動療法を行う場合，たとえそれが軽い運動であっても，安静の状態から急に運動を行えばその変化は身体にとって大きな負担となる。運動を急に中止した場合も同様である。運動または安静へ身体を適応させるためにはウォームアップとクールダウンが重要である[14,21]。

運動の構成時間は，ウォームアップが5〜10分，主運動（負荷・持久性運動）が20〜60分，随意にレクリエーションゲームを入れて，最後のクールダウンが5〜10分となる。主運動（負荷・持久性運動）では，強度（負荷量），持続時間，頻度，種類をそれぞれ考慮する必要がある。

ウォームアップは，身体を安静から運動への移行を速やかにする。骨格筋を伸展させ，血液循環を促進し，安静時の代謝を持久性運動の有酸素レベルまで上昇させる役割がある。ウォームアップを行うことにより，結合組織の伸展性をよくし，関節の可動域と機能をよくし，骨格筋の動きをよくする。

　主運動（負荷・持久性運動）は，継続的あるいは間欠的好気的運動を20～60分行う。持続時間は運動強度と関連する。たとえば，軽～中等度の強度の運動ならば，持続時間は長く（30分以上）なるし，激しい強度の運動ならば持続時間は短くなる。しかし，少なくとも20分以上は行うようにする。

　クールダウンは，循環を調節してHRや血圧を安静時の値まで戻し，静脈潅流を十分維持し，運動後の血圧やめまいを防ぎ，上昇した耐熱を消散させるようにし，安静にしているよりも早く乳酸を酸化させる。さらに運動後にみられるカテコールアミン上昇の悪影響を取り除く役割がある。

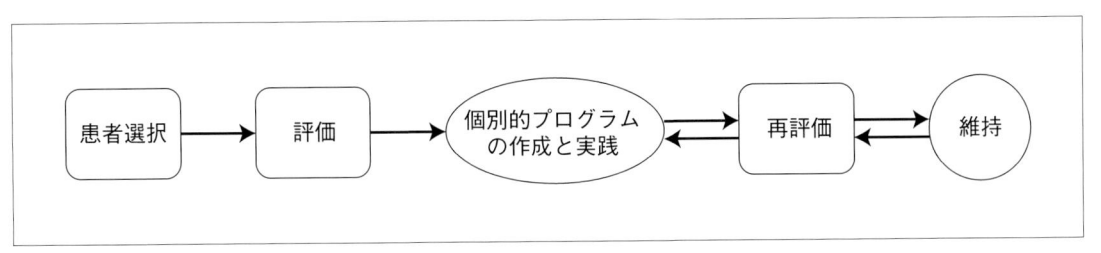

図2　運動療法のプロセス
　日本呼吸管理学会，日本呼吸器学会：呼吸リハビリテーションに関するステートメント，日呼吸会誌，40，537-544, 2002.

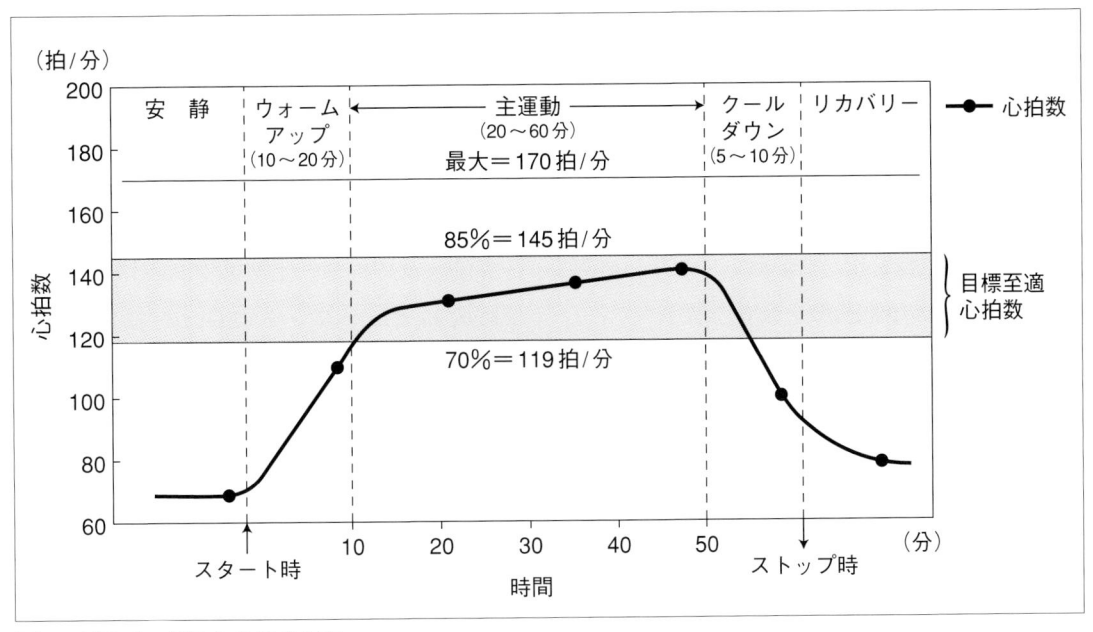

図3　運動プログラムの構成内容
　アメリカスポーツ医学会：運動処方の指針原著第7版，南江堂，2006.

3. 運動の継続時間と頻度

　運動の継続時間として，ACSMは，有酸素能を向上させるために最低20分の有酸素運動を勧めている。短時間の運動（10分程度）を繰り返せば1回の長時間の運動（30分）と同じ効果が期待できる[14]。運動セッションは，強度が低ければ長時間（30分またはそれ以上）必要であり，一方で強度が高ければ短時間（20分またはそれ以下）でよい。

　ACSMは運動の至適頻度として週に3～5回を勧めている。ディコンディショニングの状態にある人は週2回の運動でも心肺系フィットネスの改善がみられる。週6日以上の頻度では，筋や骨格の傷害発症の危険が急激に増す[14]。

4. 運動療法の中止基準

　運動療法中のモニタリングの方法には，修正Borg Scaleによる呼吸困難感やパルスオキシメータによる動脈血内の酸素飽和度を調べる方法が一般的である。また，橈骨動脈や頸動脈を触診しての脈拍測定も有効である。

　呼吸困難が強いまたは体調の優れない日には，運動量を半分にするか中止する。運動前には，必要に応じて気管支拡張薬の吸入療法を行ったり，排痰法にて喀痰をしたりしておく。運動療法の中止基準を**表6**に示す[2]。

5. 施設別の運動処方

　運動処方の内容は，患者の重症度，施設の設備・人員（特定機能病院，地域中核病院，一般病院，有床診療所，デイケア施設）により異なる（**表7**）。

　COPDは気道閉塞によって不可逆性の肺の機能障害をもたらす疾患であり，在宅でも継続できる運動プログラムが望ましい。在宅での運動療法の中心は歩行訓練であるが，屋外歩行は天候に影響される。我々は，屋外歩行訓練ができないときの代わりに屋内で行える椅子に座って行う体操を考案した（**図4**）。運動強度は，MahlerらのTDRを用いてTDR2とし，継続性を重視した無理のない楽な状態で体操を行うように指導している。各体操を2分半ずつ，1回2セット行い，1日に2回行う。

F. 運動療法のエビデンス

　欧米では，1997年にACCP/AACVPR（米国胸部医師学会/米国心血管・呼吸リハビリテーション協会）[22]，2001年にBTS（英国胸部医師学会）[23]，2001年および2003年にGOLD（慢性閉塞性肺疾患のためのグローバルイニシアティブ）[24]が，過去の無作為対照試験を中心に研究論文を検証し，運動療法の有用性に関するエビデンスを発表している。

　1997年のACCP/AACVPRが提出した呼吸リハビリテーションのEBM（evidence-based medicine：科学的な根拠に基づいた医療）では，下肢トレーニングがGrade A，上肢のトレーニング，呼吸筋トレーニングはGrade Bと評価されている。上肢のトレーニングおよび呼吸筋トレーニングのGradeは劣るものの，よい効果があることは認められている[25,26]。2001年のBTSによるガイドラインでも，呼吸リハビリテーションの効果はGrade Aであり，ACCP/AACVPRによるガイドラインと大きく異なるところはなく，ともに運動療法の重要性が述べられている。2003年のGOLDによるガイドラインでは，ACCP/AACVPRのガイドラインでGrade Bであった「健康関連QOLの

表6 運動療法の中止基準

呼吸困難感	修正Borg Scale 7～9
その他の自覚症状	胸痛，動悸，疲労，めまい，ふらつき，チアノーゼなど
心拍数	年齢別最大心拍数の85％に達した時（肺性心を伴うCOPDでは65～70％） 不変ないし減少した時
呼吸数	毎分30回以上
血圧	高度に収縮期血圧が下降したり，拡張期血圧が上昇した時
経皮的酸素飽和度（SpO$_2$）	90％以下になった時

表6・7：日本呼吸管理学会呼吸リハビリテーションガイドライン作成委員会，日本呼吸器学会ガイドライン施行管理委員会，日本理学療法士協会呼吸リハビリテーションガイドライン作成委員会：呼吸リハビリテーションマニュアル―運動療法―．照林社，2003.

表7 施設別の運動処方

広く一般の医療機関で行われる運動療法	1. 柔軟体操 2. 歩行による持久力トレーニング 　（自由歩行から可能であれば高負荷歩行まで） 3. 上肢，下肢の筋力トレーニング 　●種類：自重，重錘負荷，ゴムバンド 　●肢位：臥位→座位→立位
専門的な医療機関で行われる運動療法	1. 各種の体操（複雑なもの） 2. 上肢，下肢の筋力トレーニング 3. 体幹筋力トレーニング 4. 呼吸筋トレーニング（症例による） 5. 下肢持久力トレーニング 　（高負荷歩行，自転車エルゴメータ，トレッドミル） 6. 上肢持久力トレーニング（上肢エルゴメータ）

向上」がGrade Aに上がっている（**表8**）。

呼吸リハビリテーションマニュアル―運動療法―[2)]では，呼吸器関連疾患における運動療法，ADLトレーニングの適応に関する推奨レベルを**表9**のように提示している。

呼吸器疾患患者に対する運動療法の身体的効果として，藤本ら[11)]は次のようにまとめている。

①6分間歩行距離や12分間歩行距離が増加することで運動耐容能の改善は認められるが，一方で，peakV̇O$_2$は不変か10％以内の増加しか認められていない。

②運動中の乳酸産生量が抑制されるためATのレベルは改善する。

③同一負荷量での運動中の換気量，乳酸産生量，心拍数，血圧，血中カテコールアミン値の増加が抑制される。

④運動中の呼吸パターンが改善された症例では，運動時の呼吸困難感が軽減し運動能が増す。

⑤吸気筋訓練により，呼吸筋筋力や呼吸困難感が改善する。

⑥運動中の動脈血液ガスやガス交換能は変わらないため，運動誘発性低酸素血症は改善しない。

⑦運動誘発性喘息は起こりにくくなる。

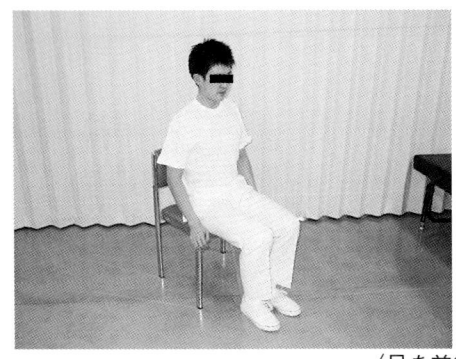

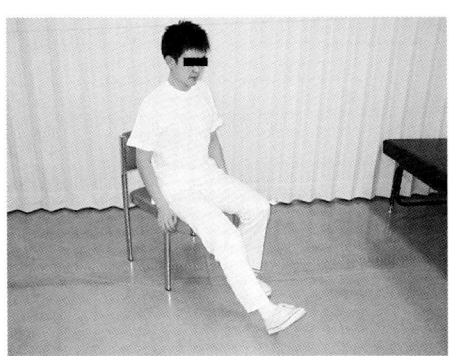

〈足を前後ステップ〉

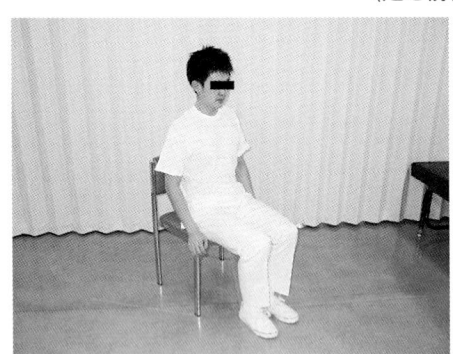

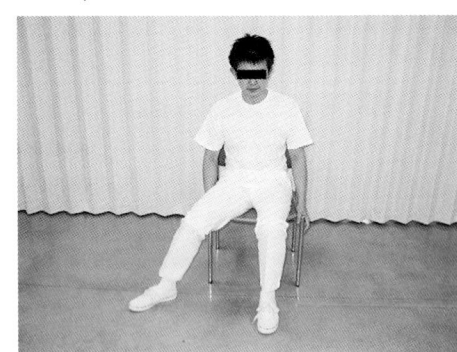

〈足の左右ステップ〉

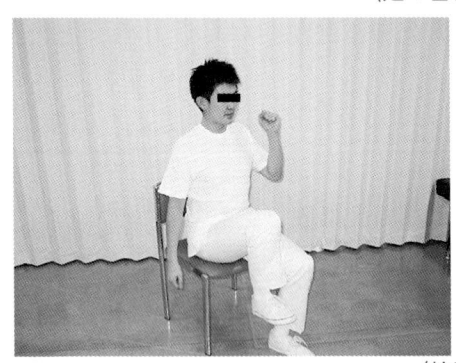

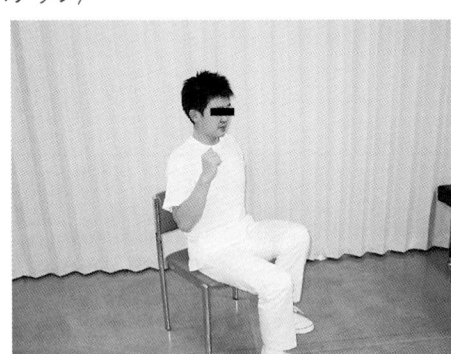

〈椅子歩行〉

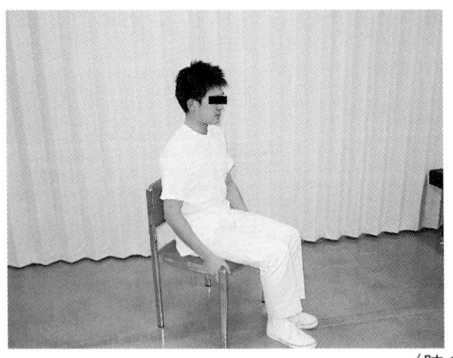

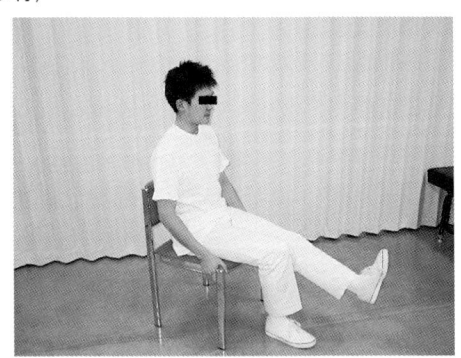

〈膝の伸展〉

図4　椅子に座って行う体操

表8 2003年のGOLDによるガイドライン[24]

効　果	エビデンスレベル
運動耐容能の改善	A
呼吸困難の軽減	A
健康関連QOLの向上	A
入院回数と日数の減少	A
COPDによる不安・抑うつの軽減	A
上肢の筋力と持久力トレーニングによる上肢機能の改善	B
効果はトレーニング終了後も持続	B
生存率の改善	B
呼吸筋トレーニングは特に全身運動トレーニングと併用すると効果的	C
心理・社会的介入療法は有用	C

表9 呼吸理学療法・ADLトレーニングの呼吸器関連疾患における推奨レベル

症　状	呼吸理学療法における運動療法			ADLトレーニング
	全身持久力トレーニング	筋力(レジスタンス)トレーニング	コンディショニング	
COPD	＋＋＋	＋＋	＋＋	＋＋
気管支喘息	＋＋＋		＋	＋
気管支拡張症	＋	＋	＋＋	＋
肺結核後遺症	＋＋	＋	＋＋	＋＋
神経筋疾患			＋＋	
間質性肺炎				
術前・術後の患者	＋＋＋	＋＋	＋＋＋	
気管支切開下の患者	＋	＋	＋	＋

空欄：現段階で評価できず，＋：適応が考慮される，＋＋：適応である，＋＋＋：適応であり有用性を示すエビデンスが示されている

日本呼吸管理学会呼吸リハビリテーションガイドライン作成委員会，日本呼吸器学会ガイドライン施行管理委員会，日本理学療法士協会呼吸リハビリテーションガイドライン作成委員会：呼吸リハビリテーションマニュアル―運動療法―．照林社，2003．

文　献

1) 木田厚瑞：包括的呼吸リハビリテーション．メディカルレビュー，1998．
2) 日本呼吸管理学会呼吸リハビリテーションガイドライン作成委員会，日本呼吸器学会ガイドライン施行管理委員会，日本理学療法士協会呼吸リハビリテーションガイドライン作成委員会：呼吸リハビリテーションマニュアル―運動療法―．照林社，2003．
3) 山田峰彦，柿崎藤泰，渋谷まさと，他：慢性閉塞性肺疾患患者における呼吸筋ストレッチ体操の4週間の臨床効果．日胸疾会誌，34，646-651，1996．
4) Yamada M, Shibuya M, Kanamura A, et al.: Benefits of Respiratory Muscle Stretch Gymnastics in Chronic Respiratory Disease, Showa Univ J Med Sci, 8, 63-71, 1996.
5) Minoguchi H, Shibuya M, Miyagawa T, et al.: Cross-over Comparison between Respiratory Muscle Stretch Gymnastics and Inspiratory Muscle Training, Internal Medicine, 41, 805-812, 2002.

6) 本間生夫，田中一正，柿崎藤泰：呼吸筋のストレッチ体操解説編．公害健康被害補償予防協会，2002．
7) 佐竹將宏，塩谷隆信，高橋仁美：COPDの運動療法．呼吸器科，6，361-371，2004．
8) 高橋哲也：運動療法，リハ実践テクニック呼吸ケア，メジカルビュー，2004．
9) 高橋哲也：上肢筋訓練法，理学療法MOOK4呼吸理学療法，三輪書店，1999．
10) 藤本繁夫：呼吸器疾患，心肺運動負荷テストと運動療法，南江堂，2004．
11) 藤本繁夫，吉川貴仁：呼吸器領域，心肺運動負荷テストと運動療法，南江堂，2004．
12) 佐竹將宏：呼吸筋トレーニング，リハ実践テクニック呼吸ケア，メジカルビュー，2004．
13) 宮川哲夫：ベッドサイドで活かす呼吸理学療法，ディジットブレーン，2003．
14) アメリカスポーツ医学会：運動処方の指針原著第7版．南江堂，2006．
15) Borg GAV：Psychophysical basis of perceived exertion, Med Sci Sports Exerc, 14, 377-381, 1982.
16) Mahler DA，福地義之助：COPD患者に対する運動療法の実際—呼吸困難感を指標とした運動療法—．COPD Frontier，3，51-62，2004．
17) Normandin EA, McCusker C, Connors M, et al.：An evaluation of two approaches to exercise conditioning in pulmonary rehabilitation, CHEST, 121, 1085-1091, 2002.
18) Wijkstra PJ, Strijbos JH, Koeter GH：Home-based rehabilitation for patients with COPD：organization, effects and financial implications, Monaldi Arch Chest Dis, 55, 130-134, 2000.
19) 塩谷隆信，佐竹將宏，三浦留美子，他：在宅呼吸リハビリテーションの展望．日呼管誌，10，202-206，2000．
20) 日本呼吸管理学会，日本呼吸器学会：呼吸リハビリテーションに関するステートメント，日呼吸会誌，40，537-544，2002．
21) 佐竹將宏，塩谷隆信，高橋仁美：運動療法，COPD Frontier，5，75-83，2006．
22) ACCP/AACVPR pulmonary rehabilitation guideline panel：Pulmonary rehabilitation. Joint ACCP/AACVPR evidence-based guidelines, CHEST, 112, 1363-1396, 1997.
23) British Thoracic Society Standards of Care Subcommittee on Pulmonary Rehabilitation：Pulmonary rehabilitation, Thorax, 56, 827-834, 2001.
24) Global Initiative for Chronic Obstructive Lung Disease. Global Strategy for the Diagnosis, Management and Prevention of Chronic Obstructive Pulmonary Disease. NHLBI/WHO workshop report. Bethesda, National Heart, Lung and Blood Institute, 2001；Update of the Management Sections, GOLD website（www.goldcopd.com）. Date updated：2003.
25) 日本呼吸管理学会：呼吸リハビリテーション・プログラムのガイドライン第2版．ライフサイエンス出版，1999．
26) Smith K, Cook D, Guyatt GH, et al.：Respiratory muscle training in chronic airflow limitation：a meta-analysis, Am Rev Respir Dis. 145, 533-539, 1992.

2. 呼吸筋トレーニング

菅原慶勇（市立秋田総合病院リハビリテーション科）

A. 目的と内容

呼吸筋トレーニングとは，呼吸する際に吸気または呼気に適度な抵抗を加えるなどして，意識して努力呼吸を行わせ，呼吸筋力を増強させる方法である。代表的なものに，吸気に抵抗をかけて呼吸筋力を増強する方法（吸気抵抗負荷法）と抵抗を加えずに深くて大きな呼吸を繰り返すことで呼吸筋のトレーニングを行う方法（過換気法）がある。呼吸筋には，吸気筋と呼気筋があるが，呼吸筋トレーニングとしては，従来から吸気筋トレーニングが行われている。呼吸筋力の運動処方に際しては，運動の頻度，運動の強さ，運動の時間，運動の種類に留意しなければならない。運動の負荷量は，筋肉が日常経験する負荷を超えたものでなければ，訓練効果は期待できないことから，高負荷低頻度が勧められているが，近年，低負荷高頻度の運動量での効果が認められている[1～3]。トレーニング器具を使用することが多いため，トレーニング方法を理解できない場合は，適応とならない。また，重度な呼吸疲労を呈する場合には，内科的治療が優先となる。呼吸トレーニングでは，過換気症候群を引き起こす可能性があるため十分な注意をする[4]。

B. 強度と実際の処方

1. 吸気抵抗負荷法による呼吸筋トレーニング

1) ピーフレックス（PFLEX®）を用いた吸気筋トレーニング（図1）

a. 強度

1分間に12～15回の呼吸回数で，1日15分～30分できる程度に空気孔をダイヤルで設

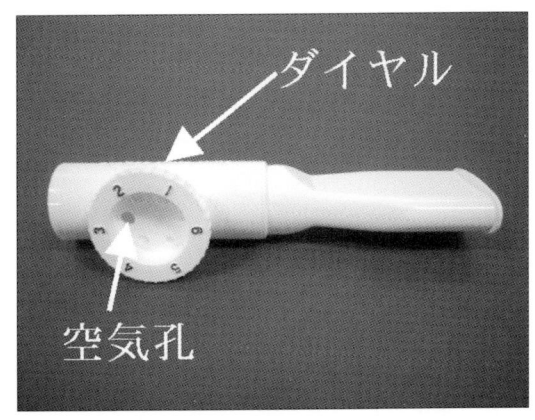

図1　ピーフレックス
吸気抵抗により，呼吸筋力を増強する器具。ダイヤルで空気孔の大きさを1～6段階に設定し，少し強めに2秒ほど息を吸い，楽に息を吐く。

定する。楽にできるようであれば，空気孔を小さくする方向にダイヤルを1つ回し，吸気抵抗量を一段階あげる。週3～5回を目標にする。

b. 実際の処方

吸気に抵抗をかけて，呼吸筋力を増強する器具で，抵抗量はダイヤル操作により定量的に可能である。ダイヤルで空気孔の大きさを1（最大）～6（最小）段階のいずれかに設定した後，ノーズクリップをし，マウスピースをくわえ，少し強めに2秒ほど息を吸い，楽に息を吐く。

2）スレッショルド（THRESHOLDR）IMT・PEPを用いた吸気筋・呼気筋トレーニング（図2）

a. 強度

抵抗圧を，本体中央に記されている数字を目安に合わせる。抵抗量は，THRESHOLD® IMTが7～41 cmH₂O，THRESHOLD® PEPが4～20 cmH₂Oの範囲でかけることができる。導入時は，30％PImax，30％PEmaxを1日に30分間を1回もしくは15分間を2回，週に4～5回行わせる。しかし，多くの呼吸器疾患患者では，30％PImax，30％PEmaxでの抵抗量による15～30分間のトレーニングは困難である。その際には，トレーニングの継続を重視し時間か抵抗量あるいは両方を減じて，最終的に目標とする時間と抵抗量に近づけていく。

b. 実際の処方

座位でTHRESHOLD®を持ち，ノーズグリップをし，マウスピースをくわえ，空気漏れがないよう口唇をしっかり閉じる。吸気THRESHOLD®では吸気時に，呼気THRESHOLDRでは呼気時に，強めに呼吸をする。

2. 過換気法による呼吸筋トレーニング

1）コーチ2（Coach2™）を用いた吸気筋トレーニング（図3）

a. 強度

設定した吸入容量まで，一定の速度で吸い込む。吸入速度を，happy faceマークの枠内にとどまるよう維持する。これ以上吸えない状態で，6秒間息こらえをする。吸入容量は，最大4,000 mlまで可能である。

b. 実際の処方

吸い込む速度を一定に保つ目盛りがついている。筒の横にある目盛りを目標とする吸入容量にあわせ，ゆっくりと一定の速度で息を吸う。

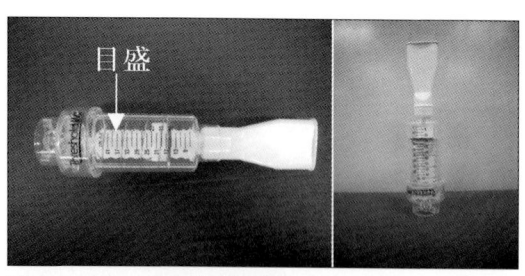

図2a　スレッショルドIMT

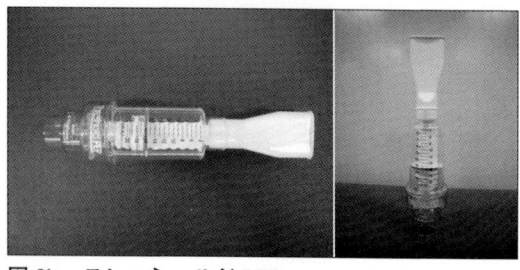

図2b　スレッショルドPEP

本体中央に記されている抵抗圧を合わせる。抵抗圧の目安は，30％PImax，30％PEmaxとする。トレーニングが困難な場合は，訓練時間や抵抗圧を減じてもよい。

2）ボルダイン 5000（VOLDYNER 5000）を用いた吸気筋トレーニング（図4）

a. 強度

設定した吸入容量まで，一定の速度で吸い込む。吸入速度を，左側にある BEST と書かれた枠内にとどまるよう維持する。3～5秒間，流量を維持させる。

b. 実際の処方

吸い込む速度を一定に保つ目盛りがついている。筒の横にある目盛りを目標とする吸入容量にあわせ，ゆっくりと一定の速度で息を吸う。

3）トリフローⅡ（TRIFLO Ⅱ™）を用いた吸気筋トレーニング（図5）

a. 強度

吸気をすることで上がるボールが1個の場合，600ml/秒，2個で900ml/秒，3個で1,200ml/秒の吸入速度となる。吸入容量は，これに持続時間をかければ算出できる。3～5秒間，流速を維持させる。

b. 実際の処方

3つのボールの上がり具合で吸入速度を確認しながら，息を吸う。

4）インスピレックス（InspiRX™）を用いた吸気筋トレーニング（図6）

a. 強度

吸入速度を145ml/秒から1,800ml/秒の7段階に設定できる。吸入容量は，これに持続時間をかければ算出できる。3秒間，ボールが上がったまま吸気可能なダイヤルにあわせる

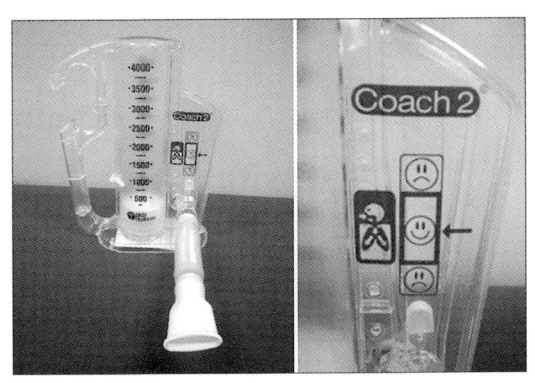

図3 コーチ2
吸入容量を設定して，一定の速度で吸い込み happy face マークの枠内にピストンがとどまるよう吸入速度を維持する。

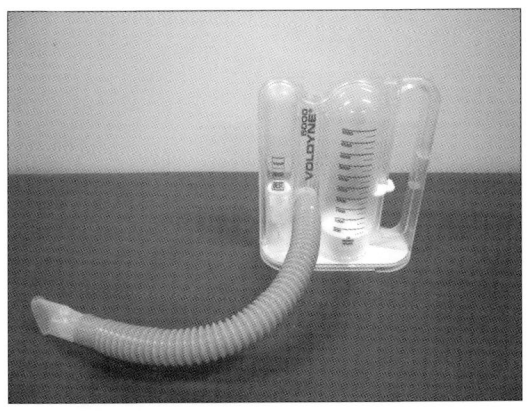

図4 ボルダイン5000
吸入容量を設定して，一定の速度で吸い込み左側にある BEST と書かれた枠内にピストンがとどまるよう吸入速度を維持する。

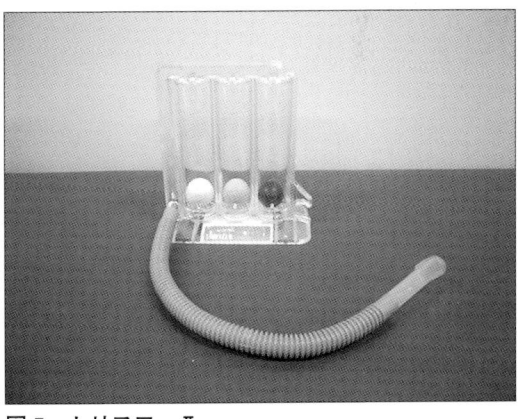

図5 トリフローⅡ
3つのボールの上がり具合で吸入速度を確認しながらトレーニングする器具。吸気により上がっているボールが1個の場合，600mℓ/秒，2個で900mℓ/秒，3個で1200mℓ/秒の吸入速度となる。

とよい[5]。

b. 実際の処方

前面にあるダイヤルで吸入速度を設定した後，ボールをできるだけ最上まで吸い上げ続けるようにする。

5) スーフル（Souffle）を用いた死腔再呼吸法（図7）

a. 強度

抵抗量は，底面にあるダイヤルで3段階に調節する。抵抗に負けずに息を吐くことにより，「ブー」という音が鳴る。「ブー」という音が鳴らないか，息が苦しくなったら呼気を止め，その状態のままゆっくり吸気する。これを2～3分繰り返す。1～2時間おきに，1日に5回以上を目標とする。楽に音を出せるようになれば，ダイヤルを1つ回し，呼気抵抗を強くする。

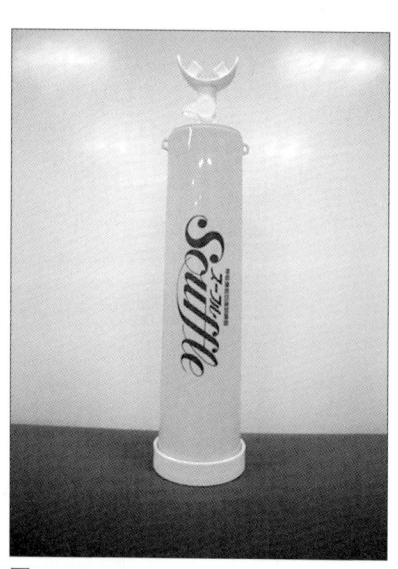

b. 実際の処方

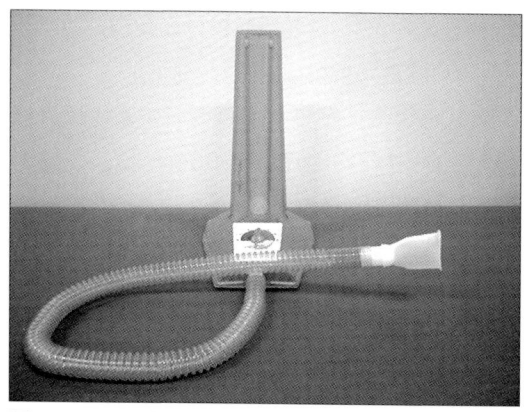

図6 インスピレックス
前面にあるダイヤルで吸入速度を設定し，ボールを最上まで吸い上げ続ける。
吸入速度は，145mℓ/秒から1,800mℓ/秒の7段階に設定できる。

図7 スーフル
呼気抵抗を加える器具。底面にあるダイヤルで，抵抗量を3段階に調節できる。呼気で，「ブー」という音が鳴る。楽に音がでるようなら，ダイヤルを調節し呼気抵抗を強くする。

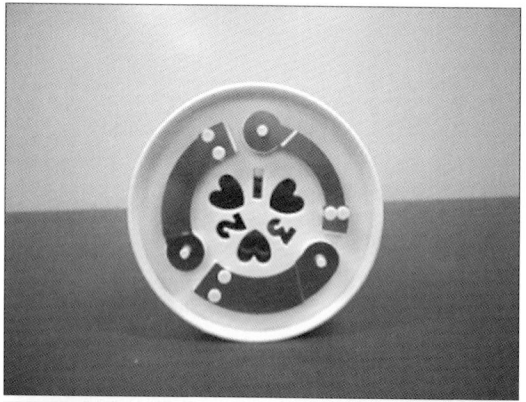

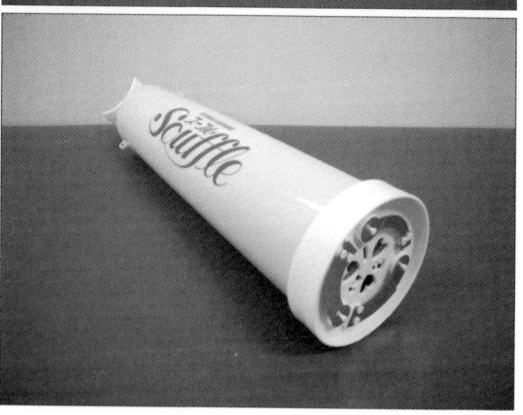

鼻にノーズグリップをして，マウスピースをくわえ，ゆっくり長く吹く。

3. その他の呼吸筋トレーニング

1）腹部重錘負荷法（abdominal pad method）（図8）

a. 強度

重錘の重さは，10回程度できるぐらいから開始し，漸増する。0.5kg負荷から開始し，最大3kgとする。10回程度できるぐらいから開始し，1日2回行わせる。

b. 実際の処方

背臥位で重錘を腹部に乗せ横隔膜呼吸を行わせる。重錘は，0.5〜3kgとする。患者は，一方の手を胸に，もう一方をお腹にあて，吸気時に重錘が持ち上がるよう意識して行う。胸にあてた手が持ち上がらないよう注意する。

2）呼気陽圧訓練器によるトレーニング
①フラッター（図9）

a. 強度

内部のステンレス製ボールが呼気で振動

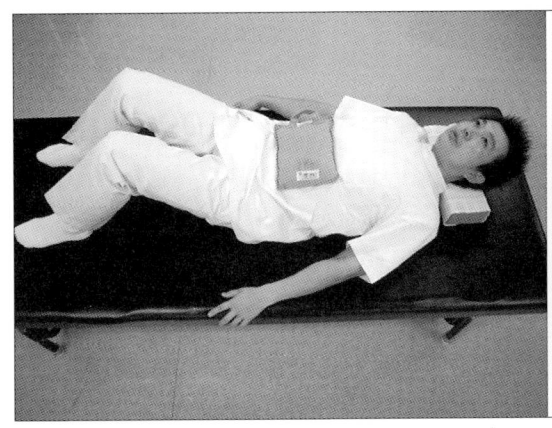

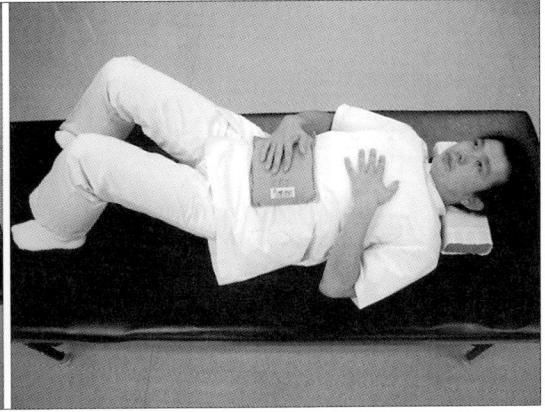

図8 腹部重錘負荷法（abdominal pad method）
　重錘の重さは，10回程度できるぐらいから開始する。背臥位で重錘を腹部に乗せ横隔膜呼吸を行わせる。一方の手を胸に，他方をお腹にあて，吸気時に重錘が持ち上がるよう，胸にあてた手は持ち上がらないよう行う。

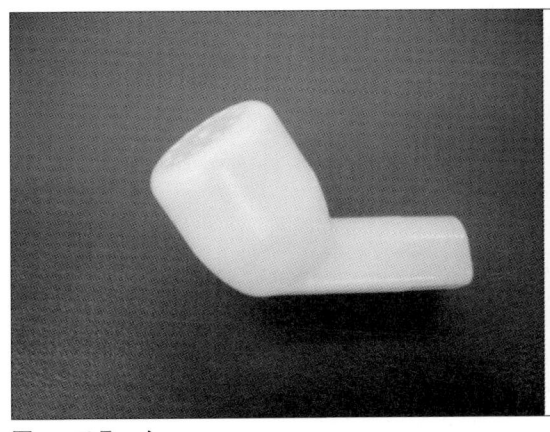

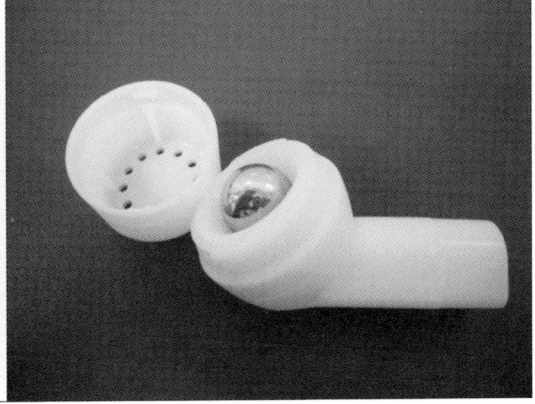

図9 フラッター
　呼吸筋訓練としての働きもある。ステンレス製ボールが呼気で振動し，気道内に陽圧と振動がかかる。

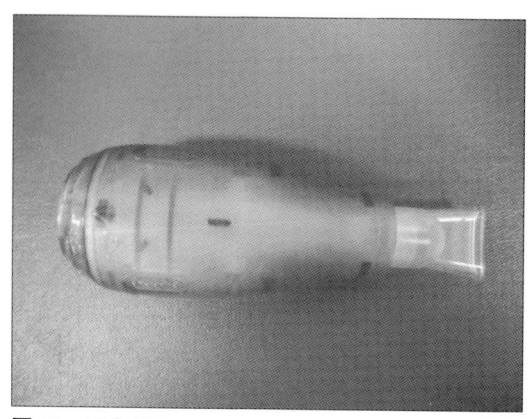

図10 アカペラ
呼吸筋訓練としての働きもある。フラッターの蓋面を上方に向けて息を吐く。呼気流量が15ℓ/分を3秒以上維持できる場合は、アカペラDHを用い、それ以下はアカペラDMを用いる。

し、気道内に陽圧と振動がかかる。1回5分間を1日3回行う。

b. 実際の処方

排痰機能を主目的とするが、呼吸筋訓練としての働きもある。フラッターの蓋を上方に向け、フラッターをくわえて息を吐く。低肺機能の患者や排痰体位をとりながらの使用には向かない。

②アカペラ（図10）

a. 強度

呼気流量が15ℓ/分を3秒以上維持できる場合は、アカペラDHを用い、それ以下の低肺機能にはアカペラDMが適している。

b. 実際の処方

排痰機能を主目的とするが、呼吸筋訓練としての働きもある。フラッターの蓋面を上方に向け、フラッターをくわえて息を吐く。低肺機能の患者や排痰体位をとりながらの使用には向かない。

C. エビデンス

1997年のACCP/AACVPRガイドラインでは、呼吸筋トレーニングがEBMとしてB評価を受けている[6]。また、2003年GOLDガイドラインでは、呼吸筋トレーニングは特に全身運動トレーニングと併用すると効果的だとし、EBMとしてC評価を受けている[7]。

文　献

1) 菅原慶勇, 高橋仁美, 清川憲孝（他）: COPD患者における外来呼吸リハビリテーションの長期効果-年代別の効果の検討. 日本呼吸管理学会誌, 13 : 356-364, 2003.
2) Normandin EA, MuCuster C, Conners M, et al.: An evaluation of two approach to exercise conditioning in patients with COPD, CHEST, 121 : 1085-1091, 2002.
3) 佐藤麻知子, 佐竹將宏, 塩谷隆信（他）: 呼吸筋トレーニングにおける効果的な負荷圧の検討. 理学療法学, 29（2）: 37-42, 2002.
4) 大久保圭子: 呼吸訓練と呼吸筋訓練. 理学療法MOOK4 呼吸理学療法, 124-129, 三輪書店, 1999.
5) 酒井桂太: 外科手術前後における理学療法. 図説呼吸理学療法（芳賀敏彦, 溝呂木忠, 編), 75-89, メディカル葵出版, 1987.
6) Pulmonary Rehabilitation Joint ACCP/AACVPR Evidence Based Guidelines, ACCP/AACVPR Pulmonary Rehabilitation Guidelines Panel, CHEST, 112 : 1363-1396, 1997.
7) NHLBI/WHO global initiative for chronic obstructive lung disease (GOLD) workshop summary, Global strategy for the diagnosis, management and prevention for chronic obstructive pulmonary disease, Am J Respir Crit Care Med 163 : 1256-1276, 2001 updated, 2003.

3. リラクセーション

佐々木誠（秋田大学医学部保健学科）

A. 目的と内容

呼吸障害に伴う呼吸困難感により，全身的に筋緊張が亢進する。また，努力性の呼吸により通常の呼吸に関わっている横隔膜や肋間筋の他に胸鎖乳突筋，斜角筋，胸筋，腹斜筋，腹直筋，鋸筋などの呼吸補助筋が作用する。努力性の呼吸はこれら呼吸補助筋の動員によって胸郭の動きを増大し換気量を増やすが，この状態が長期間続くと，筋が疲労し筋緊張の持続的亢進によって硬直や短縮が生じる。緊張した筋は酸素消費量が多く，短縮した筋は胸郭の動きの増大に有効に作用せず，逆に胸郭の可動範囲を制限する。結果，浅くて速い呼吸をすることになり，呼吸補助筋を利用して胸郭ないし両上肢重量を持ち上げる非効率的な呼吸パターンとなる。7割がた横隔膜を活用する通常の呼吸パターンでは，呼吸にかかる安静時の酸素消費量は全酸素消費量の2～3％であるのに対して，呼吸不全患者では30％以上にも達する。

リラクセーションは頸部，胸部，腹部，背部をはじめ全身の過度な筋緊張を抑制し，努力性の呼吸に伴う呼吸困難感を軽減させ，他のトレーニングの導入・継続や活動性の制限解除に寄与することを目的とする。方法として，楽な体位，呼吸筋のマッサージおよびストレッチング，Jacobsonの漸進的弛緩法，固有受容器性神経筋促通手技（proprioceptive neuromuscular facilitation；PNF），その他がある。

B. 実際の処方

1. 楽な体位

静かな部屋で，身体を締めつけない衣服を着用し，ゆとりのある精神状態でいることが大切である。セミファーラー位は，仰向けになり，頭部を軽く曲げ，四肢は体幹に沿って力を抜き，膝の下に枕を入れて軽く曲げる。側臥位は，安楽な姿勢となるよう，上側上下肢の下に枕を入れるなどの工夫をする。座位では，上体を何かにもたれるように前かがみの姿勢をとり，力を抜くようにする。上肢を肩から垂らすことなく，膝の上に置いたり，テーブルに肘をついたりして肩甲帯を固定するとよい（図1）。

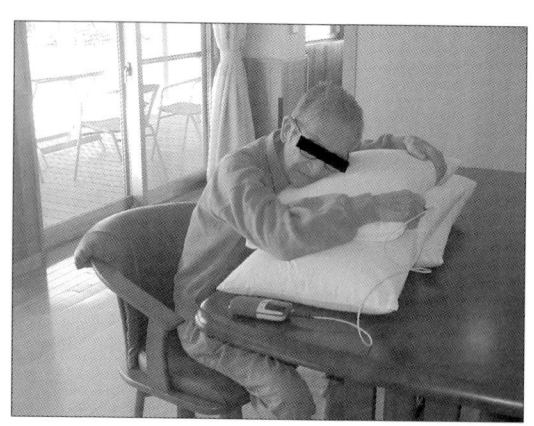

図1 座位での楽な体位
前傾姿勢で両上肢を支持面につく。

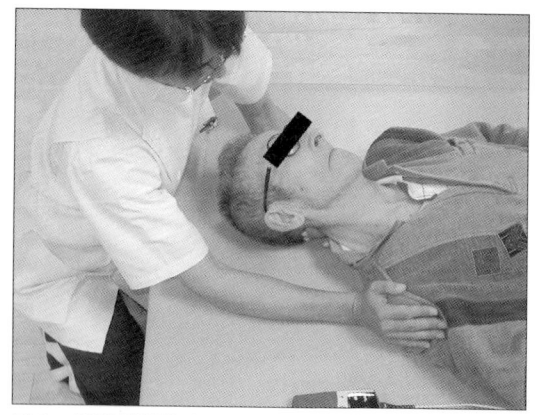

図3 呼吸補助筋のストレッチング
前・中斜角筋および胸鎖乳突筋の伸張。

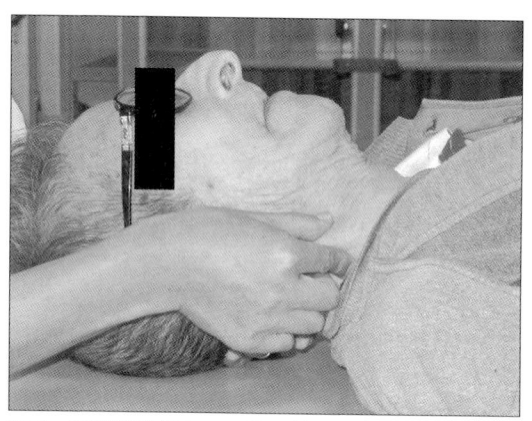

図2 呼吸補助筋のマッサージ
胸鎖乳突筋に対する揉捏法。

2. 呼吸筋のマッサージ

背臥位やセミファーラー位など，患者が安楽な姿勢をとらせ，胸鎖乳突筋，斜角筋，大胸筋，僧帽筋上部線維などに軽擦法や揉捏法を施行する。軽擦法は，手掌や指頭で対象筋を一定した圧で押えつつ末梢部から中枢部に向かって撫でる方法である。揉捏法は，拇指と他の4指との間，または2本の指の間に筋をつかみつつ，末梢部から中枢部に向け揉みあげていく方法である（図2）。

3. 呼吸筋のストレッチング

背臥位やセミファーラー位など，患者が安楽な姿勢をとらせ，対象筋をストレッチングする。頸部筋の場合は，施行する側の肩を挙上しないように片手で下方に固定し，他方の手で患者の頭部を操作する。前・中斜角筋および胸鎖乳突筋では，頸部をやや伸展した対側方向に呼気に合わせて患者の頭部を動かして筋を伸張する（図3）。後斜角筋および僧帽筋上部線維では，同様に肩を固定し，頸部をやや屈曲した対側方向に呼気に合わせて患者の頭部を動かして筋を伸張する。大胸筋の場合は，背臥位の姿勢で上肢を肩関節外転（約120度）・外旋位にさせ，呼気に合わせて上肢を床方向に押し下げる。腰方形筋の場合は，股関節と膝関節を屈曲した側臥位の姿勢をとらせ，第12肋骨と腸骨の間の側腹部で触診し，呼気に合わせて垂直方向などに押し下げてストレッチングする。

4. Jacobsonの漸進的弛緩法

心理的にもリラクセーションが得られやすい背臥位や腰かけ座位の姿勢をとらせる。1

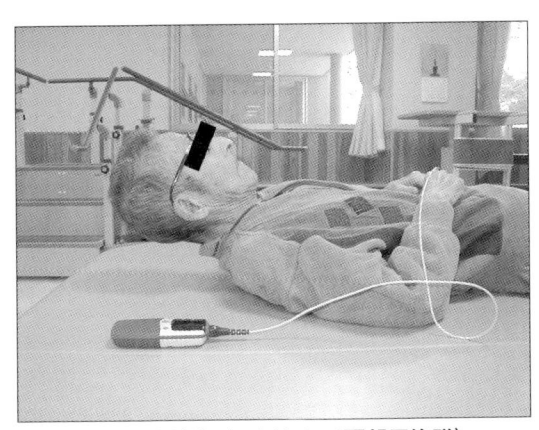

図4 漸進的弛緩法（一例として頸部屈筋群）
筋の緊張を感じた後，頭部を支持面に置き筋の弛緩に気づく。

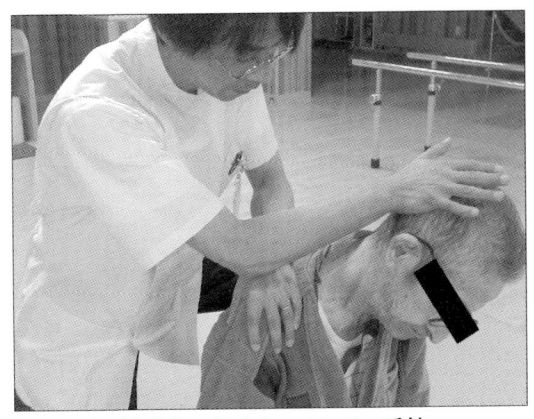

図5 呼吸補助筋に対する hold relax 手技
後斜角筋および僧帽筋上部線維を最大等尺性収縮させた直後，力を抜く。

つの筋群から別の筋群へと1つ1つ意識的に筋の緊張と弛緩を反復練習して，徐々に全身性に弛緩を体得させる。たとえば，手関節の伸展筋であれば，手関節を背屈させ，前腕伸側の緊張を感じさせる。次に背屈をやめさせると手掌は支持面に落ち，緊張が消えることを気づかせ，筋の弛緩を得させる。続いて他の筋群も同様に力を入れること，抜くことを繰り返させ筋の弛緩を得させる。図4には，頸部屈筋群について例示した。

5. PNF

PNFの手技の中でリラクセーションを得る方法にはhold relax と contracted relax とがある。筋の機能的特性として，最大収縮後に弛緩した状態となることを利用したものである。hold relax は，筋の等尺性最大収縮を2〜3秒間行わせた直後，力を抜かせる方法であり，contracted relax は，最大の等張性収縮を行わせた直後に力を抜かせる方法である。前・中斜角筋および胸鎖乳突筋の場合，頸部をやや屈曲した施行側方向に側屈してもらい，その際，同側の肩を固定し運動方向に抵抗となるように頭部に手を当てて最大収縮を引き出す。2〜3秒の収縮の直後に力を抜かせる。後斜角筋および僧帽筋上部線維の場合，同様に肩を固定し，頸部をやや伸展した側屈を徒手抵抗に抗して最大努力で行わせ，収縮の直後に力を抜かせる（図5）。

6. その他

ほかに，バイオフィードバックやヨガ，精神的なリラクセーションとして自律訓練法，瞑想法，脱感作法などがある。

C. エビデンス

楽な体位と呼吸筋および全身筋の各種リラクセーション法とでは，効果を得るメカニズムが異なる。ここでは2つに分けてエビデンスに言及する。

楽な体位については，患者自身が経験的に呼吸困難感を軽減させ安楽と感じる体位をとり，推奨されるいくつかの体位を呼吸リハビリテーションスタッフが試行しつつ指導しており，エビデンスを指し示す以前にその効果

は体験されている。

　慢性閉塞性肺疾患（chronic obstructive pulmonary disease；COPD）患者117名の検討では，93名（79.5％）が背臥位よりも座位の方が息切れを感じないとしたと報告されている[1]。背臥位と比較して座位では，肺活量，1秒量，最大換気量が高いことが健常者で[2]，最大吸気筋力が高く，吸気時の経横隔膜圧が低いことがCOPD患者で[3]，それぞれ示されている。背臥位よりも座位で呼吸が楽なCOPD患者は，その現象が生じる要因として心疾患を有していることが挙げられている[1]。心不全患者における検討では，座位から臥位になることにより，最大吸気筋力の低下，換気の亢進，呼吸困難感の増加が生じることが示されている[4]。これらの機序は以下のように説明される。まず，COPD患者は，肺の過膨張により全肺気量が増す一方で，残気量が増し全肺気位に近い呼吸位で呼吸をしている。座位よりも背臥位で，機能的残気位がさらに上昇するため，肺の過膨張による吸気努力の増大，呼気を十分に行わないままに次の吸気が開始され呼気終末陽圧が高値であることによる吸気負荷の増大，胸郭コンプライアンスが制限されることによる気道抵抗の増加が生じる。加えて，とくに随伴する心疾患の進展により，背臥位になることで胸腔内への静脈還流が増え，吸気の際の呼吸努力が増すこと，呼吸器の弾性の低下に伴って吸気筋力が発揮しづらくなること，気道抵抗の増加が安静呼吸の呼気流速を制限することなどが現象を修飾し，背臥位よりも座位で呼吸困難感が軽減する[1,3,4]。

　垂直な座位姿勢よりも前傾した座位の方が横隔膜の筋活動が少なく，胃内圧ならびに経横隔膜圧が高いこと，吸気の際に胸郭が拡張する一方で腹部が陥没する呼吸パターンが改善すること，呼吸補助筋の活動が減少することが示されている[5,6]。これは，前傾した座位では，腹部の内圧が上昇し平坦な横隔膜のドーム形成がなされやすく，長さ—張力関係が至適に近づくために横隔膜の収縮効率が上がり，また，上肢で肩甲帯を固定することも手伝って呼吸補助筋の使用が減じるとともに，呼吸補助筋が抗重力方向に垂直となりこの筋が有効・効果的に作用するため[5,6]とされている。

　両肘をテーブルの上に置いた前傾座位姿勢と置かない場合とで，70〜80％最大換気を4分間行わせ換気量を比較した研究で，肘をテーブルに置いた方が多くの換気が可能であることが示されている[7]。上肢の重さが取り除かれ，肩甲帯の固定が呼吸補助筋の使用を容易にしたため[7]と考えられる。最大換気量の測定は運動能力の予測に役立つとされているが，佐藤ら[8]は，健常者を対象に，比較的運動強度の強い負荷の運動を実施した後の回復過程において，自然な立位よりも両手を膝に当てた前傾立位の方が，1回換気量ならびに分時換気量が高値で推移し，換気に有利であったとしている。

　上肢を何かの上に置いて体幹を前傾させた座位や立位は，楽な体位である場合が多い。しかし，COPD患者の約20％は姿勢を変えても呼吸が楽にならない[1]こと，心不全患者でも背臥位よりも座位で呼吸が楽にならない患者がいる[4]こと，背臥位や頭低位の方がむしろ楽になる患者がいる[5]ことなどから，各患者個別の楽な体位を吟味することが臨床上大切である。

各種リラクセーション法について，喘息患者を対象とした検討では，即時的効果としてJacobsonの漸進的弛緩法により最大呼気フローが高まること[9]，マッサージにより不安やストレスが低下すること[10] が示されている。各種のリラクセーション法によって一定期間後に，気道閉塞が軽減すること[10〜12]，喘息発作が減少すること[12,13]，疾病に基づく不調や恐怖，睡眠障害，朝の咳き込み，エアゾール使用量が減少すること[13]，疾病に向かう態度やコーピングの能力が向上すること[10,13] が報告されている。一方で，筋のリラクセーションは無効であり精神的なリラクセーションのみ有効であるとする報告[14] や，いずれのリラクセーションも気道閉塞や自覚症状に無効であったとする報告[15] がある。Cochrane review[16] では，リラクセーションの他に叩打法やバイブレーションなどの他の徒手的な手法も加えてメタ分析を行い，喘息患者に対する徒手療法の活用を支持する十分なエビデンスはないと結論づけている。また，患者の年齢[10,11]，重症度[11] によって結果が異なることや，即時効果に日間変動があることが指摘されている[11]。

COPD患者での検討ではマッサージによって，即時に，皮膚温が上昇し心拍数と呼吸数が減少すること[17]，気道抵抗が低下すること[18] が示されている。一定期間後には，心拍数が減少し，動脈血酸素飽和度が上昇し，息止めの能力が高まること[18]，不安，呼吸困難感，気道閉塞が改善すること[17] が報告されている。漸進的弛緩法の効果に関しては，即時に，呼吸困難感，不安が軽減され心拍数，呼吸数が低値となること，一定期間後に呼吸数が少なくなることが示されている[19]。メタ分析では，各種リラクセーション法が呼吸困難感と心理的健康状態に有効なことは明確であるとされている[20]。

各種リラクセーション法については，用いる手法や対象患者の疾患や重症度，年齢などによってエビデンスの強さは異なると考えられ，また，アウトカムの内容も必ずしも幅広く評価されているわけではなく，さらなる検討結果の構築が重要である。

文　献

1) Eltayara L, Ghezzo H, Milic-Emili J：Orthopnea and tidal expiratory flow limitation in patients with stable COPD. CHEST, 119, 99-104, 2001.

2) Vilke GM, Chan TC, Neuman T, et al.：Spirometory in normal subjects in sitting, prone, and supine positions. Respir Care, 45, 407-410, 2000.

3) Heijdra YF, Dekhuijzen PN, van Herwaarden CL, et al.：Effects of body position, hyperinflation, and blood gas tensions on maximal respiratory pressures in patients with chronic obstructive pulmonary disease. Thorax, 49, 453-458, 1994.

4) Torchio R, Gulotta C, Greco-Lucchina P, et al.：Orthopnea and tidal expiratory flow limitation in chronic heart failure. CHEST, 130, 472-479, 2006.

5) Sharp JT, Drutz WS, Moisan T, et al.：Postural relief of dyspnea in severe chronic obstructive pulmonary disease. Am Rev Respir Dis, 122, 201-211, 1980.

6) Druz WS, Sharp JT：Electrical and mechanical activity of the diaphragm accompanying body position in severe chronic obstructive pulmonary disease. Am Rev Respir Dis, 125, 275-280, 1982.

7) Banzett RB, Topulos GP, Leith DE, et al.：Bracing arms increases the capacity for sustained hyperpnea. Am Rev Respir Dis, 138, 106-109, 1988.

8) 佐藤悠，飯田佳世，大友真弓（他）：運動後回復

過程における呼吸循環反応の前傾立位姿勢による影響. 日呼管誌, 12, 326-329, 2003.
9) Alexander AB, Miklich DR, Hershkoff H : The immediate effects of systematic relaxation training on peak expiratory flow rates in asthmatic children. Psychosom Med, 34, 388-394, 1972.
10) Field T, Henteleff T, Hernandez-Reif M, et al. : Children with asthma have improved pulmonary functions after massage therapy. J Pediatr, 132, 854-858, 1998.
11) Davis MH, Saunders DR, Creer TL, et al. : Relaxation training facilitated by biofeedback apparatus as a supplemental treatment in bronchial asthma. J Psychosom Res, 17, 121-128, 1973.
12) Hock RA, Rodgers CH, Reddi C, et al. : Medico-psychological interventions in male asthmatic children : an evaluation of physiological change. Psychosom Med, 40, 210-215, 1978.
13) Sachs G, Haber P, Spiess K, et al. : Zur Effektivität von Entspannungsgruppen bei Patienten mit chronischen Atemwegserkrankungen. Wien Klin Wochenschr, 105, 603-610, 1993.
14) Erskine-Milliss J, Psych M, Schonell M : Relaxation therapy in asthma : a critical review. Psychsom Med, 43, 365-372, 1981.
15) Erskine J, Schnell M : Relaxation therapy in bronchial asthma. J Psychosom Res, 23, 131-139, 1979.
16) Hondras MA, Linde K, Jones AP : Manual therapy for asthma (review). The Cochrane Library, issue 3, Oxford, 2006.
17) Gift AG, Moore T, Soeken K : Relaxation to reduce dyspnea and anxiety in COPD patients. Nurs Res, 41, 242-246, 1992.
18) Beeken JE, Parks D, Montopoli G : The effectiveness of neuromuscular release massage therapy in five individuals with chronic obstructive lung disease. Clin Nurs Res, 7, 309-325, 1998.
19) Renfroe KL : Effect of progressive relaxation on dyspnea and state anxiety in patients with chronic obstructive pulmonary disease. Heart Lung, 17, 408-413, 1988.
20) Devine EC, Pearcy J : Meta-analysis of the effects of psychoeducational care in adults with chronic obstructive pulmonary disease. Patient Educ Couns, 29, 167-178, 1996.

4. 胸郭可動域運動

佐野裕子（国際医療福祉大学・大学院，医療法人財団順和会山王病院リハビリテーション室）

A. 目的と内容

　2003年に本邦で刊行された呼吸リハビリテーションマニュアル―運動療法―（以下，マニュアル）[1]では，運動療法はその中核をなすものであり，理学・運動療法を，コンディショニング，ADLトレーニング，全身持久力・筋力トレーニングの3つのカテゴリーにまとめる概念が提示されている。ディコンディショニングの状態にある慢性呼吸器疾患や重複・重症例，長期臥床患者などが，効果的な運動療法を開始するために行われるコンディショニングは，①呼吸トレーニング，②リラクセーション，③胸郭可動域の拡張，④ストレッチ・呼吸体操，を指しており，胸郭可動域運動はコンディショニングの中に位置づけられている。

　胸郭可動域運動の目的は，胸郭の可動域を確保および維持し，その可動性・柔軟性を改善させることにある。それらは，呼吸運動に伴う呼吸仕事量の軽減と呼吸困難の軽減，呼気の促進，1回換気量や肺活量の増加，喀痰の排泄促進などの効果を期待している。

　胸郭可動域を維持・改善させるためには，胸郭の構成要素を理解するための基本的な解剖の知識と，胸郭の動きを中心とした生理を理解しなければならない。胸郭運動には，ポンプハンドルモーションと呼ばれる吸気時に胸骨が上前方向に動く上部胸郭の動きと，バケットハンドルモーションと呼ばれる下部肋骨が横方向に広がる下部胸郭の動きがある。これらは，胸郭を構成する肋椎関節や胸肋関節などの関節運動と，各筋肉や軟部組織の運動から成り立っている。胸郭の可動性は関節の可動性や筋肉の柔軟性により規定され，その改善は呼吸仕事量を軽減し，呼吸困難を緩和すると考えられる。呼吸に関与する筋群についても理解し，それぞれの筋群を評価し，治療のターゲット部位を判断していく。

B. 実際の処方

　胸郭可動性を改善させる手技の例としては，呼吸介助手技やストレッチ，関節のモビライゼーションなどが挙げられる。本項では呼吸介助手技，およびストレッチについて，解説する。

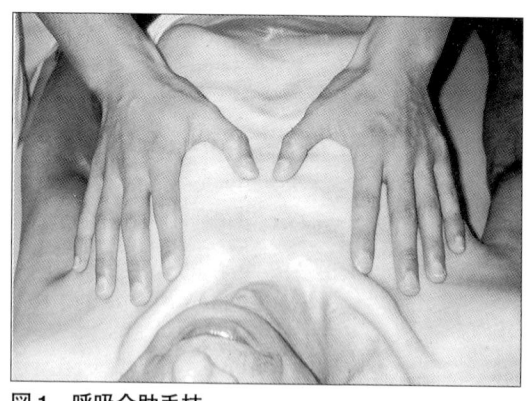

1. 呼吸介助手技

　呼吸介助手技（**図1**）は，普段，当たり前に行っている生理的な呼吸に対し，直接，患者の胸郭に手を当てて，呼吸パターンを確認し，胸郭の弾性を利用し，呼気相に合わせて胸郭に他動的に圧迫を加える手技である。詳細な方法については，千住[2]，真淵[3]らの方法があり，理学療法士をはじめ，看護師，言語聴覚士など多くのスタッフが臨床の場面で行っている。宮川らのいわゆるスクイージング手技[4]は，呼吸介助手技と混同されやすいが，圧迫を加えるタイミングや方向などが異なり，排痰をおもな目的とした別の手技として区別される。

　患者の胸郭の運動方向にさからわず，胸郭の柔軟性を利用したこの手技は，患者が違和感や疼痛を覚えることなく，安静換気以上の深呼気を行い，呼気量の増加に伴って，次の吸気で吸気量も増加させることができる。長期臥床で廃用症候群の患者や，肺線維症，COPDなどでは，胸郭の可動域の減少や，柔軟性の低下，さらには胸郭変形などを呈することもあり，また，重症COPDのように閉塞性換気障害を呈する患者などは，呼気時に多大なエネルギー消費を伴う。このような場合，呼吸介助によって胸郭の可動性，柔軟性を維持・改善させ，さらに呼気努力にかかるエネルギーを軽減させることができる。

　ただし，呼吸介助手技は，手技の優劣がそのまま治療効果として現れやすく，うまく行えない場合は，患者に違和感や圧迫感を与えるだけでなく，呼吸パターンを邪魔することになり，かえって呼吸状態を悪化させることになりかねない。施行中に患者の表情を観察するのはもちろんだが，開始時，施行中，終了時にバイタルサインをチェックし，可能であればモニタリングを行う。

　強い疼痛があり，呼吸介助を行うことでさらに疼痛が増強し，呼吸抑制をきたすような場合は，疼痛コントロールを行った上で開始する。外科術後，早期から開始する場合や，創部痛があるときなどは，手術創にストレスが加わらないように愛護的に行う。

2. ストレッチ

　他動的に行うものと，患者自身が自分で行う運動がある。

　まず始める前に，患者の肩甲帯や胸郭の可動性を評価する。胸郭の柔軟性や動きを客観的に評価するためには，解析装置などを用いればより詳細な評価が可能であるが，テープメジャーを用いて計測するなど，臨床では簡便な方法がよい。また，実際に，胸郭の視診，触診を行うことは重要であり，柔軟性，拡張性を評価しながら治療を進める。

　患者自身が行う呼吸体操などは，覚えやすく，シンプルで，リズミカルなもの，レクレーションの要素の高いものが，在宅などでも簡単に行うことができて，継続しやすい。そ

図1　呼吸介助手技

れらを加味し，考案された，呼吸筋ストレッチ体操，ながいき呼吸体操などがある[1]。患者自身が呼吸体操を習得することで，在宅などでは患者が自分自身のコンディションを把握することにもなり，体調維持など自己管理を行っていくためにも有効である。

他動的ストレッチは，短縮した筋，または予防的に，伸張させていく方法である。重症COPDや気管支喘息発作が遷延して慢性化した場合などのように，慢性的に呼吸不全を呈し，努力性呼吸を続けていると，呼吸補助筋群が筋疲労などによって過緊張状態が起こりやすく，柔軟性が低下し，筋肉痛を訴え，呼吸困難を増悪させている場合がある。患部に痛みや不快感を与えないように丁寧に行う。たとえば，肋間筋のストレッチは，肋骨の上端に，両側の2から4指尖をかけて，呼気に合わせて引き下げる。もちろんこの際の運動方向は，呼気時の胸郭の運動方向と同様であり，呼吸パターンに合わせてストレッチをする。また，胸郭全体の拡張性が低下している場合は，肩甲帯，体幹全体をストレッチする。肩関節外転90度以上の可動性があれば，左右の指を組んで頭の上にのせるようなポジションを数分間とるだけでも，胸郭のストレッチをさせることができる。

ストレッチは，胸郭だけでなく四肢や体幹も含めて全身を行うことによって，身体を動かしやすくするので，運動耐容能およびADLの改善につながると考えられる。

また，すべてのストレッチや体操は，呼吸と同調させて行う。とくに安静時においても息切れのある患者は，体動によって，ますます息切れは増悪するので，吸気と呼気のタイミングを考慮しながら進める。

C. エビデンス

呼吸介助手技やストレッチについて，これらの手技，単独での効果について，証明されているとは言い難い。実際，臨床の場面では，呼吸介助手技やストレッチ，関節のモビライゼーションなど，種々のテクニックを組み合わせて行うことが多い。また，個々の手技は，施行するものの経験やトレーニングに影響されるため，標準化されにくいだけでなく，効果の判断が困難である。松本らは，COPD患者で呼吸介助手技を行い，肺気量が減少する即時効果を報告している[5]。このような，生理学的な裏付けを検証していくためにも，エビデンスを明確にしていくことは，今後，早急な課題であると思われる。

文　献

1) 日本呼吸管理学会呼吸リハビリテーション作成委員会，日本呼吸器学会ガイドライン施行管理委員会，日本理学療法士協会呼吸リハビリテーションガイドライン作成委員会：呼吸リハビリテーションマニュアル―運動療法―. 照林社，2003.
2) 千住秀明：呼吸リハビリテーション入門. 神陵文庫，2004.
3) 真淵　敏：早わかり呼吸理学療法. メディカ出版，2004.
4) 宮川哲夫：動画でわかるスクイージング―安全で効果的に行う排痰のテクニック. 中山書店，2005.
5) 松本香好美，他：呼吸理学療法が重症肺気腫患者の肺気量に及ぼす即時的効果についての検討. 総合リハ　32：577-582, 2004.

5. 呼吸練習

川俣幹雄（星城大学リハビリテーション学部リハビリテーション学科理学療法学専攻）

A. 目的と内容

呼吸練習は，呼吸理学療法の手技の1つとして広く応用されている。しかし，その目的や定義は必ずしも明確ではない。そこで私たちは，呼吸練習の定義として次の試案を提唱している[1]。

呼吸練習とは呼吸困難の軽減，リラクセーション，パニック制御，換気効率・酸素化能などの呼吸生理学的諸機能の改善，およびこれらを通じた運動能力の向上に寄与することを目的とした呼吸コントロール諸法の総称である。呼吸コントロール法には，おもに呼気時の口唇コントロールによる気道抵抗の軽減法，腹部，胸部など換気運動の強調部位の随意的な制御法，インセンティブ・スパイロメトリーなどの器具による最大吸気持続法などが含まれる。

呼吸練習は歴史的には，1950年代前半にBarach, Williamらの米国医師グループが呼吸器疾患の医療に応用し，わが国では50年代中頃に古賀良平らが肺外科の周術期医療に，60年代に津田稔らが塵肺，肺気腫の呼吸リハビリテーションに応用した。以降，呼吸練習はさまざまな分野に用いられ，今日では慢性呼吸不全や，喘息，神経筋疾患，術前術後，人工呼吸器からの離脱などに応用されている。

B. 実際の処方

1. 呼吸練習の実際

呼吸練習には代表的なものに口すぼめ呼吸（pursed-lip breathing；PLB），横隔膜呼吸（diaphragmatic breathing；DB）がある（図1）。また，特定の胸郭部位の運動性を強調する部分呼吸（segmental breathing）や，呼気時に腹部周囲筋収縮させて腹圧を高め，弛緩後に受動的に吸気を行う腹圧呼吸（abdominal breathing），筋ジストロフィー症などに応用されている舌咽頭呼吸（glossopharyngeal breathing；GPB）などがある。最近では，yoga（ヨガ）呼吸法や過換気のコントロールを目的としたButeyko（ビュテイコ）呼吸法なども用いられている。

口すぼめ呼吸は，呼気時に口唇をすぼめながらゆっくりと呼出する方法である。口すぼめによる呼気時の陽圧効果で，気道の虚脱を予防し，呼吸数の減少と1回換気量の増加を図る。

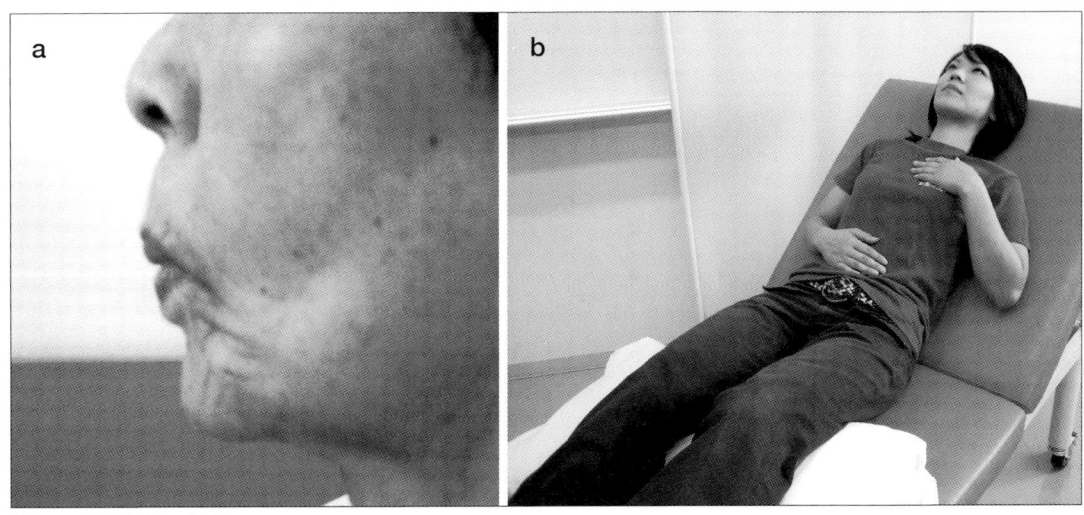

図1 呼吸練習の実際
a：口すぼめ呼吸，b：横隔膜呼吸

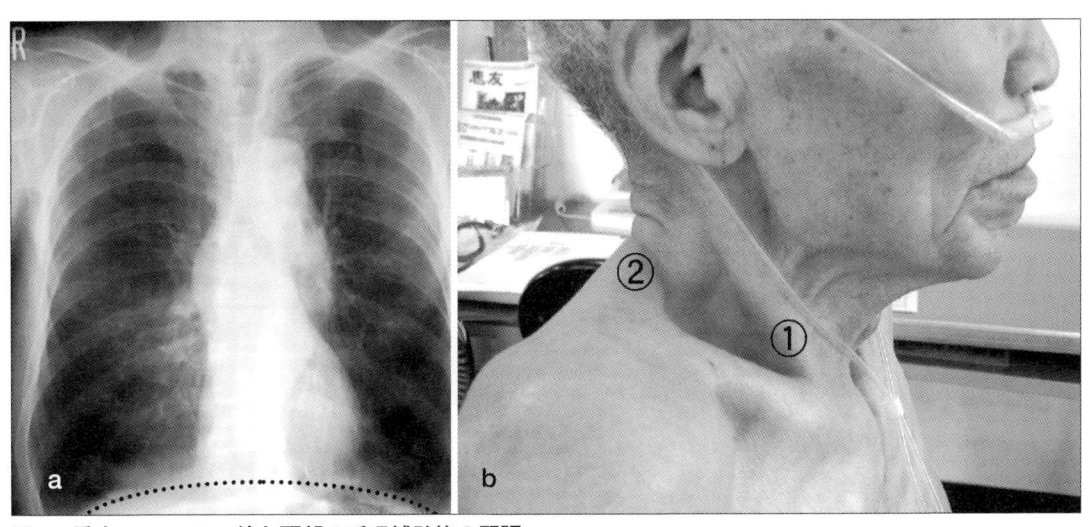

図2 重症COPDのX線と頸部の呼吸補助筋の緊張
a：1秒量610ccの重症肺気腫の胸部X線写真。肺が過膨張し，横隔膜が平低化（黒の点線部）しているため，換気効率が低下する。b：頸部の呼吸補助筋（①胸鎖乳突筋，②僧帽筋）などを用いて換気運動を行うようになり，これらの筋が代償的に肥大する。

　横隔膜呼吸は，吸気時に横隔膜運動を増幅させ，腹部の膨隆運動を強調して換気を行う方法である。慢性閉塞性肺疾患（chronic obstructive pulmonary disease；COPD）患者は，頸部の呼吸補助筋が緊張していることが多い（図2）。このため，呼吸練習は頸部，肩甲帯の緊張を緩和するストレッチやリラクセーションなどと併用するとよい。呼吸練習の具体的指導法は**表1**に示した。

2. 適応

　口すぼめ呼吸は，おもにCOPD，気管支喘息などの閉塞性換気障害が適応となる。
　COPDへの横隔膜呼吸の適応について，

表1　口すぼめ呼吸，横隔膜呼吸の指導法

1. 口すぼめ呼吸の指導法
   ①手順
   ・口唇を [f] または [s] に軽く閉じ，ゆっくりと呼気を行う
   ・吸気は鼻で行う
   ・吸気と呼気の比率は1：2以上で行い，徐々に呼気を延長する
   ②注意点
   ・喘鳴がある場合は、聴診でその軽減を確認する
   ・呼気は適度な腹圧で行い、腹部周囲筋を過度に緊張させない
   ・最初から過度に長い呼気をさせない
   ・呼吸数は20回/分以下で行う

2. 横隔膜呼吸の指導法
   ①手順
   ・患者に股、膝関節を軽度屈曲した安楽肢位をとらせる
   ・患者の利き手を腹部に、その上に指導者の手を重ねる
   ・吸気時に腹部を軽く持ち上げるように指示する
   ・必要に応じて呼気相で腹部を軽く圧迫し、呼気を援助する
   ・効果が認められれば座位、立位、日常生活指導へ応用する
   ②注意点
   ・患者の呼吸リズムを注意深く観察し、それを乱さない
   ・最初から深呼吸をさせない
   ・横隔膜の動きを理解させる
   ・酸素化の改善が認められる場合、パルス・オキシメータによる視覚的フィードバックを行うと有効なことがある

Cahalin ら（2002）は，1回換気量を増大させることができる場合とし，中等症から重症のCOPDなどは除外対象としている。

わが国では横隔膜呼吸練習の適応と除外基準について，十分なコンセンサスが得られていない。そこで私たちは，試案として以下の除外基準を提起している[1]。
①機能的改善が期待できない横隔神経麻痺，②横隔膜の機能不全が高度な高位脊髄損傷（中略），④横隔膜平定化を伴う中等度から高度のCOPD，⑤胸部，腹部の非協調的運動が悪化する場合，⑥頸部，肩甲帯の筋緊張亢進など努力性呼吸の増悪（後略），などである。

呼吸練習は日常生活に役立てることが重要であり，動作法の工夫と併用することが大切である（図3）。また，呼吸練習は数回の指導後に習得が困難な場合，その後も困難なことが多く，適応の是非を早めに判断することが必要である。

C. エビデンス

横隔膜呼吸の効果を初めて科学的に検討したのは，1954年のMillerらの研究であった。以降，約50年間にわたり数多くの研究がなされ，呼吸困難の軽減，酸素化能の改善をはじめとするさまざまな効果が報告されている（表2）。

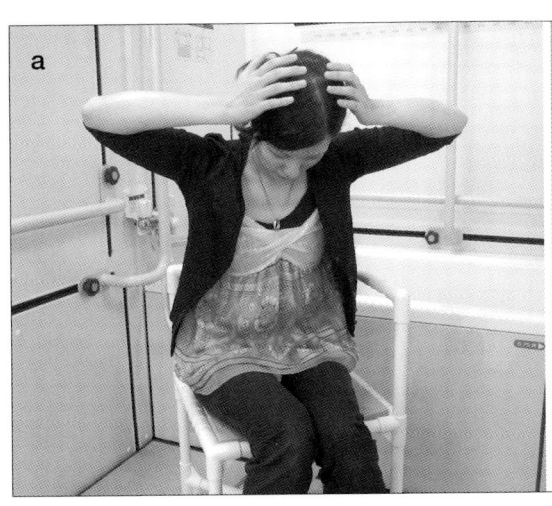

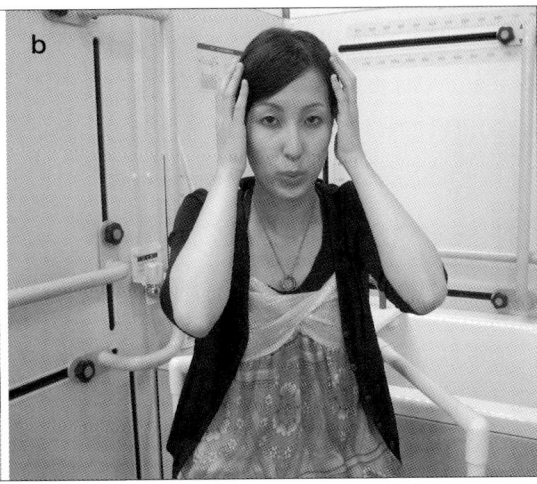

図3 呼吸法の日常生活活動への応用（洗髪動作）
慢性呼吸不全では，上肢を挙上する動作で呼吸困難が悪化することが多い。a：肩関節が過度に屈曲，外転している。b：肘を閉じ，肩関節の挙上角度を減じている。呼吸法は息こらえをしないこと，動作は呼気に同調して行うことが大切である。
aよりもbの動作パターンと呼吸法が推奨される。

表2 呼吸練習の効果（おもな先行研究の要約）

1. 横隔膜呼吸の効果
   ①1回換気量が増大し，呼吸数，分時換気量が減少する
   ②呼吸効率が改善する
   ③下側肺の換気が改善し換気・血流比が改善する
   ④PaO_2が上昇し，$PaCO_2$が低下する
   ⑤呼吸困難が減少する，など

2. 口すぼめ呼吸の効果
   ①1回換気量が増大し，呼吸数，分時換気量が減少する
   ②呼気流速，非弾性抵抗が減少し呼吸仕事量が減少する
   ③局所換気が改善する
   ④PaO_2が上昇し，$PaCO_2$が低下する
   ⑤呼気の初期流速を減少させair trappingを減少させる
   ⑥呼吸困難が減少する
   ⑦呼気終末位の胸郭容量が減少する，など

しかし，これらの先行研究には対象者数の制限，比較対照群の設定の問題など方法論上の限界が指摘されており，エビデンスは十分に確立していない。「呼吸リハビリテーションのガイドライン（第2版）」（米国胸部医師学会／米国心血管・呼吸リハビリテーション協会，1997）では呼吸練習に関するエビデンスは提示されていない。

1966年から2003年までの397論文を総括したDechman[2]らのレビュー，およびアメリカ胸部学会とヨーロッパ呼吸器学会の呼吸リハビリテーションに関する合同ステトメント

(2006)でも，COPDにおける横隔膜呼吸の根拠は十分ではないとされている。

COPDにおける口すぼめ呼吸の効果については，気道閉塞の改善や呼気終末位における胸郭容量の減少などを支持する論文[3]がある。

喘息における呼吸練習の効果を総括したCochraneレビュー（2004）では，肺機能，気道過敏性などの改善効果は明らかではないが，短時間作用型気管支拡張薬の使用頻度は減少することが報告されている。

術後における呼吸練習の効果は，術後合併症の減少や入院日数の短縮を認めたとする報告もあるが，Overendらのレビュー（2001）では明確な根拠は乏しい，とされている。最近の無作為化比較対照試験[4]（2005）では，術後の深呼吸練習により無気肺と肺機能の改善を認めたとする報告もあり，評価は一定していない。

今後，わが国でも呼吸練習の効果に関するデータベースを構築し，EBMを確立していく必要がある。

文　献

1) 千住秀明，川俣幹雄：胸部理学療法．「呼吸療法テキスト 改訂第2版」，日本胸部外科学会，日本呼吸器学会，日本麻酔科学会合同呼吸療法認定士認定委員会（編），克誠堂出版，2005.
2) Dechman G, Christine R, Wilson CR：Evidence Underlying Breathing Retraining in People With Stable Chronic Obstructive Pulmonary Disease. PHYS THER, 84（12），1189-1197, 2004.
3) Bianchi R, Gigliotti F, Romagnoli I, et al.：Chest Wall Kinematics and Breathlessness During Pursed-Lip Breathing in Patients With COPD. CHEST, 125（2），459-465, 2004.
4) Westerdahl E, Lindmark B, Eriksson T, et al.：Deep-breathing exercises reduce atelectasis and improve pulmonary function after coronary artery bypass surgery. CHEST, 128（5），3482-3488, 2005.

6. 排痰法

森川順子（特定非営利活動法人 日本呼吸ケアネットワーク；JRCN）

A. 目的と内容

排痰法（Bonchial hygiene therapy/Airway clearance technique/Chest physical therapy/Chest physiotherapy）の目的は，気道の過剰分泌物の除去，無気肺や感染による気道閉塞やガス交換障害の改善・予防である[1]。

排痰法の各手法は，体位ドレナージ，徒手的排痰手技，咳嗽，強制呼出手技（Haffing），ACBテクニック（Active cycle of breathing techniques），自原性ドレナージ（Autogenic Drainage），インセンティブスパイロメトリー，気道陽圧法（PAP），呼気陽圧法（PEP），振動PEP（Acapella™）などに分類される。その他にも気道浄化を目的とする呼吸ケアには，吸引，肺内パーカッション（IPV™），高頻度胸壁振動法（HFCC），カフマシーン（In-exsufflator™，カフアシスト™），などがある。

B. 実際の処方

体位ドレナージ療法（Postural Drainage Therapy；PDT）について示す。

PDTは，①定期的なターニング，②体位ドレナージ，③徒手的排痰手技，④咳嗽の4つに区分される[1]（図1）。PDTは，低酸素血症・高炭酸ガス血症，X線写真や聴診・視診による無気肺や痰貯留の徴候，人工呼吸管理，自力で寝返りができない，診断（気管支拡張症，COPD，脊髄損傷など），咳嗽能力の低下，25mℓ/日以上の痰量を認める場合にPDTが必要であると判断される[1]。PDTの実施は，たとえばターニングのみ，体位ドレナージと徒手的排痰手技と咳の介助などのように，状況に応じて単独または複数を組み合わせて行う[1]。

結果の評価は，痰の産生量（25mℓ/日以上で有効），呼吸音，患者の客観的反応，バイタルサイン，胸部X線写真，動脈血液ガス，SpO_2，人工呼吸器設定値の変化で評価する[2]。

1. ターニング

ターニングは身体の長軸を回転軸として身体を回転させる方法であり，片側あるいは両側の肺拡張を促進し，動脈血の酸素化を改善させる[2]。適応は，体位交換不能，拒否（機械換気中，神経筋疾患など），体位と関連した低酸素（片肺性肺疾患），無気肺あるいはその疑い，人工気道の患者で，人工呼吸管理中や重篤な患者は1～2時間に1回，亜急性

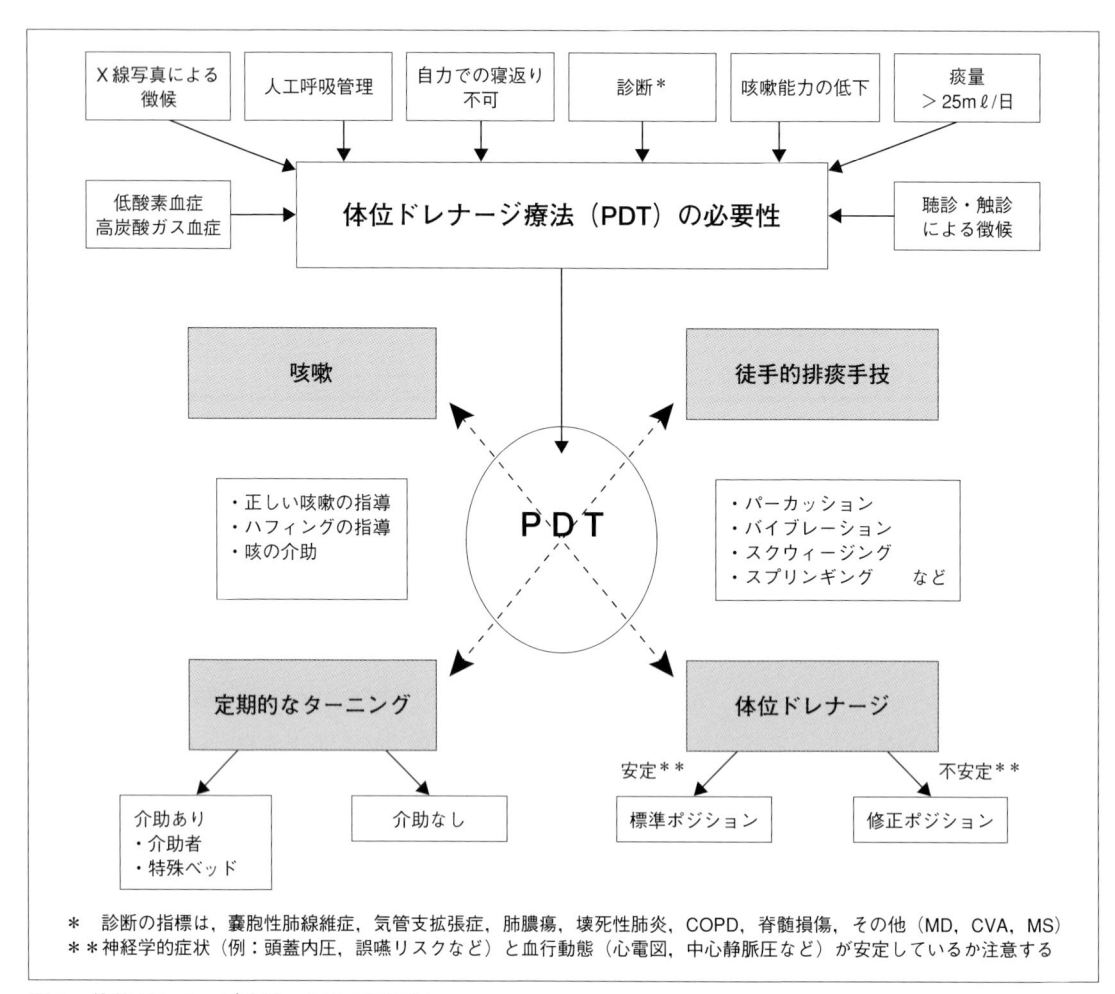

図1 体位ドレナージ療法　アルゴリズム
Dennis C, Lana H, Peter AS：'Chapter 17. Bronchial Hygiene Therapy' Respiratory Care—A Guide to Clinical Practice-4th ed., pp501-523, Lippincott, 1997. より引用改変。

期患者は2時間ごとに実施する[2]。

2. 体位ドレナージ

　体位ドレナージは，重力を利用して痰のある肺区域から中枢気道へ移動させる方法である。適応は，分泌物のクリアランスが困難（喀痰量25～30mℓ/日以上：成人），人工気道で分泌物貯留，粘液栓塞による無気肺，気管支拡張症・嚢胞性肺繊維症・有空洞肺疾患，気道内異物などである（表1）。また，頭蓋内圧，循環動態，脊椎の安定性などに影響を及ぼす可能性を含むため，禁忌および危険性/合併症を十分把握した上で実施する（表1）。

　体位ドレナージのポジションは目的とする肺区域を気管分岐部よりも高位に置き，患者の状態や忍耐能力に応じて修正する（図2a, b）。同一のポジションは普通3～15分間，特別な状況ではそれ以上実施し，頻度は重症患者および人工呼吸患者には4～6時間ごとに実施，48時間ごとに再評価し，自発呼吸をしている患者では治療に対する患者の反応をみ

表1 体位ドレナージの適応，禁忌，危険性/合併症

適応
●分泌物のクリアランスが困難と思われる場合： 　①痰の喀出量が25〜30mℓ/日以上（成人）で，分泌物のクリアランスが困難 　②人工気道を有する患者が分泌物の貯留を示す時 ●粘液栓塞による無気肺およびその疑い ●気管支拡張症，嚢胞性肺線維症，有空洞肺疾患の診断 ●気道内異物

禁忌	
1）絶対的禁忌 ●頭蓋部損傷で固定する以前の状態 ●活動性出血があり血行動態不安定 2）相対的禁忌 ●頭蓋内圧＞20mmHg ●脊椎外科手術直後あるいは急性脊椎損傷 ●活動性喀血 ●膿胸 ●気管支胸腔瘻 ●うっ血性心不全による肺水腫 ●大量胸水 ●肺塞栓 ●体位変換に耐えられない人 　（高齢者，精神錯乱者，精神不安の強い人） ●肋骨骨折（フレイルチェストの有無によらず） ●外科的創傷，治癒過程の組織	3）トレンデレンブルグ体位の相対的禁忌 ●頭蓋内圧＞20mmHg ●頭蓋内圧上昇を回避すべき患者 　（脳外科患者，動脈瘤，眼球手術） ●コントロールできない高血圧 ●鼓腸 ●食道手術 ●肺癌外科治療後あるいは直後，放射線治療に関連して最近大量出血があった場合 ●誤嚥の危険を十分コントロールできない患者 4）逆トレンデレンブルグ体位の禁忌 ●低血圧 ●血管作動薬使用中の患者

危険性/合併症	
●低酸素血症 ●頭蓋内圧上昇 ●処置中の急性低血圧 ●肺出血	●筋肉，肋骨，脊椎の疼痛，損傷 ●嘔吐，誤嚥 ●気管支攣縮 ●不整脈

古賀俊彦（編）：「体位ドレナージ療法ガイドライン（AARC）」EBM呼吸ケアハンドブック．pp217-223，小学館，1998. を参考に作成。

て頻度を決める[2]。

3. 徒手的排痰手技

徒手的排痰手技は体位ドレナージに追加して行われる手技で，諸外国では主にpercussion（clapping），vibrationを意味するが，本邦ではsqueezingやspringingなども含むのが一般的である。適応となるのは，体位ドレナージに追加的操作が必要と判断されるような，痰が大量であったり，粘稠度が高い場合である[2]。禁忌は，体位ドレナージの禁忌（表1）に追加して相対的禁忌が示されており（表2），手技の施行による物理的刺激が心臓，気管支，骨，皮膚，軟部組織に及ぼす影響を考慮する必要がある。

percussionは，治療者の手をお椀のように

a 体位ドレナージ（標準ポジション）

（　）内は用手的手技を加える部位を示す

S₁：肺尖区
座位または後方にもたれる
（鎖骨上部，肩甲骨上部）

S₄：外側中区（左肺では上舌区）
S₅：内側中区（左肺では下舌区）
側臥位後方へ45度（4～6肋骨全胸側面）

S₈：前肺底区
背臥位（6～8肋骨全面）

S₂：後上葉区
側臥位　前へ45度
（肩甲骨上角）

S₆：上～下葉区
腹臥位（肩甲骨下角）

S₉：外側肺底区
側臥位（8肋骨と中腋窩線の交点より上の側胸部）

S₃：前葉区
背臥位（2～4肋骨前面）

S₇：内側肺底区
側臥位（6～8肋骨前面）

従来の教科書にはS₇の体位はS₈と同じになっているが，S₇は右肺にしかないため，S₈と同じ体位で排痰を促すのは難しい

S₁₀：後肺底区
またはベッドを傾斜，腹臥位で行う
（第10肋骨より上の後胸部）

b 体位ドレナージ（修正ポジション）

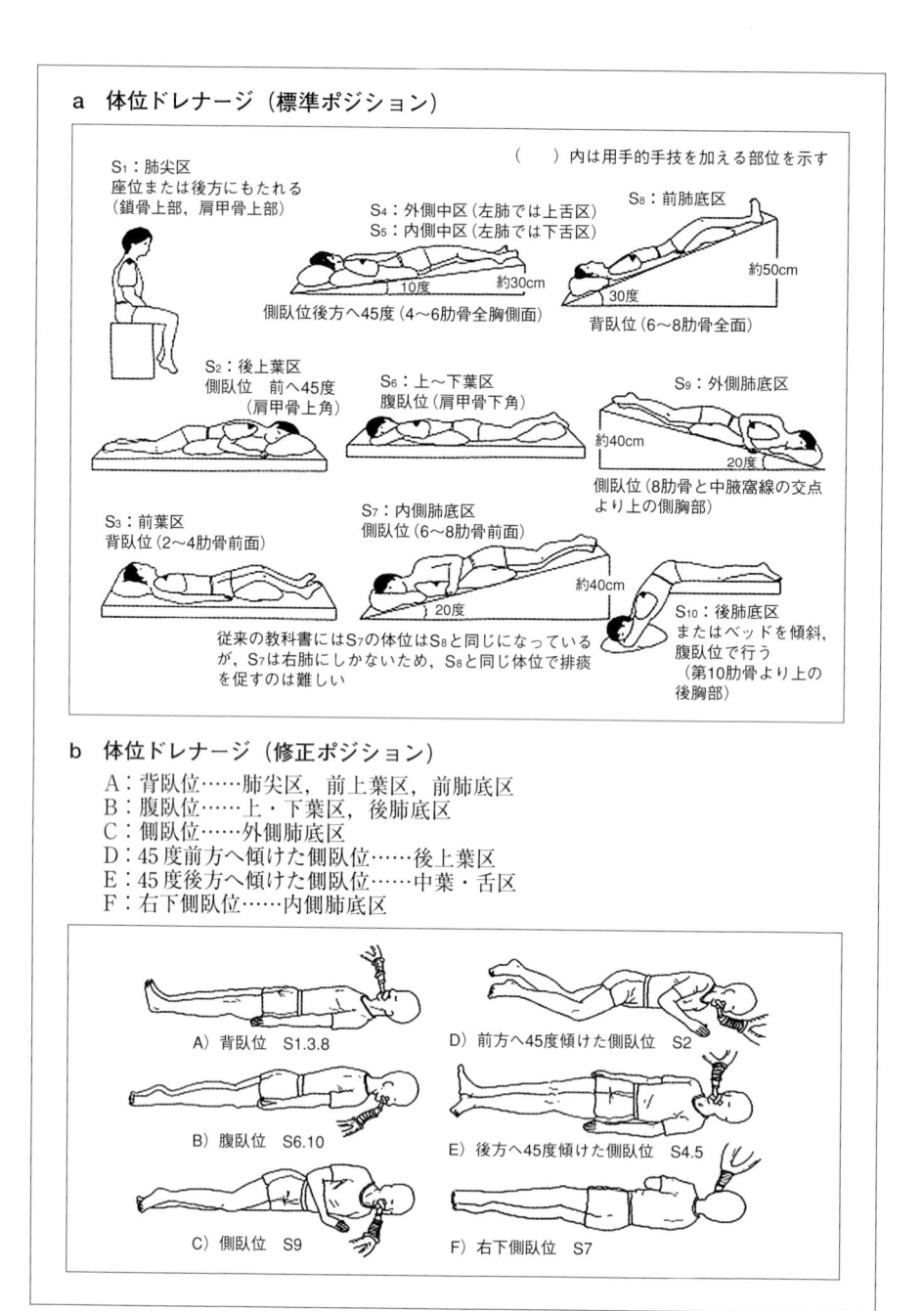

A：背臥位……肺尖区，前上葉区，前肺底区
B：腹臥位……上・下葉区，後肺底区
C：側臥位……外側肺底区
D：45度前方へ傾けた側臥位……後上葉区
E：45度後方へ傾けた側臥位……中葉・舌区
F：右下側臥位……内側肺底区

A）背臥位　S1.3.8
B）腹臥位　S6.10
C）側臥位　S9
D）前方へ45度傾けた側臥位　S2
E）後方へ45度傾けた側臥位　S4.5
F）右下側臥位　S7

図2　体位ドレナージのポジション
　　a. 渡辺　敏：早期リハビリテーションマニュアル　手の外科から呼吸・循環リハまで．p241，三輪書店，1997．
　　b. 宮川哲夫：早期リハビリテーションマニュアル　手の外科から呼吸・循環リハまで．p232，三輪書店，1997．

表2 徒手的排痰手技の適応と禁忌

適　応
● 痰量が多かったり，粘稠度が高かったりで追加的操作が必要と思われるとき
禁忌（相対的） 体位ドレナージの禁忌に以下の項目を追加
● 皮下気腫　　　　　　● 肺挫傷 ● 硬膜外脊髄麻酔　　　● 気管支攣縮 ● 皮膚移植（遊離，有茎）● 肋骨骨髄炎 ● 胸部の火傷　　　　　● 骨粗鬆症 ● 開放創　　　　　　　● 凝固異常 ● ペースメーカー　　　● 胸壁痛 ● 肺結核

古賀俊彦（編）：「体位ドレナージ療法ガイドライン（AARC）」EBM呼吸ケアハンドブック．pp217-223，小学館，1998．を参考に作成．

丸くし呼気に合わせて胸壁を叩く[3]．vibrationは，治療者の手を胸壁に置き12～20Hzの頻度で呼気に振動を与える[3]．squeezingは，胸郭に治療者の手を置き，呼気時に胸郭の動きに合わせて圧迫する[3]．pringingは，治療者の手を胸郭に置き呼気時に胸郭を圧迫した後，吸気開始時に胸郭に対し少し抵抗をかけ，圧迫していた手を離す[3]．

percussionは胸壁に物理的な外力が加わりやすく，循環動態にも影響を及ぼしやすいが，squeezingは影響が少なく，重症心不全患者においても循環動態に大きな変動を与えずに実施できるとされている[3]．また，低いPEEP管理中や急性呼吸促迫症候群（ARDS）でのsqueezingは肺胞虚脱が懸念されている．患者の重傷度や病態，セラピストまたは患者自身や家族による実施かなど，病態や状況を総合的に判断した上で手技を選択する．

4．咳嗽

咳嗽の指導または咳嗽の介助は，中枢気道に貯留した分泌物の除去，無気肺，術後肺合併症の予防などを適応とする（表3）。徒手的な咳嗽の介助は胸腹部に対する物理的作用が大きい。よって，不安定な胸腹部病変がある場合の咳嗽の介助は禁忌である（表3）。

適切な実施頻度を示すデータはなく，必要なだけ頻回に行い，意識清明な術後患者には2～4時間ごとに予防的に行う[4]．

咳嗽は，咳嗽の誘発，深い吸気，圧縮，速い呼気の4相に分かれる[3]．正しい咳の指導の手順は，可能ならば患者を座位またはセミファーラー位にして，深吸気・息止め・咳嗽1回を行わせ，次の咳嗽の前にリラックスした呼吸を数回させる[5]．胸腹部手術の患者には，切開創に患者の手または枕を当て，咳嗽をする時に軽く圧迫するよう指導する[5]．四肢麻痺の患者では，患者の腹部（横隔膜の下部）に両手掌を当て，3回深呼吸をさせ3回目の呼気時に患者の咳嗽に合わせて内側上部へ介助者の手を押す[5]．理解力があり上肢機能障害のない患者の場合は，患者自身の両上肢を腹部に当て，呼気に合わせて腹部を圧迫介助させる．

C. エビデンス

PDTに関するエビデンスを，推奨レベル（A～C）と論文評価レベル（Ⅰ～Ⅲ）で，術後と急性呼吸不全，慢性呼吸不全について示す[6]．

1．術後および急性呼吸不全

① PDT（排痰体位と軽打法，振動法の併用）は，術後肺合併症に対して有効とはいえない（CⅠ）．

② 呼吸理学療法の方法論の違いにおける効果

表3 咳の指導の適応，禁忌，危険性/合併症

適　　応
●中枢気道に貯留した分泌物の除去の手助け（気管支拡張症，慢性気管支炎，壊疽性肺感染症） ●無気肺 ●術後合併症の予防 ●診断目的の喀痰採取

禁　　忌
1）相対的禁忌 ●分泌物の飛沫による病原菌が伝播，またはその可能性がある場合 ●頭蓋内圧上昇 ●頭蓋内動脈瘤 ●冠動脈還流低下（急性心筋梗塞など） ●頭頸部，脊椎の急性損傷 2）禁忌 ●手動的に心窩部に圧を加える咳の指導： 　①逆流や誤嚥（例：意識がなく気道が無防備の患者） 　②急性腹部病変，腹部動脈瘤，裂孔ヘルニア，妊娠 　③出血性素因 　④未治療の気胸 ●以下の場合は手動的に胸部に圧を加える咳の指導禁忌： 　①骨粗鬆症 　②フレイルチェスト

危険性/合併症
●冠動脈還流低下　　　　　　　　　　　●筋肉損傷 ●脳血流低下による失神，意識変化　　　●自然気胸，縦隔皮下気腫 　（例：ふらつき，昏迷，椎骨動脈解離） ●失禁　　　　　　　　　　　　　　　●発作性咳 ●疲労　　　　　　　　　　　　　　　●胸痛 ●頭痛　　　　　　　　　　　　　　　●肋骨骨折/肋骨肋軟骨接合部骨折 ●知覚異常　　　　　　　　　　　　　●切開創部痛 ●気管支攣縮　　　　　　　　　　　　●るいそう，嘔吐，嘔気

古賀俊彦（編）：「体位ドレナージ療法ガイドライン（AARC）」EBM呼吸ケアハンドブック．pp217-223，小学館，1998. を参考に作成．

では，PDTとIS，PEPの差はない（BⅠ）。
③PEPとPDT，PEPとCPAP，PEPと吸気抵抗の併用の差はない（BⅠ）。
④PDTよりもCPAPが有効である（AⅠ）。
⑤急性呼吸不全に対するPDTは酸素化を低下させる（CⅠ）。
⑥PDT，早期離床は入院期間を短縮させないが，ISは短縮させる（BⅠ）。
⑦肺炎や無気肺の改善には軽打法よりもスクイージングのほうが有効で，人工呼吸器からの離脱やICU入室気管が短縮する（AⅠ）。

2. 慢性呼吸不全

① PDT（排痰体位と軽打法，振動法の併用）では，痰の喀出量が多くなる（AⅠ）。
② PDTによる気道クリアランスは改善するが1秒量は改善しない（BⅠ）。
③ 体位ドレナージに軽打法および振動法を加えても体位ドレナージのみと変わらない（CⅠ）。
④ PDTとその他の方法の比較では，PDTよりも，フラッター弁，PDTと吸入の併用，HFCC（高頻度陽圧振動法）のほうが有効である（BⅠ）。
⑤ PDTに比べ，PEP，ハフィングおよび咳，運動療法，自原性排痰法，肺内軽打換気法，ACBテクニックの差はない（CⅠ）。
⑥ 徒手による軽打法と機械による軽打法では差はない（CⅠ）。
⑦ スクイージングと軽打法の比較ではスクイージングの喀痰法が多く，侵襲も少ない（BⅡ）。

文　献

1) Dennis C, Lana H, Peter AS：'Chapter 17. Bronchial Hygiene Therapy' Respiratory Care—A Guide to Clinical Practice-4th ed., pp501-523, Lippincott, 1997.
2) 古賀俊彦：「体位ドレナージ療法ガイドライン（AARC）」EBM呼吸ケアハンドブック. pp217-223, 小学館, 1998.
3) 鵜澤吉宏：「排痰法」呼吸理学療法MOOK4, pp130-139, 三輪書店, 1999.
3) 古賀俊彦：「咳の指導ガイドライン（AARC）」EBM呼吸ケアハンドブック. pp202-204, 小学館, 1998.
5) James BF：'Chapter 13. Bronchial Hygiene and Expansion' Clinical Practice in Respiratory Care, pp343-380, Lippincott, 1999.
6) 宮川哲夫：排痰法のエビデンスに関する検証. 月刊ナーシング, vol.25-11, 38-46, 2005.

7. ADL トレーニング

北川知佳（長崎呼吸器リハビリクリニック リハビリテーション科）

A. 目的と内容

　慢性呼吸不全患者は息切れが原因で日常生活に制限が生じ，活動性や全身の生理的機能が低下する．ADL トレーニングとは，具体的な日常生活活動を考慮したトレーニングであり，それぞれの日常生活活動で使用する部位の筋力トレーニングや柔軟性の改善などによる動作能力の向上を目指すプログラムと，動作方法の工夫，さらには生活環境の改善なども含まれる[1]．

　呼吸不全患者は動作時の息こらえや，急いで動作をするため息切れが増悪することが多い．また息切れが強い患者は早くその動作を終わらせ休もうとする場面も多くみられる．慢性呼吸不全の ADL 障害における疾患別の傾向としては，慢性閉塞性肺疾患患者では動作を早く終えようとして休まずに動いてしまい，動作終了後には息切れが増悪する傾向があり，このことにより動くことが億劫になることや行動範囲を狭めてしまう．一方，肺線維症患者では呼吸困難感に乏しく ADL 上で気づかぬうちに低酸素状態に陥る傾向にあり，行動範囲を広げすぎたり低酸素血症に陥るような動作法で動いたりする傾向がみられる．負担のかかりにくい動作の要領や呼吸パターンとの同調の方法なども併せて指導する．

B. 実際の処方

　まずは患者の息切れの状態を知ることが重要である．パルスオキシメータ，Borg scale を用いて実際に動作を行わせ，その患者における息切れは，いつ，どのような動作法・姿勢・環境で，どのような息切れが生じているのか詳細に評価する必要がある．たとえば"入浴時に息切れがある"という訴えがあれば，入浴動作の中でも浴室までの移動，更衣，洗髪，洗身，浴槽への移動，浴槽内など，どこの，どの動作でどのぐらいの息切れがあるのか把握する．何が問題で息切れが生じているのかを知ることで，呼吸法や動作法，筋持久力，環境などに対する対策が検討できる．パルスオキシメータによる 24 時間モニタリングも日常生活における低酸素の状態を把握することができ，動作指導にも利用できる（図1）．

　日常生活で息切れが生じる動作として，洗髪や頭上のものをとるなど上肢の挙上を含む動作，重たいものを運ぶ，排便などの息を止

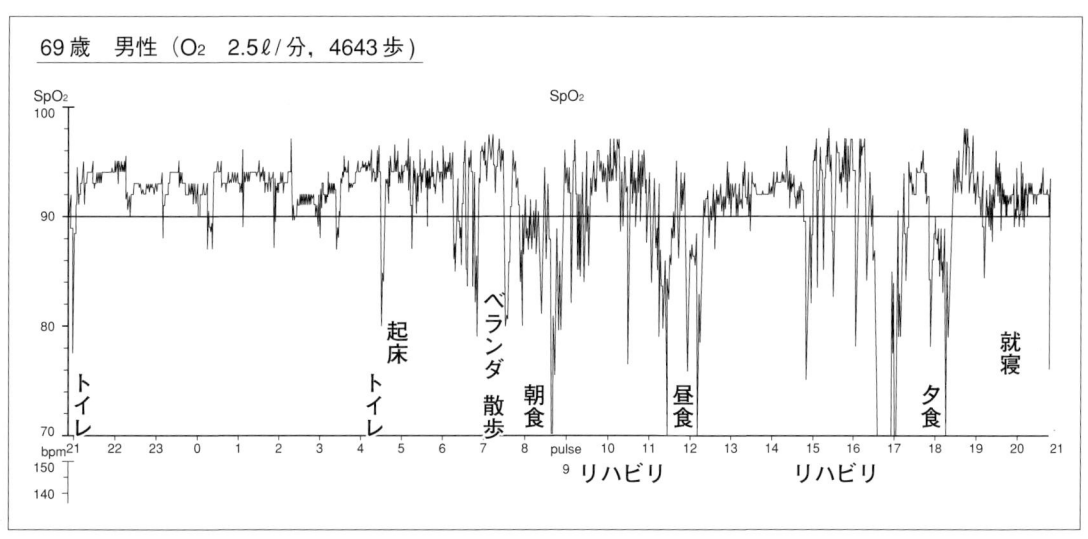

69歳 男性（O₂ 2.5ℓ/分，4643歩）

図1 パルスオキシメータによる24時間モニタリング

表1 息切れを生じる動作と軽減させる方法（例）

動作	息切れが生じる動作	軽減させる方法
更衣	●かぶりものの服の着脱で手を挙上する	●上肢を肩以上に挙上しないようにする ●前あきの服が好ましい
	●体を前屈みにして靴下を履く	●椅子などを利用し，体が前屈みにならないように足を組んでから履く
排泄	●息をこらえて排便する	●ゆっくり吐きながらお腹に力を入れる
入浴	●体を洗うときにゴシゴシこする ●洗髪時，両手を上げて洗う	●息を吐きながら体をこする ●シャンプーハットを利用する ●肩以上に上肢を挙上しないように，片方の手で首をかしげて洗う

める動作，拭き掃除や背中を洗うなど反復動作，靴下やズボンをはくなどの体幹前屈を含む動作などが上げられる．総合すると日常生活動作の中で息切れの訴えは歩行と入浴動作が多い．

具体的な方法としては以下のものが上げられる．できない動作でも呼吸調整による動作法の工夫や，運動療法による筋力・持久力の改善，また環境を整えることなどにより息切れを軽減し，できない動作ができるようになる（**表1**）．

1. 呼吸パターンを利用した動作方法の指導（表2）

動作はゆっくりと呼吸と合わせて行うことが基本で，息こらえを避けることである．呼吸はできるだけ口すぼめ呼吸と横隔膜呼吸を利用し，日頃から口すぼめと横隔膜呼吸を日常生活のなかで利用できるようにトレーニングしておく必要がある．横隔膜呼吸が困難な場合は，動作と呼気を合わせるだけでもよい．歩行や階段昇降時のトレーニングだけでなく，日頃行っている日常生活動作における指

表2 息切れがある動作をするときの対処法
（基本的なポイント）

- 動作の前に呼吸を整える
- 口すぼめ呼吸や横隔膜呼吸を利用し，動作は呼気時にゆっくりと行う
- 動作中に息を止めない
- 無理をして動作を完了させず，息苦しくなる前に休憩し休みを取り入れる
- いくつかの動作を続けて行わない，1つの動作が終わったら休みを入れて呼吸を整える

導が重要である。たとえば，立ち上がるときに息を吐きながら立ち上がる，手を挙げる動作のときに呼吸に合わせて手を挙げるなどである。息切れに対する恐怖感からその動作を行っていないことも多いので，実際にその動作を行わせ，動作との呼吸調整を指導し，患者自身に自信をもたせることも必要である。息切れの自覚がないまま低酸素になり動作を行っている場合は，患者自身に低酸素の状態を説明し，ゆっくりと動作を行うことや，休憩を取り入れることなどを同時に指導する。パルスオキシメータを利用し指導することも効果的である（図2）。

2. 動作環境の工夫

患者個々の生活環境により遂行困難な動作もあるため，動作環境の工夫も重要である。以下のようなことを考慮しながら指導する。

1）無駄な動作を省き，動作を単純化する

更衣動作で息切れがある場合は，上着をかぶりものの服から前開きの服にすることや，はきやすい靴に変える。

2）動作の方法を息切れが生じない方法に変える

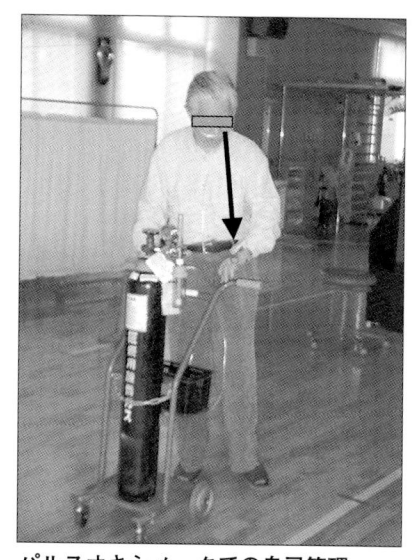

図2 パルスオキシメータでの自己管理
◎息切れの自覚がない場合（息切れ感と SpO_2 の値が異なる）は「これぐらいの息苦しさの時は，これぐらいの酸素が不足しているので必ず休憩してください」など，くり返し指導する。

前屈み動作は息切れが腹部を圧迫し息切れが生じやすいので前屈み動作はさけ，椅子などを利用し行う。

3）居住環境を整備する

手すりの利用は，エネルギー消費を軽減するため，玄関やトイレ，浴室などに設置するとよい。またトイレは和式トイレよりも洋式トイレのほうが体幹の前屈を防ぐ。その場合必要であれば，介護保険などの住宅改修，福祉用具のサービスを利用するとよい。在宅酸素療法を行っている場合は酸素チューブの長さが動く範囲確保されているか，酸素濃縮器を置く場所は適切か確認する。また，携帯用の酸素ボンベの運搬方法も引っ張るタイプ，リュックサック式，歩行器タイプとあるので患者の息切れの状態やニーズ，環境によって選択する。

以上のような呼吸パターンを利用した動作方法の指導や動作環境の工夫には，筋力・持久力の向上を目的とした運動療法がベースにある。日常生活で必要な個々の筋力トレーニングを行うことで，動作がスムーズになることや，持久力トレーニングは運動耐容能を改善し日常生活動作での息切れも改善される。

　またこれらを行い，どうしてもできない動作は介護者による援助や社会資源の活用を検討する。できる動作と，できるのに行っていない動作の判断が必要で安易に介護者にゆだねるのは避けたい。

文　　献

1 ）日本呼吸器学会呼吸リハビリテーションガイドライン作成委員会，日本呼吸器学会ガイドライン施行管理委員会，日本理学療法士協会呼吸リハビリテーションガイドライン作成委員会，日本呼吸管理学会/日本呼吸器学会/日本理学療法士協会：呼吸リハビリテーションマニュアル―運動療法―，照林社，2003.

8. 薬物療法

玉置 淳（東京女子医科大学第一内科）

A. 目的

　包括的呼吸リハビリテーションにおける薬物療法は，呼吸理学療法や酸素療法などの非薬物療法とならんで治療の中核をなすものである。実際，慢性呼吸器疾患に対する運動療法や呼吸筋トレーニング，また人工呼吸器管理や在宅呼吸療法などが行われる際，大部分の症例では薬物療法が同時に行われている。本項では，包括的呼吸リハビリテーションの対象疾患としてCOPDによる閉塞性換気障害に焦点を絞り，おもにガイドライン[1,2]で推奨される薬物群（表1）の薬理活性，作用機序，適応と使用方法，臨床効果，副作用などについて解説する。

B. 気管支拡張薬

　気管支拡張薬は，気道平滑筋を拡張させ気管支攣縮を改善させる薬物で，その作用機序から$β_2$刺激薬，テオフィリン，抗コリン薬の3種類に大別される。COPDではⅡ期（中等症）以上の重症度に対して長時間作用型の気管支拡張薬の定期使用が推奨されており，必要時にはすべての重症度で短時間作用型の気管支拡張薬が頓用で用いられる。

1. $β_2$刺激薬

　気道平滑筋には$β_2$受容体が存在し，本受容体が$β_2$刺激薬によって活性化されると，細胞内cyclic AMP濃度が増加し平滑筋細胞は弛緩する。$β_2$刺激薬はもっとも強力な気管支拡張薬であり，なかでもサルブタモール，テルブタリンなどの第2世代$β_2$刺激薬は薬理効果の発現がきわめて速く，気管支攣縮に対する寛解薬として広く用いられている[3]。また，近年ではサルメテロールのような，気管支拡張効果の持続が12時間を超える長時間作用型吸入用$β_2$刺激薬が開発されている。さらに，本薬剤は粘液線毛輸送や咳クリアランスを促進させる作用も有していることもあり，単剤あるいは欧米ではステロイドとの合剤としてCOPDや喘息の維持療法に使用されている[4,5]。

　$β_2$刺激薬の一般的な投与ルートには経気道，経口，経皮があり，各々の投与法に適合した剤型として吸入薬，経口薬，注射薬，貼付薬の4種類がある。このうち，定量噴霧式携帯用吸入器（metered-dose inhaler；MDI）を用いた吸入は，気管支拡張薬を直接気道に到達させるのにもっとも合理的な手段であ

表1 慢性期COPDの治療薬

薬物		一般名	商品名	剤型	通常使用量
Ⅰ. 気管支拡張薬					
β₂刺激薬					
短時間作用型		サルブタモール	サルタノール ベネトリン	MDI：1吸入100μg 1錠2mg	1日8吸入まで 4mg×3/日
		プロカテロール	メプチン	MDI：1吸入10μg 1錠25, 50μg	1日8吸入まで 50μg×2/日
		フェノテロール	ベロテック	MDI：1吸入100μg 1錠2.5mg	1日8吸入まで 2.5mg×3/日
		クレンブテロール	スピロペント	1錠10μg	20μg×2/日
長時間作用型		サルメテロール	セレベント	DPI：1吸入25, 50μg	25〜50μg×2/日
		フォルメテロール	アトック	1錠40μg	80μg×2/日
		ツロブテロール	ホクナリン	1錠1mg テープ0.5, 1, 2mg	1mg×2/日 1〜2mg×1/日
抗コリン薬					
短時間作用型		イプラトロピウム	アトロベント	MDI：1吸入20μg	1〜2吸入×3〜4/日
		オキシトロピウム	テルシガン	MDI：1吸入100μg	1〜2吸入×3/日
長時間作用型		チオトロピウム	スピリーバ	DPI：1吸入18μg	1吸入×1/日
テオフィリン					
		徐放性テオフィリン薬	テオドール テオロングなど	1錠50, 100, 200mg	200mg×2/日
Ⅱ. グルココルチコイド					
吸入ステロイド		ベクロメタゾン	キュバール	MDI：1吸入50, 100μg	1日2回, 最大800μg/日
		ブデソニド	パルミコート	DPI：1吸入200μg	1日2回, 最大1600μg/日
		フルチカゾン	フルタイド	DPI：1吸入50, 100, 200μg MDI：1吸入50, 100μg	1日2回, 最大800μg/日
全身性ステロイド		プレドニゾロン	プレドニン	1錠1, 5mg	1日5〜60mg, 1〜4分服
		メチルプレドニゾロン	メドロール	1錠4mg	1日4〜48mg, 1〜4分服
Ⅲ. 去痰薬					
		ブロムヘキシン	ビソルボン	1錠4mgほか	4mg×3/日
		カルボシステイン	ムコダイン	1錠250mg	500mg×3/日
		アンブロキソール	ムコソルバン	1錠15mgほか	15mg×3/日
		アセチルシステイン	ムコフィリン	吸入液2mℓ/包	1回1〜4mℓ
		フドステイン	クリアナール スペリア	1錠200mg	400mg×3/日

り，少ない投与量で気道局所における薬剤濃度が高くなるため強力な気管支拡張効果が得られ，しかも心刺激作用（心悸亢進，動悸，頻脈）や振戦などの副作用を最小限に抑えることができる．一方，近年使用が増加している貼付β₂刺激薬では，結晶レジポアシステムの採用により薬剤が徐々に放出されるため，血中濃度の上昇は経口薬に比して緩やかで効

果持続時間も長い[6]。したがって投与は1日1回でコンプライアンスが高く，しかも心血管系の副作用の出現率も比較的低いという利点がある。

2. テオフィリン

テオフィリンは気管支拡張作用を有するキサンチン誘導体であり，β_2刺激薬と同様，気管支喘息やCOPDの治療に徐放錠が用いられている。また，急性の気管支攣縮に対しては注射薬としてアミノフィリンも使用され，急速な気管支拡張をもたらす。本薬剤は横隔膜の収縮力増強作用，中枢神経興奮作用，強心利尿作用なども有しており，これらの作用はそれぞれ慢性呼吸不全に基づく呼吸筋疲労，中枢性の睡眠時無呼吸症候群，うっ血性心不全などの病態に対しても有効である。さらに，最近では気道炎症に対する抑制作用が注目されており，これはテオフィリンが低濃度で核内ヒストンデアセチラーゼ（HDAC）を直接活性化させ，コアヒストンのアセチル化をリバースさせることにより炎症関連遺伝子の転写を抑制することに起因する[7]。

テオフィリンはおもに肝臓で代謝されるが，その速さは個人差が大きく，時に血中テオフィリン濃度の上昇によって悪心，嘔吐，頻脈，不整脈，けいれんなどの副作用をきたす場合がある。したがって，テオフィリンを投与している患者では定期的に薬剤血中濃度のモニタリングが必要であり，一般的には15 $\mu g/ml$の血中濃度を超えないように投与量を調節しなければならない[8,9]。

3. 抗コリン薬

一般に，COPDでは副交感神経系の緊張が高まった状態にあるため，同神経系を遮断することで気管支拡張がもたらされる。抗コリン薬は，副交感神経系に作用して，気道平滑筋に存在するムスカリン受容体に結合することにより，アセチルコリンと受容体との結合を競合的に阻害する薬剤である。従来の抗コリン薬（イプラトロピウム，オキシトロピウム）はMDIで使用されており，ムスカリン受容体サブタイプに対する選択性がないため気管支拡張効果は不十分であった[10]。しかし，現在ドライパウダー吸入で頻用されているチオトロピウムは，M3受容体への選択性が高く解離がきわめて遅いため，気管支拡張効果が長時間持続し臨床効果がもっとも優れている薬剤の1つである[11,12]。すなわち，チオトロピウムは1日1回の吸入でよく，閉塞性換気障害や呼吸困難感の改善，急性増悪の減少，QOLの改善が期待できる（図1）[13,14]。また，本薬剤と呼吸リハビリテーションを併用すると運動耐容能が増加することや（図2）[15]，β_2刺激薬の使用頻度が減少し患者のリハビリテーションに対するコンプライアンスが向上することも報告されている[16]。

C. 鎮咳および去痰薬

鎮咳薬は，咳中枢を抑制する中枢性鎮咳薬と，気道に作用して攣縮を抑制する末梢性鎮咳薬に分類され，前者には麻薬性鎮咳薬と非麻薬性鎮咳薬がある。一方，降圧薬であるACE阻害薬の副作用の1つに咳嗽の誘発があるが，逆にこの副作用を利用して本薬剤を誤嚥性肺炎の予防に用いるという試みもある[17]。また，去痰薬は気道過分泌にともなう症状を改善するための薬剤であり，これらも気道ク

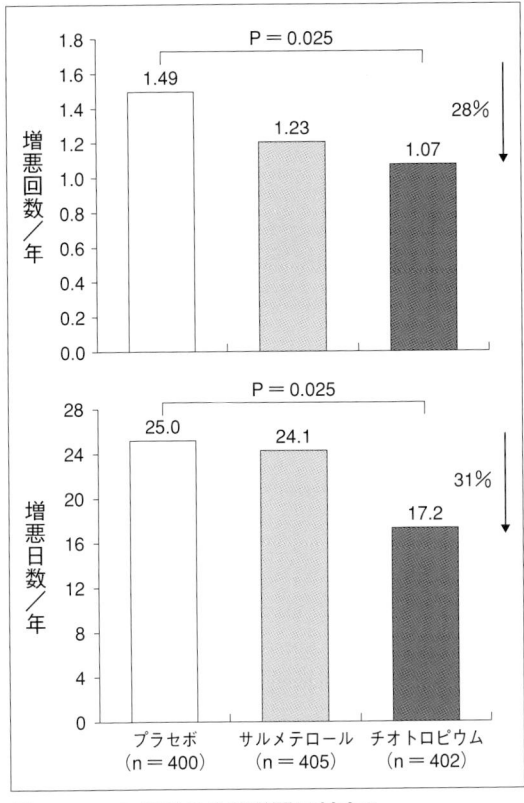

図1 COPD患者の急性増悪に対するサルメテロールおよびチオトロピウムの効果

Brusasco V, Hodder R, Miravitlles M, et al. : Health outcomes following treatment for six months with once daily tiotropium compared with twice daily salmeterol in patients with COPD, Thorax, 58, 399-404, 2003. より引用改変

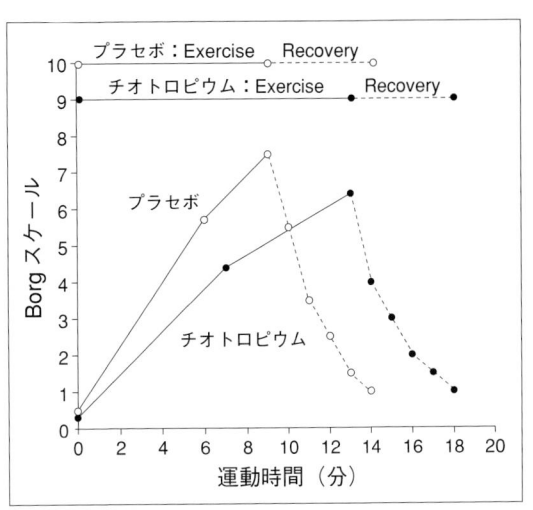

図2 COPD患者の運動耐容能に対するチオトロピウムの効果

Maltais F, Hamilton A, Marciniuk D, et al. : Improvements in symptom-limited exercise performance over 8 h with once-daily tiotropium in patients with COPD, Chest, 128, 1168-1178, 2005. より引用改変

リアランスの低下した慢性呼吸器疾患で頻用される。

D. ステロイド

ステロイド薬としての合成グルココルチコイドは，吸入，経口，注射により種々の呼吸器疾患に対して広く用いられている。投与されたステロイドは容易に細胞膜を通過し，細胞質内の核内受容体であるグルココルチコイド受容体と結合してグルココルチコイド受容体複合体を形成する。次いで，この複合体が細胞質から核内へ移行し，DNA上に存在している標的遺伝子のプロモーター領域にあるグルココルチコイド標的配列と結合することにより，標的遺伝子の転写の促進（up-regulation）または抑制（down-regulation）を行っている。

気管支喘息はステロイド薬の有用性がもっとも確立している呼吸器疾患で，気道構成細胞および炎症細胞がステロイドの強力な抗炎症作用を受けることにより喘息症状は改善する。一方，COPDに対するステロイド長期投与に関する大規模試験では，吸入ステロイドは気道閉塞の進行を抑制することはできなかったが（表2）[18〜21]，急性増悪による入院を減らすことが可能であることがわかった[22]。吸入ステロイドとしては，現在わが国ではベクロメタゾン（BDP），ブデソニド（BUD），フ

表2 COPDに対する吸入ステロイドの効果（大規模臨床試験）

	Copenhagen City Heart	EUROSCOPE	Lung Health Study	ISOLDE
例数（ステロイド/プラセボ）	559/557	634/643	559/557	376/375
ステロイド（μg/day）	BUD (1200)	BUD (800)	Triam (1200)	FP (1000)
年齢	59±8	53±8	56±7	64±7
FEV₁%（％予測値）	86±21	77±12	69±13	50±15
観察期間	40ヵ月	36ヵ月	33〜54ヵ月	36ヵ月
FEV₁の経年低下	有意差なし	有意差なし	有意差なし	有意差なし
呼吸器症状	有意差なし		減少	
増悪の頻度	有意差なし		減少	減少
受診回数			減少	
QOL				改善
文献	18	19	20	21

BUD：ブデソニド，Triam：トリアムシノロン，FP：フルチカゾン

ルチカゾン（FP）が使用されている。これらの薬剤では，高用量を長期間使用しなければ全身的副作用はほとんど問題とはならないが[23]，口腔内・食道カンジダ症や嗄声などの局所の副作用については，吸入デバイスの変更やうがいの励行などによる予防策が必要となる。

文　献

1) 日本呼吸器学会COPDガイドライン第2版作成委員会：COPD（慢性閉塞性肺疾患）診断と治療のためのガイドライン第2版．日本呼吸器学会，2004.
2) Executive Summary：Global Strategy for the Diagnosis, Management, and Prevention of COPD, Updated 2005, http://goldcopd.com
3) 玉置淳，近藤光子，多賀谷悦子，他：喘息治療におけるβ刺激薬．メディカルレビュー社，2002.
4) Bennett WD, Almond MA, Zeman KL, et al.：Effect of salmeterol on mucociliary and cough clearance in chronic bronchitis, Pulm Pharmacol Ther, 19, 96-100, 2006.
5) Fenton C, Keating GM：Inhaled salmeterol/fluticasone propionate：a review of its use in chronic obstructive pulmonary disease, Drugs, 64, 1975-1996, 2004.
6) 田村弦：日本の慢性閉塞性肺疾患（COPD）の現状とGOLDのインパクト：COPDの薬物療法：β2刺激薬，特にツロブテロール貼付薬の役割．最新医学，57, 2322-2327, 2002.
7) Barnes PJ：Reduced histone deacetylase in COPD：clinical implications, CHEST, 129：151-155, 2006.
8) Ram FS：Use of theophylline in chronic obstructive pulmonary disease：examining the evidence, Curr Opin Pulm Med, 12：132-139, 2006.
9) 石井彰：気管支喘息と慢性閉塞性肺疾患（COPD）治療のポイント：テオフィリン薬の効果と使用上の注意，Medicina, 42：1754-1757, 2005.
10) Beeh KM, Welte T, Buhl R：Anticholinergics in the treatment of chronic obstructive pulmonary disease, Respiration, 69：372-379, 2002.
11) Gross NJ：Anticholinergic agents in asthma and COPD, Eur J Pharmacol, 533：36-39, 2006.
12) 平田一人：COPDにおける抗コリン薬の効果，アレルギー・免疫，12：1646-1653, 2005.
13) Brusasco V, Hodder R, Miravitlles M, et al.：Health

outcomes following treatment for six months with once daily tiotropium compared with twice daily salmeterol in patients with COPD, Thorax, 58, 399-404, 2003.
14) Casaburi R, Conoscenti CS : Lung function improvements with once-daily tiotropium in chronic obstructive pulmonary disease, Am J Med, 117 (Suppl 12A), 33S-40S, 2004.
15) Maltais F, Hamilton A, Marciniuk D, et al. : Improvements in symptom-limited exercise performance over 8 h with once-daily tiotropium in patients with COPD, CHEST, 128, 1168-1178, 2005.
16) Casaburi R, Kukafka D, Cooper CB, et al. : Improvement in exercise tolerance with the combination of tiotropium and pulmonary rehabilitation in patients with COPD, CHEST, 127, 809-817, 2005.
17) Sekizawa K : Inhibitors of angiotensin-converting enzyme and physical function in older women, Lancet, 360, 1099, 2002.
18) Vestbo J, Sorensen T, Lange P, et al. : Long-term effect of inhaled budesonide in mild and moderate chronic obstructive pulmonary disease : a randomised controlled trial, Lancet, 353, 1819-1823, 1999.
19) Pauwels RA, Lofdahl CG, Laitinen LA, et al. : Long-term treatment with inhaled budesonide in persons with mild chronic obstructive pulmonary disease who continue smoking. European Respiratory Society Study on Chronic Obstructive Pulmonary Disease, N Engl J Med, 340, 1948-1953, 1999.
20) Lung Health Study Research Group : Effect of inhaled triamcinolone on the decline in pulmonary function in chronic obstructive pulmonary disease, N Engl J Med, 343, 1902-1909, 2000.
21) Burge PS, Calverley PM, Jones PW, et al. : Randomised, double blind, placebo controlled study of fluticasone propionate in patients with moderate to severe chronic obstructive pulmonary disease : the ISOLDE trial, BMJ, 320, 1297-1303, 2000.
22) Sin DD, Tu JV : Inhaled corticosteroids and the risk of mortality and readmission in elderly patients with chronic obstructive pulmonary disease, Am J Respir Crit Care Med, 164, 580-584, 2001.
23) 玉置　淳：高用量ステロイド吸入療法の副作用に関するエビデンス，アレルギーの臨床，22, 612-617, 2002.

9. 在宅酸素療法

桂　秀樹（東京女子医科大学八千代医療センター呼吸器内科）

A. 在宅酸素療法の目的

　慢性閉塞性肺疾患（chronic obstructive pulmonary disease；COPD）を中心とする慢性呼吸器疾患は病状の進行とともに肺機能，ガス交換能が低下し，慢性呼吸不全に至ると患者の日常生活活動（動作）（activities of daily living；ADL），生活の質（quality of life；QOL）がいちじるしく障害される。このような慢性呼吸不全患者に対しては在宅で長期に酸素を吸入する在宅酸素療法（home oxygen therapy；HOT）が実施される。

　HOTは慢性呼吸不全患者に対し，いままで入院していないとできなかった酸素吸入を在宅で行うことにより，住み慣れた環境で療養を行いつつ，趣味や生活習慣，社会活動を持続し，患者のQOLを高めるための医療である。わが国においても1985年に，健康保険が適応され，その患者数は急速に増加し，現在その患者数は12万人に達している。

　慢性呼吸不全で低酸素血症が生体に生じると組織に有効に酸素を運搬するために，以下の生理学的な反応をきたす[1]。
①換気を増加させることによりPaO_2を増加させ，$PaCO_2$を低下させる。
②心拍出量を増加させることにより酸素運搬を改善させる。
③肺血管を攣縮させ，換気・血流比を適切に保ち，ガス交換を改善する。
④エリスロポエチンを分泌させて，ヘモグロビンを増加させて酸素運搬能を改善する。

　このような生体の反応は短期間の低酸素血症の場合，生体にプラスに働くが，長期間となると，低酸素性血管攣縮，多血症，心拍出量の増加が持続し，肺高血圧症および右心不全を引き起こす[1]。HOTの第一の目的は，このような低酸素血症の持続によって生じる障害を予防し，生存期間を延長することである（図1）。

　一方，前述のようにHOTは慢性呼吸不全患者の治癒を目指すものではなく，病態を安定させ，生存期間を延長させ，QOLを改善することを目的とする。このためには単に酸素吸入を行うだけのHOTを実施しても臨床的効果は乏しく，呼吸リハビリテーションの一環として実施することがきわめて重要である[2]。

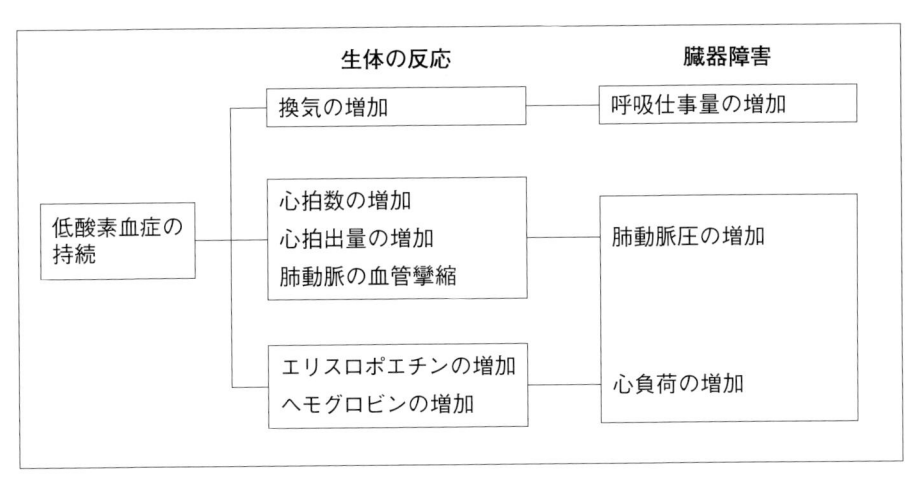

図1 低酸素血症による障害
Tarpy SP, Celli BR：Long-term oxygen therapy. New Engl J Med 333：710-714, 1995. を参考に作成.

B. 実際の処方

1. 在宅酸素療法の導入基準

表1にわが国における健康保険でのHOTの導入基準を示した[3]。HOTはチアノーゼ型先天性心疾患，高度慢性呼吸不全，肺高血圧症例，睡眠時のチェーンストークス呼吸を有する慢性心不全で安定した病態にあるものが適応となる。慢性呼吸不全例では，HOT導入時にPaO_2 55Torr以下あるいは，PaO_2 60Torr以下で，睡眠時，運動負荷時に著しい低酸素血症をきたす症例である[3]。睡眠時，運動時の著しい低酸素血症の明確な基準は示されていないが，前者は，睡眠時無呼吸症候群を有する症例，後者は6分間歩行負荷試験などの運動負荷時に10mmHg以上の低下がみられる症例に導入されることが多い[4]。

HOTの実施においては必ずしも健康保険の適応基準が守られていないことが指摘されている。わが国においても在宅呼吸ケア白書によれば，約28％の症例がPaO_2 60Torr以上で導入され，そのうち約半数の呼吸困難に対しHOTがなされていたことが報告され，表1に示した導入基準が守られていないことが推定されている[5]。

HOT導入における現時点での問題点は以下の通りである。

① HOTは呼吸困難対策として実施されるものではない。HOTが呼吸困難の対策として，それも間歇的に「呼吸が苦しい時だけ」に吸入されていることはしばしば経験される。慢性呼吸不全に対するHOTは低酸素血症に伴う臓器障害に対し実施すべきである。

② 在宅呼吸ケア白書によるわが国におけるHOT患者の内訳をみると，COPD患者が48％で最多であるが，肺結核後遺症（18％），肺癌（5％），間質性肺炎（15％）と非COPDが多数を占めているのが特徴的である[5]。これまでのHOTの臨床成績はほとんどがCOPDによるものであり，拘束性肺疾患におけるHOTの有効性に関する科学的検証は十

表1 社会保険における在宅酸素療法の適用基準

対象疾患
1) 高度慢性呼吸不全例
2) 肺高血圧症
3) 慢性心不全
4) チアノーゼ型先天性心疾患

高度慢性呼吸不全例の対象患者
　動脈血酸素分圧（PaO_2）が55Torr以下の者，およびPaO_2 60Torr以下で睡眠時または運動負荷時に著しい低酸素血症をきたす者であって，医師が在宅酸素療法を必要であると認めた者。適応患者の判定に，パルスオキシメータによる酸素飽和度から推測しPaO_2を用いることは差し支えない。

慢性心不全の対象患者
　医師の診断により，NYHA Ⅲ度以上であると認められ，睡眠時のチェーンストークス呼吸がみられ，無呼吸低呼吸指数（1時間あたりの無呼吸数および低呼吸数をいう）が20以上であることが睡眠ポリグラフィー上で確認されている症例。

チアノーゼ型先天性心疾患について
　チアノーゼ型先天性心疾患に対する在宅酸素療法とは，ファロー四徴症，大血管転移症，三尖弁閉鎖症，総動脈幹症，単心室症などのチアノーゼ型先天性心疾患患者のうち，発作的に低酸素または無酸素状態になる患者について，発作時に在宅で行われる救命的な酸素吸入療法をいう。

日本呼吸器学会肺生理専門委員会，日本呼吸器学会酸素療法ガイドライン作成委員会：酸素療法ガイドライン．メディカルレビュー社，東京，2006．

分なされていない。表1に示した導入基準はあくまでCOPDを念頭に置いたものであり，間質性肺炎など安静時のPaO_2は正常であっても労作時に著明な低酸素血症を認める症例につきこの導入基準が適応しうるかは今後検討すべき課題である。また，HOTの目的は前述のように，低酸素血症により引き起こされる臓器障害の予防あるいは改善を目的にしたものである。高齢者では加齢による臓器機能の低下が存在しており，低酸素血症の程度とその持続時間がどこまで許容されるかのデータはない。この点では，表1に示した適応基準が高齢者の慢性呼吸不全患者にも適切であるかについても今後検討すべき課題である。

　③高齢者においては，老人性痴呆の合併により適切にHOT機器の管理が実施できなかったり，禁煙が守られず，酸素吸入中の事故が懸念されることが少なからず経験される。また，酸素吸入を開始することにより患者が疾患に対する重症感を持つようになったり，また，「恥ずかしい」などの理由により外出を避け，HOT導入により逆にQOLを低下させることがある。高齢者におけるHOT導入に関しては，単に疾患の重症度のみで判断するのではなく，全人的評価を行い，総合的に判断する必要がある。

　④従来，健康保険により在宅酸素療法を実施する医療機関は都道府県知事への届け出が必要であったが，1994年の改定で不要になった。また，パルスオキシメータによる酸素飽和度より求めたPaO_2を用いることが可能となり，従来基幹病院で実施されていたHOTが診療所などの小規模医療機関に分散する傾向が認められる。これら小規模医療機関では，HOTの専任スタッフを置くことができない，あるいは患者指導のノウハウが蓄積しにくいなどの問題点があり，必ずしもHOT導入による治療効果をあげるに至っていない症例が少なくないことが指摘されている[2]。

2. 導入の手順

　図2にHOT導入の手順の概要を示した[4]。その内容は患者に対するインフォームドコンセント，酸素処方と呼吸リハビリテーションによる患者指導に大別される。

1）酸素処方

　まず，酸素供給装置を決定する。HOTに用

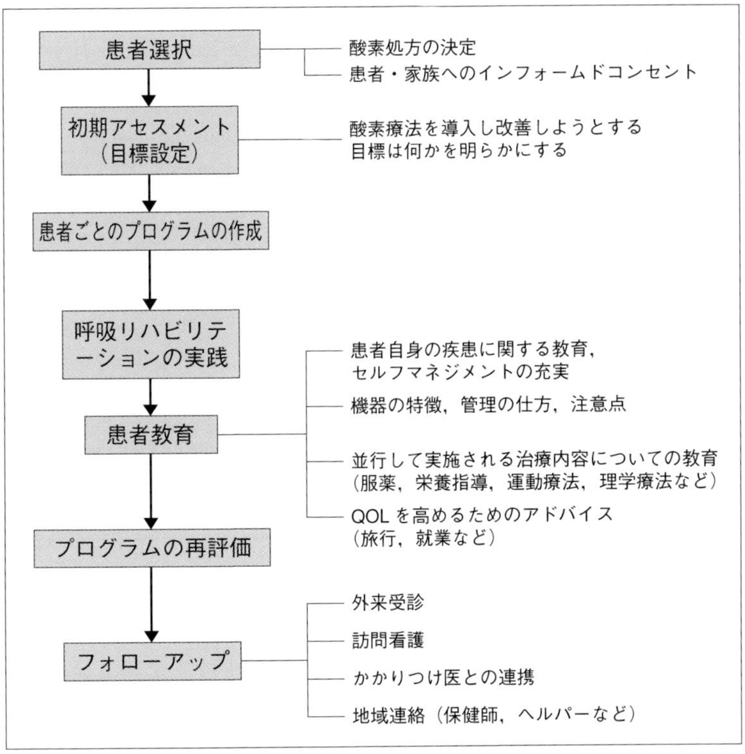

図2 在宅酸素療法導入の手順（文献[1]を参考に作成）
木田厚瑞：在宅酸素療法マニュアル，第2版，新しいチーム医療を目指して．医学書院，東京，2006．改変して引用。

いる酸素供給装置は，自宅に酸素濃縮装置を設置し，外出時に携帯用酸素ボンベを用いる方法と，液化酸素装置を設置し，外出時は携帯型液化酸素装置へ親容器から液体酸素を充填して使用する方法に大別される[3]。現在わが国では約9割の症例が酸素濃縮装置が使用している。**表2**に両供給方法の比較を示した[3]。これらの利点と欠点を考慮し，HOT患者の日常生活のニーズにあった装置を選択することが重要である。

次に，酸素流量（安静時，労作時）の決定を行う。まず，安静，室内気呼吸下で動脈血ガス分析を行う。次に，鼻カニュラより酸素1l/分で吸入し，0.5lずつ増減し，SpO_2が94～98％になるように酸素量を調節する。酸素量を決定したら15分後にもう一度動脈血ガス分析を行い，PaO_2，$PaCO_2$の値をチェックして，安静時の酸素量を決定する。労作時の酸素流量は大まかな目安として安静時の流量の1.5～2倍とするのが一般的である[3]。外出などの労作時には呼吸同調装置がついた携帯用酸素ボンベや携帯型液化酸素装置を使用するのが一般的である。呼吸同調装置の原理には2種類あり，酸素の供給方法が機種により異なっているため，酸素濃縮器を用いた場合の労作時の酸素流量をそのままあてはめることができない。そのため，呼吸同調装置をつけた酸素ボンベを用いて6分間歩行などを行い，処方した酸素流量が適切であるかを検討することが重要である[3]。

表2 酸素濃縮装置と液化酸素装置の比較

システム	利点	欠点
酸素濃縮装置	●電源があれば連続使用可能 ●メンテナンスに手間がかからず使用は比較的容易	●停電時は使用できない ●電気代がかかる ●供給酸素濃度は90％以上であるが，流量が増加すると，酸素濃度が低下する機種もある ●高流量の酸素投与には不向き ●外出時は携帯型酸素ボンベを使用するが，外出時間の制限がある
液化酸素装置	●電気がなくても使用可能で，電気代が不要 ●高流量の酸素投与が可能 ●携帯用システムがあり長時間使用可能	●定期的な親容器交換が必要 ●携帯型液化酸素装置への充填がやや困難 ●容器転倒時の液もれ，低温やけど ●使用に制限がある（使用前届け出の必要性，住宅事情）

2）患者教育

前述のようにHOTは慢性呼吸不全患者に行われる呼吸リハビリテーションの一環として理解されている。HOTを導入してもすべてが解決するわけではなく，表3に示されたすべての治療が適切に実施されてはじめてその効果が期待される。そのためには患者のみならず家族にもできるだけHOTの必要性を理解してもらう必要がある。医師により患者選択および処方がなされた後，表3に示した内容につき指導を行う。指導を行う際には多職種による医療チームにより実施することが望ましいが，患者教育の主要な部分は医師と看護婦により実施される。指導のポイントは，セルフマネージメントを強化し，できるだけ自分の病気は自分で管理するよう指導することである。このような患者教育が十分実施されないと在宅でのHOTのコンプライアンスが低下することが報告されている[6]。また，HOTのコンプライアンスの低下はCOPD急性増悪による入院の危険因子となることが指摘されており[7]，導入時にHOTの導入に対するインフォームドコンセントを得ることを含めた十分な患者指導を行うことはきわめて重要である。

これらの患者指導は，漏れがないようにチェックリストを用い評価を行いながら，不足部分は反復して実施する。多職種により患者指導が実施された場合には患者指導に関し統一したコンセプトを持つことが重要である。また，指導を効率化するためにはクリティカルパスを用いることが有用である。このような予定をあらかじめ患者，家族に知らせることにより，HOT導入に関し理解が容易になり，インフォームド・コンセントを得やすくなり，患者のモチベーションを高めることが可能となる。HOT導入の際にクリティカルパスを用い患者教育を実施した筆者らの成績では，クリティカルパスの導入により，入院期間の低下，救急受診回数，緊急入院回数の減少などの効果が認められた[8]。

表3 在宅酸素療法を施行するときに実施すべき患者教育

1) **酸素吸入の必要性を説明する（インフォームド・コンセント）**
　　担当医より，疾患，病態の説明，酸素吸入の必要性を説明し，HOT導入に関するインフォームド・コンセントを得ておく。
2) **酸素濃縮器，携帯用酸素ボンベの使用法の説明**
　　機器の説明と自分で実施しなければならないメンテナンスにつき説明する。携帯用ボンベを用いて積極的に外出することを指導する。
3) **日常生活の指導**
　　患者の自己管理能力を高めることを目的に日常生活全般にわたり実施する。
- 療養日誌の記録
　　療養日誌を毎日記録することにより自己管理能力を高めることができる。
- 禁煙の継続
　　禁煙は疾患の進行を防止するという点に加え，火災，火傷などの事故防止の観点からも極めて重要である。継続して禁煙できない場合にはHOTの適応があっても導入すべきではない。
- 薬物療法指導
　　吸入薬の特性と副作用，吸入の方法，吸入補助具（スペーサー）の使用方法につき指導を行う。吸入療法は，高齢者では誤使用が多く，反復指導が重要である。
- 運動療法，呼吸理学療法
　　HOTの導入により外出などのADLがが逆に制限されてしまうことがしばしば経験される。上肢，下肢を中心とした運動療法が呼吸困難緩和，ADLの改善に重要であることを十分説明し，歩行を中心とした持久力トレーニングを指導する。運動を実施しているHOT患者では予後が良好であることが報告されている。
- 栄養指導
- 急性増悪の対処
　　慢性呼吸不全患者では，軽度の気道感染でも呼吸不全の増悪（急性増悪）をきたすことが多く，一度生じると極めて予後不良である。初期症状の発見（呼吸困難の増悪，喘息発作，発熱，膿性痰など）の早期発見とその対処方法，日常生活指導，ワクチン接種（インフルエンザ，肺炎球菌）などの指導を行う
- 旅行の手続き
　　HOTを実施していても旅行が十分可能であること，その際の手続きにつき指導を行う。
- 社会福祉制度の利用
　　HOT実施者では呼吸器身体障害者の認定が取得可能であることが多い。

C. 在宅酸素療法のエビデンス

これまでの慢性呼吸不全に関するHOTの効果に関する検討では，生存期間の改善，肺循環動態の改善，運動耐容能の改善，精神神経機能の改善，QOLの改善，入院回数・期間の短縮効果が報告されている。

1. 生存期間の延長

低酸素血症を示すCOPDに対しHOTは生存期間を延長する。英国のBritish Medical Research Council（BMRC）[9]と米国のNocturnal Oxygen Therapy Trial（NOTT）[10]の検討により，呼吸不全を有するCOPDに対し，1日15時間以上の酸素療法は生命予後を改善し，また，1日18時間以の酸素療法は12～15時間の酸素療法に比し予後が良好であることが示された（図3）。これらの成績からは，より長時間の酸素吸入を実施した方が予後をより改善することが推定され，PaO_2が55 Torr以下の低酸素血症を有するCOPDにおいては24時間の酸素吸入が推奨されている。わが国の呼吸不全調査研究班の調査においてもHOT実施例の予後が非実施例に比し改善したこと

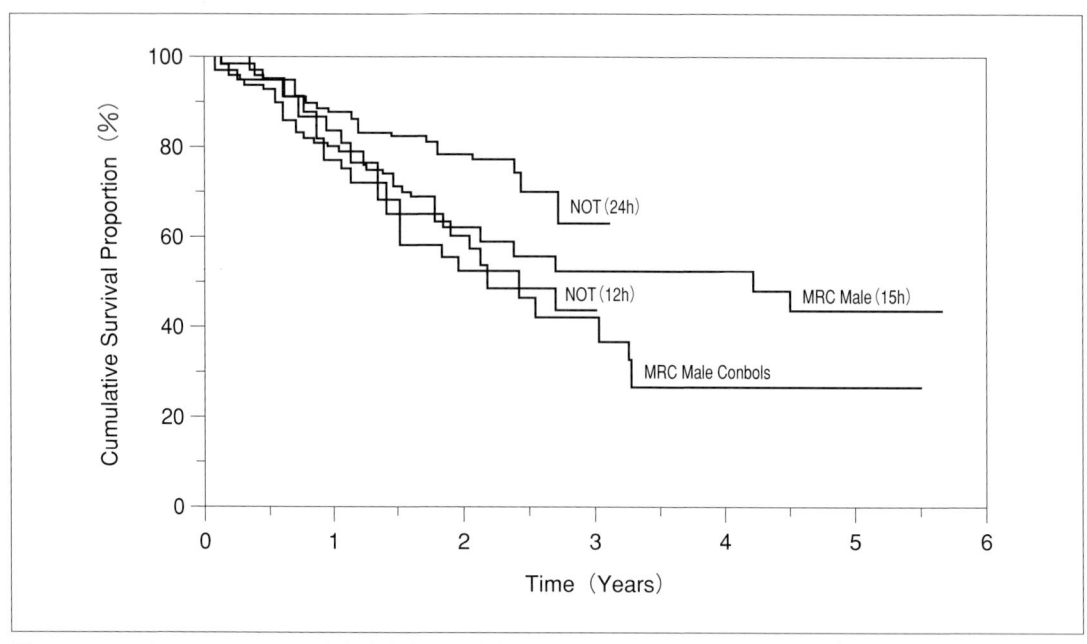

図3 BMRCとNOTT studyの在宅酸素療法の生存率に対する影響の比較（文献 9, 10）より作成）
呼吸不全を有するCOPDに対し，1日15時間以上の酸素療法は酸素療法非施行例に比し生命予後を改善し（BMRC study），また，1日18時間以上の酸素療法は12時間の酸素療法に比し予後が良好であった（NOTT study）。

が報告されている[11]。一方，PaO_2 が60Torrを越える準呼吸不全のCOPDに対しHOTを実施した検討では，HOTを実施しても予後を改善しないことが示されている[12]。

以上の成績はHOTが慢性呼吸不全患者の予後を改善することを示唆するものであるが，BMRCとNOTTの研究では70歳以上の高齢者は除外されており，高齢者の慢性呼吸不全の患者の予後を改善するかは不明である[13]。また，肺線維症をはじめとしたCOPD以外の疾患に対するHOTの効果は十分検証されていない。

2. 肺循環動態の改善

HOTはCOPD患者の肺循環動態を改善することが報告されている。NOTTの検討では，6ヵ月間の酸素投与により，安静時および運動時の肺動脈圧，肺血管抵抗の有意の改善，心拍出量の有意の改善があることが報告されている[14]。HOTによる生命予後の改善効果は肺高血圧の低下など，おもに肺循環動態の改善効果によると推定されている。

3. 精神神経機能の改善

低酸素血症を有するCOPDでは，精神神経機能の低下をきたし，その程度は低酸素血症の程度と相関することが報告されている[15]。NOTTでは精神神経機能に対するHOTの効果につき検討した。その結果，HOT導入後12ヵ月後に24時間酸素吸入群で精神神経機能がより改善することが示され[16]，HOTにより慢性呼吸不全患者の精神神経機能の改善効果がある可能性が示唆されている。

4. 運動耐容能

運動時に低酸素血症をきたす症例に運動時に酸素吸入を行うことにより，急性効果として歩行距離の改善，運動持続時間の改善などの運動耐容能の改善があることが報告されている[17]。以上の成績からは，HOTの導入により運動耐容能を改善する可能性がある。HOT導入後に運動耐容能が増加したとする報告[18]や，携帯用酸素の使用により運動耐容能が改善する可能性が報告されている[19]。しかしながら，HOTを実施している症例に労作時の携帯用酸素を併用しても運動耐容能を改善しないとする報告[20]や，労作時の低酸素血症を有する症例に酸素吸入を導入した成績では，運動耐容能の改善効果に否定的な見解が少なくなく[21]，今後の検討が必要である。

5. QOL

HOTの目的は慢性呼吸不全患者の生命予後に加えQOLを改善することであるが，HOTのQOLに対する効果は一定の見解が得られていなかった[10,22]。しかしながら，最近のHOTの適応基準に合致した症例としからざる症例に対するHOTの効果をChronic Respiratory Questionnaire（CRQ）による疾患特異的QOLで検討した成績では，適応基準に合致した症例のみがHOT開始後，2ヵ月および6ヵ月後にCRQスコアの有意な改善を認めたことが報告され[23]，QOLがHOTにより改善する可能性が示唆された。しかしながら，これまでの成績は少数例の検討であり，また，短期間の効果の検討にとどまっている。また，近年HOT機器の改善が進んでいるがこれらの機器の改善がQOLの改善効果に影響があるかに関しても十分検討されておらず，HOTのQOLに対する長期効果については今後さらに十分検討される必要がある。

6. 入院回数，入院期間の減少

HOTの導入前に比し，導入後入院回数，入院期間，入院患者数の減少効果があることが報告されている[24]。HOTに関わる医療費は高額であるが，入院の抑制により医療費を抑制する効果がある可能性がある。今後，HOTが医療経済的にも有効な治療であるか検証する必要がある。

文　献

1) Tarpy SP, Celli BR：Long-term oxygen therapy. New Engl J Med 333：710-714, 1995.
2) 木田厚瑞：在宅呼吸ケアのデザイン．日本医事新報社，東京，2001.
3) 日本呼吸器学会肺生理専門委員会，日本呼吸器学会酸素療法ガイドライン作成委員会：酸素療法ガイドライン．メディカルレビュー社，東京，2006.
4) 木田厚瑞：在宅酸素療法マニュアル，第2版，新しいチーム医療を目指して．医学書院，東京，2006.
5) 日本呼吸器学会在宅呼吸ケア白書作成委員会：在宅呼吸ケア白書．文光堂，東京，2005.
6) Pepin JL, et al.：Long-term oxygen therapy at home. Caupliauce with wedical prescription and effectiuluse of therapy. ANTADIR Working Group on Oxygen Therapy. Association Nationale de Traiteent a Domiciledes Insuffisants Respiratories. CHEST 109：1144-50, 1996.
7) Garcia-Aymerich J, et al.：Patients hospitaliged for COPD have a high prevalence of moditiable riskfactors for exacerbation（EFRAM study）. Eur Respir J 16：1037-1042.
8) 入谷栄一，他：包括的呼吸リハビリテーションの

考え方を導入した在宅酸素療法導入クリティカルパスの有用性に関する検討（投稿中）.
9) Medical Research Council Working Party：Long-term domiciliary oxygen therapy in in chronic hypoxic cor pulmonale complicating chronic bronchitis and emphysema. Lancet 1：681-686, 1981.
10) Nocturnal Oxygen Therapy Trial Group：Continious or nocturnal oxygen therapy in chronic obstructive pulmonary disease：a clinical trial. Ann Intern Med 93：391-9, 1980.
11) 吉良枝郎：在宅酸素療法実施症例（全国）の調査結果について．厚生省特定疾患呼吸不全調査研究班，平成3年度報告書，11-17, 1992.
12) Gorecka D, et al.：Effect of long-term oxygen therapy on survival in patients with chronic obstructive pulmonary disease with moderate hypoxemia. Thorax 52：674-679, 1997.
13) Katsura H, et al.：Factors determining outcome in elderly patients with severe COPD on long-term domiciliary oxygen therapy. Monaldi Arch CHEST Dis 56：195-201, 2001.
14) Timms RM, et al.：Hemodynamic response to oxygen therapy in chronic obstructive pulmonary disease. Ann Intern Med 102：29-36, 1985.
15) Krop HD, et al.：Neuropsycho-logic effects of continuous oxygen therapy in chronic obstructive pulmonary disease. Chest 64：317-322, 1973.
16) Heaton RK, et al.：Psychologic effects of continuous and nocturnal oxygen therapy in hypoxemic chronic obstructive pulmonary disease. Arch Intern Med 143：1941-1947, 1983.
17) Dean NC, et al.：Oxygen may improve dyspnea and endurance in patients with chronic obstructive pulmonary disease and only mild hypoxemia. Am Rev Respir Dis 146：941-945, 1992.
18) Morrison DA, et al.：Increased exercise capacity in hypoxemic patients after long-term oxygen therapy. CHEST 102：542-550, 1992.
19) Bradley J, et al.：Short term ambulatory oxygen for chronic obstructive pulmaoary disease. Cochrane Database Syst Rev, 2005.
20) Lacasse Y, et al.：Rando-mised trial of ambulatory oxygen in oxygen-dependent COPD. Eur Respir J 25：1032-1038, 2005.
21) McDonald CF, et al.：Exertional oxygen of limited benefit in patients with chronic obstructive pulmonary disease and mild hypoxemia. Am J Respir Crit Care Med 152：1616-1619, 1995.
22) Okubadejo AA, et al.：Does long-term oxygen therapy affect quality of life in patients with chronic obstructive pulmonary disease and severe hypoxemia？ Eur Respir J 9：2335-2339, 1996.
23) Eaton T, et al.：Long-term oxygen therapy improves health-related quality of life. Respir Med 98：285-293, 2004.
24) Ringbaek JJ, et al.：Does long-term oxygen therapy reduce hospitalization in hypoxaemic chronic obstructive pulmonary disease？ Eur Respir J 20：38-42, 2002.

10. 在宅人工呼吸療法

陳 和夫（京都大学医学部附属病院呼吸器内科）

A. 在宅人工呼吸の現状

在宅人工呼吸（home mechanical ventilation；HMV）の健康保険適用は1990年に始まり，1998年には鼻マスク・顔マスクを介した非侵襲的陽圧換気（noninvasive positive pressure ventilation；NPPV）の健康保険適用が始まった．石原らの全国調査によれば[1,2]，2001年にはHMV症例は10,400例，2004年には17,500例であり，人口10万人対，それぞれ，8.2，13.7例に達している．NPPV症例は7,900例より15,000例に増加しているが，気管切開下陽圧人工呼吸（tracheostomy intermittent positive pressure ventilation；TIPPV）症例は2,600例，2,500例とほぼ同数となっている（図1）．在宅NPPVの基礎疾患としてはCOPD 29％，結核後遺症24％，神経筋疾患23％，睡眠時無呼吸症候群7％，後側彎症6％，その他の低換気症候群3％などになっている．在宅TIPPVの基礎疾患としては神経筋疾患78％，COPD 6％，結核後遺症5％，後側彎症1％，その他の低換気症候群5％などになっている．

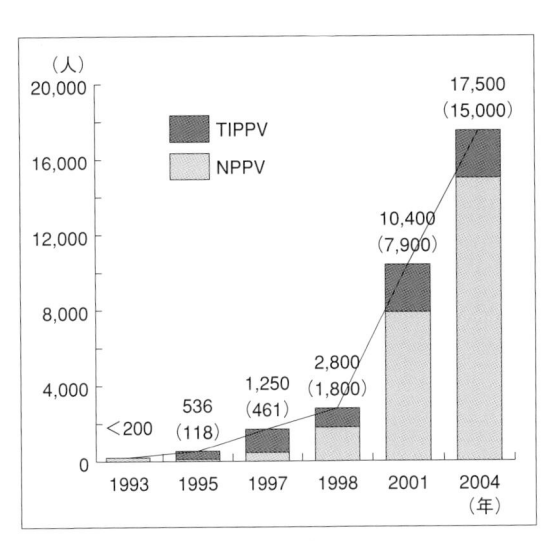

図1 在宅人工呼吸症例数の変遷
　　（　）内にNPPV症例数を示す
　　石原英樹，他：在宅呼吸ケアの現状と課題．—平成16年度全国アンケート調査報告—厚生省特定疾患呼吸不全研究班，平成16年度研究報告書 31-34，2005．
　　日本呼吸器学会NPPVガイドライン作成委員会：NPPV（非侵襲的陽圧換気療法）ガイドライン．P72，南江堂，2006．

B. 在宅人工呼吸の保険適用[3]

在宅人工呼吸の保険適用は，以下の通りである．

①在宅人工呼吸とは，長期にわたり持続的に人工呼吸に依存せざるを得ず，かつ，安定した病状にあるものについて，在宅において実施する人工呼吸療法をいう．

②対象となる患者は，病状が安定し，在宅での人工呼吸療法を行うことが適当と医師が認めた者とする．なお，睡眠時無呼吸症候群の患者は対象とならない．

在宅人工呼吸と共に在宅呼吸管理において重要な位置を占める在宅酸素療法の適応は，基準が示されているがHMV適用患者の決定には在宅酸素療法のように具体的な数値は示されておらず，医師の判断，判定が重要となっている．

1. 在宅TIPPVの適応

在宅TIPPV例は2001年から2004年間ではとんど増加を認めていない（図1）．在宅TIPPVの基礎疾患としては神経筋疾患78％，COPD6％，結核後遺症5％，後側彎症1％，その他の低換気症候群5％になっていることを考慮すれば，NPPV使用以前からの神経筋疾患を中心としたTIPPVの症例とNPPV管理下からたとえば，NPPVのほぼ24時間の連続使用，誤嚥，喀痰排出困難などによりTIPPVへの移行が行われているとも考えられる．米国呼吸療法学会における在宅TIPPVの適応と禁忌を参考として表1に示す[4,5]．

2. 在宅NPPVの適応

在宅NPPVは通常，慢性呼吸不全症例に使用されるが，使用目的は睡眠時呼吸異常，呼

表1 米国呼吸療法学会における在宅TIPPVの適応と禁忌

適応
1. ①侵襲的換気補助から完全に離脱することができない患者
   ②原疾患の進行により換気補助の必要性が増加している患者
2. 上記の基準に見合う状態としては，呼吸筋障害，肺胞低換気症候群，原発性呼吸障害，閉塞性肺疾患，拘束性肺疾患，先天性異常を含む心疾患などがあるが，これらに限られたものではない．

禁忌
1. 家庭ではできない高度のケアや資源を必要とする生理学的に不安定な医学的状態
   ①吸入器酸素濃度（F_{IO_2}）＞0.40
   ②PEEP＞10cmH₂O
   ③成人患者で，継続した侵襲的モニターが必要
   ④完全な気管切開ができない
2. 患者が在宅TIPPVを選択しない
3. 適切な退院計画の欠如
4. 退院計画チームによって，居住環境が安全でないと判断された場合
   ①火災の危険，非衛生的な状態を含む健康や安全への害がある場合
   ②基本的な生活条件が不適当な場合（暖房，空調，電気など）
5. 在宅におけるケアのための資源が不十分な場合
   ①経済力が不十分
   ②人材が不十分

4) AARC Clinical Practice Guideline. Long-term invasive mechanical ventilation in the home. Respir Care 1995 ; 40 : 1313-1320.
5) 近藤康博, 野間 聖, 谷口博之：在宅TIPPVの現状・適応基準・効果. 在宅呼吸管理の新展開. 日胸臨. 2005 ; 64 : S104-S111.

吸筋負荷，呼吸調節異常などによる睡眠障害，呼吸困難，高PaCO$_2$血症の改善である[2,6]。NPPVはマスクを使用し挿管を行わないので，自力喀痰排出困難，誤嚥，循環動態が非常に不安定では使用困難である。また，NPPVの使用は通常意識下で導入されるので，NPPV使用に関して患者自身の理解と協力が得られないと施行できない。また，TIPPVほどではないが，患者家族の理解や協力も必要であり，経済面や介護者の問題にも十分な配慮が必要である[7]。NPPVが導入されている疾患は上記のように，おもには肺結核後遺症，後側弯症などの拘束性換気障害，COPDおよび神経筋疾患である。それぞれの疾患群に疾患特異性があるので，本邦においてもそれぞれのガイドラインが示されている（表2,3）[2,6]。

C. 実際の処方

慢性呼吸不全患者の安定期の導入では，最初の設定条件はS（spontaneous）/T（timed）モード，expiratory positive airway pressure（EPAP）は4cmH$_2$O，inspiratory positive airway pressure（IPAP）は6〜8cmH$_2$Oからは

表2　拘束性胸郭疾患（RTD）における長期NPPVの適応基準

○自・他覚症状として，起床時の頭痛，昼間の眠気，疲労感，不眠，昼間のイライラ感，性格変化，知能の低下，夜間頻尿，労作時呼吸困難，体重増加・頸静脈の怒張・下肢の浮腫などの肺性心の徴候のいずれかがある場合，以下の（a），（b）の両方あるいはどちらか一方を満たせば長期NPPVの適応となる． （a）昼間覚醒時低換気（PaCO$_2$＞45mmHg） （b）夜間睡眠時低換気（室内気吸入下の睡眠でSpO$_2$＜90%が5分間以上継続するか，あるいは全体の10%以上を占める） ○上記の自・他覚症状のない場合でも，著しい昼間覚醒時低換気（PaCO$_2$＞60mmHg）があれば長期NPPVの適応となる． ○高二酸化炭素血症を伴う急性増悪入院を繰り返す場合には長期NPPVの適応となる．

(RTD = restrictive thoracic disease)
日本呼吸器学会NPPVガイドライン作成委員会：NPPV（非侵襲的陽圧換気療法）ガイドライン．P68, 南江堂, 2006.

表3　COPD（慢性期）におけるNPPV導入基準

①あるいは②に示すような自・他覚症状があり，③の（a）〜（c）いずれかを満たす場合． 　①呼吸困難感，起床時の頭痛・頭重感，過度の眠気などの自覚症状がある． 　②体重増加・頸静脈の怒張・下肢の浮腫などの肺性心の徴候 　③ 　　（a）PaCO$_2$≧55mmHg：PaCO$_2$の評価は，酸素吸入症例では，処方流量下の酸素吸入時のPaCO$_2$，酸素吸入をしていない症例の場合，室内空気下で評価する． 　　（b）PaCO$_2$＜55mmHgであるが，夜間の低換気による低酸素血症を認める症例．夜間の酸素処方流量下に終夜睡眠ポリグラフ（PSG）あるいはSpO$_2$モニターを実施し，SpO$_2$＜90%が5分間以上継続するか，あるいは全体の10%以上を占める症例． 　　（c）安定期のPaCO$_2$＜55mmHgであるが，高二酸化炭素血症を伴う急性増悪入院を繰り返す症例

日本呼吸器学会NPPVガイドライン作成委員会：NPPV（非侵襲的陽圧換気療法）ガイドライン．P73, 南江堂, 2006.

表4 導入時の初期設定

モード	S/T
IPAP：	6～8cmH$_2$O
EPAP：	4cmH$_2$O
呼吸回数：	12回/分
最大IPAP時間：	1.7秒
（最小IPAP時間：	0.5秒）

6) 非侵襲的換気療法研究会：慢性呼吸不全に対する非侵襲的換気療法ガイドライン. Therapeutic Research：25：1-40, 2004.

じめることが多い。S/Tモードでのバックアップの呼吸数は，安静時の呼吸数より2～4回少なく設定する（表4）。気胸の発現に注意するため病態によってはNPPV開始前に気腫性肺嚢胞やブラの有無の確認などをCTにて行う。

使用開始時には圧に慣れることを第一目標として低めにとどめ，徐々に上昇させていく方がよい。最終的にはPaCO$_2$値が使用開始前の10mmHg程度低い値を目標に達成するようにIPAP圧を定める[6]。IPAP圧は10～16cmH$_2$O位になることが多い[2,6]。

EPAPは導入初期に息が吐きづらいと訴えた場合，2～3cmH$_2$Oまで下げて機器に慣れた後再度，4cmH$_2$O程度まで上昇させることもある。呼気の再呼吸を防ぎ，自発呼吸の感知を確実にするためにEPAP圧は4cmH$_2$O以上が推奨される[8]。呼吸困難が強いCOPD例では，EPAP圧をわずかに上げることで吸気が楽に行えるようになる場合もある[6]が，閉塞型睡眠時無呼吸症候群の合併がなければ，通常4～6cmH$_2$O位のことが多い。

D. エビデンス

肺結核後遺症・脊椎後側彎症などの拘束性胸郭疾患（restrictive thoracic disease；RTD）では，欧州，本邦のレトロスペクティブな調査を含むコホート研究において，生命予後やQOLの改善がすべての報告でみられており，今日すでに広く用いられ良好な治療成績が得られている。また，NPPVを中止すると，患者の病態は一般的に早期に悪化するため，比較対照試験を行うことは倫理的に困難になっている。したがって，適応のあるRTD症例では長期NPPVを導入することが本邦のガイドラインでも推奨されている[2,6]。

COPDの急性増悪でのNPPV使用の有効性のエビデンスはすでに明かであるが，安定期COPD患者に対するNPPVに対する有効性のエビデンスは明らかにされていない。したがって，安定期COPD患者に対してNPPVの導入を行う場合，薬物療法・呼吸リハビリテーション・酸素療法などの包括的ケアを行った後，表3のようなガイドラインに沿ってNPPV使用の有無を個々の症例で判断することが望ましい[4]。

神経筋疾患に関してガイドラインでは「神経筋疾患に起因する拘束性障害がもたらす慢性呼吸不全はNPPVのもっともよい適応である。慢性肺胞低換気症状を認めたとき，日中の動脈血ガス分析でPaCO$_2$が45mmHg以上に上昇したとき，あるいは睡眠時にSpO$_2$＜90％が5分以上続くか全モニター時間の10％以上であれば，夜間NPPVを開始する。病状，病態に応じて昼間にもNPPVを追加する。気道分泌液が換気を妨げないように適切な排痰処置を講じることがきわめて重要である。デュシェンヌ型筋ジストロフィー（DMD）や筋萎縮性側索硬化症（ALS）ではNPPVを行うことにより生命予後やQOLは明らかに改善

する」と記されている[2]。

文　献

1) 石原英樹, 他：在宅呼吸ケアの現状と課題. ―平成16年度全国アンケート調査報告―厚生省特定疾患呼吸不全研究班, 平成16年度研究報告書 31-34, 2005.
2) 日本呼吸器学会NPPVガイドライン作成委員会：NPPV（非侵襲的陽圧換気療法）ガイドライン. 南江堂, 2006.
3) 社会保険研究所：社会保険・老人保健診療報酬, 医科点数表の解釈. 平成18年4月版.
4) AARC Clinical Practice Guideline. Long-term invasive mechanical ventilation in the home. Respir Care, 40：1313-1320, 1995.
5) 近藤康博, 野間　聖, 谷口博之：在宅TIPPVの現状・適応基準・効果. 在宅呼吸管理の新展開。日胸臨, 64：S104-S111, 2005.
6) 非侵襲的換気療法研究会：慢性呼吸不全に対する非侵襲的換気療法ガイドライン. Therapeutic Research, 25：1-40, 2004.
7) Mehta S, Hill NS：Noninvasive ventilation. Am J Respir Crit Care Med, 163：540-577, 2001.
8) Hillberg RE, Johnson DC：Noninvasive ventilation. N Engl J Med, 337：1746-1752, 1997.

第5章

患者教育の基礎

1. 栄養療法
2. 服薬指導
3. 心理社会的支援

1. 栄養療法

野村浩一郎（静岡医療センター呼吸器科）

A. 栄養療法の目的と内容

1. 栄養療法の目的

体重減少（栄養障害）のある患者に対して栄養療法を介入する際，その目的を明確にし患者とともに共有することが重要である。

1) 適切な栄養管理により病状を安定させ，急性増悪を回避できる可能性がある。

COPDは急性増悪を繰り返しながら段階的に呼吸機能が低下し，QOLならびに予後が悪化することが知られている。急性増悪時には，接食中枢を抑制するホルモンLeptin，炎症サイトカインTNF-αが上昇し[1]，成長ホルモン分泌促進作用のあるホルモンGhrelinは低下するため[2]，結果として栄養パラメータが変動，体重が減少することがわかってきた。

体重減少は，呼吸機能障害の重症度とは独立した予後因子であることは指摘されていたが，身体組成の中で除脂肪体重（fat free mass；FFM）が独立した予後因子であることがわかってきた[3]。逆に栄養障害のあるCOPDに対して栄養療法を行いながら呼吸リハビリを行うと，FFMの増加を伴う体重増加を認め，運動耐容能がさらに改善することも報告されている[4]。このように適切な栄養療法と運動療法によりFFMが増加すれば運動耐容能が改善するのみならず，予後改善に寄与する可能性がある。また急性増悪も減少し入退院を繰り返すことが少なくなり病状が安定することも期待できる。

2) 呼吸リハの中心的な要素である運動療法の効果をさらに高める可能性がある。

COPDの管理の目標は，呼吸困難感の軽減，身体活動性の改善，QOLの向上であり，COPDを対象とした呼吸リハビリの有用性は科学的にも実証され，他の呼吸不全を呈する呼吸器疾患にも応用されている。その中心となるのは運動療法であるが，適切な栄養療法を加えることにより体重を増加させながら運動耐容能をさらに向上させることができる。とくにBMI＞19kg/m^{2}の比較的栄養状態の保たれている症例でその効果は顕著であったという報告がある[5]。適切な栄養療法は運動療法の効果をさらに高める可能性がある。

2. 栄養療法の内容

栄養療法の介入は，評価とプランニングに

より構成される。

1）評価
　a. 食習慣，食事（栄養）摂取量，食事摂取時の臨床症状の有無

3日間の食事調査から，食習慣（1日の食事回数，食事の時間，間食の有無），1日の摂取エネルギー，栄養組成を調査する。

食事摂取時の臨床症状の有無，咳，痰，呼吸困難は，摂取エネルギーが少なくなる要因となるため，とくに食事中の動作に伴う呼吸困難に関しては，どのような動作で呼吸困難が強くなるかを聞き取り，具体的な改善策を指導する。

喫煙習慣やアルコールなど嗜好品，消化器系の手術歴，糖尿病，心疾患などの合併症や内服中の薬物も確認する。

　b. 身体計測

①％標準体重（％ ideal body weight：％IBW）：同一身長の標準体重に対する測定体重の比率

標準体重（kg）＝ 22 × 身長（m）^{2}

± 10％以内は正常

②体格指数（body mass index：BMI）：BMIは，体重（kg）／[身長（m）]^{2}で示される。WHOの基準では標準　22，＜ 18.5 低体重，18.5 ≦〜＜ 25　普通体重，25 ≦肥満とされる。

③体重減少率（％ loss of body weight）：体重減少率は，平常時体重からの減少率。最近6ヵ月以内に10％以上の体重減少，1ヵ月以内に5％以上の体重減少がある場合，中等度以上の栄養障害の存在が疑われる。

日本呼吸器学会ガイドラインでの栄養評価項目を表1に示す。

　c. 主観的包括的評価（SGA）

主観的包括的評価（SGA）：問診，病歴，身体症状から構成されており，患者の栄養状態を主観的に評価する。

　d. 客観的栄養評価（ODA）

表1　栄養評価項目

- 身体計測：％標準体重（％IBW），％上腕筋囲（％AMC），％上腕三頭筋部皮下脂肪厚（％TSF），Body mass index（BMI）
- 体成分分析：Bioelectrical impedance analysis（BIA），Dual energy x-ray absorptiometry（DXA）
- 生化学的検査：内臓蛋白　血清アルブミン
　　　　　　　Rapid turnover protein　トランスフェリン
　　　　　　　　　　　　　　　　　　プレアルブミン
　　　　　　　　　　　　　　　　　　レチノール結合蛋白
　　　　　血漿アミノ酸分析　分枝鎖アミノ酸（BCAA）
　　　　　　　　　　　　　芳香族アミノ酸（AAA）
　　　　　　　　　　　　　BCAA／AAA比
- 呼吸筋力：最大吸気筋力　　最大呼気筋力
- 骨格筋力：握力
- エネルギー代謝：安静時エネルギー消費量（REE）　栄養素利用率
- 免疫能：総リンパ球数　遅延型皮膚反応　リンパ球幼若化反応

日本呼吸器学会：COPD診断と治療のためのガイドライン，2004.

客観的栄養評価（ODA）：身体計測，血液生化学検査，尿生化学検査，免疫能，生理機能検査など種々の検査データに基づいて患者の栄養状態を客観的に評価する。

2）プランニング

まず患者毎に必要なカロリーを決定する。

a. 基礎エネルギー必要量（basal energy expenditure；BEE）

Harris-Benedictの式を用いて算出する。

男性 ＝ 66.5 ＋（13.8 ×体重 kg）＋（5.0 ×身長 cm）－（6.8 ×年齢）
女性 ＝ 655.1 ＋（9.6 ×体重 kg）＋（1.8 ×身長 cm）－（4.7 ×年齢）

b. 目標とする1日の投与カロリー

総エネルギー必要量（kcal/day）＝ BEE ×活動度因子×ストレス因子

体重減少のあるCOPD患者の活動度因子は1.5，ストレス因子は1.2〜1.5として計算する。

c. 脂質主体のカロリー設定に関して

体内での栄養素が燃焼するときに消費された酸素量と産生された二酸化炭素量の体積比を呼吸商（respiratory quotient；RQ）という。各栄養素の呼吸商は，蛋白質0.8，脂質0.7，糖質（炭水化物）1.0である。したがって，炭水化物の多い食餌は二酸化炭素産生を増加させ換気需要を高めるため動脈血液中に二酸化炭素が蓄積しやすい（Ⅱ型呼吸不全）肺結核後遺症やCOPD患者にとっては不利となる可能性がある。したがって，脂質の割合を多くしたカロリー摂取が望ましい。しかし，嗜好の問題もあり，患者自身が受容でき継続可能なカロリー摂取を優先させることに問題はない。

B. 実際の処方（介入のプロセス）

1. 症例呈示

症例：65歳，男性，COPD
現病歴：数年前から坂道や階段を昇る時に息切れを感じるようになったが年齢からくるものと思い放置していた。半年前に近医を受診し，肺気腫と診断された。当時，体重50kg。禁煙をすすめられたが，なかなか禁煙できず，しかし息切れは徐々に強くなり体重も減少した。1週間前に風邪をひいて，発熱，咳，膿性痰が続き，食事もとれず動くこともつらくなり緊急入院となった。

入院時身体所見：身長165cm，体重42kg
体温　38.0℃，脈拍　94/分，
呼吸数　36/分，
動脈血酸素飽和度　92％（室内気），
血圧　152/90 mmHg
聴診上，呼気の延長，湿性ラ音聴取
喫煙歴　1日20本×45年
血液検査データ
　白血球数　$10.5 \times 10^3/\mu l$，
　赤血球数　$310 \times 10^4/\mu l$，Hb　11.7 g/dl，
　Ht　35.1％，
　血小板数　$21.0 \times 10^4/\mu l$，
　アルブミン　3.0 g/dl，BUN　14 mg/dl，
　CRE　0.42 mg/dl，CRP　8.82 mg/dl
　血糖　110 mg/dl

2. 問題点の分析

1）主観的包括的評価（SGA）

①体重の変化（動的体重減少）：6ヵ月間の体重の変化　8kg，体重減少率　8/50 ＝ 16％

②食事摂取量の変化

食欲の低下があっても肺気腫と関係があるという認識はなく，体重減少も少し気になった程度．1週間前から食事摂取量はいちじるしく減少した．

③消化器症状

高度の食欲低下はあるものの，悪心，嘔吐，下痢，便秘はない．

④機能状態（活動指数の判断）

1週間前の気道感染以来，身体を動かすことはつらくなったが，まったく動けないわけではない．

⑤疾患とストレスの程度

高度の栄養障害，中等度～高度のストレスと判断される．

2）客観的栄養評価（ODA）

①発熱，脈拍増加は感染の徴候．SpO_2低下，呼吸数増加より呼吸不全による低酸素血症のため換気需要が高まっている．しかし，呼気延長，湿性ラ音は気道抵抗が高まっていることを示し，呼吸筋の仕事量が増えている．代謝亢進状態である．

②Hb低下は酸素運搬能にとって不利であり，貧血の原因の評価が必要である．

③血清アルブミン値が低値である．これは単に1週間前からの食事摂取量の減少によるものではなく，それ以前からの栄養障害の存在を示している．健常時の体重まで回復するよう継続的な栄養指導が必要である．

④耐糖能障害はなさそうなので，十分なカロリー摂取を目標にできる．

以上から，COPDに感染を合併し，換気需要，呼吸筋仕事量が増加して代謝亢進状態にある．貧血，脱水をともなった低栄養状態ではあるが，耐糖能障害はなく，電解質バランスは保たれている．十分なカロリー補給が必要と判断できる．

3. 栄養指導の実施とアウトカム

> 身長165 cm，体重42.0 kg，年齢65歳，BMI 15.4
> 基礎エネルギー消費量（H-B 計算式）＝ 1042 kcal
> 目標投与カロリー＝ 1042 × 1.5（活動係数）× 1.3（ストレス係数）＝ 2031 kcal

病院常食1800 kcalに濃厚流動エンシュアH 250 ml（375 kcal）を追加する．しかし，当初，ハーフ常食1200 kcal＋375 kcalより開始し，1週間かけて目標カロリーまで上げる．エンシュアHは食間に数回にわけて飲むようにした．

使用する補助栄養食品は，栄養組成に加え，患者の嗜好，触感にあった経済的にも長期間使えるものを選択する（表2）．

C. 栄養療法のエビデンス

1. 栄養療法介入の時期に関するエビデンス[6]

8週間の呼吸リハビリテーションで通常の食事に500～750 kcalの経口流動食を加えた栄養強化を行っても体重増加が得られなかったグループの患者背景から，

- 実際の摂取カロリー/安静時エネルギー消費量が低値（つまり，食べたくても何らかの理由で食べられない患者）
- sTNF-receptor 55など炎症サイトカインの上昇した病状の進行した患者

表2 現在使用中の栄養補助食品 主要品目

形態		商品名	味	内容量(g)	エネルギー(Kcal)	たんぱく質(g)	脂質(g)	価格(円)	メーカー	通販
液体タイプ	1	エンシュアH	コーヒー、麦茶、バナナ、コーン	250	375	13.2	13.2	347	ダイナボット	
	2	プルモケア	いちご	250	375	15.6	23	300	ダイナボット	
	3	テルミールミニ	コーヒー、麦茶、バナナ、コーン	125	200	7.3	7.5	190	テルモ	○
	4	テルミールミニα	いちご	125	200	7.3	7.5	190	テルモ	
	5	グランケア	メロン、ミルクセーキ、抹茶	125	200	5	5.3	190	テルモ	
	6	カロリーミニ	バニラ、コーヒー、ストロベリー	125	125	4.9	3.5	220	ヤクルト	
	7	エネプラス	フルーツミックス	200	300	12	15	315	キッセイ	○
	8	ヒアロケア	苺、コーヒー、コーン	125	200	7.5	7.5	190	キッセイ	○
	9	アクトケアMAポチ	ストロベリー、ヨーグルト	125	200	7.5	5.6	210	ジャネフ	
とろみタイプ	10	テルミールソフトミニ	ストロベリー、ヨーグルト	125	200	6	6	190	テルモ	
ゼリードリンク	11	アミノバイタル	アップル	180	160	1.5	0	200	味の素	○
	12	カロリーメイト	マスカット	212	200	6.7	4.4	200	大塚製薬	
	13	ウイダーインゼリー		180	180	0	0	200	森永製薬	○
おやつ	14	[アイス]アイスで元気	バニラ、あずき、かぼちゃ	75	100	3.7	3.4	100	明治乳業	○
	15	[ゼリー]マクトンチアゼリー	メロン、グレープ、あんず	25	50	0	0.5	50	万有	
	16	[プリン]ソフトカップ	プレーン、バナナ	75	110	5	4	137	キッセイ	○
	17	[ムース]マガロリー	レモンレアチーズ、バナナ	67	160	0.2	9	142	キッセイ	
	18	[ゼリー]マガロリー	ブルーベリー、ストロベリー、ブルーベリー、オレンジ、他	83	125	0	0	137	キッセイ	
	19	[ようかん]マクトンようかん	小豆、芋、抹茶	55	100	0.5	3.2	195	万有	
	20	[ケーキ]パーフェクトプラス	チーズ、チョコ、ナッツ	46	200	4	12	157	明治乳業	
	21	[ビスケット]マクトンビスキー	レモン、ミルク、モカ	18.6	100	0.5	5.7	110	万有	
おかず	22	[ゼリー]やわらかカップ	ほたて、いとより、かに、うなぎ、いわし	80	100	2.5	8	168	キッセイ	○
	23	[スープ]スープで元気	コーン、かぼちゃ、豆カレー	100	100	5	3.3	200	明治乳業	○
	24	[ムース]	豆腐、サーモン、チキン	62	86	6	5.2	155	ジャネフ	
その他	25	粉あめ		10	39	0	0	10	キッセイ	○
	26	[粉末食品]アミノバイタル	抹茶、フルーツ	3	11	2.1	0	150	味の素	○

上記では体重増加は得られなかったというエビデンスが報告されている。

以上のように重症化してからの栄養療法を介入しても栄養状態を改善させることができない。安定期から自己管理の一環として体重の維持，食欲の変化など栄養状態に注意を払う患者教育が必要である。

2. 栄養療法の効果に関するエビデンス[5]

COPD患者に対する栄養療法は運動能力の効果を高めるというエビデンスが報告されている。

通常の食事に570 kcalの炭水化物主体のサプルメントを加えた栄養強化群とカロリーのないサプルメントを加えたプラセボ群に7週間の運動療法を行った結果，

- 両群ともに運動耐容能，健康関連QOLは改善した。
- 栄養強化群は体重増加が得られた反面，プラセボ群では体重減少も認めた。
- 栄養強化群でとくにBMI > 19 kg/m^{2}の栄養状態のよい患者ではとくにshttle walk testでの運動能力の改善がいちじるしかった。

以上のように呼吸リハビリでは，適切な栄養療法により運動療法の効果をさらに高めることができる。

3. 栄養障害のあるCOPD患者に対する呼吸リハビリにおける栄養療法のエビデンス[7]

栄養障害のあるCOPD患者でも，適切な栄養療法と運動療法により除脂肪体重の増加を伴う体重増加が得られ，身体機能が改善するというエビデンスが報告されている。

除脂肪体重の減少は，予後不良因子であることがわかっている。呼吸リハビリのアウトカムで運動耐容能の改善のみならず除脂肪体重の改善が得られれば，予後を改善することに寄与することが期待できる。

文　献

1) Calikoglu M, Sahin G, Atik U, et al.: Leptin and TNF-alpha levels in patients with chronic obstructive pulmonary disease and their relationship to nutritional parameters. Respiration. 71 (1): 45-50, 2004.

2) Luo FM, Liu XJ, Yuan YM, et al.: Circulating ghrelin in patients with chronic obstructive pulmonary disease. Nutrition. 21 (7-8): 793-8, 2005.

3) Schols AM, Broekhuizen R, Wouters EF, et al.: Body composition and mortality in chronic obstructive pulmonary disease. Am J Clin Nutr. 82 (1): 53-9, 2005.

4) Creutzberg EC, Wouters EF, Schols AM, et al.: Efficacy of nutritional supplementation therapy in depleted patients with chronic obstructive pulmonary disease. Nutrition 19; 120-127, 2003.

5) Steiner MC, Barton RL, Morgan MD, et al.: Nutritional enhancement of exercise performance in chronic obstructive pulmonary disease: a randomised controlled trial. Thorax 58: 745-751, 2003.

6) Creutzberg EC, Schols AM, Wouters EF, et al.: Characterization of nonresponse to high calolic oral nutritional therapy in depleted patients with chronic obstructive pulmonary disease. Am J Respir Crit Care Med. 161: 745-52, 2000.

7) Creutzberg EC, Wouters EF, Schols AM, et al.: Efficacy of nutritional supplementation therapy in depleted patients with chronic obstructive pulmonary disease. Nutrition 19; 120-127, 2003.

2. 服薬指導

鵜沼真理子（市立秋田総合病院薬剤部）

A. 服薬指導の目的と内容

　服薬指導では薬剤の適正使用に必要な情報の提供に加え，吸入の手技に関する実地指導が大切である。吸入療法では薬剤が気道に直接到達するため，少ない投与量で気道の治療ができる。このため全身的な副作用が起こりにくい優れた局所療法であり，慢性肺疾患の薬物療法では長期管理薬としても重要な位置を占めている。しかし，吸入薬は正しく吸入できるかどうかで治療効果に大きな差が出ることがある。正しく吸入されないために治療効果が現れず，効かない薬であるとの自己判断で患者が使用を中止してしまうことがないよう手技確認は不可欠である。説明書の配布は有用ではあるが，吸入がうまくできない理由は患者によりさまざまであり，実地のていねいな指導によって吸入技術の向上をはかることができる。呼吸リハビリテーションの対象となる呼吸障害のある患者にとっては，その使用自体が身体的・精神的負担と成り得るため，不安の軽減，長期コンプライアンスを考慮した無理のない指導を心がけたい。

　現在，吸入療法に用いられている器具（デバイス）には，ジェットネブライザー，超音波ネブライザー，加圧式定量噴霧式吸入器（pressurized metered dose inhaler；以下pMDI），ドライパウダー吸入器（dry powder inhaler；以下DPI）などがあり，使用薬剤と効果のエビデンス，患者の状態，経済性などを考慮した適切な器具の選択を行う。

　吸入指導における患者教育の要点を**表1**に示す。項目4の薬に関する情報では，疾患・病態に応じた説明を行う。COPDでは薬物療法の目的が症状の緩和に加え，増悪，合併症の進展を抑えること，運動耐容能の向上にあることを患者が理解することも大切である。

B. 吸入指導の実際

1. pMDIにおける吸入指導

　pMDIはボンベを1回押し込むたびに内部のバルブに定量された1回分の薬剤エアゾルが噴霧される構造となっており，その吸入方法には以下の3つがある。

①クローズドマウス法：アダプターを直にくわえて噴霧・吸入する（**図1**）。

②オープンマウス法：アダプターを口から3〜4cm離した位置で噴霧・吸入する（**図2**）。

表1 吸入指導の項目とその要点

1. 吸入の原理について……吸い込んで気道に直接使う薬であること
2. 吸入療法の利点について……気道における局所療法であるため薬が少量で済み，全身的な副作用が少ないこと
3. 吸入療法の欠点について……正しく吸入されないと効果に差がでること
4. 薬に関する情報……効果，作用時間，薬剤使用の重要性，副作用など
5. 指示内容の確認……用法・用量，使用のタイミング，使用の順番
6. 吸入の方法について……デモンストレーションに加え，患者にも練習させて手技を確認する
7. 薬と器具の管理，保管……連用式薬剤の交換時期，器具の手入れ方法など

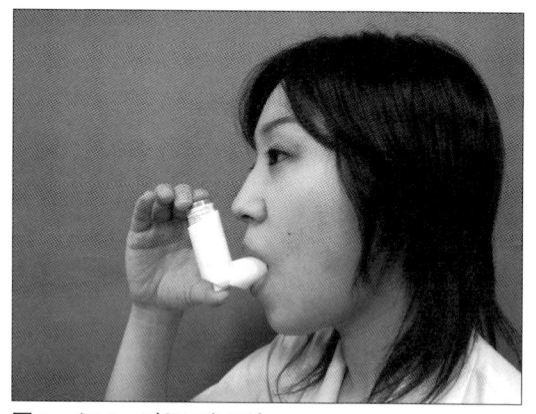

図1 クローズドマウス法
操作は簡便であるが，薬剤噴射時の刺激により咳が誘発されることがある。薬剤の口腔内，咽頭沈着量が多い。

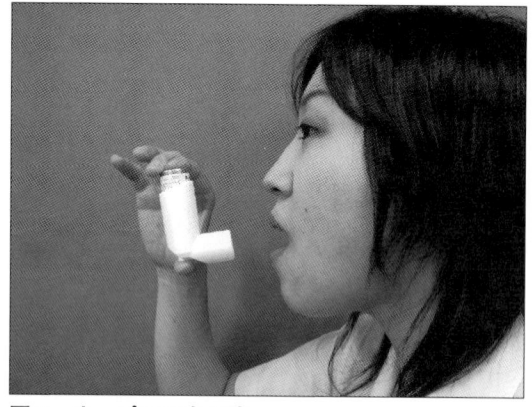

図2 オープンマウス法
薬剤噴射時の刺激がやや緩和されるが，手ぶれにより薬剤を顔面に噴霧してしまう危険があるため小児や高齢者では注意を要する。

③吸入補助器具（スペーサー）の使用：吸入補助器具内に先に薬剤を噴霧してから吸入する。

いずれの方法でもゆっくりと深く吸入し，そのまま無理をしない程度に息どめ（息こらえ）を行うことは同じである。クローズドマウス法，オープンマウス法で十分な薬剤の肺内到達量を得るためには吸気の開始と同時または直後に噴霧を行う必要がある（図3参照）。しかし，説明書を読んだだけで正しく吸入できる患者は多くはなく，噴霧後に吸気を始める，または吸気に対して噴霧が遅すぎる場合では肺内到達量は激減し吸入は失敗となっている。吸入指導を行わない限り患者がその誤りに気付きにくいことがpMDIの使用における問題点である。

吸入補助器具はこの同調（噴霧と吸気のタイミングを合わせること）のずれをカバーすることができる。吸入補助器具を使用した場合の吸入手順は図4〜9に，吸入補助器具使用の利点を表2に示す。

誤った使用例には図10にみられるような位置からの噴霧が挙げられる。薬剤が口やのどに吹きつけられており，ほとんど吸入されていない。これは吸入に対する理解不足に起因しており，吸入方法の指導や吸入補助器具

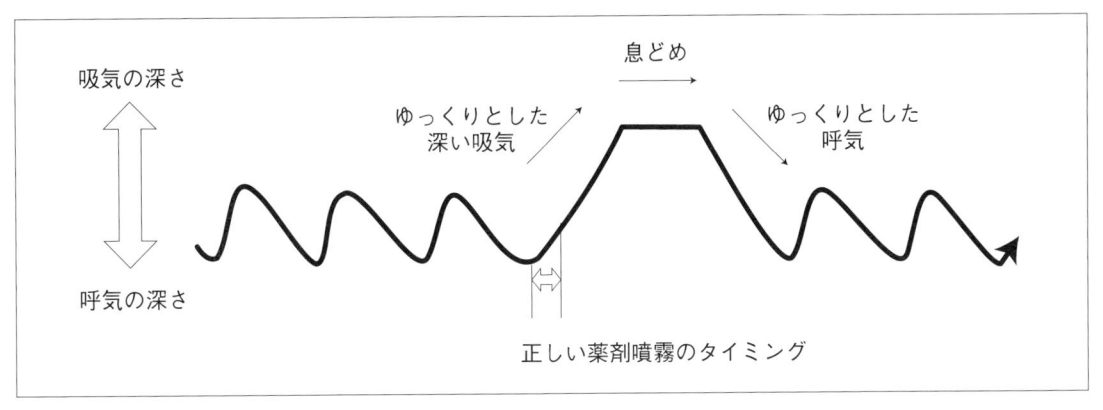

図3　pMDI 薬剤噴霧のタイミング
吸入補助器具を使用しない場合，正しい薬剤噴霧のタイミングは図のように吸気の開始と同時または吸気の開始直後に薬剤を噴霧する。タイミングがずれると薬剤の肺内到達量は激減し吸入は失敗となる。

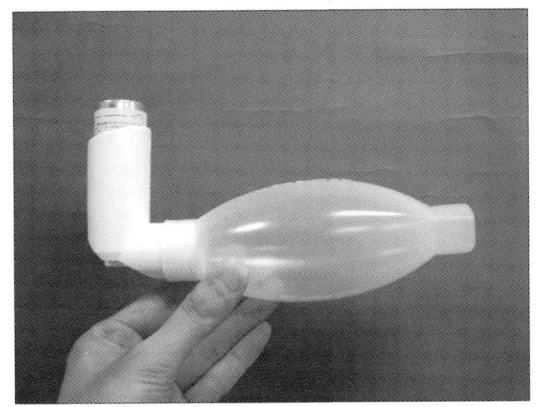

図4　吸入補助器具を取り付ける
薬剤を振り混ぜ（振らなくてよいものもある），補助器具をアダプターの根本までしっかりと入れる。異物がないか確認する。

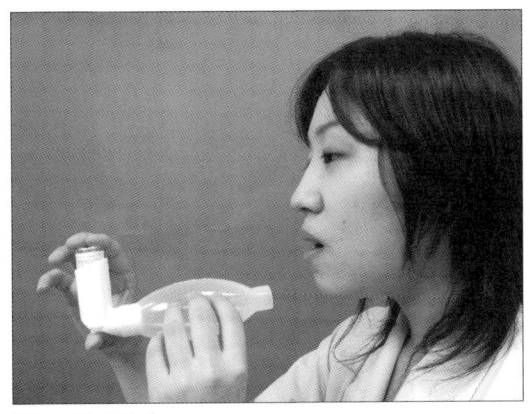

図5　息を吐く

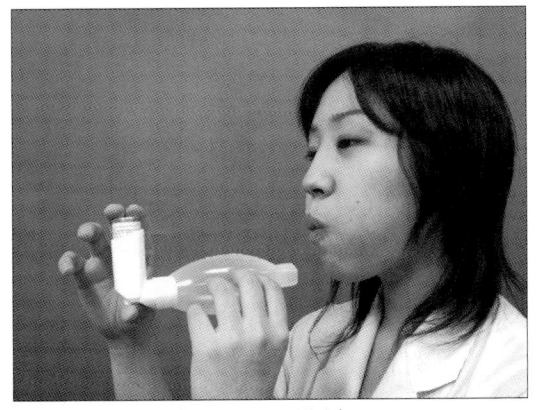

図6　息を吐く（口すぼめの場合）

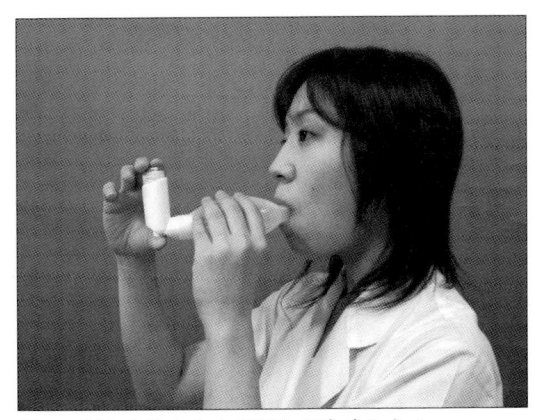

図7　息を止めたままで吸入口をくわえる

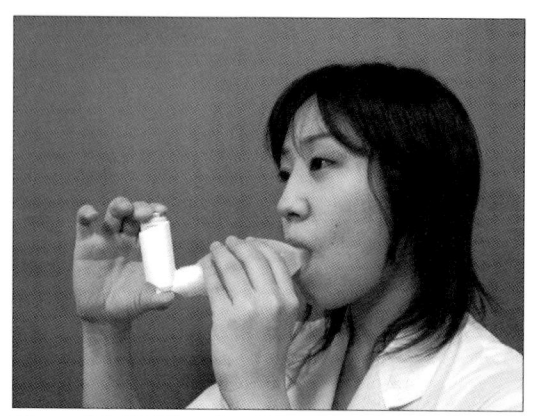

図8 吸入補助器の中に薬剤を噴霧する，続いてゆっくりと深く吸入する

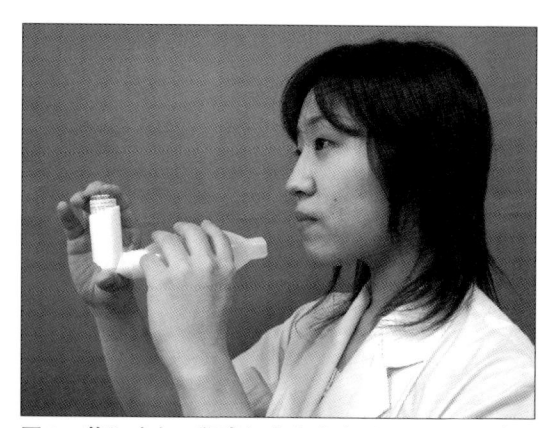

図9 苦しくない程度に息を止めてから，ゆっくりと吐く

表2 吸入補助器具使用の利点

1. 噴霧と吸気の同調のずれをカバーする
   吸入の失敗を減らし，肺内到達量を増やす
2. 大きな粒子の除去
   口腔内沈着量を減らし，局所の副作用を軽減する
3. 噴射時の不快感の軽減
   刺激感を減らす，咳込みを減らす
4. 吸入回数の調節
   大容量のものでは数噴霧を一度に吸入することができる

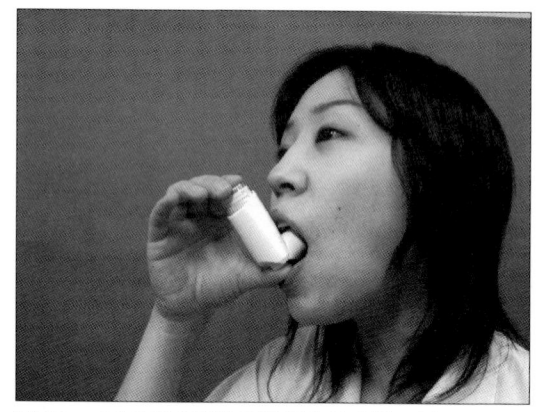

図10 pMDIでの吸入方法における悪い例
口の中に深く入れすぎているため薬剤が口腔内に沈着し，吸入効率が悪い。

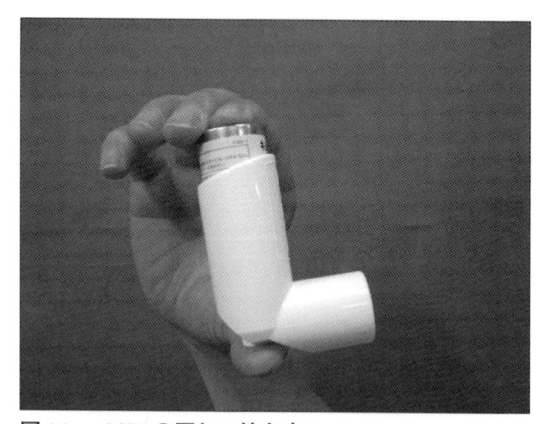

図11 pMDIの正しい持ち方
アダプターの底部にも指をあててしっかりとボンベを押し込む。

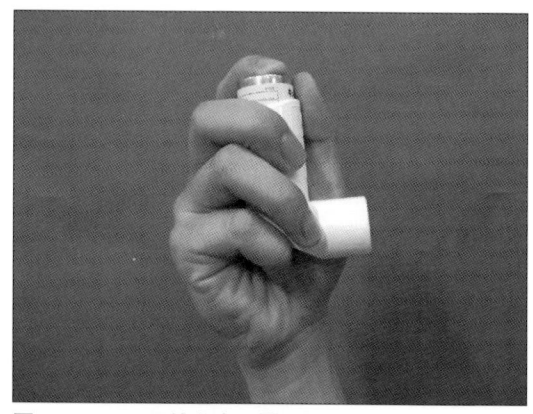

図12 pMDIの持ち方の悪い例
ボンベを押しづらく感じていたり，しっかりと押されていないことがある。

の使用によって改善される。

　薬剤の噴霧は図11のように指をアダプターの底部にあてて確実に行う。説明を受けていない患者では図12のように持っているためにボンベを押しづらく感じていたり，しっかりと押されていないこともあるので注意する。

　表3はおもなpMDIと対応する吸入補助器

表3　おもなpMDIと専用吸入補助器具一覧

気管支拡張薬	薬品名（成分名）	専用吸入補助器	容量	特徴	洗浄のしやすさ	問い合わせ先
短時間作用型β刺激薬	サルタノール®インヘラー（硫酸サルブタモール）	ボルマチック	750mℓ	硬質（ポリカーボネート製）で両手でしっかりとつかめる	◎	グラクソ・スミスクライン（￥1,000前後）
	アイロミール™（硫酸サルブタモール）	デュオベンサー™（図4）	140mℓ	中型で使いやすい	○	大日本住友製薬（無料）
	メプチン®エアー10μg（塩酸プロカテロール）	ボケットスペーサー吸入スペーサー	50mℓ 500mℓ	小型で携帯しやすい マスク付き（図16）がある（マスクの弁は壊れやすい）	不可（使い捨て）	大塚製薬（無料）
	ベロテック®エロゾル100（臭化水素酸フェノテロール）	インスパイアエイド	可変式	チューブパックの目盛り下容量調節可（400mℓ～1,600mℓ）　1パックは15m巻，800mℓは約20cm使用する　導くて柔らかく，持ち方が悪いとつぶれる　呼吸に合わせて膨らんだりしぼんだりするため視覚で吸入の確認ができる　マウスピース，吸入薬を左右の指先で保持できることが必要	不可（使い捨て）	大塚製薬 大人アフーマ™（￥900前後）
	アトロベント®エロゾル20μg（臭化イプラトロピウム）	インスレーションエイド	50mℓ	小型で携帯しやすい	○	日本ベーリンガーインゲルハイム（無料）
抗炎症薬	アルデシン®エロゾル100（臭化水素酸ベクロメタゾン）	インスレーションエイド	50mℓ		◎	日本ベーリンガーインゲルハイム（無料） グラクソ・スミスクライン（￥1,000前後）
	フルタイド®100エアー（プロピオン酸フルチカゾン）	ボルマチック	750mℓ		△	グラクソ・スミスクライン（無料）
	キュバール™100エアゾール（プロピオン酸ベクロメタゾン）	デュオベンサー™	715mℓ		○	大日本住友製薬（無料）

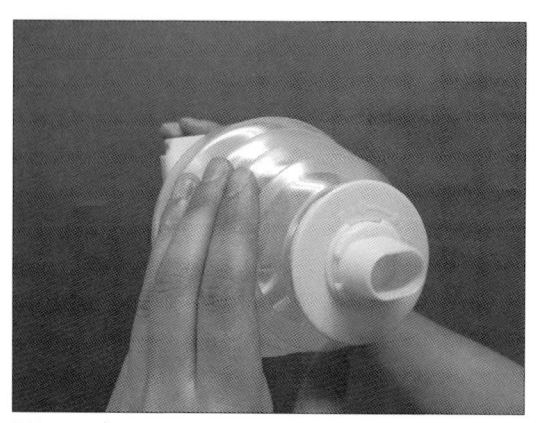

図13 ボルマチックソフト
吸入口に吸気時にのみ開く一方向弁がついている。

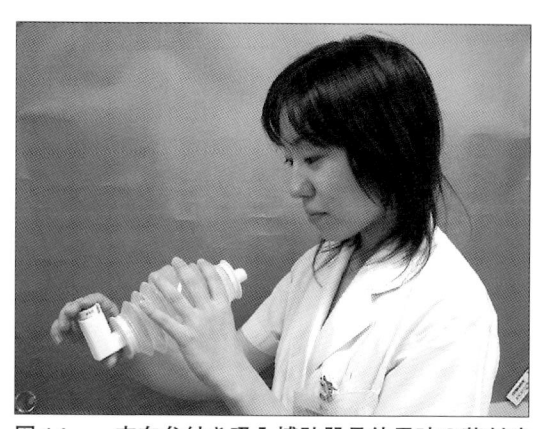

図14 一方向弁付き吸入補助器具使用時の薬剤噴霧 例1
補助器具内に先に薬剤を噴霧することができる。

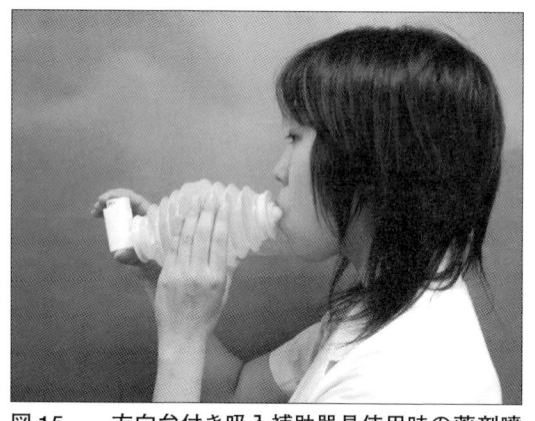

図15 一方向弁付き吸入補助器具使用時の薬剤噴霧 例2
薬剤を噴霧後に呼気を行っても流入しないため薬剤エアゾルが損なわれない。

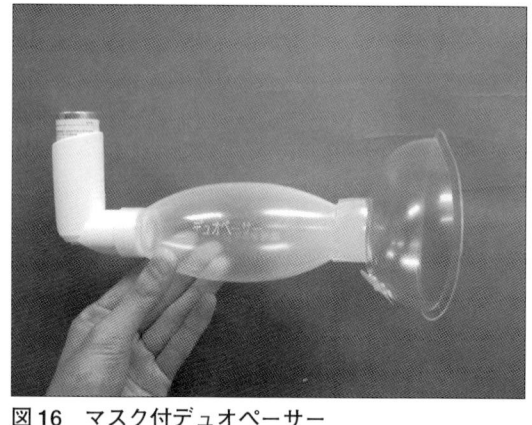

図16 マスク付デュオペーサー
吸入口をしっかりとくわえられない場合や、吸うことが認識できない状態などにおいて吸入の介助ができる。

具の一覧である。**図13**は吸入口に一方向に開く弁がついた大容量の吸入補助器具である。開閉弁は吸気時にのみ開くので、**図14**のように先に薬剤を噴霧してからくわえる、もしくは**図15**のようにくわえたままで薬剤を噴霧してから呼気を行っても薬剤エアゾルを損なうことなく吸入することができる。**図16**のマスク付吸入補助器具は吸入口をしっかりとくわえられない場合や吸うことが認識できない状態などにおいてその使用を考慮する。

吸入補助器具使用時の吸入手技チェック表の一例を**表4**に示す。うまく吸入できない患者を指導する場合、理解と実技の2つにわけて評価すると問題点が把握しやすくなる。

2. DPIにおける吸入指導

DPIでは粉末状に製した薬剤から患者の吸気によってエアゾルを発生させて吸入を行う。吸気によって作動するため同調の必要が

表4　pMDI，吸入補助器具（一方弁なしのもの）使用時の吸入手技チェック表

手　順	チェック項目		指導記録
器具の準備	器具によごれや異物がないか確認する		
	吸入補助器を取り付ける		
吸　入	息を吐く		
	息を止めたまま吸入口をしっかりとくわえる		
	噴霧する		
	噴霧後すぐに吸入を始める		
	吸入	吸気の速さ（ゆっくりと）	
		吸気の深さ（深く）	
	息を止めたまま吸入器を口から離す		
	口を閉じたまま軽く息を止める		
	ゆっくり息を吐く		
（2吸入の場合）	噴霧，吸入を繰り返す		
うがい	誤嚥の危険がない		
	義歯をはずす（うがいの後で洗う）		
	吸入直後にうがいをする		
	のどのうがい	ガラガラうがい	
	口の中のうがい	ブクブクうがい	
器具の洗浄	吸入器具の洗浄		

評価：◎正しくできる，忘れない，　○おおむねできる，忘れない
　　　△やや困難，忘れることがある，　×できない，わからない

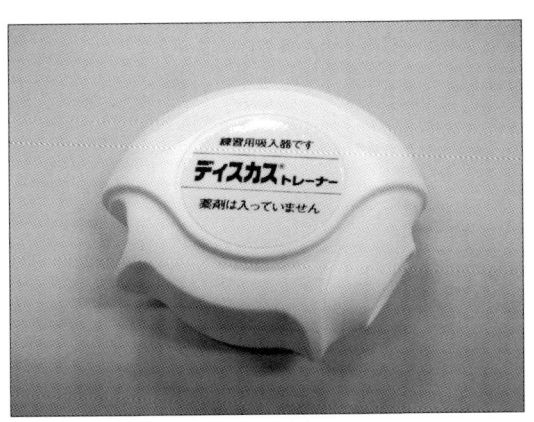

図17　ディスカス®の吸入練習器
　笛が鳴れば十分な吸気流速が得られていることが確認できる。薬剤充填操作の練習はこれとは別に形状見本が入手可能である。

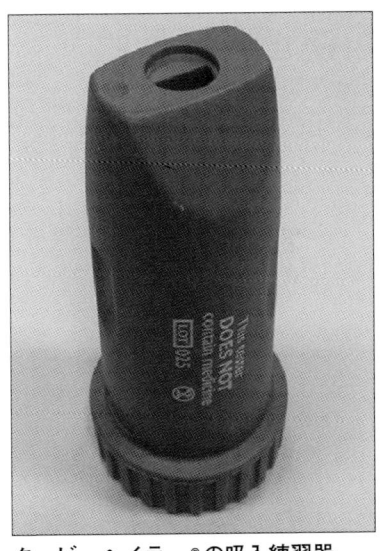

図18　タービュヘイラー®の吸入練習器
　底部のダイアルが回転し，薬剤充填操作の練習もできる。笛が鳴る吸気流速は適正値。60ℓ/min（肺内到達率30％）より低い35ℓ/min（肺内到達率15％）に設定されていることに注意する。

ない利点があるが，低肺機能患者では吸気力が十分であるかを図17〜18のような笛付きのテスターで確認することが勧められる。吸入に必要な吸気流速は吸入器具ごとに異なっ

ており，吸入口の形状の違いによっても吸いやすさは異なる。

DPIでとくに注意しなければならないことは，薬剤充填操作に誤りがあると吸入がまったく無効となってしまう点である。指導にあたっては各器具の内部構造を知っておくことでポイントを押さえた説明ができるようになる（図19参照）。

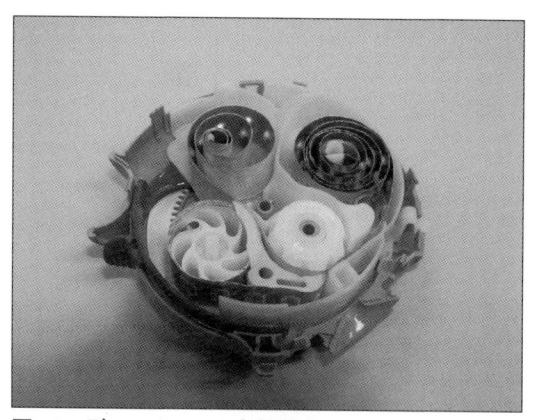

図19 ディスカス®の内部構造
他のDPIについても各メーカーから構造図が公開されている。

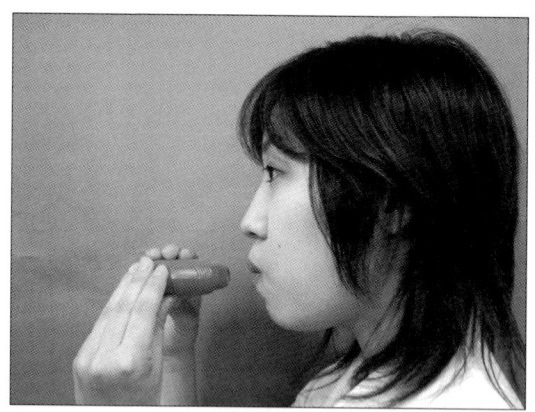

図20 DPIでの吸入の悪い例
呼気を吸入口に吹き込んでしまうと，薬剤の損失に加え，湿気によりエアゾルが発生しにくくなり吸入できなくなる。

表5 ディスカス®の吸入手技チェック表

手　順	チェック項目		指導記録
薬剤の充てん	薬の残数を確認する		
	カバーを開ける		
	レバーを奥まで押し切る		
	吸入が終わるまで本体を水平に持つ		
吸　入	吸入口にかからないように息を吐く		
	息を止めたまま吸入口をくわえる		
	吸入	吸気の強さ（強く）	
		吸気の速さ（1〜2秒で）	
		吸気の深さ（深く）	
	息を止めたまま吸入器を口から離す		
	口を閉じたまま軽く息を止める		
	ゆっくり息を吐く		
（2吸入の場合）	薬剤の充てん，吸入を繰り返す		
片付け	レバーを動かさずにカバーを閉じる		
うがい（フルタイド®のみ）	誤嚥の危険がない		
	義歯をはずす（うがいの後で洗う）		
	吸入直後にうがいをする		
	のどのうがい	ガラガラうがい	
	口の中のうがい	ブクブクうがい	

評価：◎正しくできる，忘れない，　○おおむねできる，忘れない
　　　△やや困難，忘れることがある，　×できない，わからない

表6 スピリーバ®の吸入手技チェック表

手　順	チェック項目		指導記録
器具の準備	ふたを開ける		
	吸入口を開ける		
薬の取り出し	アルミシートのはがす面がわかる		
	どこまではがすかわかる		
	アルミシートをはがすことができる		
	カプセルをつぶさずに取り出す		
薬剤の充てん	カプセルを入れる場所がわかる		
	カプセルを穴に入れることができる		
	吸入口を閉める		
	穴あけボタンを押すことがわかる		
	穴あけボタンを押して放すことができる		
吸　入	吸入口にかからないように息を吐く		
	息を止めたまま吸入口をくわえる		
	吸入	吸気の強さ（ゴロゴロと音をたてて）	
		吸気の速さ（ゆっくりと）	
		吸気の深さ（深く）	
	息を止めたまま吸入器を口から離す		
	口を閉じたまま軽く息を止める		
	ゆっくり息を吐く		
	もう一回吸入する		
片付け	使用済みカプセルを手に取らずに捨てる		
	ふたを閉める		
器具の洗浄	吸入器具の洗い方，乾かし方がわかる		
	使用前に完全に乾いていることを確認する		

評価：◎正しくできる，忘れない，　〇おおむねできる，忘れない
　　　△やや困難，忘れることがある，　×できない，わからない

DPIでは「吸う」という言葉が「吸って飲む」と誤解されることがある。pMDIと同様にDPIでも発生した薬剤エアゾルを空気と一緒に気道に吸い込んで使う薬であることを確実に説明する。また図20にみられるような呼気の吹き込みは薬剤の損失に加え，吸入口や導管が湿ることによりエアゾルが発生しにくくなるため厳禁である。

表5にディスカス®の指導チェック表を，表6にハンディヘラー®を用いるスピリーバ®の指導チェック表の一例を示す。

3. 吸入器具の手入れについて

吸入薬は気道深部に適用する薬剤である。

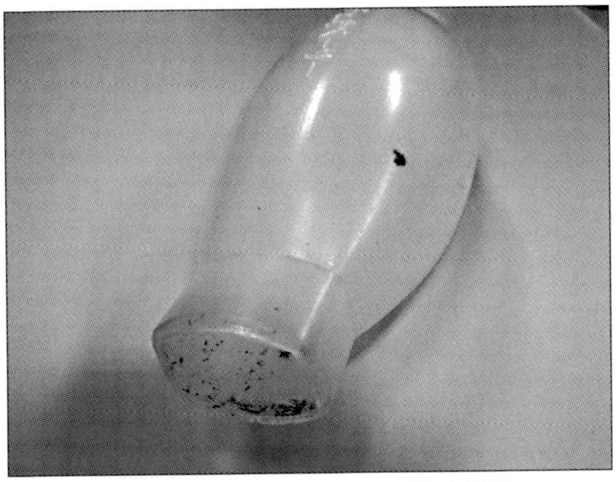

図21 カビの付着がみられた吸入補助器具

したがって，使用する器具は感染源とならないよう清潔を保つことが大切である。**図21**の吸入補助器具は入退院を繰り返す喘息患者が所持していたもので，おびただしいカビの付着がみられた。このような事例をなくすため器具の手入れについても十分な患者指導が必要である。pMDIのアダプターや吸入補助器具はこまめに洗浄し，落ちにくい汚れに気付いた場合はすみやかに交換する。洗浄可能なDPIの器具では再使用前に乾いていることを必ず確認するよう説明する。

3. 心理社会的支援

滝澤真季子（順天堂大学医学部附属順天堂医院看護部）
植木　純（順天堂大学医療看護学部専門基礎内科学）

　慢性呼吸器疾患患者は，抑うつや不安あるいは何らかの精神医学的症状を抱えていることが多い。抑うつや不安は呼吸困難をさらに増悪させ，不活動や社会的孤立をもたらし，悪循環のサイクルを形成する[1〜5]。そのため，包括的呼吸リハビリテーションプログラムにおける心理社会的あるいは行動学的な支援は重要である。運動療法に際しても，呼吸困難を増悪させる運動に対する不安感や恐怖感を解消させる支援を行うことにより，運動療法へのアドヒアランスを高めることができる。

　本項では，包括的呼吸リハビリテーションにおける心理社会支援について解説する。

A. 心理社会的支援に必要なアセスメント

1. インタビューによるアセスメント

　包括的なプログラムを提供する上では，身体的側面に加えて個々の患者の心理学的，情緒状態もアセスメントする必要がある。開始前のコーディネータの面接によるアセスメントは重要である。インフォームドコンセントの取得なども含めて，この時から心理社会的ケアの基盤となる相互の信頼関係の構築が開始される[6]。心理社会的支援に必要な情報として，性格，理解力，疾患による悩みや不安，家族や主たる介護者との関係，気兼ねや依存，職業や社会的役割，社会参加の状況，習慣，息切れによる趣味や旅行などのレクレーションの制限の有無などがある。一方，これらの情報は，プログラム開始後に初めて入手されることも多い。プログラム施行中の患者とのコミュニケーション，行動観察，患者―医療者関係の保持，さらには，新たに得られた情報のチームにおける共有化システムの構築も心理社会的支援には不可欠である[6]。

2. 心理テスト，HRQL 尺度によるアセスメント

　標準化された心理テストを用いてアセスメントを行うこともできる。個人を総合的に理解しようとする場合，系統的で多面的な情報を得るために目的にあった複数の心理テストを選択するが，呼吸器疾患を対象とした最適のテスト・バッテリーのコンセンサスは得られていない。COPD をおもな対象としたわが国の報告では，STAI（State-Trait Anxiety Inventory Form：状態―特性不安尺度）[7]，

GSES（General Self-Efficacy Scale：一般性セルフエフィカシー尺度）[8]，SDS（Self-rating Depression Scale：うつ性自己評価尺度）[9]，POMS（Profile of Moode States：気分プロフィール検査）[10]，が比較的多く用いられている。

HRQL評価表にも心理社会的支援のアセスメントに有用な評価項目が含まれる。St George's Respiratory Questionnaire（SGRQ）[11]では病気が日常生活に及ぼす影響（impacts），Chronic Respiratory Disease Questionnaire（CRQ）[12]では感情（emotional function），病気による支配感（mastery）の領域が相当する。

B. 心理社会的支援

1. 効果のエビデンス

多くの包括的呼吸リハビリテーションプログラムには，運動トレーニングに加えて心理社会的あるいは行動学的な構成要素が含まれる。呼吸リハビリテーションの効果として，COPDの不安，抑うつの改善についてはエビデンスA（無作為化対照試験で十分な数のデータが得られている），心理社会的介入についてはエビデンスC（無作為化されていない試験または観察研究結果のみ）に位置づけられる[13]。

呼吸リハビリテーションプログラムにおける心理社会的支援の効果の検討を表1に示した[14,15]。心理療法士，看護師など介入したスタッフや介入方法は検討間で異なるが，呼吸困難，社会的孤立，QOL，心理社会的評価スコアの改善が得られている。一方，すべての検討は無作為対照試験であるが，介入群・対照群の人数は10～62人と比較的少数で年齢，重症度も異なることから，今後さらに有用性が検討される必要がある。

2. 支援方法

多様な心理社会的支援の方法が提唱されているが，多くは自己の行動や考え方を理解，具体的な対処方法の獲得，行動変容という共通した項目に分類することができる。おもな介入方法としては，認知修正，セルフモニタリング，対処スキルトレーニング，リラクセーションなどがある[16]。表2は検討で用いられた支援の方法であるが，リラクセーションが9の検討で，認知修正，対処スキルトレーニング，行動修正が2つの検討で用いられた。また，支援グループあるいはストレス管理グループとして個別にカウンセリングや心理療法，薬物療法による精神医学的治療などが実施される場合もある。

筆者らの包括的呼吸リハビリテーションプログラムにおける患者教育では，患者の訴えを傾聴し，オープン形式の質問を行い，セルフケア内容についての考え方（認知）の修正，リラクセーション，さらにスキルが高められるように対処スキルトレーニング行い知識に基づいた技術の獲得をめざしている。また，症状や内服管理，食欲，睡眠時間，運動処方内容の実行など日常生活の中で実施した内容は，自己管理日誌を用いてセルフモニタリングし，実施状況や行動の評価を行っている。医療者側の姿勢として患者と共に考える，つまり協力的態度や少しでも変容が見られたら褒める賞賛は自信の強化となり，セルフエフィカシー，モチベーションやアドヒアランスの向上につながる[17]。

表1 呼吸リハビリテーションプログラムにおける心理社会的介入の効果の検討

報告者 年度	患者 n	年齢	EFV$_{1.0}$ ％予測値	心理社会的介入	結果
ASHIKAGA 1980	E=25 C=23	(37〜82)	n.r.	a. リラクセーション，対処 b. 6×2h c. 地域のヘルスケアプロバイダ d. OP e. yes	社会的活動性の低下↓ 改善への期待感↑
ATKINS 1984	E1=14 E2=16 E3=16 C1=15 C2=13	65±8	n.r.	a. E1　行動修正 　　E2　認知修正 　　E3　E1, E2の併用 　　C1　対照群：注意力コントロール 　　C2　対照群：介入なし b. 7×2h c. 心理学者 d. OP e. no	歩行コンプライアンス↑ 運動耐容能↑ 幸福度の質↑ 自己効力感↑
BLAKE 1990	E=45 C=49	63	45	a. ストレスマネージメント， 　　リラクセーション，認知修正 b. 3×2h c. 看護師 d. OP e. yes	SIP↓
GOLDSTEIN 1994	E=40 C=38	66±7	37±10	a. リラクセーション b. 20×2h c. リハビリテーションスタッフ d. IP & OP e. no	6MWD↑ quality of life↑ 呼吸困難↓
LUSTIG 1972	E=15 C1=15 C2=15	n.r.	n.r.	a. リラクセーション b. 15〜20セッション c. n.r. d. OP e. no	職業上の活動性↑
PRINCE 1989	E=13 C=18	(54〜81)	(0.3〜1.3)*	a. リラクセーション，支持的な話し合い b. 12×2h c. n.r. d. OP e. no	GHQ↓
REARDON 1994	E=10 C=10	66	67	a. リラクセーション， 　　パニックコントロール， 　　ストレスマネージメント， 　　症状コントロール b. 12×3h c. 看護師 d. OP	呼吸困難↓
RIES 1995	E=57 C=62	62±7	44±11	a. リラクセーション， 　　対処トレーニング b. 14×4h＋月1回の強化 c. 呼吸リハビリテーションスタッフ d. OP	呼吸困難↓ 疲労↓ 自己効力感↑
STRIJBOS 1996	E1=15 E2=15 C=15	61±6	42±12	a. リラクセーション，教育 b. 24×2h c. 臨床心理士，呼吸器専門看護師 d. 病院 & OP e. no	幸福度↑
WUKSTRA 1995	E1=15 E2=15 C=15	62±5	44	a. リラクセーション b. 12×0.5h c. 学際的チーム d. 病院 & OP e. no	quality of life↑

数値は（範囲）もしくは平均±SD．E：介入群，C：対照群，n.r.：記載なし，＊：単位はL，a：心理社会的介入方法，b：期間，c：介入の担当者，d：セッティング，OP：外来，IP：入院，e：パートナー参加の有無，SIP：Sickness Impact Profile, 6MWD：6分間歩行距離，GHQ：一般健康質問票，↑：有意な改善，↓：有意な減少

Kaptein AA, Dekker FW：Psychosocial support. In： Donner CF, Decramer M, editors. Pulmonary Rehabilitation, European Respiratory Monograph 13. Sheffield：UK；vol.5, p58-69, 2000.
植木　純，川本婦倫子，吉見　格，他：COPDの病態評価と治療5）精神心理面から．科学評論社；3-2：129-135, 2003．より引用．

3. 事例呈示

図1は筆者らの施設において外来包括的呼吸リハビリテーションを施行した69歳のCOPD（FEV_1 0.64ℓ，％FEV_1 24.9％，ステージIV［最重症］）である。開始前のアセスメントでは息切れにより会社の仕事が制限され，趣味のゴルフや釣り，旅行も中断していた。家に引きこもりがちの生活となり，意欲の喪失が見られ，近医より労作時1ℓ/分の在宅酸素療法が処方されていた。SDSは39（神経症39-59），STAIは43（段階IV高い）であった。介入をした医療チームはInterdisciplinary team（IDT）の形態をとり，コーディネータは看護師が担当した。医師，看護師，理学療法士を中心としたスタッフにより疾患の知識を十分理解した上で，呼吸困難感を克服するためにあらゆる場面において呼吸法を取り入れられるようにリラクセーション，対処スキルトレーニング，認知行動修正などの心理的支援を行った。また，達成可能な目標を患者と話し合い設定したことでモチベーションやアドヒアランスは向上し，積極的に自己の役割を再獲得できた。ウォーキングやストレッチ体操などの運動療法を積極的に実施し，達成目標であった旅行やゴルフの再開，仕事量も拡大，在宅酸素療法も不要となった。

表2 無作為対照試験（n＝10）で用いられた心理社会的支援の構成

方　法	無作為対照試験数
リラクセーション	9
認知修正	2
対処スキル・トレーニング	2
ストレス・マネージメント	2
行動修正	1
認知・行動修正	1
パニックコントロール	1
支持的な話し合い	1
症状コントロール	1

Kaptein AA, Dekker FW：Psychosocial support. In： Donner CF, Decramer M, editors. Pulmonary Rehabilitation, European Respiratory Monograph 13. Scheffield：UK；vol.5, p58-69, 2000.
植木 純, 川本婦倫子, 吉見 格, 他：COPDの病態評価と治療5）精神心理面から. 科学評論社；3-2：129-135, 2003. より引用.

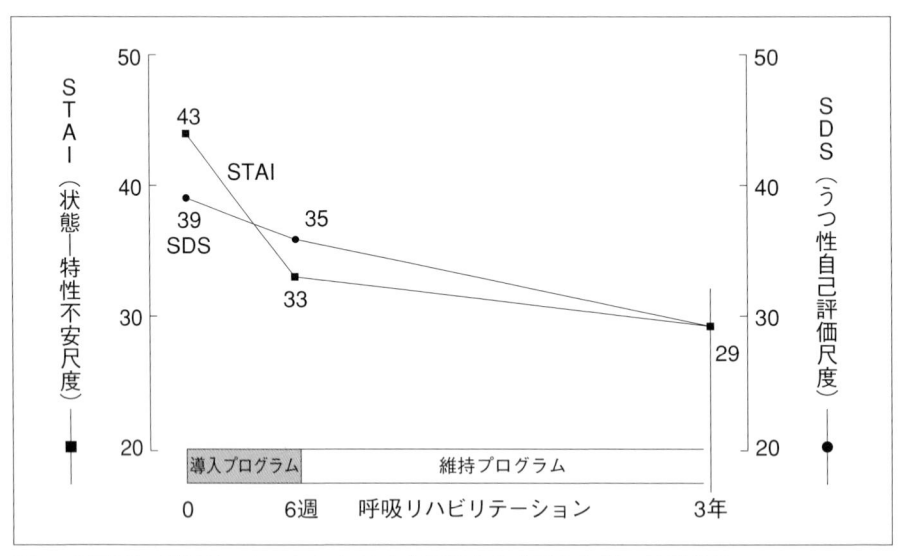

図1　呼吸リハビリテーションにおける心理社会的支援の短期，長期効果

導入プログラム終了後はCOPD専門外来は毎月受診，コーディネータとの面談は6ヵ月毎に行い継続して介入することで，終了後3年経過した時点においてSTAI，SDSスコアはさらに改善した。

C. まとめ

心理・社会的な問題は身体的問題と相互に関連し合っておりQOLにも影響を及ぼす。そのため，定期的に評価しながら支援していくことが必要である。

文　献

1) Agle DP, Baum GL, Chester EH, et al.：Multi-discipline treatment of chronic pulmonary insufficiency：I. Psychologic aspects of rehabilitation. Psychosom Med, 35：41-49, 1973.
2) Borak J, Sliwinski P, Piasecki Z, et al.：Psychological status of COPD patients on long term oxygen therapy. Eur Resp J, 4：59-62, 1991.
3) Light RW, Merrill EJ, Despars JA, et al.：Prevalence of depression and anxiety in patients with COPD. CHEST, 87：35-38, 1985.
4) Mogan AD, Peck DF, Buchanan DR, et al.：Effect of attitude and beliefs on exercise tolerance in chronic bronchitis. Br Med J, 286：171-173, 1983.
5) 日本呼吸管理学会呼吸リハビリテーションガイドライン作成委員会，日本呼吸器学会ガイドライン施行管理委員会，日本理学療法士協会ガイドライン作成委員会：呼吸リハビリテーションマニュアル―運動療法―．照林社，2003.
6) 滝澤真季子，奥出有香子，植木　純：包括的呼吸リハビリテーションプログラムコーディネーションの実際．COPD FRONTIER；3：106-111, 2004.
7) Spielberger CD, Gorsuch RL, Lushene RE：STAI manual for the State-Trait Anxiety Inventory. California：Consulting Psychologists Press；1970.
8) 坂野雄二，東條光彦：一般性セルフエフィカシー尺度作成の試み．行動療法研究　12：1017-28, 1986.
9) Zung WWK：A Self-rating depression scale. Arch Gen Phychiat, 12：63-70, 1965.
10) McNair D, Lorr M, Droppleman：Profile of Mood States. SanDiego CA：Educational and industrial Testing Service, 1971.
11) Jones PW, Quirk FH, Babeystock CM, et al.：A self-complete measure of health status for chronic obstructive pulmonary disease. Am J Respir Crit Care Med, 145：1321-1327, 1992.
12) Guyatt GM, Berman LB, Townsend M, et al.：A measure of quality of life for clinical trials in chronic obstructive pulmonary disease. Thorax 42：773-778, 1987.
13) NHLBI/WHO Workshop Report, Global strategy for the diagnosis, management, and prevention of chronic obstructive pulmonary disease, Global initiative for chronic obstructive lung disease（GOLD）. NIH Publication No 2710A, 2001.
14) Kaptein AA, Dekker FW：Psychosocial support. In：Donner CF, Decramer M, editors. Pulmonary Rehabilitation, European Respiratory Monograph 13. Scheffield：UK；vol.5, p58-69, 2000.
15) 植木　純，川本婦倫子，吉見　格，他：COPDの病態評価と治療5) 精神心理面から．科学評論社；3-2：129-135, 2003.
16) 日野原重明，井村裕夫：医療人間学．中山書店，316-328, 2002.
17) 滝澤真季子：包括的プログラムにおける患者教育の実際．日呼会誌；14：70, 2004.

索 引

A
アカペラ ……………………234
安静時エネルギー消費量（REE）
　…………………………122
ADL［activities of daily living；
日常生活活動（動作）］
　…………7, 20, 179, 194
ADL加算 ………………………35
ADLトレーニング …227, 256
ARDSガイドライン …………97

B
バケットハンドルモーション
　…………………………241
ベンチュリマスク ……………91
ボルダイン5000 ……………231
ばち状指 ……………………108
BODE index …………41, 123
body mass index（BMI） …119
Borg scale……………………175
β_2刺激薬………………84, 260

C
COPD……………………………81
COPDの医療費 ………………18

D
ディレクタ ……………………5
デュシェンヌ型筋ジストロフィー
（DMD）…………………278
動作環境 ……………………258
動脈血ガス分析（BGA；blood
gas analysis）……………135
動脈血酸素分圧（PaO$_2$）……72
動脈血酸素飽和度（SaO$_2$；arterial oxygen saturation）……147
動脈血酸素含量 ……………137
動脈血二酸化炭素分圧（PaCO$_2$）
　……………………………72
DPC対象病院 …………30, 35

E
エネルギーインバランス …125
エビデンス …………7, 44, 59
エルゴメーター ……………172
栄養障害………………123, 124
栄養補助食品 ………………287
栄養療法 ……………………283
液体酸素 ………………………94
EBM ……………………14, 24

F
フォローアップ ………………10
フラッター …………………233
フロー・ボリューム曲線
　…………………155, 205
不安 …………………………196

G
咳嗽 ……………………83, 253
誤嚥 …………………………100
GOLD
　…5, 52, 119, 192, 198, 224

H
肺 ………………………………70
肺活量（VC；vital capacity）…73
肺結核後遺症 …………87, 130
排痰法 ………………………249
廃用症候群 …………………179
鼻カニュラ ………89, 92, 269
非侵襲的陽圧換気（NPPV；
noninvasive positive pressure
ventilation）……85, 99, 275
費用効果分析 …………………15
費用最小化分析 ………………15
標準体重表 …………………120
費用便益分析 …………………15
不安 …………………………299
腹式呼吸 ………………………55
腹部重錘負荷法（abdominal
pad method）……………233
服薬指導 ……………………289
閉塞性換気障害 ……………260
包括的呼吸リハビリ …………7
保険診療 ………………24, 27
HRQOL………………………124

I
インスピレックス …………231
インフォームドコンセント
　…………………270, 299
椅子に座って行う体操
　…………………8, 226
医療費 …………………………14
医療保険 ………………………35

J

自転車エルゴメータ ………216
自発呼吸（陰圧呼吸）……96
除脂肪体重（fat free mass；FFM）……………121，283
人工呼吸（陽圧呼吸）………96
人工呼吸器 ………………210
人工呼吸器関連肺炎（VAP；ventilator-associated pneumonia）………………………99

K

カプノグラフィ ……………205
クールダウン…………178，223
コミュニケーション ………299
コンディショニング ………215
ケアプラン作成 ……………34
ケアマネージャー …………34
コーチ2 ……………………230
コーディネータ ……………5
加圧式定量噴霧式吸入器（pMDI；pressurized metered dose inhaler）………………289
介護保険
　……31，33，34，35，37，40
過換気症候群 ………………229
喀痰 …………………………83
喀痰吸引 ……………………204
亀背側弯症（ポリオ罹患後）
　………………………………131
簡易酸素マスク ……………90
換気・血流不均等 …………96
換気障害 ……………………153
環境因子 ……………………4
間質性肺炎 …………………85

患者会 ………………………12
患者教育 ………………11，270
気管，気管支 ………………69
気管支拡張薬 …………84，260
気胸 …………………………134
喫煙 ……………………82，83
気道クリアランス ……44，50
機能障害・能力障害・社会的不利の国際分類（ICIDH）………3
基本的ADL（basic ADL；BADL）………………179，180
筋萎縮性側索硬化症（ALS）
　………………………………278
筋力トレーニング……218，259
口すぼめ呼吸（pursed-lip breathing；PLB）
　…55，244，245，246，248，257
経気管内カテーテル ………91
経済学的評価法 ……………24
継続・維持 …………………10
携帯用酸素供給装置 ………94
健康関連QOL（HRQOL；health-related QOL）……5，189
高強度（high intensity）負荷
　………………………………221
抗コリン薬
　……84，117，131，260，262
高炭酸ガス血症 ……………114
高二酸化炭素血症 ……87，106
呼吸介助手技 ………………242
呼吸教室 ………………11，12
呼吸筋 ……71，159，161，162
呼吸筋ストレッチ体操 ……215
呼吸筋トレーニング
　………………219，229，234

呼吸筋力 …………………62，162
呼吸訓練 ……………………7
呼吸困難 ……………………8
呼吸困難感…………110，221
呼吸中枢 ……………………71
呼吸同調酸素供給装置 ……94
呼吸練習……………244，247
国際疾病分類第10回修正版（ICD-10）………………3
国際障害分類改訂版（ICF）…3
個人因子 ……………………4
呼吸コンディショニング法
　………………………………117
骨格筋機能障害 ……………127
Konno-Mead Diagram ……164

M

マッサージ ……235，236，239
メタ解析…………59，60，62
モビライゼーション ………241
慢性呼吸不全 ………………255
慢性閉塞性肺疾患（COPD；chronic obstructive pulmonary disease）………7，131，266

N

ネブライザー機能付マスク
　………………………………91
内部障害 ……………………38
日常生活活動 ………………256
年齢別握力標準値 …………167
NPPVガイドライン ………99
NST（栄養サポートチーム）
　………………………………11

O

オキシアーム ……………90
横隔膜…………96, 159, 162
横隔膜呼吸（DB；diaphragmatic breathing）
　…………244, 246, 257

P

パルスオキシメータ
　…………78, 147, 256
ピーフレックス ……………229
ポストポリオ症候群 ………131
ポンプハンドルモーション
　………………………241
％標準体重（％IBW；％ideal body weight）………119, 284
PaO_2 …………136, 140
pringing …………………253

Q

急性呼吸不全 ………………253
急性増悪 ……………20, 283
吸息筋 ………………………115
吸入指導 ……………………289
胸郭 ……………………71
胸郭可動域運動 ……60, 241
居住環境 ……………………258
去痰薬 ………………………262
QALYs（Quality-adjusted life years）…………………15
QOL ……………192, 266

R

リザーバー付鼻カニュラ …92
リザーバー付マスク ………92

リラクセーション……235, 300
理学療法士 ……………4, 5
労作時呼吸困難 ……………83
肋間筋 ………………………159

S

サプルメント ………………288
シャトルウォーク試験（SWT）
　………………………171
スーフル ……………………232
ステロイド …20, 84, 85, 263
ストレッチ
　……7, 235, 236, 241, 242, 243
スパイロメトリー …………154
スレッショルド ……………230
セミファーラー位
　…………235, 236, 253
セルフマネージメント
　…………………11, 270
酸塩基平衡 …………………142
酸素摂取量 …………………219
酸素テント …………………92
酸素濃縮器 …………………93
酸素濃縮装置 ………………269
酸素分圧（PO_2）…………151
酸素飽和度（SO_2）…147, 151
酸素飽和度（SpO_2）………78
酸素療法 ……………………89
施設基準 ……………………31
手段的ADL（IADL；instrumental ADL）……179, 182
神経筋疾患 …………………278
身体障害者福祉手帳（身障者手帳）………………………38
身体障害者福祉法 ……37, 38

心肺運動負荷試験（CPEX；Cardiopulmonary Exercise Testing）…………………171
心拍数 ………………………220
診療報酬 ……………24, 31
診療報酬改定 ………………26
心理療法士 …………………300
睡眠時無呼吸症候群 …267, 276
すりガラス陰影 ……………130
生活機能低下者 ……………4
早期離床 ……………………48
squeezing …………………253

T

ターニング …………………249
テオフィリン…………260, 262
トリフローⅡ ………………231
トレッドミル…………172, 216
体位ドレナージ療法（Postural Drainage Therapy；PDT）
　…………………249, 250
体位排痰法 …………………44
体位変換 ……………………202
体格指数（body mass index：BMI）…………………284
体重減少率（％loss of body weight）………………284
鎮咳 …………………………262
低強度（low intensity）負荷
　………………………221
低強度運動療法 ……………9
低酸素血症 …………20, 77, 267
特発性肺線維症（IPF；idiopathic pulmonary fibrosis）
　…………………85, 129

徒手筋力テスト（MMT）…167
徒手的排痰手技 ……………251
TDR；Target Dyspnea Rating
　………………………………8

U
ウオーミングアップ…178, 223
運動処方 ……………………8
運動耐容能 …………………166
運動療法 ……………………8
運動療法プログラム
　………………………8, 10, 166

Y
薬物療法 ……………………260
抑うつ…………………195, 299

Z
在宅人工呼吸（HMV；home mechanical ventilation）……275
在宅NPPV …………………276
在宅TIPPV …………………276
在宅呼吸ケア白書 ……39, 40
在宅酸素療法（HOT；home oxygen therapy）
　………………93, 180, 266
在宅酸素療法のエビデンス
　………………………………271
全身持久力運動 ……………216
全身性炎症……………125, 127

数字
Ⅰ型呼吸不全 …………………79
1秒量 FEV1.0 ………………73
Ⅱ型呼吸不全 …………………79
6分間歩行試験（6MWT）…171

編著者略歴

塩谷　隆信【しおや　たかのぶ】

昭和 53 年	秋田大学医学部医学科卒業
〃	秋田大学医学部附属病院研修医（第二内科）
昭和 59 年	米国シカゴ大学医学部呼吸器 Research Fellow
平成 7 年	秋田大学医学部第二内科講師
平成 9 年	秋田大学医療技術短期大学部理学療法学科教授
平成 11 年	米国シカゴ大学医学部文部省在外研究員
平成 14 年	秋田大学医学部保健学科理学療法学専攻教授
	現在に至る

所属学会
American Thoracic Society
American College of Chest Physician
European Respiratory Society
American Association of Cardiovascular and Pulmonary Rehabilitation （AACVPR）
日本内科学会（東北支部評議員）
日本呼吸器学会（評議員）
日本臨床生理学会（評議員）
日本老年学会（評議員）
日本結核病学会（評議員）
日本気管支学会（評議員）
日本肺癌学会
日本呼吸管理学会（評議員）
日本平滑筋学会（評議員）
日本アレルギー学会（評議員）
秋田県リハビリテーション研究会（理事）

専門分野
1. 呼吸リハビリテーションの基礎的・臨床的研究
2. COPD・気管支喘息の診断と治療
3. 気道平滑筋の薬理生理学的研究
4. 咳嗽の基礎的・臨床薬理学的研究
5. 遺伝性出血性末梢血管拡張症（HHT）の臨床的・疫学的研究

© 2007　　　　　　　　　　　　　　第 1 版発行　2007 年 5 月 28 日

包括的呼吸リハビリテーション
I．基礎編

（定価はカバーに表示してあります）

検印省略

編著者	塩谷　隆信
発行者	服部　秀夫
発行所	株式会社 新興医学出版社

〒113-0033　東京都文京区本郷 6 丁目 26 番 8 号
電話　03（3816）2853　　FAX　03（3816）2895

印刷　株式会社 藤美社　　ISBN978-4-88002-668-8　　郵便振替　00120-8-191625

- 本書の複製権・翻訳権・譲渡権・公衆送信権（送信可能化権を含む）は株式会社新興医学出版社が所有します。
- JCLS 〈（株）日本著作出版権管理システム委託出版物〉
本書の無断複写は著作権法上での例外を除き禁じられています。複写される場合は，その都度事前に（株）日本著作出版権管理システム（電話 03-3817-5670，FAX 03-3815-8199）の許諾を得てください。